口腔种植骨增量手术精要
AUGMENTATION SURGERY

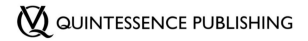
QUINTESSENCE PUBLISHING

Berlin | Chicago | Tokyo
Barcelona | London | Milan | Paris | Prague | Seoul | Warsaw
Beijing | Istanbul | Sao Paulo | Sydney | Zagreb

口腔种植骨增量
手术精要
AUGMENTATION
SURGERY

生物学原则
Biologic Principles
外科手术技巧
Surgical Techniques
临床挑战
Clinical Challenges

主编 （德）亨德里克·特海登
（Hendrik Terheyden）

主译 冯 楠 高岩石 浦益萍

北方联合出版传媒（集团）股份有限公司
辽宁科学技术出版社

图文编辑

张　浩　刘玉卿　肖　艳　刘　菲　康　鹤　王静雅　纪凤薇　杨　洋　戴　军　张军林

图书在版编目（CIP）数据

口腔种植骨增量手术精要 / (德) 亨德里克·特海登主编；
冯楠，高岩石，浦益萍主译. -- 沈阳：辽宁科学技术出版社，
2025. 4. -- ISBN 978-7-5591-4020-3

Ⅰ. R782.12

中国国家版本馆CIP数据核字第2024BT9929号

出版发行：辽宁科学技术出版社
　　　　　（地址：沈阳市和平区十一纬路 25 号　邮编：110003）
印　刷　者：深圳市福圣印刷有限公司
经　销　者：各地新华书店
幅面尺寸：210mm×285mm
印　　张：25
插　　页：4
字　　数：500 千字
出版时间：2025 年 4 月第 1 版
印刷时间：2025 年 4 月第 1 次印刷
出 品 人：陈　刚
责任编辑：苏　阳
封面设计：袁　舒
版式设计：袁　舒
责任校对：李　硕

书　　号：ISBN 978-7-5591-4020-3
定　　价：598.00 元

投稿热线：024-23280336
邮购热线：024-23280336
E-mail: irisin0120@163.com / cyclonechen@126.com
http://www.lnkj.com.cn

编者简介
Author

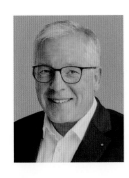

Hendrik Terheyden教授目前担任德国卡塞尔市Helios医院口腔颌面外科主任，首席医生。

Hendrik Terheyden教授于1983—1989年在德国基尔大学取得了他的牙科专业学位。1989年，成为德国弗伦斯堡海军的一名军医。1989—1992年，在德国基尔大学学习人类医学（临床医学）。1993年，成为口腔外科医生。1997年，成为口腔颌面外科医生。1999年，兼任整形外科医生，同年在德国基尔大学完成了博士学业，并获得了德国口腔颌面外科学会（DGZMK）颁发的瓦斯蒙奖（Wassmund Prize）。2004年，Hendrik Terheyden教授成为德国基尔大学的兼职教授。2009—2012年，担任德国口腔种植协会主席；2017—2019年，担任德国口腔颌面外科学会（DGZMK）口腔颌面外科工作组主席。自2006年以来，担任《国际口腔颌面外科杂志》（International Journal of Oral & Maxillofacial Surgery）的栏目编辑；同时自2012年起，承担《国际种植牙学杂志》（International Journal of Implant Dentistry）的主编工作。2021年至今，担任德国口腔颌面外科学会（DGZMK）高级住院医师工作组董事会成员。

译者简介
Translators

主　译

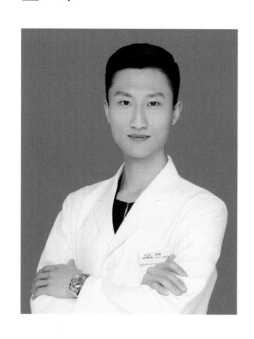

冯　楠

医学博士，副主任医师。佳木斯大学口腔医学系毕业，德国法兰克福歌德大学口腔种植学硕士，美国波士顿大学牙科学博士。现任美奥口腔医院院长。曾获得中国香港大学牙医学院培训认证。奥地利维也纳大学医学院访问学者。口腔医学网特邀讲师，柯威尔（Cowellmedi）种植体特邀讲师，诺保科（NOBEL）签约讲师，尼奥思（Neoss）瑞典种植体系统特邀讲师。荣获2023年度iRegene骨增量病例大赛全国特等奖。拥有5项国家实用新型专利。《穿颧种植优化与创新》主译，《微创牙齿美学修复》副主译，《口腔种植基础和临床实践》主编，《翼上颌种植实战精要》副主编。在国内核心期刊发表论文多篇。擅长软硬组织重建增量技术、穿颧种植技术、翼上颌种植技术、数字化精准种植技术，对骨量严重缺损病例有独特的见解及处理方法，是生物学导向骨增量真骨的构造者。

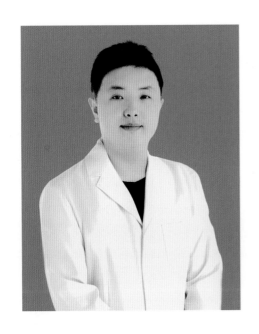

高岩石

主任医师，口腔医学硕士，德国法兰克福歌德大学口腔种植学硕士。曾在德国海德堡大学医学院访问学习、韩国S-PLANT口腔医院研究学习。奥地利维也纳大学医学院解剖认证医师。国际口腔种植学会（ITI）会员。曾于吉林大学口腔医院种植科、牙周科深造，中国医科大学附属口腔医院种植科、牙周科、修复科深造，第四军医大学附属口腔医院颌面外科深造，上海交通大学医学院附属第九人民医院口腔种植科深造。曾就职于吉林省四平市第一人民医院，现任优诺口腔集团种植中心技术总监。吉林省全科职业口腔培训学校客座教授。"千岩竞秀口腔俱乐部"创始人。诺保科（NOBEL）签约讲师，多种种植系统讲师，口腔医学DEEP学牙网学术教官。荣获2021年、2022年FCR国际口腔种植技术高峰论坛病例分享嘉年华"民星医生"，2021年全国无牙颌种植病例人赛三等奖，吉林省科技进步奖二等奖1项。拥有4项国家实用新型专利。《穿颧种植优化与创新》主译。在国家级核心期刊发表论文4篇。擅长高难度穿颧、穿翼种植技术，全口骨量不足等复杂种植技术，即刻负重、复杂种植修复及前牙美学修复、"All-on-4"、牙周系统治疗手术。

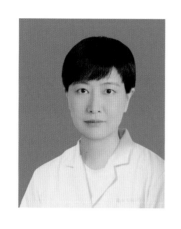

浦益萍

口腔医学博士。上海交通大学医学院附属第九人民医院口腔外科副主任医师。上海交通大学医学院毕业，上海交通大学医学院附属第九人民医院口腔外科工作至今。2019—2020年，荷兰阿姆斯特丹大学牙科中心（ACTA）访问学者。自2006年起，一直从事牙槽外科、口腔种植等临床工作，参与并完成逾20000例种植手术，对各种疑难病例有丰富经验。尤其擅长严重牙槽骨缺损的软硬组织功能重建以及前牙美学区的种植修复，有丰富的前牙美学区即刻种植经验，可运用即刻种植技术修复前牙区牙列缺损和缺失。对牙周病患者的种植治疗、软硬组织的增量技术有独到的见解。发表SCI收录论文10余篇。承担并参与了国家自然科学基金项目以及上海市局级课题项目共4项。多次在国内外学术会议上做种植相关演讲及病例汇报。

副主译

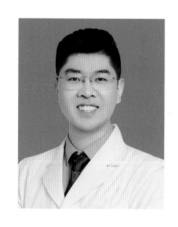

梁光伟

口腔全科医生。英国爱丁堡皇家外科学院口腔种植学专科院士（MFDS），美国LOMA LINDA大学种植临床硕士学位。泰康拜博口腔六和门诊部院长，泰康拜博两星牙医，泰康拜博口腔种植总监，泰康拜博美学修复专业委员会副主任委员。瑞士ITI种植系统特聘讲师，诺保科（NOBEL）签约讲师，隐适美（Invisalign）认证医师，DSD数字化微笑设计师。从事口腔临床诊疗工作10余年，多次参加国内外口腔学术会议、游学，赴中国香港以及美国、韩国、英国等地进行复杂种植技术交流学习，临床经验丰富。擅长数字化微创种植技术，全口/半口即刻种植、即刻修复，骨量严重缺损病例的修复，半口、全口咬合重建技术，穿翼种植技术，牙冠、嵌体、贴面等美学相关复杂病例的系统性治疗。临床技术娴熟，注重无菌操作、无痛治疗，手法轻柔，提倡舒适就诊。

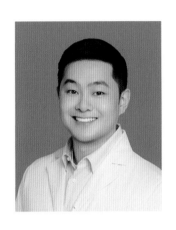

李毛宁

口腔医学硕士。瑞典Astra种植系统明星医生，英国Wyman无创美学修复讲师、钻石医生、美国Hi-Teeth美白讲师、卓越美白大师。荣获2024年Wyman Non-Invasive Aesthetic Techniques Award奖和2023年The Wyman Dentist奖。2012—2014年，连续3年荣获国家奖学金。2022—2023年，连续2年荣获深圳市南山区"优秀医生"称号。华人美学牙科学会（CAED）理事，美国牙科协会（ADA）会员，欧洲骨整合学会（EAO）会员。

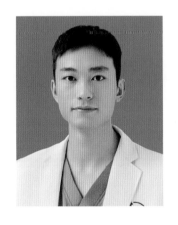

王济朋

德国法兰克福歌德大学口腔种植学硕士。奥地利维也纳大学医学院解剖认证医师。现任敦化市现代口腔医院院长。奥齿泰特聘讲师，百康特种植体特聘讲师。在国家级核心期刊发表论文多篇。擅长穿颧、穿翼种植技术，骨增量技术，即刻种植技术及其他复杂种植技术。

前言
Preface

牙槽骨增量在医学上是一种特殊的外科技术，因为除了修复牙列以外，还涉及牙槽骨生物学层面的再生重建，可以称得上是一种真正意义上的修复重建。并且由于口腔种植治疗的广泛开展，新生骨的功能需要长期保存。总之，牙槽骨增量原则上是一种基于功能重建的医学康复过程，同时还兼具美学的效果。正如我的老师Franz Härle教授曾经说过的："如果你把功能重建做好了，完美的美学效果就会实现。"

本书向广大牙科同行们介绍了牙槽骨增量的相关内容，并向更有经验的医生（如口腔颌面外科等专科医生）提供许多实用的技巧。如今新媒体可以提供海量的信息和培训，我们甚至可以在视频网站上获得手术培训内容。在这信息爆炸的时代，我们的任务是去芜存菁，从大量的信息中提炼出最有效的知识。要从众多新内容中更好地判断、评估哪些在未来将被证明有价值，哪些在现在的临床实践中已经被证实。正因为如此，经典的科学教材在当今现代科技世界仍有一席之地。本书旨在分享骨增量的临床技术及制定治疗决策相关的背景知识。

本书的主题包括牙槽骨增量的生物学基础理论、外科技术、临床挑战和治疗决策的制定。生物学基础原理与临床治疗结果息息相关。传统牙科学的进步长久以来依赖于材料学，学术和教育培训也围绕着材料学的发展展开。我们熟知的经典传统修复牙科是在外胚层外（即机体组织外）进行的，而如今种植牙的发展意味着口腔医生越来越多地在机体组织内进行侵入性治疗，因此经典的教育内容需要与时俱进。近年来，伤口愈合的生物学过程、人体对抗原和外来物的反应、抗生素和耐药性以及对患者进行侵入性治疗的医疗管理与对并发症的处理越发受到重视。

牙槽骨增量技术需要涉及外科手术过程，当然仅从事种植上部结构修复的口腔种植医生除外。不过即便如此，了解手术方案也有助于他们为患者提供建议。我认为，即使有一些同行一开始很少做骨增量手术，也应该了解骨增量治疗程序的步骤及其在高危患者中的局限性，以便能够正确地将患者恰当地转诊给专科医生。通常我们认为通过手术示意图和动画教学手术技巧是有一定局限性的，而众所周知临床病例照片是真实的，这就是为什么本书更多地依赖于真实的临床病例照片来解释说明问题。

我们知道牙科是一门以科学为本的学科，生物学的背景经验与知识对于克服临床挑战和做出决策起着至关重要的作用。因人而异的适应证选择意味着要做出风险-收益评估，即哪种手术可以对哪些患者和在哪种情况下提供最高的安全性与最佳的效果。本书中提出基于不同适应证制订不同的治疗计划以达到风险-收益的最大化。因此，对于治疗决策的制定，与患者达成共识为佳，即医患共同决策。

我要感谢Quintessenz出版社，特别是高级董事Horst-Wolfgang Haase博士的邀请和执行总裁Christian Haase在新型冠状病毒大流行期间对本书出版所做出的努力。多年来，我一直通过在影片和系列书籍《视觉生物学》（Visual Biology）

中的合作与Alexander Ammann博士保持密切联系，感谢他为本书提供了许多专业的诚恳建议。感谢Bryn Grisham的团队、Anita Hattenbach和Viola Lewandowski，以及我的儿子Immo Terheyden医生做的编辑工作。特别感谢Christine Rose女士运用耐心和杰出的绘画技巧把我的理念转化成完美的示意图；感谢Ina Steinbrück夫人完成的制作。最后，我要感谢从事国外和国内（德国）科学交流的众多同事。还有参加我组织的课程及继续教育课程的同行们，是他们通过提问和交流在临床中遇到的挑战，激发了我对骨增量技术的进一步思考与实践。感谢德国口腔种植协会、德国牙科和颌面医学学会的实践与科学院的种植学课程以及科学硕士课程。最重要的是要感谢我的妻子Eva Ulrike Terheyden Niemann博士，她以放弃了家庭欢聚时光为代价在本书编写过程中给予我专业的建议、指导和支持。亲爱的读者们，我最后想表达的是，请大家与我进行交流并讨论——这是推动我们专业领域向前发展的动力和途径。非常感谢大家！

Hendrik Terheyden
医学博士

中文版序言
Foreword

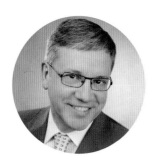

The translators of this book are Dr. Feng Nan and Gao Yanshi, who are masters of oral implantology from Goethe University Frankfurt in Germany. I'm honored to be invited to write the Foreword for their new book. They were able to translate this outstanding book by Professor Hendrik Terheyden, who is my colleague and friend, into 400 pages in an excellent and technically correct manner. This is a great achievement. Now, this textbook will reach a wide range of audiences in the global oral augmentation surgery community. The reconstruction of hard and soft tissues and implant restoration have always been hot and difficult points in the field of oral implantology. The application of complex bone augmentation techniques still needs to be summarized and improved in terms of promotion. Due to the sensitivity of biological basis and surgical techniques, complex bone augmentation techniques have great difficulties and controversies. The concept of this book starts from the classification of bone defects and elaborates on the biological basis, the treatment processes of various bone augmentation techniques, surgical concepts, as well as the management of risk factors and complications of bone augmentation. If you are a doctor who is eager to learn, then congratulations on being able to read this book. Once again, I would like to thank Dr. Feng Nan and Dr. Gao Yanshi for their outstanding contributions to medicine.

P. Weigl

Head of Department of Postgraduate Education
Head of Department of Medical Technology Research
Carolinum University Dental Institute
Faculty of Medicine at
J.W. Goethe–University Frankfurt am Main
Theodor–Stern–Kai 7, building # 29
60596 Frankfurt am Main
Germany

本书的翻译工作是由德国法兰克福歌德大学口腔种植学硕士冯楠医生和高岩石医生主要负责的，我很荣幸受到邀请为他们翻译的新书写序，他们能够以出色的技术且正确的方式将我的同事及朋友亨德里克·特海登（Hendrik Terheyden）教授的这本杰出著作翻译成中文版本，共计400页，这是一个伟大的成就。现在，这本教科书将触及全球口腔学科的广泛受众。软硬组织重建种植修复一直是口腔种植领域的热点和难点。复杂骨增量技术的运用在推广方面仍然需要总结和改进。由于生物学基础和外科技术的敏感度，复杂骨增量技术存在很大的难度与争议。本书的理念从骨缺损分类出发，详细介绍了生物学基础、各类骨增量治疗流程和外科理念，以及骨增量的风险因素与并发症的管理。如果你是一名乐于学习的医生，那么恭喜你能够读到本书。再次感谢冯楠医生和高岩石医生为口腔医学做出的杰出贡献。

保罗·韦格尔教授

卡罗林姆大学牙科研究所

研究生教育系主任

医学技术研究部主任

德国法兰克福歌德大学医学院教授

著名口腔种植修复专家

中文版前言

Preface

随着口腔种植学的临床发展，软硬组织重建技术受到广大医生的重视。近年来我们一直置身于热爱的口腔种植事业中，经过在德国、美国、奥地利等西方国家的学习研修，针对不同萎缩性牙槽骨的种植修复有了独特的见解与治疗方案。我们日常临床工作中存在大量的骨缺损病例，在临床上许多骨增量技术如何应用（如引导骨再生技术、自体骨移植、骨片技术、帐篷钉技术、钛网技术等，"PASS"原则的体现及成骨关键因素）是工作的重点。那么，遇到骨缺损病例我们是同期植入还是分阶段植入种植体呢？在本书中围绕着骨缺损的四分法分类原则均有答案可寻。在中国，许多骨量缺失的患者无法常规地接受口腔种植修复。骨增量技术的出现，使牙齿缺失后骨量不足或骨量严重缺失的患者也可获得种植

修复的机会。在德国研修期间，我们有幸与保罗·韦格尔（Paul Weigl）教授和本书的作者亨德里克·特海登（Hendrik Terheyden）教授一起重点学习讨论骨增量技术与软硬组织重建。但在骨增量手术过程中，如何形成可预期、理想化的骨增量体积和形态却是口腔种植医生面临的一大技术难题，也是近年来口腔种植学界研究的热点。本书在德国被视为口腔骨增量的经典教科书。我们遵循作者的理念，并结合其丰富的临床经验，在保罗·韦格尔（Paul Weigl）教授和作者的无私帮助下，完成了本书的中文翻译工作。为中国口腔种植医生处理复杂骨缺损病例提供了有价值的学习资料，希望读者能从中受益。

冯　楠　高岩石

目录
Table of Contents

扫一扫即可浏览

参考文献

A

生物学基础理论
BIOLOGIC BASICS

牙槽骨增量手术的基本原则
General Principles of Augmentation Surgery

当今世界正处于一个信息爆炸的时代，对于我们所从事的口腔种植学领域来说更是如此，与种植相关的新知识和理念在骨整合概念发现数十年后仍然处于不断更新变化中。在种植产品开发技术人员和临床医生互动的带动下，新型生物重建材料不断地应运而生和牙槽骨增量技术不断地更新，涌现出海量的、涉及各方面知识的出版物和各类继续教育课程。口腔医生的宗旨是为让患者获益而从大量的创新和信息中甄别出最优内容：对患者而言，什么是好的，什么是坏的？什么是有风险的，什么是可预测的？什么是有效的，什么是非必要的？什么是获益颇丰的，什么是徒劳无功的？什么是"时髦"技术，而什么才是"经典"方案？做出这些判断需要医生丰富的经验和知识储备。

传统牙科学受材料学的影响甚广，因为直至数十年前牙科修复还主要是在机体外的治疗。然而随着口腔种植学的发展，牙科治疗的范围已经扩展到患者的机体内，因此需要将牙科的基础理论拓宽至生物学和大临床医学。外科医生能否

在骨增量手术中取得成功不仅取决于是否执行了标准、正确的技术操作，更重要的是能否在考虑众多影响因素的情况下做出准确的治疗决策。本书旨在帮助专业口腔医生得到可靠的和关键的诊断，从而因人而异地做出良好的治疗决策，最终在有生物学依据的基础上获得满意的临床结果并成功实现长期稳定的疗效。

1.1 骨量是种植成功的关键

能达到功能再生和生物学组织再生是牙科相较于其他大多数医学学科的一种独特现象。如今骨再生技术使得口腔医生不再惧怕接诊因意外、肿瘤、牙齿脱落造成的牙槽骨萎缩或先天性缺牙所致颌骨形态各异的病例。

该技术还适用于矫正咬合关系和颌骨的垂直向骨量不足。在20世纪70年代和80年代，专业外科医生负责牙列缺损/缺失修复前牙槽骨和相关软组织的预备与矫正手术，为修复治疗奠定了基

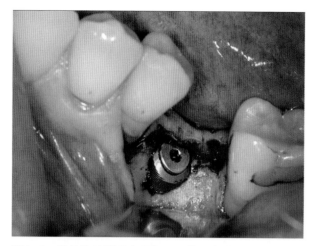

图1-1 种植体的预后由颈部下"第一毫米"决定。粗糙的种植体表面不能直接与龈沟内细菌接触，因此需要进行骨增量。

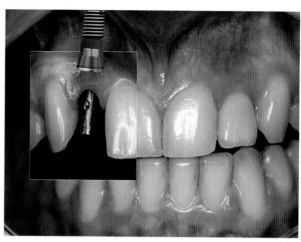

图1-2 动画叠加复合图显示：钛种植体修复上颌侧切牙，应保证足够厚的骨和软组织来防止钛种植体及修复基台引起的牙龈变色。

础[1]。从长远来看，牙槽骨增量术已经是一种安全的手术。目前已发表了关于该核心技术的10年前瞻性研究数据。

种植体的预后由"第一毫米"（种植体颈部下1mm的骨水平）决定[2]（图1-1）。牙槽骨环形覆盖圆柱形种植体的粗糙表面即形成骨整合，基底部骨的存在阻止结合上皮的退缩，从而防止种植体周围深龈袋的形成[3]，最终可以实现良好的长期预后及种植体的持久健康[4]。至少1mm，最好2mm厚的环形牙槽骨是支持种植体达到良好的长期预后和软组织封闭结构的基础。足够厚的骨壁能够阻挡牙种植体材料中钛元素析出导致的变色，从而达到天然美观的牙龈美学效果（图1-2）。骨量是美学的基础，因为它决定了牙龈的高度（图1-3），足够的骨量能支撑面部软组织以达到面部形态的协调美观。足够宽的牙槽突可以稳定地容纳种植体和满足修复体理想的形态与强度，使得咀嚼时不会发生变形甚至断裂。此外，足够高的牙槽骨可以避免临床牙冠过长及后续修复体间菌斑滞留的问题。如果在修复体承载范围内存在更多可用的骨支撑，就能使得修复体更加精致、小巧、美观（图1-4～图1-6）。

1.2 骨增量的目的：功能-美学-预后

前文的内容引出了骨增量的治疗目标：

- 功能
- 美学
- 预后

口腔种植学将恢复咀嚼健康作为其主要的治疗目标。恢复了良好的咀嚼功能，自然就会带来良好的美学效果。而随着技术的发展，美学成为一种愈加重要的治疗目标。牙槽骨颈缘的位置决定了其表面牙龈软组织的位置，从而影响了牙龈（粉红色）美学。它们之间的联系可以用下面的英文"顺口溜"来概括：

The tissue is the issue（软组织很重要），

but the bone sets the tone（但骨才是最紧要的），

and the clue is the screw［关键就是螺丝帽（种植体）］。（D. Garber，Atlanta）

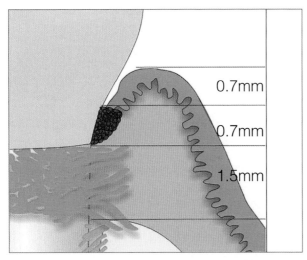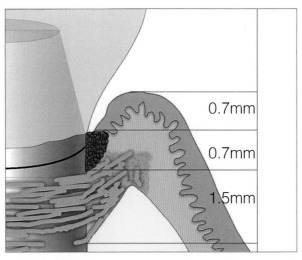

图1-3　软组织高度（生物学宽度）由以下要素组成：结缔组织附着、结合上皮和龈沟深度或游离龈。天然牙和种植体的情况类似，平均厚度约为3mm。因为软组织高度是一个常数，所以可以通过增加骨高度来预判。

图1-4　上颌种植体支持的义齿修复病例中，种植体可以放置在颌骨前区双侧上颌窦之间，避免窦底提升骨增量。然而，在这种情况下，修复体必须以覆盖义齿的形式或其他方式做得非常坚固，以免发生折断。通过骨增量后，允许植入6~8颗种植体，形成受力更均匀的多边形。若使用可摘戴的修复体，可以设计得更精细，因为断裂的风险相对更低。

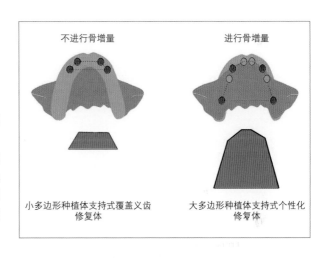

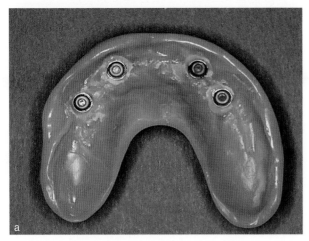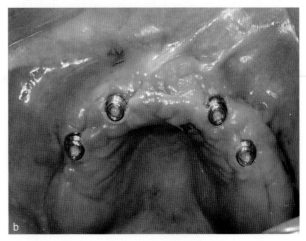

图1-5　不进行骨增量的上颌修复。a. 上颌覆盖义齿，在双侧上颌窦区域植入种植体，避免骨增量手术。b. 覆盖义齿下方因缺乏唾液冲刷导致腭部发红（即义齿口炎、念珠菌病）和种植体周围牙龈增生并形成假性龈袋。由于缺乏基托伸展，咀嚼承载力相对较小。

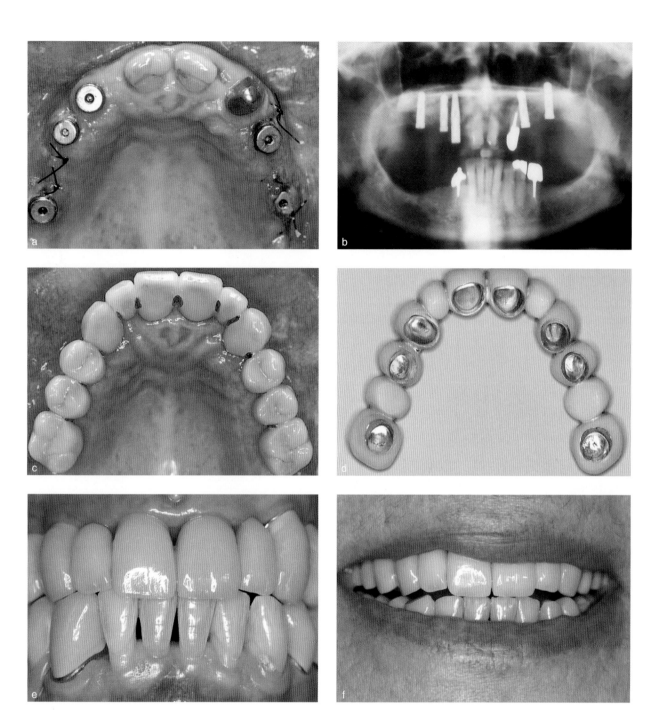

图1-6 通过骨增量完成的上颌修复。a. 上颌窦底提升能提供更多的骨量，可植入更多的种植体，从而提供更多的基牙。b. 双侧窦底提升植骨后的全景片影像。c. 一种精心制作的可移动修复体，可以冲洗和进行牙间清洁（Prof. Dr. M. Kern，Kiel）。d. Galvano套筒内冠桥体。e. 口内修复体正面观。f. 具有自然美感的微笑唇口外观。

1.3 牙槽骨萎缩

上下颌骨的牙槽突与颌骨体部来源于不同的胚胎层，并非是在胚胎发育中一起形成的。牙槽突的骨是在骨膜内骨化形成的，同时因牙齿向咬合面萌出使得牙槽突随之向口内突出；而随着牙齿脱落缺失后，牙槽骨相应地也会逐渐丧失。因此，牙槽骨萎缩是生理性的，而不是病理性改变；然而，最终的结果，如咀嚼功能丧失和无法佩戴义齿可导致疾病，特别是在有些患者中，牙槽骨萎缩进展得非常迅速。牙槽骨的吸收从颊侧骨板开始，然后累及内侧骨板。上颌牙槽突的吸收也可以用束状骨原理来解释（图1-7）——一种由钙化韧带插入而形成的特殊类型的骨。在牙槽突中，束状骨是Sharpey纤维的插入（以英国伦敦解剖学家William Sharpey命名）。牙拔除后牙周韧带就会消失，构成颊侧骨壁的牙周束状骨不可避免地也会消失。边缘性牙周炎、外伤导致的拔牙、不稳定的覆盖义齿和全身的骨质疏松症会加速牙槽突的丧失。当下颌残余牙列或下颌种植体与仅由软组织支持的上颌全口吸附性义齿发生咬合关系时，上颌前牙区会出现特别严重的牙槽骨萎缩并形成游离牙槽嵴和刺激性纤维瘤（图1-8）。随着牙槽骨萎缩的发生，进入下颌骨的血液也会减少。由于下颌骨横截面积的减小，导致病理性骨折的风险增加。

由于上颌牙及牙槽突在生理上呈颊侧倾斜且根尖部较狭窄，骨高度降低导致牙槽嵴长轴向内移位，即上颌向心性萎缩（图1-9）。下颌骨则相反：有较宽的骨基底和向内倾斜的牙齿。牙槽嵴长轴随着牙槽突高度的降低而向外移动，即下颌骨的离心性萎缩。这些变化会导致上下颌骀关

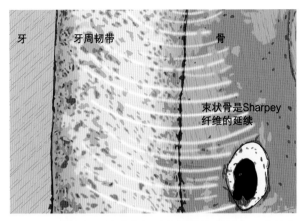

图1-7 束状骨是骨骼中肌腱和韧带的附着点。尤其在上颌骨，牙槽突几乎完全由束状骨组成。当牙萌出到咬合平面时，牙槽骨被"拉"到牙旁边。当牙脱落时，束状骨也随之消失，该过程最初发生在颊侧，紧接着在舌侧和腭侧。这一效应解释了拔牙后牙槽骨快速体积损失和牙槽骨萎缩是一种不可避免的生理现象，除非种植体再次对骨施加生理负荷（即种植体对骨的保护作用）。

系的改变，导致后牙区假性反𬌗和对刃𬌗。由于天然牙生理和病理性磨损、拔牙、牙周病所导致的牙移动等因素，颌间的垂直距离通常会随着年龄的增长而减小，因此假性反𬌗现象会加剧，进一步导致下颌骨在颞下颌关节处相对向前旋转。

由于牙槽突附着部位发生萎缩性改变，导致口周肌肉失去张力，嘴唇向内收窄。而牙和牙槽突失去支撑，使得脸颊和嘴唇塌陷。由于垂直咬合高度降低，口角趋于向下翻，无法完全闭合，导致流口水和念珠菌感染。颏肌逐渐失去对牙槽突的附着，下巴可能下垂。总而言之，一个缺牙老人的典型面容就此出现。缺牙致使咀嚼力的下降还会导致饮食结构改变，转而食用更易导致

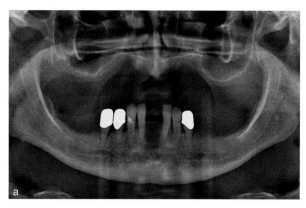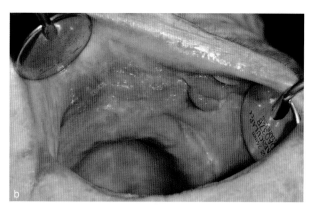

图1-8　牙槽骨萎缩后患者的临床症状。a. 全景片显示上颌前部严重的牙槽骨萎缩。下颌残留牙列的咬合力与软组织支撑的上颌全口义齿进行咬合，导致其向前倾斜，特别是在基托边缘压迫接触下加速了局部生理性牙槽骨萎缩。**b.** 上颌前牙区因义齿不合适引起的刺激性纤维瘤。尤其是当全口义齿向前移位到远超过牙槽嵴时会产生前庭黏膜的病变。如果义齿由于多种原因导致在前牙区超载、咬合不平衡，那么义齿在前移过程中会逐渐前倾，同时口角发生念珠菌感染。

糖尿病的食物，虽然尚无直接证据证明但已有报道指出缺牙可能与早发痴呆存在因果关系[6]。因此，严重的牙槽骨萎缩不是简单的衰老迹象，而是一种对整个机体产生影响的病理状况。种植牙恢复咀嚼，达到咬合重建成为一种医学上康复的目标。

1.4　牙槽骨缺损的分类

Cawood和Howell（1991）的国际分类[7]（图1-10）详细描述了无牙颌牙槽突萎缩的分类。

根据Terheyden（2010）[8-9]（图1-11）分类，通过四分法分类原则对单个种植位点的牙槽骨吸收阶段进行分类。这种分类是基于拔牙后牙槽突吸收的典型模式，其优点在于可以将适当的

处理方法运用于每个不同的阶段（见第12章）。

牙槽嵴颊（唇）侧骨壁通常最先吸收。如果牙槽嵴顶部发生骨吸收萎缩，这时种植体仍可常规植入并具有初期稳定性，但可能发生颊侧骨开裂（第一阶段）。随着牙槽嵴进一步萎缩，整个颊侧骨壁被吸收，形成刃状牙槽嵴（第二阶段），而腭/舌侧骨壁仍存在并且保持一定骨高度（对应Cawood Ⅳ级）。当处于这个阶段时，往往没有足够的骨来支持种植体稳定性，因此需要进行分期骨增量治疗。下一阶段则是整个牙槽嵴高度降低，腭/舌侧骨壁可能仍然部分完整（第三阶段），直到最后牙槽突完全被吸收，高度完全丧失（第四阶段，对应Cawood Ⅴ级）。

除了从单个种植位点的截面来观察缺损情况，还应通过牙槽骨轮廓的咬合面观进行补充说

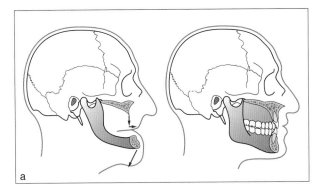
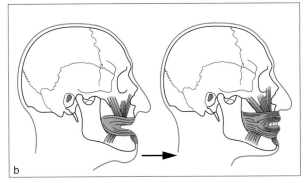
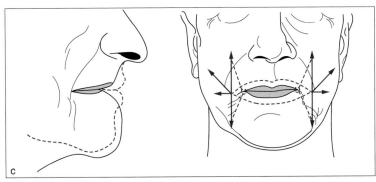

图1-9　牙槽骨萎缩的影响。a. 由于上颌牙槽突向唇侧倾斜和上颌牙槽骨吸收后尖端狭窄，导致上颌后缩（左图）。由于牙槽骨萎缩导致垂直高度降低，颞下颌关节枢轴点逆时针旋转。这就造成了假性下颌前突。牙槽骨增量术（如上颌 Le Fort Ⅰ型截骨术和下颌三明治式截骨术）会导致上牙槽突沿红色箭头方向上下移动。我们的目标是通过种植牙重建出完整牙列（右图）。b. 由于牙槽骨萎缩，口周肌群失去了骨附着点。口裂变得狭窄和口角下垂，特别是颏肌在下颌前牙根部的水平上失去了它的上附着点导致颏部下垂。使用义齿能被动地改善唇及口角的位置，而并不能改善肌肉收缩或牵引力。牙槽突骨再生可以恢复牙齿脱落前的状态。c. 与传统的全口义齿相比，种植义齿可以实现更好的面部肌肉张力，因为当嘴唇向后拉时，种植义齿不像传统的全口义齿那样容易脱位。如果牙槽骨通过骨增量实现重建后，可使口周肌肉恢复其正确的附着点。此外，可以通过增加垂直高度来实现面下1/3的伸展和颏部的收缩，使鼻唇沟和上唇皱纹舒展。作为咀嚼功能康复的附属品，我们可以达到放松和年轻的面部容貌恢复（引用自Cawood[5]）。

明（图1-12）。"牙槽骨轮廓"这个术语最初是在正畸和牙周文献中提出的[10]，用于描述全牙列牙弓中牙槽骨的唇/颊侧轮廓线。如果单牙两侧间隙存在完整的牙周组织，则称为容纳型骨缺损（单牙或双牙间隙相邻有完整的牙周组织）。当间隙较大或邻牙牙周组织丧失且唇侧轮廓不清晰或无牙颌造成唇侧轮廓消失时，这种类型缺损的处理难度会明显增加。

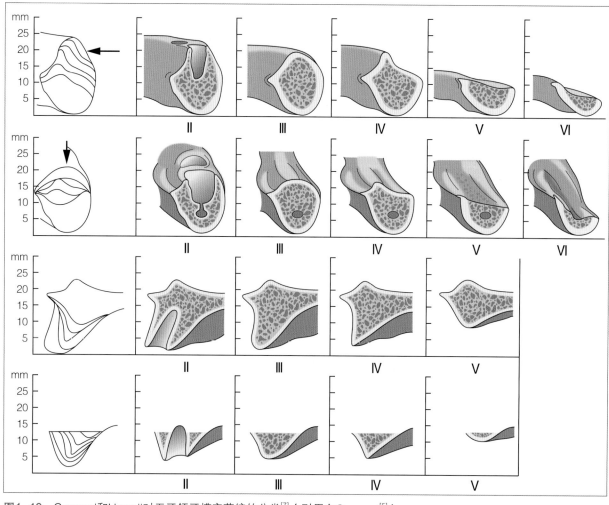

图1-10 Cawood和Howell对无牙颌牙槽突萎缩的分类[7]（引用自Cawood[5]）。

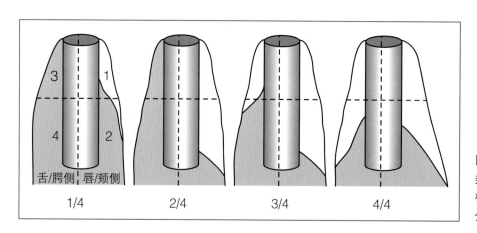

图1-11 根据Terheyden分类，以四分法分类原则对种植区的牙槽骨吸收阶段进行分类。

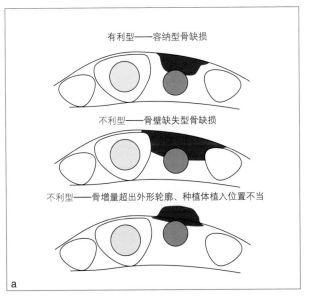
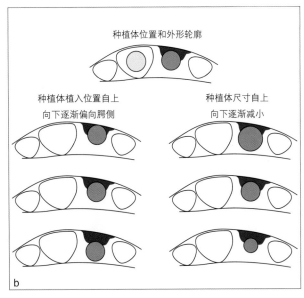

图1-12　a. 缺损在牙弓（牙弓的轮廓线）内的位置对于局部组织增量手术成功的预后非常重要。此外，如果缺损被骨壁包围（即容纳型骨缺损），则有利于成功。b. 如果骨增量体积在牙弓轮廓线范围内，则骨增量手术成功的机会增加。因此，通常应将种植体紧贴腭/舌侧骨壁植入，且直径不宜过大。

1.5　牙槽骨增量手术的选择方案

牙槽骨增量手术来之不易：必须要考虑患者对术后反应的承受力、造成的不适和患者的支出；口腔医生及其团队需要承担复杂的手术；同时，并发症的风险也会增加。因此，牙槽骨增量手术的风险和获益往往需要在医患之间进行充分的沟通和权衡。我们不断地努力研究和实践，尝试用不同方案及微创技术来减少骨增量手术的创伤。

总的来说，在新材料发展的支撑下，口腔种植学的发展证明：即使在没有骨增量措施的情况下，也可以恢复良好的咀嚼功能。这对于正在接受抗骨质吸收治疗的患者尤为重要，因为这种治疗根本不允许进行骨增量手术。此外，治疗的成功结果对于临床医生的个人技能依赖度越来越低，这也是医学的普遍趋势。无须牙槽骨增量进行种植治疗的典型范例是在严重牙槽骨萎缩病例中进行颧种植体或骨膜下种植体的植入修复（见第14章）。

1.6　修复方案与牙槽骨再生方案的比较

根据牛顿第三定律，每一个运动都会同时发生一个反向运动（作用力大小＝反作用力大小）。如今，许多患者和口腔医生不再满足于仅为了固定覆盖义齿而在随意位置进行种植体植入，更倾向于将种植体植入更利于功能和美观的理想位置。在种植学中，以修复缺损为目的的治疗和以骨再生为目的的治疗截然不同，这几乎是两种背道而驰的极端情况（图1-13）。

在修复缺损的治疗中，各种材料都可以用于替代缺失的组织和功能，如由塑料、陶瓷和金属制成的义齿等，类似于修复缺失肢体的假肢。在这种治疗方法中，种植体是义齿的"基桩"。由于种植体本身也是生物并发症的风险因素，所以设计植入的种植体越少越好。这样做的理由是，患者可以把维护口腔卫生的精力集中在少数几个位点上，同时种植体越少成本就越低。

用假体替代身体缺失的组织部分是医学上许

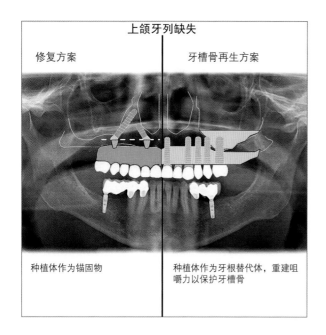

图1-13   修复方案与牙槽骨再生方案治疗骨缺损的方案比较。

多领域的常规方法，而组织再生被认为是未来的发展方向[11]。组织再生比单纯的假体修复具有更长远和可期的目标，包括通过自身的物质成分重组使得缺失的组织在功能和生物学上完全再生，以及达到种植体长期稳定的预后。在组织再生治疗目标指引下，种植体的主要功能是作为牙根将咀嚼力传导至颌骨。只有按正常生理力学方向传递的咀嚼力才能启动口-颌组织系统的功能重建，从而确保种植体终身保存。正如我们普遍认识到的：在人体内，有功能价值的东西才能被保存。因此，基于组织再生治疗目标的种植牙数量有逐渐增加的趋势。通过该理念的治疗，种植体结合了小巧逼真的义齿，减少基托部分仅需制作牙冠，很少运用金属或其他材料，成为一种安全、可靠的牙科治疗方法。

在临床实践中，这两种治疗方法之间的选择决策通常与患者的年龄相关。由于年轻、体健患者往往是组织再生治疗的适应人群，而年老、有其他疾病的患者则更适合假体修复缺损的方法。这与患者身体耐受力、义齿使用寿命、牙槽组织缺损的范围程度、患者口腔卫生维护能力以及咀嚼功能恢复的期待值息息相关。

1.7   软组织增量和管理

出于教学培训的目的，骨增量和软组织增量以往会单独出现在讲座与各类文献书籍中。而在临床实践中，将两者完全独立恰恰是很困难的。因此，本书依据这两种技术共同的生物学特征——种植体的良好预后需要3mm的黏膜厚度[12]和2mm的角化龈宽度[13]，这与生物学宽度的尺寸相对应。同时，在厚龈型软组织下进行植骨比在薄龈型软组织下愈合得更好，并且骨吸收程度减少。骨增量技术中的一些目标：如防止钛金属的灰色透出（图1-14）也可以通过软组织移植来实现。不过软组织增量的长期稳定性尚无高质量的科学报道，一般只有1~3年的数据[14]。而相同适应证应用骨增量进行治疗则有10年的数据支持[15]。需要注意的是，软组织不能过高或过度增量，以免形成假性龈袋成为致

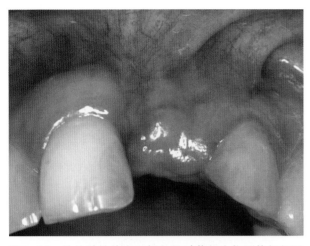

图1-14 纯钛种植体表面颜色通过薄龈生物型软组织透露出的灰色显影。

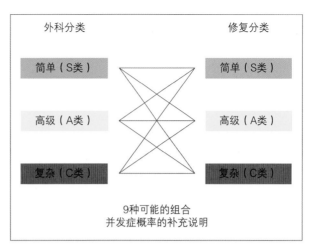

图1-15 国际口腔种植学会（International Team for implantology，ITI）对种植治疗的外科和修复病例的SAC分类[16]。

病菌群聚集的空间。最重要的是，骨增量手术必须建立在增量区上方软组织良好愈合的前提下，这样才能达到稳定的成骨环境并且避免日后吸收。因此，良好的软组织管理是牙槽骨增量技术不可分割的一部分，也是其成功的基本要求（见第7章）。

1.8 风险管理：SAC分类

与简单的种植体植入相比，牙槽骨增量手术难度通常较大，属于SAC分类[16]中的A类和C类（图1-15）。与S类种植体植入术相比，牙槽骨增量手术对外科医生的培训和器械设备的要求更高。

- **简单**（Straightforward）：无须牙槽骨增量。与标准治疗相对应，无额外增加的手术解剖风险和/或修复问题
- **高级**（Advanced）：植入种植体同期行牙槽骨增量。在这种情况下，仍然有足够的剩余牙槽骨来同期植入种植体。治疗要求医疗团队有相

应的设备且医生经过一定的培训，以防止手术过程和/或修复体修复时增加潜在的风险
- **复杂**（Complex）：分期牙槽骨增量。在这种情况下，没有足够的剩余牙槽骨来同期植入种植体。这种复杂的种植治疗必须由专科医生进行治疗处理

1.9 团队合作

尽管医患双方都能从骨增量结合义齿修复方法中获益，但是由于对牙槽骨增量手术的担忧和风险的考量，许多患者与口腔医生在骨缺损的状况下会最终决定放弃种植治疗。如果通过与具有丰富专业知识的口腔外科医生合作则能降低这一门槛。与手术及伤口愈合相关的治疗可以由全科口腔医生转诊给外科医生，随后的修复体治疗则可转回在全科诊所进行。在这样一个团队中，全科口腔医生作为整体治疗的统筹者，可协调各个步骤并持续为患者提供治疗服务。

骨再生和伤口愈合的生物学基础

Biologic Basis of
Bone Regeneration and Wound Healing

与机械维修不同，人体组织不需要预留空间来储存修复缺损组织器官的"配件"，而是在修复需求指令传达时通过激活多能干细胞，开启自我修复的机制。这些存在于血管壁上的细胞被称为周细胞（Pericyte），节约了储备空间。我们知道，新生血管的生成是组织再生的先决条件，这是由于组织再生需要营养支持，因此存在于血管壁上的周细胞更易于获取营养而利于组织再生的过程。［译者注：周细胞（Pericyte），别名Rouget细胞和壁细胞，是一种可以收缩的、包围全身毛细血管和静脉内皮细胞的细胞］

2.1 骨组织的结构

血供和骨髓营养

骨是由软硬组织共同组成的。软组织包括骨细胞、骨髓和供给它们营养的血管。致密骨由哈弗氏系统中的中央血管滋养［以Clopton Havers（1650—1702）命名，英国解剖学家］（图

2-1），只有最外层致密骨是由骨膜血管扩散滋养的。当手术剥离骨膜后，这部分骨会发生血供不足。这也可以解释为什么骨膜脱离后，骨表面能够观察到约0.5mm微小吸收的现象。

上颌骨有着类似海绵状的结构，其血供类型主要来源于外周血管。上颌骨周围的骨膜血供主要通过各种主要动脉（包括腭大动脉、上牙槽前后动脉、鼻腭动脉）流经血管丛来灌注营养（图2-2）。因此，即使部分内部血管供应中断，如行截骨术或节段成骨时上颌骨仍可通过骨膜获取营养。

与上颌骨不同，下颌骨有着对创伤更为敏感的中央型血供，下颌骨水平支的大部分骨组织几乎完全通过下牙槽动脉的中央型血供灌注。只有下颌骨中部（颏部）接受一些来自口底部的血管灌注。下颌骨中央的动脉常因动脉血管硬化而发生闭塞，这种情况在老年患者中尤其多见，甚至发生颏动脉的血液逆流[1]。骨髓是一种非固体形态的类液体组织，除了滋养血管外，硬骨板内还

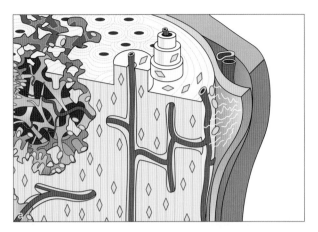
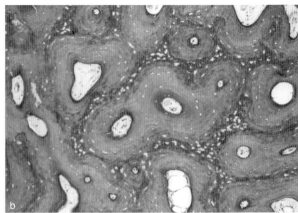
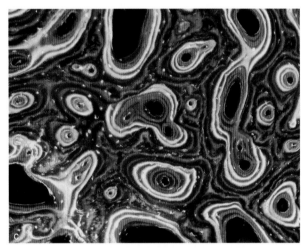

图2-1 a. 骨是血供丰富的组织之一。骨元单位（Osteon）中的中央血管与骨膜及深入骨髓之间有交叉连接。b. 在甲苯胺蓝染色下，可见皮质骨的横切面均匀（MKG Kiel实验室，硬组织切片，猪，原图放大20倍）。c. 用荧光染料活体标记后，类似于图2-1b的染色图更生动、形象。它显示了致密骨中骨元单位的形成。紫外光照射后，生长带显示为二甲醇橙色（2周和3周）、钙黄绿（4周和5周）和茜素络合红（6周和7周）（MKG Kiel实验室，未脱钙硬组织切片，猪，原图放大20倍）。

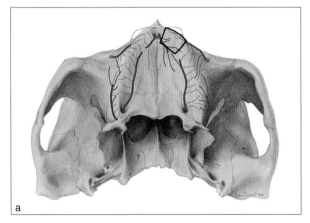
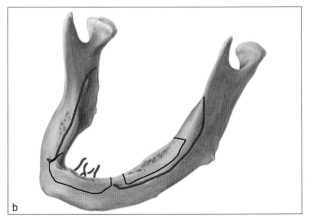

图2-2 a. 上颌骨周围的骨膜血供。b. 下牙槽动脉中央型血供在下颌骨中的循环类型。

容纳了骨髓中的造血组织。与身体的其他部位不同，骨髓位于骨骼内部，可以使得骨髓在物理性状上保持稳定，并在不发挥作用时充分休息。同时，这也是间充质干细胞储存的部位，是骨愈合过程的起源。

骨细胞

造骨细胞群中包含具有再生储备能力的祖细胞（包括多能间充质干细胞、骨祖细胞）。除骨髓以外，前述的位于血管壁周细胞及血管周细胞也被认为是多能间充质干细胞[2]的组成部分。这从血供对于骨再生的重要性角度也很容易理解。一旦发出骨重建的信号，这些细胞就分化成骨祖细胞，在附着于基质后，最终分化成成骨细胞形成类骨细胞，然后转化为骨细胞成为基质的"壁"。有些细胞则向髓腔面紧密覆盖整个骨表面，成为衬里细胞。如果衬里细胞层产生间隙（如发生手术创伤），便发出了破骨细胞转化发育的信号。这解释了骨膜剥离后的骨表面发生吸收的现象。

破骨细胞功能

破骨细胞的功能受成骨细胞的影响。成骨细胞具有多种激素和细胞信号分子的受体，在甲状旁腺激素的影响下可产生破骨细胞分化因子（RANKL，核因子 κ - β 受体活化因子配体）。它们与巨噬细胞集落刺激因子（M-CSF）一起协同控制单核祖细胞向多核破骨细胞融合。破骨细胞是一种免疫细胞，与巨噬细胞一样来源于血液单核细胞，而血液单核细胞又来源于骨髓造血干细胞。在衬里细胞脱落的部位，破骨细胞便附着在骨面的空位上。附着过程需要来自骨基质的骨桥蛋白，其与来自破骨细胞的整合素结合成为一个环状结构。这为破骨细胞创造了一种类似吸盘的结构，在这个吸盘中，质子泵可以产生一个非

常强的酸性环境，而产生的酸不会渗入组织的其他部分。这些酸会使骨发生脱钙，随后骨组织中的有机蛋白成分就会暴露在酸性酶（如组织蛋白酶）的侵蚀中，造成豪息泼氏陷窝（Howship Lacuna）[以英国伦敦外科医生和病理解剖学家 John Howship（1781—1841）命名]。通过内吞作用，骨陷窝中浸润在溶液中的物质被运送到细胞内部，在那里它们被进一步消化。如果细菌脂多糖存在于这些分子中，在Toll样受体启动下该部位会发生快速的炎症性吸收[3]，从而导致骨或牙周组织的快速破坏吸收。与替代性吸收相反，在骨重塑过程中，炎症性吸收不会同时存在骨填充过程；且由于位于炎性损伤环境中，不利于成骨过程。炎性吸收会留下骨缺损和死骨，因此骨科医生通常会采取预防措施确保伤口细菌含量保持低值。[译者注：RANKL：Receptor Activator of Nuclear Factor-κ-β Ligand（核因子κ-β受体活化因子配体），又名为TNF-related activation-induced cytokine（TRANCE），TNF相关激活诱导细胞因子；osteoprotegerin ligand（OPGL），骨保护素配体osteoclast differentiation factor（ODF），破骨细胞分化因子]

骨基质

骨硬组织是由纤维组织和无机充填物组成的复合结构，其中纤维组织吸收拉伸应力、无机充填物吸收压缩应力。这种复合体在工科中有许多类似的应用（如船舶建造中的钢筋混凝土或玻璃纤维增强塑料）。骨基质主要由胶原蛋白（纤维组织）和羟基磷灰石晶体（无机填充物）形式的矿物质组成。这种矿物质在pH为7.4时几乎不溶于水，但在酸性pH的情况下会迅速溶解（如在龋齿形成过程中）。当使用酸处理后，这些无机矿物质就从骨组织复合体中释放出来，剩下骨组织内的蛋白质。许多植骨材料的主要成分是矿物

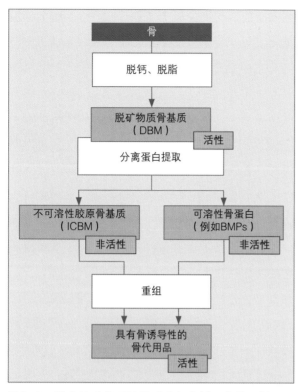

图2-3 骨内的成分可以通过酸和溶剂逐步处理提取。骨形成蛋白（BMPs）和骨基质本身是无活性的。只有当单个成分重新组合时，才会产生具有骨诱导性的植骨材料。例如，重组BMPs可与植骨材料结合获得活性植骨材料。

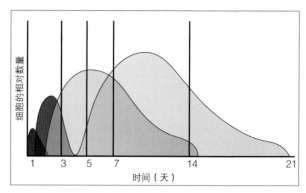

图2-4 软组织创面愈合的4个重叠时间阶段。

羟基磷灰石。人体能够适应某些工业生产制造出的材料作为人工骨基质或与其缺乏蛋白质结构使得骨前体细胞无法识别，避免了异物排异反应。

不可溶性骨蛋白

矿物质溶解后剩下的蛋白质分为可溶性骨蛋白和不可溶性骨蛋白。就数量而言，Ⅰ型胶原蛋白是不可溶性骨蛋白中最重要的代表。骨的稳定性是由其内部结构决定的，而这种内部结构是由胶原纤维的方向决定的，胶原纤维就像线网一样，为骨组织提供内部拉伸强度。在偏振光下可以看到胶原纤维在骨内部的方向。成熟皮质骨的基本构件是一个个具有中央哈弗斯氏管的骨元单位（Osteon）。在板层骨中，胶原纤维以平行

的、反螺旋的模式缠绕在骨元单位周围，就像圆形的胶合板一样，这也是由这种骨元单位组成的骨组织能保持很高的机械稳定性的原因。另外，未成熟的编织骨最初是在伤口愈合过程中形成的。在编织骨结构中，胶原纤维不是呈平行排列的而是呈编织状排列的，因此可以均匀地承受来自各个方向的力。

可溶性骨蛋白

可溶性骨蛋白可通过盐酸胍溶剂从脱钙骨基质中溶解，而仍保留胶原骨基质（图2-3）。可溶性蛋白成分包括信号分子（生长因子和分化因子）和大约40种已知的骨特异性蛋白：如骨桥蛋白、骨硅蛋白和成骨素（血浆骨钙素）。可溶性成分还含有骨形成蛋白（BMPs），每千克骨约含有1mg。同种异体植骨材料在制造过程中有时会部分脱钙，以便骨创伤处更容易获得天然骨形成蛋白（BMPs）。而这种植骨材料被称为脱矿冻干同种异体骨移植物（DFDBA）。

2.2 伤口愈合

伤口愈合的教科书分类可分为4个阶段：渗出期、炎症期、增殖期和重塑期。每一个伤

口，无论是骨组织伤口还是软组织伤口，都要经历这4个阶段，这4个阶段在时间上有重叠（图2-4）。

渗出期（血凝块期）

伤口愈合的第一阶段是渗出期，持续几分钟至几小时。该阶段的特点是血小板止血过程和纤维蛋白的聚合形成暂时性的细胞外基质。这对伤口局部生长因子的储存和作为伤口愈合所需细胞迁移的支架结构是必要的。当种植手术中骨预备对骨造成机械损伤时，就会产生骨缺损。血液从骨髓流入这个骨缺损中，血凝块附着在伤口边缘。在最初的几小时内，由于血凝块和蛋白质（如纤维连接蛋白）附着保护其创面的稳定。口腔医生往往对血凝块的重要性非常熟悉，这是因为牙科临床上纤维蛋白溶解性牙槽炎症造成疼痛的情况（即干槽症）并不少见。

炎症期（清除期）

这一阶段由血小板脱颗粒开始，持续数小时至数天。其间释放的信号物质，血管活性物质（如缓激肽）主要作用于伤口边缘的血管。血管渗透性增加，紧接着水肿开始发展。随着血液流速减慢，使粒细胞更容易附着在血管壁上，并最终通过内皮细胞之间的微小间隙渗漏到血管周围空间（白细胞渗出）。在创伤部位，渗出的白细胞在细菌产物（如脂多糖）和补体信号（调理作用=补体蛋白对细菌的标记）作用下产生趋化作用开始破坏和吞噬细菌。趋化性是指通过浓度梯度对迁移细胞产生特定方向指示的吸引力。炎症组织中细胞容积的增加即是临床上所见的肿胀现象。例如，当粒细胞不断遇到新产生的细菌抗原使得其趋化作用加强时，它们会通过自由基产生有害的伤口环境。粒细胞中溶酶体释放出组织溶解酶通过分解作用将组织分解成液体形成脓液。

脓液是机体在粒细胞作用下产生的一种生理机制，用于清除异物/感染。

在经历粒细胞浸润阶段之后，炎症区域主要以巨噬细胞为主，其具有在伤口边缘缺氧的条件下存活的能力，并通过分泌细胞生长因子（VEGF）启动新血管的形成，从而进入下一阶段。

增殖期（愈合期）

巨噬细胞在清洁的伤口环境下可以分泌多种生长因子，如转化生长因子-β（TGF-β）、胰岛素样生长因子（IGF）和细胞生长因子（VEGF）。这些因子可以诱导肉芽组织形成，取代了血凝块的临时基质。增殖期与前后两期时间重叠，持续数天至数周。在巨噬细胞产生的VEGF刺激下，邻近血管的周围细胞分离、分裂、聚集、浸润入周围组织，它们相互之间结合并形成连接现有血管的管道。随后形成新的灌注，从而改善伤口缺损区域的氧气供应。成纤维细胞随着血管迁移，与储存在凝血细胞外基质中的生长因子相遇，并开始形成胶原蛋白。到目前阶段为止，伤口愈合过程在很大程度上是非特异性的，即软硬组织伤口愈合的模式相似。然而，接下来的愈合在软组织中会比在骨组织中快得多。

骨形成蛋白（BMPs）是造成骨组织损伤和软组织损伤愈合模式差异的主要原因。它们通常储存在骨组织中，一旦骨组织因骨折或截骨而损伤则被释放出来。此外，另一个重要的来源是骨屑（如通过刮骨器可以获得骨屑）或种植钻头预备窝洞时的钻头上带出的骨屑成分，因此建议在植入种植体之前暂时不要冲掉这些小骨屑，以备用。BMPs能诱导骨髓间充质干细胞向骨前体细胞分化，最终分化成的成骨细胞在整合素和骨桥蛋白的介导下将自己锚定在稳定环境中的骨结

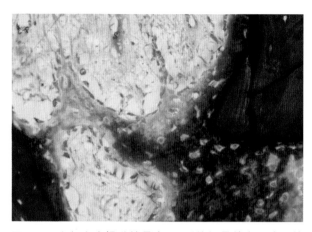

图2-5 上颌窦内提升植骨术6周后编织骨首先形成。前成骨细胞凝聚并积聚在类骨基质周围，在图像右边缘方向逐渐矿化（MKG Kiel实验室，未脱钙硬组织切片，甲苯胺蓝染色，猪，原图放大200倍）。

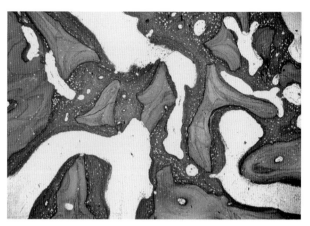

图2-6 异种骨植骨材料颗粒（粉色）在上颌窦底提升后愈合过程中被蓝色编织骨覆盖，并结合在一起融入骨中。异种骨具有骨传导性；被纤维连接蛋白覆盖，成骨细胞附着在其上（MKG Kiel实验室，未脱钙硬组织切片，甲苯胺蓝染色，猪，原图放大200倍）。

构上。当成骨细胞机械静止锚定在损伤的骨表面时，即开始表达骨特异性基质蛋白/类骨基质（Osteoid）。

如果增殖阶段未受干扰，基质随后发生矿化，编织骨可以在几周内形成（图2-5）。成骨过程也可以在成骨细胞可触及的骨传导表面进行。骨传导表面可以是牙种植体或植骨材料（图2-6），局部必须首先以蛋白质膜覆盖——该层所含的纤维连接蛋白被成骨细胞用于机械锚定。软骨的中间层（软骨内骨化）主要是骨膜内骨化，如能在四肢长骨见到此现象，则不会在颌骨中出现。

重塑期（转换期）

这个阶段在骨骼中将持续数周甚至数年。它涵盖了未成熟编织骨（胶原纤维排列方向随机紊乱）到成熟板层骨（胶原纤维在拉伸方向上平行排列）的负荷依赖性重塑。在一定范围内可自由移动的骨（译者注：例如移位不明显的骨折）以及一些骨移植替代物随着时间的推移完全降解并被新骨取代。这种骨的重塑也是依赖负载的，因为已有的研究观察到：骨组织仅能保留在存在咬合负载的牙齿和牙种植体周围，而在颌骨的非负载区域，骨通常会很快再次退化吸收。

2.3 伤口平衡：促炎和抗炎的伤口环境

图中的天平（图2-7）可以帮助临床医生理解伤口愈合：这可以看作一个定量问题，如当细菌接种量过高时，防御细胞就会发生对等的定量消耗；或者当抗原大量存在时，对应的抗体发生对等的定量消耗。

在伤口环境中，天平的两端就是促炎极化和抗炎极化。再生和组织形成只能发生在抗炎环境中，而促炎环境会使得组织的细胞外基质降解。

目前存在于组织中胶原蛋白的数量是胶原蛋白不断形成和降解平衡的结果。当粒细胞分泌降解酶时，平衡向降解方向转移，同时帮助粒细胞为自己腾出了空间，以便能够更容易地在组织中移动。对应的临床即发炎的牙龈由于胶原蛋白被降解而表现出出血倾向，检查探测出血。促炎环境（图2-8）伴随着基质金属蛋白酶和其他基质降解酶，因此造成细胞外基质和生长因子含量较低。此外，促炎环境中还可以发现促炎细胞因子、游离自由基和酸性环境。酸属于炎症，是炎症反应中细菌防御机制的一部分。促炎环境还包括尿激酶纤溶酶原激活剂（uPA），导致血凝块溶解并可引起纤溶性牙槽炎（干槽症）。其他长期存在促炎模式而导致伤口不愈的例子有下肢静脉溃疡（"老烂腿"）和胃溃疡等。慢性渗出性伤口也处于促炎状态。

　　抗炎环境则恰恰相反，即存在大量的细胞外基质和许多生长因子。细胞外基质的重要组成部分是纤维连接蛋白和蛋白聚糖。重要的组织生长因子包括成纤维细胞生长因子（FGF）、胰岛素样生长因子（IGF）和转化生长因子（TGF）。高水平的金属蛋白酶组织抑制剂（TIMPs）会使蛋白水解酶失活。抗炎环境略呈碱性，健康组织中的pH为7.4。保持稳定偏碱性的pH是组织再生的一部分。在这样环境下，伤口不再渗出可以达到干燥的愈合状态。

　　综上所述，伤口愈合的过程可以向这两个截然不同方向进行（图2-8）。在这两种环境中，巨噬细胞起主导作用，可以通过它们的极化（M1或M2）来控制伤口的进一步发展[4]：M1极化通过促炎细胞因子的分泌促进炎症环境；M2极化中巨噬细胞通过分泌生长因子促进血管生成、氧合和细胞外基质组装[5]。

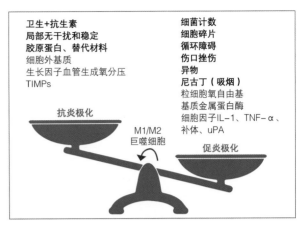

图2-7　该创伤愈合天平图旨在说明伤口愈合是一个定量的过程。未愈合的伤口含有促炎环境的M1极化巨噬细胞；愈合的伤口含有抗炎伤口环境的M2极化巨噬细胞。巨噬细胞是炎症阶段向再生阶段过渡的关键。IL-1（Interleukin-1），白介素-1；TNF-α（Tumor Necrosis Factor-α），肿瘤坏死因子-α。

　　结合前述章节，很明显，组织再生、牙槽骨增量和种植体的骨整合都与抗炎环境密切相关。任何降低pH的物质（如聚乳酸物质的代谢分解产物）、刺激促炎细胞因子［如白介素-1b（IL-1b）或肿瘤坏死因子-α（TNF-α）］的释放（如接触抗原后的巨噬细胞产生）或降解的细胞外基质（如纤维蛋白溶解）都会阻碍骨的形成。因此，临床医生应尝试将伤口愈合的平衡天平转移到抗炎方向。向抗炎方向趋衡的一种方法是将细胞外基质以胶原蛋白膜、胶原网状止血剂或胶原蛋白粉的形式加入创伤面[6]，使得其像磁铁一样作用于炎症环境中的超价蛋白酶，并导致这种酶的底物抑制，从而使结缔组织的内源性胶原蛋白得以幸免不被溶解[7]。这是胶原膜在引导骨再生治疗中有效性的一种有力诠释（见第6章）。

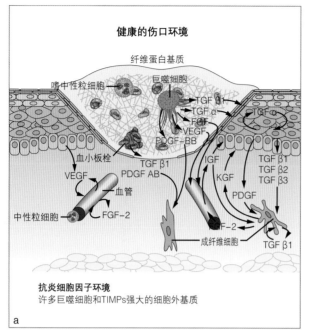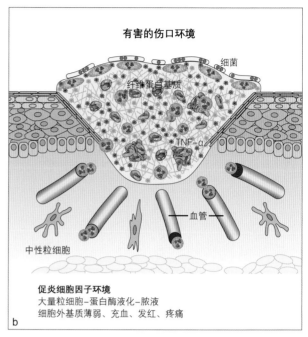

图2-8　a. 愈合伤口的抗炎环境具有人量的细胞外基质（纤维蛋白、胶原蛋白、纤维连接蛋白）和生长因子（VEGF，血管内皮细胞生长因子；TGF，转化生长因子；FGF，成纤维细胞生长因子；KGF，角质细胞生长因子；PDGF，血小板衍生生长因子）和新生血管生成。金属蛋白酶组织抑制剂（TIMPs）通过抑制蛋白酶来防止胶原降解。b. 未愈合伤口的促炎或有害环境含有肿瘤坏死因子α（TNF-α）等细胞因子、许多粒细胞和血管成分少的脆弱细胞外基质。在边缘区域往往表现炎症性充血，中心部位血供不足。有害伤口环境富含有氧自由基，可以杀死细菌和体细胞。该处还发现了侵袭性蛋白酶，它能分解胶原蛋白，最终使组织液化形成脓液。

2.4　骨改建

在年轻健康患者的体内，骨组织的更新期不超过3年；更年长一些后，其更新期延长到大约10年[8]，其间骨不断地、大量地改建。连续的改建过程解释了：为何骨损伤愈合一段时间后，骨组织能够恢复其正常的解剖形态而不留有明显的瘢痕；骨移植程序是如何愈合的；牙槽嵴的骨如何适应种植牙的功能咬合力。

破骨细胞和成骨细胞之间的平衡是通过它们的分子偶联机制来保证的，除此以外，还通过储存和化学结合在骨基质中的BMPs进行调节。由代谢（降解）细胞和改建细胞组成的细胞复合体被称为骨多细胞单位（Bone Multicellular Unit，

BMU）（图2-9），是这种处于不断改建重塑的情况下保持骨量恒定平衡的生物学基础。在任何时间节点，健康状况下，有100万～200万个BMU在体内处于活跃状态[8]。

在骨块增量的愈合过程中，我们必须区分骨表面的吸收和骨内部的吸收。骨表面吸收会侵蚀骨增量获得的高度和体积，因此发生过多的骨表面吸收是不利的。例如，在种植体颊侧的表面或骨移植后发生骨表面吸收会造成种植暴露或植骨效果不佳。相反地，快速的骨内吸收和快速骨移植材料重建则是有利的。BMU中的再吸收阶段可持续30～40天，然后便是大约150天的重建阶段[9]。在骨组织被破骨细胞降解后，逆转阶段会有几天的修整期[10]。结合在骨中的引导生长

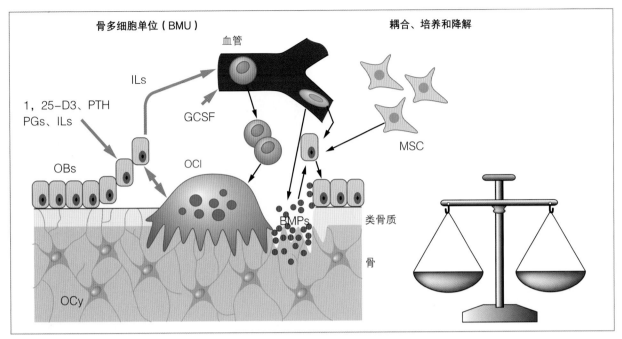

图2-9 BMU是破骨细胞（OCl）和成骨细胞（OBs）偶联的模型，使得骨体积保持平衡，阻止了骨质疏松症的发生。通过甲状旁腺激素（PTH）等信号或骨内骨细胞（OCy）的信号传导，成骨细胞和衬细胞从骨表面脱离，形成帐篷样结构。在此帐篷下，血液单核细胞（蓝色，中央）在粒细胞集落刺激因子（GCSF）和RANKL的刺激下融合成破骨细胞，并在吸收腔隙中开始降解骨组织。进而暴露了骨表面的BMPs，反过来刺激来自血管周细胞（绿色）和间充质干细胞（MSCs）的骨祖细胞填补吸收空白。因此，BMPs在保持骨吸收和骨重建平衡方面发挥着重要的生理作用。在临床实践中，BMPs也可以通过研磨骨或取碎骨屑来使其释放。PGs，前列腺素（译者注：衬细胞，当成骨细胞完成了成骨功能后，其形状由立方体变成扁平并覆盖在静止的骨表面上，因而被称为衬细胞或骨衬细胞）。

和分化的因子（BMPs）暴露在骨表面。逆转细胞[11]会清洁剩余的骨空腔，并在腔隙内衬上一层蛋白质膜。这条粘接轨道就作为了随后进入成骨细胞的附着点。逆转细胞可以通过丝氨酸蛋白酶酶解骨表面突出的边缘状蛋白质，包括各种生长因子[12]。破骨细胞和成骨细胞的偶联协同作用，即降解和附着的平衡，被认为是由基质结合的细胞因子（如IGF和BMPs）等来调节的[13-14]。根据这一理论，BMPs进入该处体液后可以刺激成骨细胞的受体，使其分化为成骨细胞。这种分化会持续很长时间，只有当新的BMPs被识别、豪息泼氏陷窝（Howship Lacuna）被填满时，这种分化才会自限停止。理想情况下，破骨细胞和成骨细胞通过这种分子偶联机制精确平衡——既不会

发生骨质疏松症，也不会发生骨质硬化症。同样地，BMPs也可以通过医疗手段［如口腔医生将自体骨移植物碾碎（如使用刮骨器）］从骨基质中释放出来。因此，骨屑中分化得到的干细胞进一步分化成为成骨细胞可以诱导骨重建。

密质骨中的切割锥

骨改建主要发生在骨小梁和编织骨中大量孤立的豪息泼氏陷窝（Howship Lacuna）上，且在致密骨中更为集中。在动脉和静脉血管环的尖端，可以看到许多破骨细胞的集合。它们共同形成一个骨切割锥（图2-10），可以每天以1mm的惊人速度钻入皮质骨隧道（图2-11）。在BMPs的介导下，成骨细胞与新改建组织的偶联仅发生

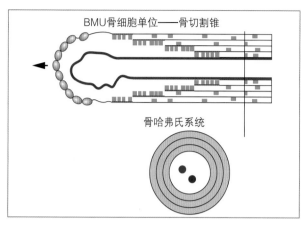

图2-10　骨切割锥是一个复合吸收腔隙，其由皮质骨中无数破骨细胞的合作而产生。随着钻孔的推进，骨钻芯的隧道再次被同心沉积的板层骨填满，一段新生骨组织就形成了。通过该过程，皮质骨移植物被重新定位和整合。

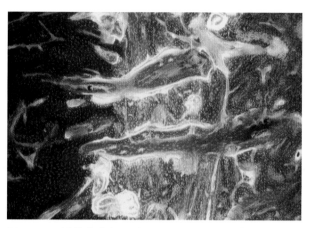

图2-11　活体荧光标记（图2-1c）显示了数周形成的2个切割锥和2个骨元单位。左侧的黑色部分是皮质骨的缺损壁。图像右2/3的缺陷腔最初被平行于骨壁的新骨层填充，随后在定向负载下形成新的骨壁，且垂直于原缺损壁（用BMP-7治疗下颌骨缺损，MKG Kiel实验室，未脱钙硬组织切片，猪，原图放大20倍）。

在豪息泼氏陷窝中，但集中在整个骨隧道壁周围。在这里，成骨细胞在胶原纤维排列的相反方向上一层一层地形成新骨，胶原纤维从内部继续排列在隧道中，形成了新骨。这种改建过程对于皮质骨块移植物与原有骨床的结合尤为重要。根据学者的初步理论，皮质骨块移植物应尽可能地与现有的骨紧密结合，使来自受植区基骨的骨切割锥能够渗透到移植物中，当然该理论尚未得到临床研究证实。

爬行替代

如今已将骨移植物引入这种骨改建过程；移植物也可在3～4年后完成改建过程成为宿主骨。这些骨移植物可以是游离的无血供的自体移植骨，也可以是经过少量处理的同种异体骨移植材料，这些移植物也含有BMPs。即便是仅经过温和处理的异种骨移植材料仍然具有骨诱导作用，

因为BMPs在不同物种之间差异微小，且在人类受体上表现出跨物种的活跃性。即使是纯矿物质的异种及同种异体骨移植材料，只要它们与骨面能结合在一起、被破骨细胞通过酸溶解就可以通过骨切割锥深入其中，最终完成改建重塑的过程，当然仅有某些矿物材料才能达到这样理想的植骨效果（图2-12）。

游离（无血管化）移植骨植入受植区骨床后被来自骨缺损区受体骨组织的破骨细胞攻击、降解，并被新的活性骨取代成为改建骨的一部分。这个内部吸收的过程需要3～4年，被称为爬行替代。随着时间的推移，骨移植区逐渐具有功能力量，随后不会因新骨的比例变化而退化。这种移植的效果在骨块移植后进行种植牙修复重建后，长期随访检查中可见[15]（图2-13）。骨结构的功能适应性被称为沃尔夫定律（Julius Wolff，1892年，骨科医生，柏林）。

2.5 保护骨移植物防止吸收

如前文所述，为了促进骨移植血管的快速形成，骨内部吸收是必要的过程。并且应该将移植物与骨表面紧密连接以及打开骨髓腔穿透受植区骨表面来促进移植区的快速血管形成（图2-13）。

而相反地，骨表面吸收是不利的，因为它会导致骨增量高度的损失，原计划轮廓恢复的丧失。此外，在进行种植牙治疗的情况下，牙龈退缩会导致粗糙的种植体表面的暴露、修复体牙冠龈缘暴露，甚至种植体周围炎的风险。

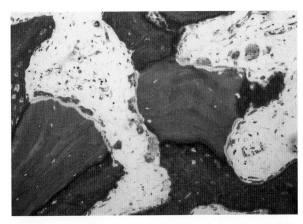

图2-12　高倍镜显示，如果Bio-Oss（Geistlich）阻碍海绵体的定向负荷重建，那么在骨再生重建过程中，破骨细胞也会降解Bio-Oss（MKG Kiel实验室，未脱钙硬组织切片，甲苯基蓝，猪，原图放大400倍）。

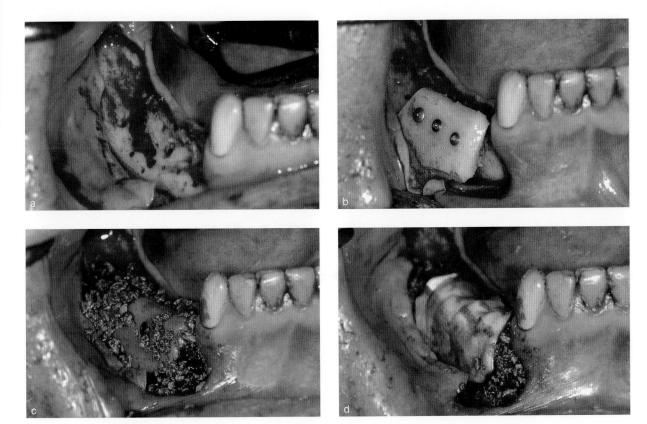

图2-13　在患者下颌骨进行皮质骨块移植。a. 下颌骨颊侧骨缺损（根据Terheyden四分法分类原则为3/4；图1-11），在皮质骨表面用骨磨及钻针制备滋养孔。b. 从同侧下颌骨外斜嵴处取骨，固定于骨缺损区，垂直方向稍高于骨高度、水平向骨增量，用3颗螺钉固定。c. 用混合植骨材料颗粒（25%自体骨，75%异种骨替代材料）填充轮廓间隙和骨块与受植床之间的间隙。d. 移植骨使用胶原膜覆盖（Bio-Gide，Geistlich）。

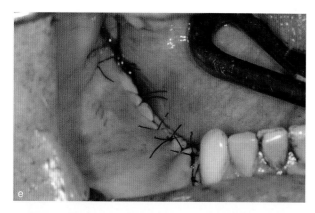
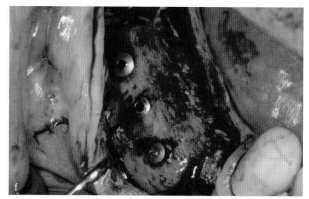
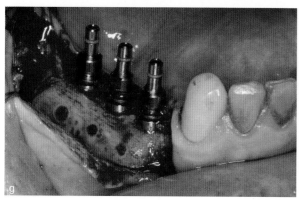
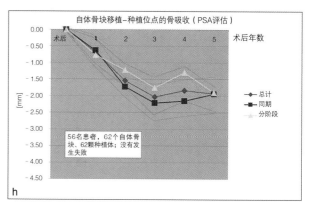

图2-13（续） e. 皮瓣减张后，使用间断缝合缝合伤口，注意不要缝得太紧。切口正好位于剩余附着龈的中间，便于紧密缝合。f. 当4个月后重新打开伤口时，骨块和植骨材料颗粒已经很好融合，形成了新骨。对于骨块移植来说，这样再次翻瓣手术通常并不必要，因为固位螺钉可以通过局部小切口取出，而避免表面发生再次吸收。g. 形成的新骨部分垂直向和水平向的骨量足够宽，能容纳种植体完全位于骨组织内。随着种植体的骨整合完成，愈合同期骨块还有3个月的重塑时间。h. 一项骨块移植同时植入种植体的影像学研究表明，在咀嚼力负荷下的骨重塑需要2～3年才能完全稳定（图2-13h修改自Michalczik和Terheyden[15]）。

骨移植的吸收过程主要是由破骨细胞负责的，因此预防吸收就应该抑制破骨细胞以减少移植骨的表面吸收。影响植骨的效果主要有3个原则：高度矿化的骨移植物，使用屏障膜遮蔽表面，用骨移植材料覆盖植骨区。破骨细胞通过酸降解骨组织，高度矿化的骨移植物：如来自头盖骨或下颌骨的外斜线的皮质骨，可以更长久地抵抗酸的攻击或缓冲酸蚀[16]。由于破骨细胞来源于血液祖细胞，因此需用一层膜将覆盖的软组织瓣中的血管与植骨区表面隔开[17]，从而阻断破骨细胞的通路（图2-14）。当数周后血管从植骨区深部长入时，破骨细胞才能进入骨表面。而覆盖弱碱性的磷酸钙骨移植材料有两种作用：遮蔽植骨区和缓冲酸或消耗破骨细胞的能力[18]。双膦酸盐可以选择性地抑制骨吸收，临床上已被用于髋关节假体的骨科手术[19]。而在口腔种植学中，这些方法仍处于试验阶段[20]。

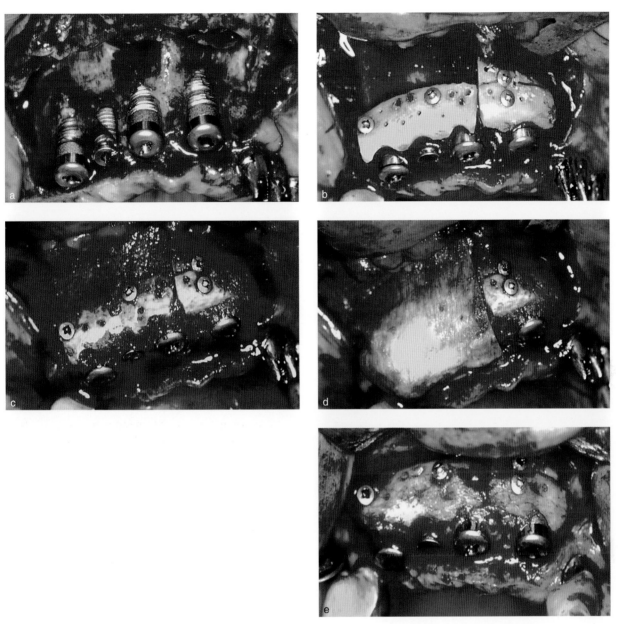

图2-14　膜能保护新骨免受吸收。a. 一例右侧尖牙至左侧切牙缺失病例，临床检查水平向牙槽骨萎缩伴Terheyden1/2骨缺损。种植体植入同期可见广泛的颊（唇）侧骨壁开裂缺损。b. 使用取自下颌骨外斜嵴并修整的自体骨块移植物覆盖暴露的种植部分，用微螺钉固定，每个骨块使用2枚螺钉。c. 用自体骨屑填充轮廓间隙。d. 仅右侧上颌骨使用胶原蛋白屏障膜（Bio-Gide）保护植骨面。e. 4个月后重新打开植骨区黏膜，右侧的种植体表面被新骨完全覆盖，而左侧中切牙种植体植骨区表面未被膜覆盖，发现有骨表面吸收，出现1～2mm的新骨开裂缺损。

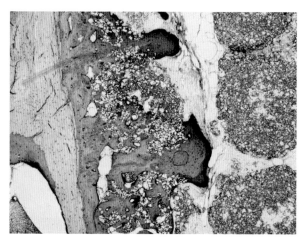

图2-15　骨传导。下颌骨外侧Onlay植骨术后6周。靠近基骨的植骨材料（磷酸三钙）颗粒，已经被骨床吸收。远端的植骨材料颗粒位于软组织中（MKG Kiel实验室，大鼠，原图放大20倍）。

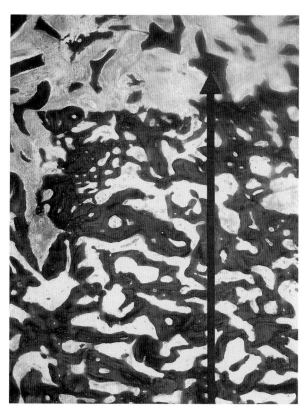

图2-16　骨传导。该图显示在使用异种骨移植材料进行上颌窦底提升植骨术后，在超过12周的时间内，沿箭头方向逐渐形成新骨。上颌窦的底部是成骨的起点。箭头区域尚未成骨（MKG Kiel实验室，甲苯胺蓝染色，猪，原图放大200倍）。

2.6　骨传导和骨诱导

骨传导是指从移植物受体部位的接触面上生长形成新的骨组织（图2-15）。骨传导是以骨床的细胞分化为基础的。在此前提下，骨传导进行得非常缓慢。例如，上颌窦底提升植骨可能需要数月的时间才能通过骨传导过程成骨（图2-16），并且这种成骨过程只能逐渐沿着剩余骨壁爬行形式发生（图2-17），需要很长时间才能到达种植体表面形成骨整合。具有骨传导性的植骨材料提高了骨的生长潜能，并提出了"骨缺损愈合的临界值"这一概念，使得对骨缺损是否能达到自发愈合的能力做出判断作用。骨移植材料作为人工骨基质，可以为现有的成骨细胞提供支架。骨传导过程经常与成纤维细胞的瘢痕愈合过程相竞争，其中成纤维细胞由于生长速度更快而

占上风影响了骨愈合过程。

骨诱导是通过BMPs与普遍存在于体内储存于血管内壁的周细胞——结缔组织前体细胞（干细胞）的分化为骨细胞而形成的新骨组织（图2-18）。因此，骨诱导过程也在非骨（异位）床中发生，如在肌肉组织中存在独立的成骨分化细胞。在使用骨诱导材料进行的上颌窦底提升中，在有血管及其周细胞存在的部位，无梯度地骨化过程在许多部位同时发生。种植体表面也在早期阶段即开始骨整合过程（图2-19）[21]。仅有BMP-2、BMP-7、BMP-9等部分BMPs能诱导骨

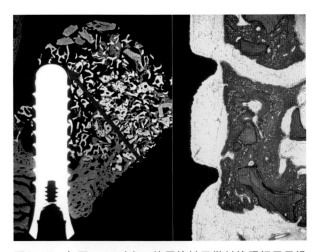

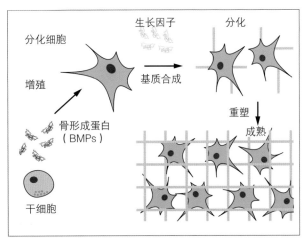

图2-17 与图2-16对应，使用接触显微射线照相显示沿箭头方向从上颌窦底开始的骨传导梯度。同样甲苯胺蓝染色硬组织切片放大显示，种植术后12周仍未骨整合。从植骨材料与种植体表面的骨整合情况来看，骨增量材料本身并不具有骨传导性（MKG Kiel实验室，猪）。

图2-18 骨诱导。间充质干细胞普遍存在于血管中，BMPs可诱导间充质干细胞向骨分化。当生长因子作用于已分化的细胞时，会以无梯度的多中心方式分裂并形成新骨。

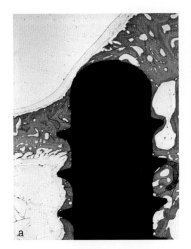

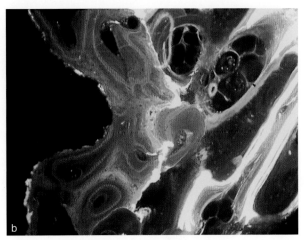

图2-19 骨诱导。a. 与图2-17相反，使用以异种骨植骨材料作为载体携带BMP-7（甲苯胺蓝染色，原图放大4倍）进行上颌窦底提升植骨12周后，可以观察到种植体与植骨材料间发生了骨整合。b. 当新生血管穿透骨缺损区，骨诱导具有同步的多中心效应，甚至在有利条件下大约仅需2周。荧光标记（原图放大100倍）显示大部分的骨在第3周至第6周形成（MKG Kiel实验室，猪）。

祖细胞分化。只有含有BMPs的材料才有骨诱导性：最主要的骨诱导植骨材料是自体骨移植物，但同种异体骨甚至是异种移植物，如果它们携带

保留蛋白方式制备或使用新鲜的、天然和重组产生BMPs则同样具有骨诱导性。

2.7   影响骨缺损愈合潜力的因素

不受干扰的骨愈合前提

成骨细胞只有通过整合素将自身固定在骨基质上才能发挥作用。如果基质有太多的机械不稳定性，这些细胞就会去分化形成纤维组织，如在关节假体中经常有纤维愈合的情况。因此，机械稳定性是骨愈合的第一个重要基本前提；第二个前提是血凝块，正如我们非常熟悉骨折的愈合模式；第三个前提便是骨床或移植材料中的BMPs。通常来说新骨无法在没有附着依靠的游离组织中形成。

- 机械稳定性
- 稳定的血凝块
- 骨床（或移植材料中的BMPs）

颌骨缺损形态和尺寸

颌骨缺损是否能达到完全的骨性愈合或是部分/主要的结缔组织愈合，主要取决于缺损区的形态。这首先取决于骨缺损区骨壁的BMPs获取。其次，由于新生血管生成通常只能在组织中愈合延伸几毫米，骨愈合非常依赖于缺损的大小。而软组织伤口可以通过瘢痕收缩减少了缺失组织间的距离，这是骨组织愈合无法做到的。几毫米宽的卷轴状、深、狭窄的骨缺损，如骨折或存留有较高骨壁的拔牙窝，比浅、碗状表面缺损更易于新骨充填。可以说就形态而言，缺损与相邻骨的界面才是最重要的。骨的连续性越少，自然骨愈合的概率就越小。

影响骨愈合的局部因素和全身因素

影响骨愈合的局部因素，如植骨区上覆盖的皮瓣中骨膜的完整性，以及骨缺损受植床周围的质量——称为弱或强受植床。这种分类主要以软组织瘢痕形成状况及创伤或既往手术后的情况为依据。影响口内骨愈合的其他局部因素还有局部的机械稳定性，例如在没有对舌体运动或咀嚼运动的干扰情况下该处的骨缺损便是不利型骨缺损，特别是有时使用黏膜支持式的可摘临时修复义齿会对植骨区产生不良影响，因此在骨增量的过程中应尽可能避免。

影响骨组织再生的全身因素包括患者的吸烟习惯、营养等。需要指出营养也在骨缺损的愈合潜力中发挥重要作用。例如，在任何骨愈合过程中，胶原蛋白的形成都需要维生素C来使氨基酸脯氨酸和赖氨酸羟基化。原胶原羟化酶在胶原蛋白链中产生氨基酸羟脯氨酸和羟赖氨酸，该酶需要维生素C[22]作为辅助因子，这在骨移植的临床替代实验中也得到证实[23]。另外，饮食中的游离糖会促进炎症发生[24]，若能在饮食上进行相应的改变可以一定程度缓解慢性牙周炎[25]。

2.8   颌骨缺损的分类和骨增量技术

根据临床愈合趋势，可将牙科手术中的骨缺损分为以下几种类型（图2-20）。随着手术困难程度的增加，可分为内置法骨移植、夹层骨移植、贴附式骨移植和外置法骨移植。该分类不仅是逐渐增加的手术难度，而且对植骨的愈合潜能（细胞含量、BMPs含量）也提出了更高的要求。这是因为骨缺损骨壁的数量随着分类等级的增加而减少，而现有骨的接触面是骨传导过程生长的起源，接触面越少，骨移植物的愈合就更多基于骨诱导过程。

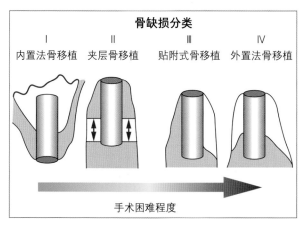

图2-20 骨缺损分类。

	总计	颗粒材料	自体骨块
水平向骨增量	（4.1±1.3）mm	（3.7±1.2）mm	（4.5±1.2）mm
垂直向骨增量	（4.9±2.3）mm	（3.7±1.4）mm	（5.8±2.8）mm

图2-21 Troeltzsch等的荟萃分析结果显示，颗粒材料骨增量的阈值为3.7mm，只有骨块移植才有可能获得更大的增量尺寸，因为它们不是通过新生血管生成来血管化成骨的，而是通过骨切割锥的爬行替代成骨。

骨缺损中的血管生成

在不利的骨缺损形态和位置或局部机械不稳定的情况下，骨再生可能发生在骨移植材料基底部的颗粒，因为牙槽嵴处生成的血管无法渗透入植骨材料中超过3mm。一项系统荟萃分析中，所有相关的牙槽骨增量结果显示：颗粒性的植骨材料最大水平和垂直堆积高度为3.7mm[26]。外堆法植骨材料颗粒延伸若超过这一距离，最终只能与结缔组织结合，再生骨不完全成骨（图2-21）。通常情况下，移植材料颗粒无法成骨然后被排斥。根据这项荟萃分析的结果：骨块可以垂直重建更多的骨（5.8mm），这是由于骨块放置在骨切割锥上，可以通过爬行替代深入移植区骨床（图2-22）。

内部骨缺损

内置法骨移植、夹层骨移植（三明治式植骨）和骨劈开技术植骨会造成内部骨缺损。在这些情况下，如果操作正确，骨增量材料位于2个或多个有血供的骨壁之间，因此可以从多个骨壁侧面进行血管化。在屏障膜下的增量或外置法植骨的情况下，血管化仅从缺损基部的1个骨壁开始进行。正常情况下，如上所述，颌骨新生血管生成仅能提供形成约3.7mm骨增量的血供。

离受植骨面较远的植骨材料只能愈合成为纤维状瘢痕而不能形成新骨。不过，如果两侧同时生成新生血管，则增量的距离可增加1倍（图2-23）。由于具有良好的愈合趋势，可以使用骨传导植骨材料治疗骨缺损，而不需要使用如髂骨

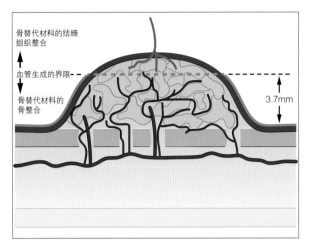

图2-22 骨替代物（Bone Substitute，BS）材料骨增量示意图，表面覆盖胶原膜，高度大于3.7mm。到达3.7mm的阈值，BS颗粒通过骨表面来源的血管融合。若超过3.7mm，只有当膜降解并允许跨膜血管生成时，颗粒才能达到血管化融合。相关的干细胞无法成骨分化，因此在这个区域只有纤维再生。

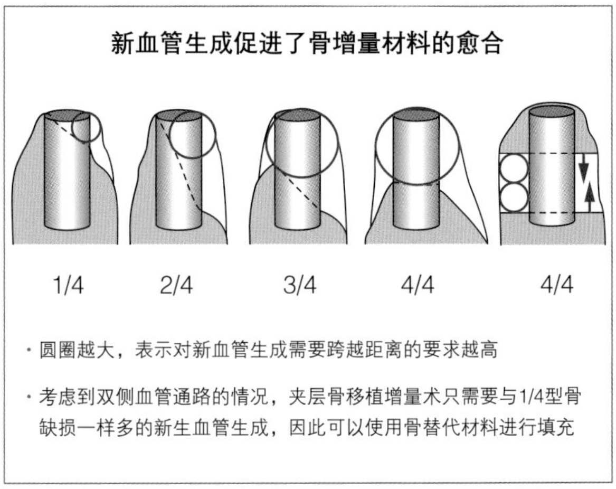

图2-23 在Terheyden种植体骨缺损分类的示意图中（图1-11），圆圈显示在骨增量过程中血管为了到达植骨材料的最远颗粒，生成的新生血管必须从骨表面前进的距离。由此看出，实际上只有1/4型骨缺损适合使用颗粒材料进行骨增量，因为在较高的缺陷类别中，距离基骨面的距离超过3.7mm。而当移植物处于两个带血管的骨表面之间的中间位置，血管就可以从双侧进入，因此只有通过夹层骨切开术对4/4型骨缺损进行手术转换时，才允许使用颗粒骨替代材料进行骨增量治疗。

等获取难度更高的自体骨移植物。对于内置法骨移植，如在上颌窦底提升的情况下，有2个以上骨壁组成的支持面，骨移植填充材料并非强制需要，不植骨上颌窦底提升的概念证明只有血凝块填充提升后窦底黏膜腔下空间才可以成骨。

2.9 创面损伤愈合及伤口裂开机制

在愈合不良的问题伤口中（如由细菌生物膜引起的持续性细菌污染的伤口），粒细胞占据优势地位并产生有害的伤口环境。粒细胞释放出侵袭性酶（胶原酶），溶解组织中的胶原蛋白。此外，本应用来杀灭细菌的毒性基产生的副作用是同时杀死了健康细胞。最终导致伤口边缘的组织失去了稳定性和活力，如创伤样、柔软，即处于不稳定状态。若在伤口张力过大的情况下，如皮瓣减张不足，也会导致皮瓣的血供紊乱。同样，缝线太紧或太密也会减少伤口边缘的血供，对伤口愈合产生负面影响。临床上，由于胶原蛋白降解后缝线撕裂、皮瓣收缩，伤口边缘开裂的现象非常常见（图2-24）。这些情况都发生在肉眼可见的伤口化脓之前。如果伤口尚无持续性感染，

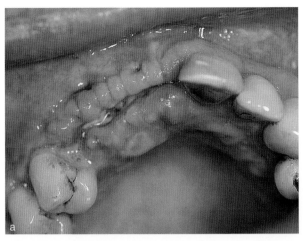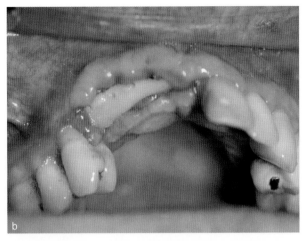

图2-24　a. 骨块移植后8天黏膜开始开裂。b. 在不加干预的情况下继续观察，术后14天伤口裂开加剧。但无脓性伤口感染。该骨块移植物后来形成死骨排出。通过简单的二次缝合进行快速干预也能够保障手术成功。

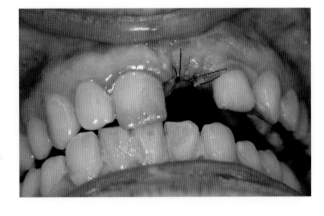

图2-25　1周后缝线处有细菌沉积。特别是缠绕的缝合线是细菌形成生物膜的良好界面。细菌可以利用缝合线作为介质侵入伤口。

通常在伤口裂开初期可对伤口进行清创并二次缝合。清创操作可以去除作为促炎、刺激粒细胞活性的生物膜和组织碎片。

2.10　细菌生物膜：伤口愈合障碍的触发因素

医学领域，与生物膜相关的感染问题直到近年来才被深入认识[27]。几乎所有人类非专性胞内致病菌和真菌都能形成生物膜[28]。而且与生物膜相关的感染较一般感染更为棘手，因为菌斑生物膜可以通过机械和生物耐药机制保护细菌抵御抗生素[29]。骨科手术治疗中也常见创伤感染[30]、人工关节感染和骨髓炎发生[31]。

在临床口腔和颌面部手术中，大多数增量手术后的感染或伤口裂开发生在术后4~10天，这是因为细菌首先需要一定的时间来构建菌斑生物膜。若不能形成生物膜，细菌则无法在宿主体内生存。推测生物膜从邻牙表面延伸，穿过缝合间隙，并通过缝合材料的通道进入伤口深处（图2-25）。与骨内缺损的植骨相反，外置型植骨的移植材料更贴近表面，因此更易发生术后伤口感染或裂开。有些假设认为显微缝合可以严密缝合伤口，使得细菌无法通过缝合缝隙进入伤口的更深层，然而这并不切实际。

缝合技术不能完全解决创面裂开的问题。

一旦伤口中的细菌遇到坚硬的材料即固体到液体的界面，它们就会附着在上面并开始形成一层菌斑生物膜。菌斑生物膜往往在固液交界面形成。细菌附着在固体面得益于周围液体的剪切运动。这种环境有利于细菌的黏附和生存，因为如果没有液体的剪切流动，周围溶液会在短时间内充满代谢产物导致细菌"窒息"。液体的剪切运动是建立支撑支架结构的原因，也是生物膜能在固态表面上形成的原因，即使在该表面涂布防污剂也无法阻止菌斑生物膜长入。牙齿表面也是固–液界面的典型例子，牙面会积聚菌斑。由于以上的原理，可以解释为什么使用膨胀聚四氟乙烯（ePTFE）膜比柔软的胶原膜材料发生更多开裂。胶原蛋白是水溶性的，所以它以凝胶的形式存在于伤口中，不会发生剪切运动而是漂浮在流体中。而骨块移植物提供了一个固–液面。富含白细胞和血小板的纤维蛋白（L-PRF）和富血小板血浆（PRP）凝胶具有柔软的特性，不能与伤口液体形成剪切运动的界面，因此可能是这些材料能促进口内软组织愈合的一个原因。

2.11 细菌与血管生成的竞争

假设植骨术前单次注射抗生素后，将植骨材料全程无菌操作地植入伤口中。但不可避免的，植骨材料必定会靠近缝合口下方组织。我们不能简单地认为缝合线能永久地防止细菌渗透到伤口深层。

移植的外来或自体材料通常是无血供的，因此没有初期的自身防御能力。血管长入植骨材料中大约需要14天时间[32]。在此之前，继发性生物膜主要在无菌移植材料上形成。当14天后，外来物渗入灌注血管时，防御细胞才能渗透到植骨材料中，从此使其免受细菌的侵害。因此，保护伤口达到成功愈合的理念是基于在最为敏感的前14天内尽可能长时间地阻止细菌向生物材料的推进，从而使血管生长领先于细菌的滋生（图2-26）。

2.12 临床结果：取决于预防创面裂开

避免骨移植物或坚硬的异体移植物表面的伤口裂开才能阻断细菌侵入（见第15章）。

这种细菌的阻断在临床上最简便的方式是通过使用内置法骨移植和夹层骨移植而不是外置法骨移植，从而加深细菌到达植骨材料表面的通道来预防感染发生。可见，外置骨块移植比内置植骨具有更高的感染风险。前庭沟切口比牙槽嵴正中切口更安全，但需要注意的是前庭沟切口对软组织灌注是非生理性的，应尽量避免。因此，为了达到理想的植骨效果，骨增量方案设计比手术切口方式更为重要。

细菌的迁移可以通过缝合技术加以阻止。即使在愈合之前不可能实现完全地抵御细菌的缝合，但是具有良好血供的缝合可以使重要组织利用其固有的免疫防御机制来对抗细菌。因此，缝合的最主要目的是使伤口边缘血供充分灌注，而最有可能成功的切口设计便是附着龈，即牙槽嵴中心和龈沟内。

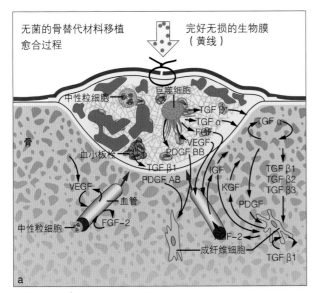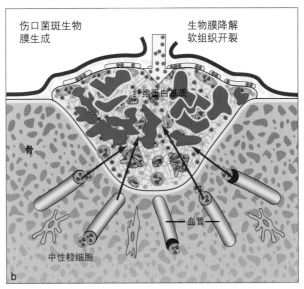

图2-26　引导骨再生伤口：新生血管的生成与生物膜之间形成竞争。a. 骨替代物颗粒（BS；蓝色）血管化优先于生物膜形成。b. 细菌（红点）生长速度更快，能够在BS与伤口液体的界面上建立生物膜，保护细菌避免受到免疫防御。含有毒素的颗粒部分随后会化脓并被排斥，无法达到骨整合（图2-8）。

一旦细菌突破缝合伤口，这时需要立即阻止它们进一步进入伤口，这就是为何术中需要同期植入屏障膜。胶原膜可以在一定程度、一定时间段上阻断细菌的路径，直到屏障膜被细菌酶消化。需要指出的是暴露的胶原膜只需要几小时即可发生溶解。在胶原蛋白膜下放置其他柔软的材料也是有益的，如PRF膜和网状胶原止血剂。因为这些材料具有亲水性，可以形成一种凝胶，不会与体液形成界面。双层膜或尽可能厚的软组织瓣（即软组织增厚）也能延长细菌渗入伤口的距离。以上所有这些方法都有临床实例为证。

通过限制固-液界面形成能有效地防止细菌生长。换句话说，进入伤口的外来物越少，就越有可能避免感染。牵张成骨（DO）就是一个很好的例子，它不需要牵张器以外的异物材料，因此几乎不会导致感染。

如果伤口内部形成了菌斑生物膜，那么应该将已经迁徙进入的细菌排出或杀死。根据菌斑生物膜理论的概念，骨增量术后从第三天开始定期随访患者，用消毒剂局部冲洗、缝合伤口，并认真清洁邻牙或使用氯己定凝胶局部治疗都对预防感染有帮助。

切口之间的通道是一个明显的薄弱环节。需要关注细菌侵入和伤口愈合之间的平衡。一般口内手术建议7天后拆线；而骨增量手术更建议等待10天再拆除缝线。

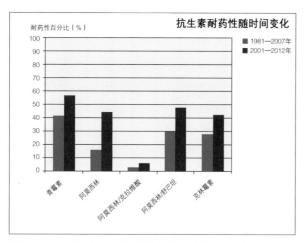

图2-27 近年来，细菌对常见抗生素的耐药性逐渐增强（改编自Boyanova等[36]）。

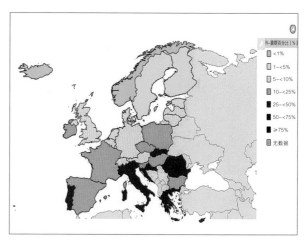

图2-28 耐甲氧西林金黄色葡萄球菌的地理梯度（资料来源：欧洲疾病预防和控制中心网站[37]）。

2.13 开放性伤口愈合

如果缝合无法提供可靠的保护以及抵御细菌的侵入，而PRF和生物膜的屏障功能足够强，可以考虑对某些材料和缺损不进行严密的伤口关闭。例如，一些研究赞成在骨引导再生技术（GBR，见第6章）中运用开放性伤口治疗[33]。开放愈合避免了软组织的大范围减张移动，这是造成术后肿胀和血肿的主要原因。这已经成为牙槽嵴保存的标准流程（见第10章）。

2.14 抗生素耐药性增加

根据全息理论，高等生命只有耐受了细菌才有可能存在，要知道这些细菌远在人类出现之前就已在这个星球存在了，且自古以来就在人体中起着重要的作用。首当其冲的是通过益生菌发挥对病原体的防御作用，即细菌物种之间的一种平衡状态[34]。因此，人们只能与细菌"合作"，而不是单纯"对抗"它们。长期使用抗生素对肠道

菌群的潜在损害很大程度上被牙科学领域长期忽视[35]。在选择性骨增量手术中长期、大量预防使用抗生素是错误的做法。预防性单次注射抗生素对肠道菌群发育和耐药性进展可能影响不大。因此，骨增量治疗程序应加以改进，术前单针注射抗生素足以起到预防作用。

近年来的对比研究表明，细菌对牙科常用抗生素的耐药性正在增强（图2-27）[36]。细菌耐药性在地理上的分布并不均匀，这可以从欧洲疾病预防和控制中心网站的监测地图集上看到（图2-28）[37]。细菌对青霉素类抗生素的耐药性在东南欧和亚洲的影响要比西北欧大得多。造成这种地域失衡的原因是一些卫生保健系统中抗生素的自由销售、畜牧业中抗生素的大量使用，以及全球化背景下亚洲抗生素生产的外包和相应生产废水的排放。在这些地区，已经发生了地表水源被抗生素残留污染的情况[38]。这就导致了抗药性细菌在野外的传播[39]，类似的情况也发生在德国的城市污水中[40]。

许多长期服用抗生素的患者体内会产生耐药

细菌，尤其是肿瘤患者。在某些情况下，一些种植患者会发生反复植入后并发症。根据作者的经验，这可能也是二次手术往往比初次手术预后差的原因之一。我建议每名患者都提供完整的病史以了解是否长期使用抗生素。

临床上，通常改用更有效的抗生素来对抗细菌耐药性。需要指出的是，在抗生素的经典作用模式中添加新的成分或开发新的活性成分前景渺茫，因为细菌的相关分子代谢过程已经被充分掌握。从全球卫生政策的角度来看，把最后的储备抗生素用于不构成重大威胁的适应证并不明智[41]。

夹层骨移植和外置法骨移植需要软组织充分减张来覆盖骨增量后额外的体积。因此，它们比内置法和骨劈开技术植骨更容易开裂与感染，内置法和骨劈开技术植骨往往只需要根据切口设计简单拉拢缝合，甚至完全开放愈合（如牙槽嵴

保存术）。外置法植骨通常只能在较长期抗生素保护下的污染环境中愈合生长。使用的同种异体甚至异种蛋白质等异物材料越多，所需的抗生素效力和持续时间就越长。因此，作为一名临床医生，如今应该重新考虑种植牙传统教材中的治疗策略。

内置法骨移植（如上颌窦底提升）和夹层骨移植（如牙槽嵴劈开、三明治式植骨）越来越多地取代了外置法骨移植，创伤更小、愈合条件更佳。术前单次注射抗生素预防已足够，且不会造成耐药性加重。因此在骨增量手术中采用内置法和夹层骨移植是抵御细菌感染的一种可行的策略。

根据作者的经验，有时使用牵张成骨术治疗在多种抗生素使用史的患者中效果更好。由于几乎没有异物材料，牵张成骨通常不需要抗生素保护。

骨移植
Bone Grafts

3

骨组织具有优异的愈合潜力。即使暂时切断骨组织的血供（即无血管移植），这种愈合潜力仍然存在。这是由于储存在骨组织中的骨形成蛋白（BMPs）和生长因子以及由内而外缓慢发生的骨改建过程。由于骨结构在一生中不断进行功能改建，移植物可以被改建为患者自身骨，同时骨损伤会随着时间的推移而愈合，不会留下瘢痕。

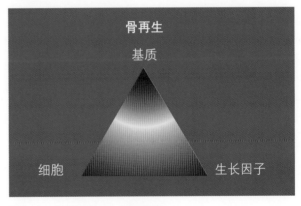

图3-1　骨再生的3个必要因素。

3.1　骨移植的生物学效应

骨移植组织再生的3个必要因素：细胞、生长因子和基质（图3-1）。

细胞

在人体中具有成骨分化效能的细胞可在多种细胞培养实验中存活（图3-2和图3-3）。实验室研究表明自体髂骨移植可以提供目前已知数量最多的成骨细胞，可作为评判其他移植物的金标准

（图3-4）[1]。在不同的取骨工具中，刮匙和磨头可提供的活细胞数量高于压电装置（如超声骨刀）和钻头[2]。但至今尚不清楚这些检测到的活细胞在骨移植后能存活多久。存活的细胞与自体骨的成骨诱导作用有关。在山羊动物实验中已经表明，与不含细胞的移植骨相比，含有活细胞的移植骨有更快的骨再生速率，同时骨再生量高约30%[3]。

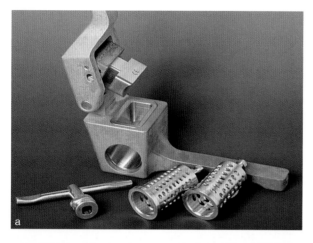

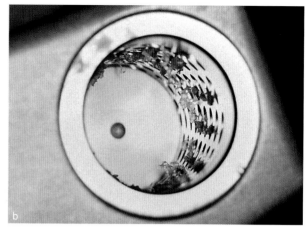

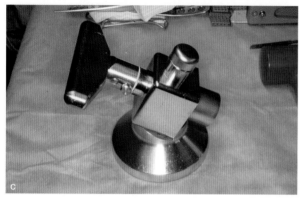

图3-2 a. 骨磨（Mondeal）。b. 骨刮器的内部视图。c. R.Quétin骨磨头。

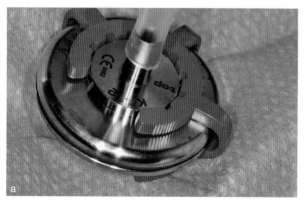

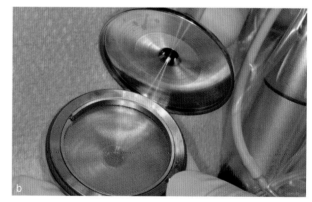

图3-3 a. 可重复使用的滤骨器，用于插入吸引软管（Schlumbohm）。b. 打开滤骨器。

生长因子

即使是骨细胞量缺乏的致密骨也可以作为移植物，原因是自体骨移植发挥骨诱导作用的重要部分是其含有的骨生长和分化蛋白，如BMPs。BMPs是新鲜骨组织内以活性形式产生的相对稳定的蛋白质。每千克骨骼可以提供约1mg的BMPs[4]。可以通过打开基骨骨质（如刮匙或磨头）的方式从骨骼中暴露BMPs并发挥其生物作用。

基质

移植物发挥效应的第三部分是基于自体骨基质的骨传导效应。当骨祖细胞分化时，它们需要附着一种固体基质才能成为成骨细胞。细胞在基

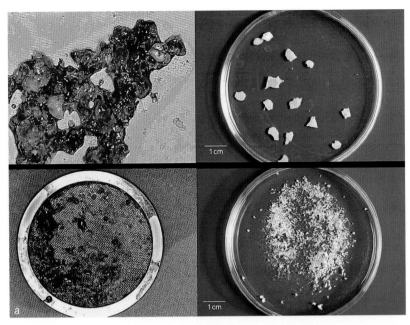

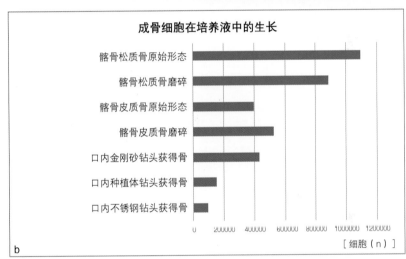

图3-4 a. 不同来源和加工的人体骨碎片置于细胞培养基中。b. 髂骨松质骨中分化成骨细胞在天然培养基中生长最好。口内骨用钢钻打磨，随后在骨过滤器中的收集取得仍然可见活的成骨细胞（改编自Springer等[1]）。

质上生长，就像在支架上一样。但与此同时破骨细胞也被激活，吸收基质并释放BMPs。

将能满足基质功能的骨替代材料与自体骨碎片混合作为混合移植物，可获得骨诱导性能并提高其效率（图3-5）。骨刮匙和滤骨器适用于取自体骨屑。骨组织愈合的速度取决于上述提及的

3种要素是否同时存在。羟基磷灰石植骨材料缺乏细胞成分和生长因子，纯皮质骨移植物也缺乏细胞成分。因此，与自体髂骨移植相比，这些材料的愈合较慢且可预测性差。在具有挑战性的骨缺损病例中，如垂直向骨增量，可能的情况下应使用含有以上3种要素的自体骨移植物。

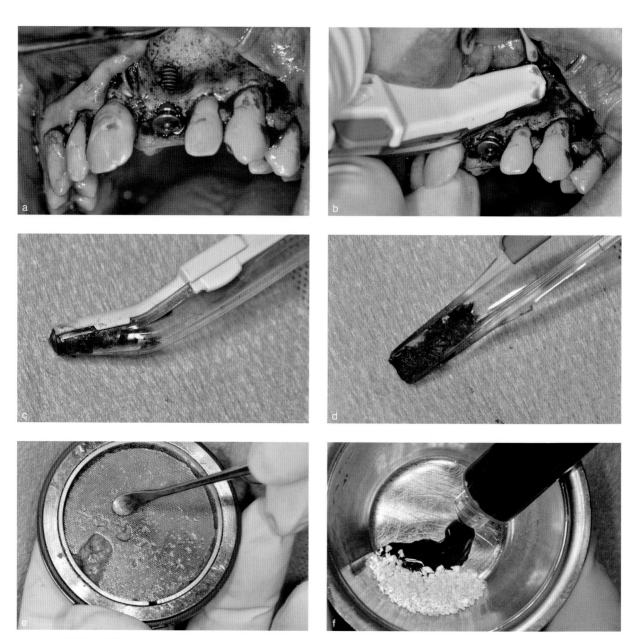

图3-5 使用自体骨片。a. 上颌左侧中切牙种植体骨开窗。b. 在缺损区域用刮骨器刮骨。c. SafeScraper Twist（Geistlich）是一种一次性仪器。d. 打开的收集容器中有片状的骨片，这些骨片能占据很大的体积。e. 滤骨器中种植体预备过程中获得的骨颗粒。f. 骨替代材料与无菌自体血液混合。g. 所有颗粒用无菌血液浸泡后，加入过滤骨。这将诱导血液凝固。h. 钛种植体表面覆盖有来自刮骨器的骨屑，刮刀是结构的最内层。i. 胶原膜的修剪（Bio-Gide，Geistlich）。中间部分形成舌形压在腭侧龈瓣下。右侧部分用作双层膜。j. 膜已固定在腭侧龈瓣下。凝固后，将骨替代材料混合物置于4mm厚的植骨层中；轮廓应该和谐地向两侧延伸。冠状部分需要过量植骨。k. 第二层膜部分横向放置形成双层，旨在增加屏障膜的耐久性并缓冲软组织瓣免受尖锐颗粒的影响。放置后用生理盐水润湿薄膜。l. 用单钩将皮瓣固定到位，用15c手术刀切开骨膜进行皮瓣松解。m. 在冠方过量植骨的位置使用牙间缝合和单次间断缝合（4-0和5-0 Supramid可吸收缝线）。

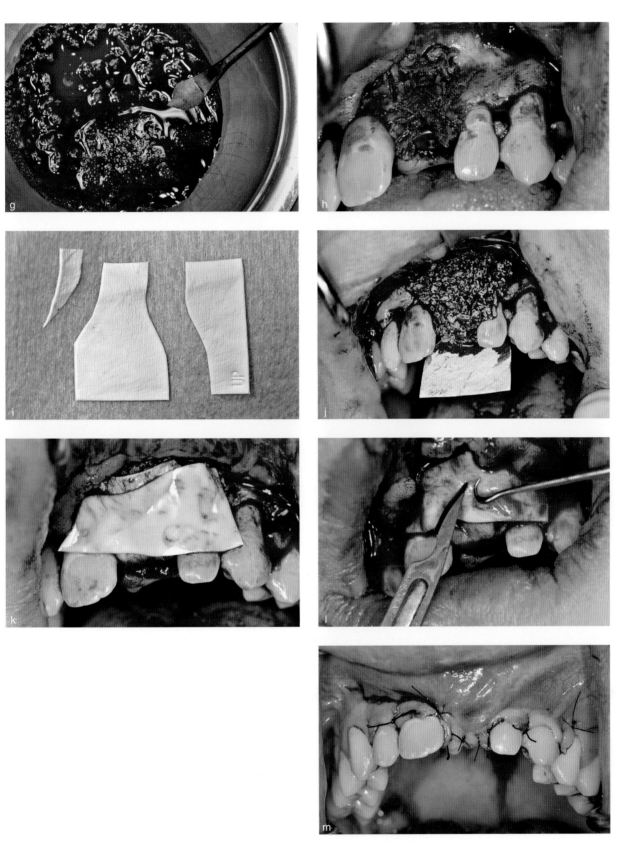

图3-5（续）

3.2 受植区骨床

如果骨增量材料缺乏自体骨移植物的3种条件中的一项或两项，受植区骨床必须提供条件弥补。反之，受植区骨床越差，骨增量材料满足的条件就必须越完整。如果受植区骨床因软组织瘢痕或全身系统疾病而条件不佳，骨移植成功的概率就会大大降低。对于存在危险因素的患者，使用得到研究保障的自体材料可能比骨移植替代品更安全。骨移植能否成功在很大程度上取决于接受移植部位组织的质量。关键是该部位是否具有良好的骨支撑（如是否存在囊肿腔），能否提供骨细胞和BMPs，还是相对较差，无骨支撑（如下颌骨连续性缺损，与残余颌骨的近端连接）。血液灌注良好的受植区骨床被称为健康骨床。瘢痕和循环系统紊乱越多，受植区骨床替代成骨的能力就越弱。肿瘤部位进行放疗会导致受植区骨床不能够再接受移植物。

对于不同骨缺损类型，植骨材料的选择主要取决于受植部位的剩余骨壁厚度，对应第2章中内置法骨移植、夹层骨移植、贴附式骨移植和外置法骨移植的顺序所示。

3.3 金标准：自体髂骨移植

在文献中，自体单层皮质髂嵴骨块移植被称为骨移植的金标准[5-9]。主要是由于其临床可预测性和与其他来源的材料相比，其愈合能力显著占优。自体髂骨移植物具有与生理比例一致的细胞、生长因子和基质间的孔隙率。自体骨移植具有高度的可预测性，短期并发症最少。请注意，"金标准"这个术语来自经济学，黄金是货币的锚定物，但不一定是最有价值的。同样，在这种情况下，将自体髂骨移植称为金标准意味着它是生物效力的参考点，并不一定表明它是同类中最好的材料。例如，一些研究表明，重组BMPs比髂骨移植物具有更高的再生性能[6]。

3.4 供体部位：自体骨移植物的质量和成骨效率

来自口内不同供体部位的各种自体骨移植物可以用于骨再生（图3-6）。如果需要更大量的移植，可以从颅骨、髂前嵴和髂后嵴采集骨（图3-7）。不同的取骨部位和取骨技术在创伤性、患者负担和生物有效性方面有一定差异。由于松质骨移植物含有重要的成骨细胞，即使在较差的移植骨床中也能取得较好的效果，因此适合治疗严重的骨缺损。另外，骨块与颗粒骨相比能更好地抵抗愈合阶段的表面吸收。然而，这也对移植骨床和患者的自我护理提出了更高的要求。由于与颗粒移植物相比，骨块移植后软组织裂开的风险更高。因此，需要保证理想的软组织覆盖。例如，患者应避免在该区域咀嚼食物。同时，使用骨磨或钻头会减少移植物的细胞成分[1]。

来源于刮匙、磨头和压电装置的骨片

刮骨获得的骨屑通常是修复小范围骨缺损作为填充物的最佳选择。刮骨获得的骨屑易于获得，有能够尽量暴露BMPs的表面积及体积的优点。根据一项体外研究，用压电装置和手动刮匙提取的骨屑显示，在细胞存活率方面无显著性差异[7]。使用种植动力系统的低速麻花钻可以相对无损地获得骨屑（图3-8）。每次钻孔时，碎屑都可以收集在扩孔钻上，然后用盐水冲洗后暂时储存在潮湿的容器中。在松质骨中，为了回收尽

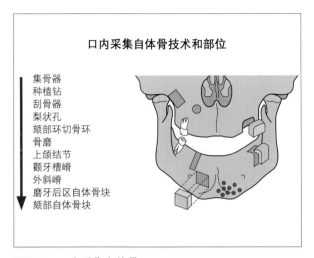

图3-6 口内采集自体骨。

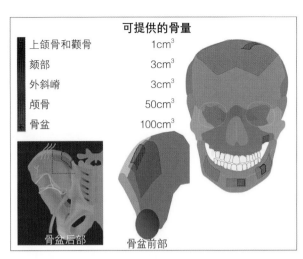

图3-7 口内与口外采集的自体骨。

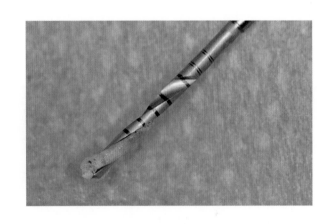

图3-8 这种麻花钻（Camlog）的凹槽在低速骨预备钻孔过程中可以收集储存自体骨屑。

可能多的碎屑，甚至在没有水冷却的情况下，用新的、锋利的钻头以非常慢的速度工作也是可行的。

集骨器

集骨器是一个集成在吸引器软管中的筛子，其收集的骨屑比刮匙刮取的骨屑具有更高的细菌污染风险，但其含有更多成骨分化的活细胞[1]。为了最大限度地减少唾液细菌的污染，建议仅在植入物钻孔或其他治疗程序操作期间短暂打开收集器。有各种方法可以对过滤骨颗粒进行消毒。然而，由于消毒剂的毒性作用与骨细胞坏死率增加以及生长和分化因子失活之间具有相关性[8]，因此这种方法仍在研究阶段尚未投入使用。目前，根据研究数据，0.2%氯己定溶液消毒1分钟是最温和的方法[9]。但是，作者没有使用这种方法。

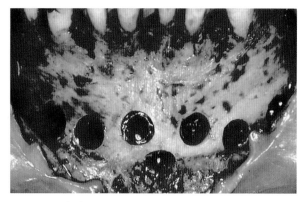

图3-9　从颏部取骨。

环钻

　　环钻由于转速高、表面积大，很容易出现过热问题，因此应注意使用减压操作和大量冰生理盐水进行冷却冲洗。使用具有内部切削刃的环锯钻头，可同时将骨骼研磨成颗粒并将其收集在储器中。使用3.5mm的骨环钻可获得2.5mm的骨孔，用于替代前两步骤扩孔钻的种植窝预备。用微型螺钉将获得的骨柱固定在受体部位[10]。环钻骨柱通常从颏部获取（图3-9）。

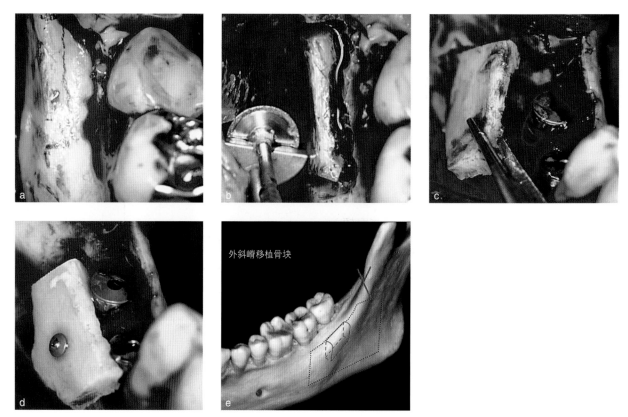

图3-10　a. 暴露外斜线，并用笔标记移植物位置。b. 精确地下牙槽神经颊侧单层皮质骨切骨，林德曼钻（Lindeman-nbur）与前切口和后切口的外表面平行对齐，并在纵向进行连接切口。图为Khoury（Dentsply Sirona）生产的保护微型圆锯。c. 将骨块作为前庭外轮廓进行固定。d. 通过方头螺钉（1.5mm系统，KLS Martin）固定。e. 外斜线和移植骨获取位置（虚线显示最大可能扩展的部位）。为了避免取骨区骨折，移植骨块不应在高负荷的升支（X标记）上获取。

通过磨头获得颗粒移植物

骨移植物可以用骨磨头粉碎。对致密骨块进行研磨可将封闭的生长因子和骨诱导蛋白带到表面，并极大地增加了骨移植物的体积。然而，活的骨细胞数量会减少。这种骨颗粒可以用作较大移植物旁的间隙填充物，或者用于上颌窦底提升植骨。

口内骨块移植物：外斜嵴、颧牙槽嵴、上颌结节和颏部

来自磨牙后区外斜嵴的骨块移植物（图3-10）比颏部取骨（图3-11）的风险更低。根据一项对45名患者的前瞻性研究，颏部取骨组（40%的病例）发生感觉障碍是磨牙后区颏部取骨组的6倍。其中颏部取骨组有2名患者发生感觉障碍，而外斜嵴取骨组没有患者发生该并发症。不过患者对颏部和磨牙后区取骨的接受度相类似。若取骨同时需拔除下颌第三磨牙，则磨牙后区组接受度更高[11]。一项回顾性比较研究表明，在前庭和颊部黏膜感觉受损时，颊神经有永久性损伤的风险[12]。如果下颌升支上的远端减张切口不超过1cm，可以避免发生这种并发症。

颏部取骨有一些明显的缺点。为了获取颏部的骨块，需要分离颏肌。在一项前瞻性研究中指出，分离颏肌导致了术后下颌切牙唇侧牙龈退缩约1.65mm[13]。然而，正如Goethe说的："你只能看到你所知道的。"因此，作者只有在没有其他口内自体骨来源的情况下才会采用颏部骨移植物，然后在唇系带上进行纵向切割而不会分离颏肌。颏部的块状移植物不应作为常规使用，因为医生术中可能会无意造成一个贯穿舌侧的损伤，并且无法完全愈合。如果颏部骨移植物较大，还可能会造成软组织外部轮廓的损伤。颏部取骨最主要的并发症是有30%的病例发生下颌前牙牙髓失活[14]。因为切牙神经位于致密的颊侧骨下

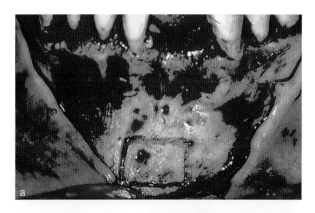

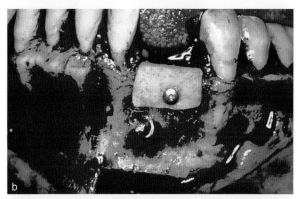

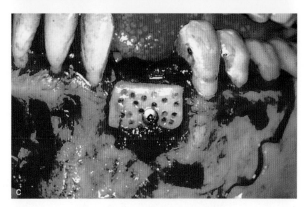

图3-11 a. 从颏部采集单层皮质骨自体骨块。b. 在下颌左侧切牙区域进行颊侧向骨增量。c. 对骨块进行皮质骨打孔，以加快骨整合。通过骨过滤器提取骨碎片。

方，平均仅3mm处[15]。根据一项系统综述，患者甚至更喜欢髂嵴骨块而非颏部骨块[16]。如果能够使用其他部位的骨，颏部应该是第二选择的取骨部位。

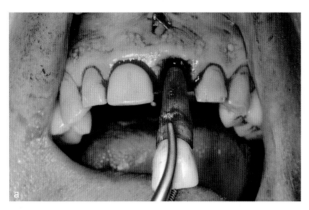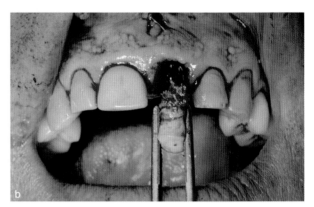

图3-12 a. 上颌左中切牙拔除，颊侧牙槽骨骨壁缺失。b. 位点保存同时使用上颌骨三层软组织–结缔组织–骨移植物进行骨壁重建。

适用于水平向或垂直向骨增量的黏性骨片也可以从上颌结节获得。来自上颌结节的骨片在结构上是海绵状的，并且比来自外斜嵴的碎屑具有更高的吸收趋势。它们的骨密度只有外斜嵴骨的50%左右[17]。还可以在上颌结节上获得用

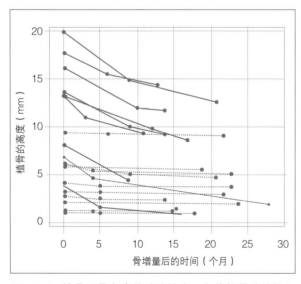

图3-13 植骨后骨高度的随访检查。自体颅骨移植物几乎没有因吸收而出现高度损失（虚线），而自体髂骨移植物（实线）在植骨后的前几个月吸收了数毫米（改编自Mertens等[20]）。

于保存和重建骨壁的骨——软组织复合体[18]（图3-12）。然而需要指出的是，在这类病例中不应破坏上颌窦的骨壁。

另外，还可以使用压电装置从颧牙槽嵴获得口内骨块移植物，同时保留上颌窦黏膜[19]。

颅骨移植骨块

颅骨是人体中矿化度最高的骨骼之一，比髂骨高10倍。它能长期抵抗吸收，因此一定程度上更适合用于骨增量。在一项对上颌骨的回顾性研究中，髂骨的吸收率为33%，而颅骨仅为11%[20]（图3-13）。然而，手术取骨具有一定的挑战性（图3-14）。颅顶由中线两侧的两块顶骨板组成，其外部可用作移植物获取部位。一项前瞻性研究表明，与采集髂骨相比，颅骨取骨难度和并发症风险更高；不过，术后即刻并发症发生率更低[21]。然而，同一作者在之前的一项研究[22]中也报道称，11%的病例出现硬脑膜暴露，必须用骨水泥覆盖缺损，以避免在颅骨轮廓上产生凹痕。这些都是颅骨取骨需要考虑的缺点。

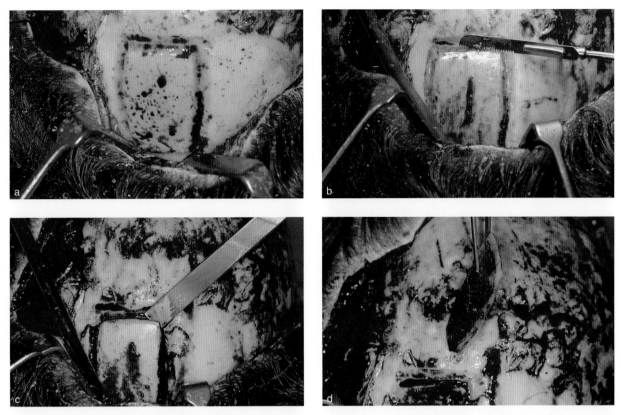

图3-14　a. 通过头皮正中旁纵向切口暴露颅骨外板。用一个长方形的球钻打开复层骨板。骨碎屑是在过滤器中获得的。b. 由于颅骨的凸度，振荡锯可以平放在双层中使用。c. 用刀片凿最后分离骨板的松质骨层。d. 移除约6cm×4cm的皮质骨移植物，该移植物是具有内部黏附性的松质骨。

环钻获取松质骨（骨盆、胫骨头）

　　从髂嵴前部或后部可以轻松获得大量松质骨。最微创的技术是在髂嵴进行环钻取骨。这个过程可以在局部麻醉下进行（图3-15）。通过1cm的皮肤切口，手动获得约2cm长的环钻骨环。如果在这个过程中没有对髂骨的内侧、外侧皮质骨进行穿孔，那么仅会出现最小的创伤和术后轻微不适。但是，如果经验不足或者处理不当，还是会引发严重出血的状况。在胫骨头部使用类似的程序，以获得松质骨，其术后最初疼痛水平明显低于髂骨嵴[23]。

髂嵴单层皮质骨片

　　鉴于组织工程中新兴替代材料的出现，在过去20年中，对髂骨嵴取骨的评价过于负面。然而，组织工程尚未达到预期的效果，因此当口内

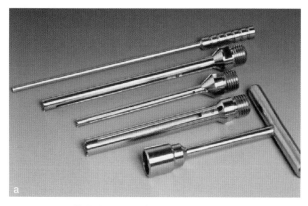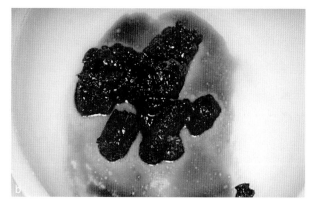

图3-15　a. 带十字手柄（底部）的Trephine钻头，用于在手动模式下转动。b. 从髂嵴获得自体松质骨。

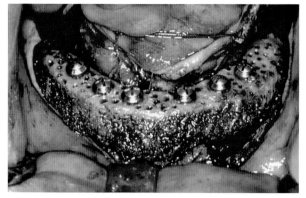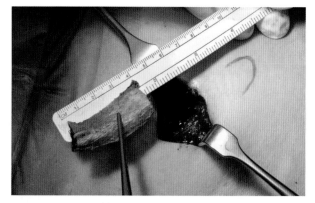

图3-16　采用大型马蹄形单层皮质髂骨块移植重建严重萎缩的下颌骨，并同期种植体植入直接修复。

图3-17　通过髂嵴内侧2.5cm的皮肤切口轻轻切除骨盆骨，避开髂嵴（标记）并保护相关的股神经。骨采集仅从嵴的内部进行，以保护外部肌肉剥离并避免疼痛。

移植物或骨替代物不足时，髂嵴仍然是自体骨移植的标准。相关的大量研究主要来自骨科和神经外科。在这些领域，通常需要在相应取骨区获取大量的骨质以满足双皮质的需求（图3-16）。如果从髂嵴内侧取适当的少量单层皮质骨，并发症发生率非常低（图3-17）。在一项随机前瞻性研究中，髂嵴取骨没有出现并发症。在视觉模拟量表（VAS 0～100分）中，术后疼痛VAS评分为40分，并在14天内降至4分，同时患者对手术的满意度高达93分[5]。一项研究[24]对髂骨取骨造成的痛苦程度进行了调查：只有38%的患者出现髋关节疼痛，并在平均18.1天后消失。平均住院时间为4.3天，病假20.2天，患者总体满意度为90.5%。

髂骨吸收也和手术技术相关。骨块固定牢固、避免单纯的骨块移植物以及牙齿或牙种植体咬合负载的良好时机可以有效避免吸收。在一项对萎缩的下颌骨块状移植物的大型研究中，移植骨高度为16mm，5年后仅吸收2mm。此外，这也是种植牙修复对自体骨具有保护作用的好例子[25]。

显微吻合骨移植物

显微吻合血管化的骨（如腓骨、骨盆和肩胛骨）是治疗大型肿瘤或创伤造成缺损的好选择。在修复前骨预备的手术中，发生如其他手术失败后导致的严重颌骨萎缩（图3-18和图3-19），这也是罕见的情况。

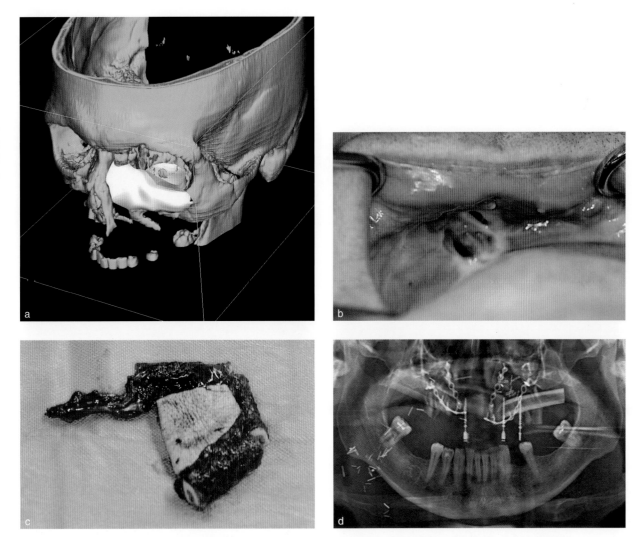

图3-18　a. 一名43岁的患者被大锤砸伤后上颌骨完全丧失。在这里，用定制的个性化陶瓷植入物重建眶底。b. 口内观察上颌骨的缺损。c. 通过2次腓骨截骨形成新的上颌骨，中间用腓骨的皮肤来代替上腭。移植物的上部是腓骨静脉和动脉的血管蒂。d. 腓骨血管与腓骨动脉、静脉显微手术吻合下的上颌骨重建。

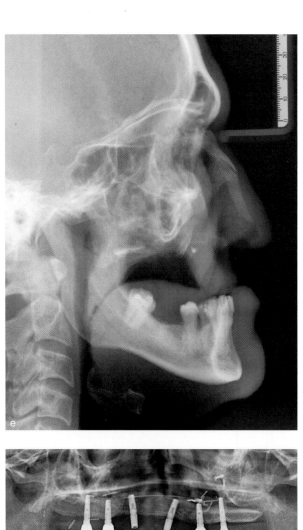

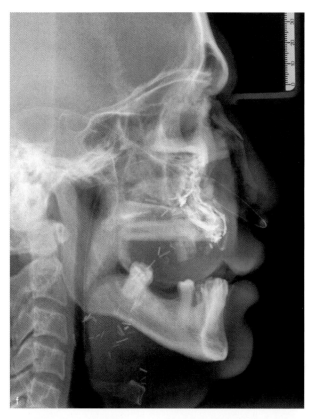

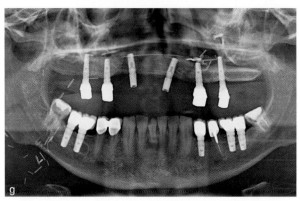

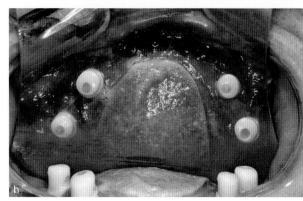

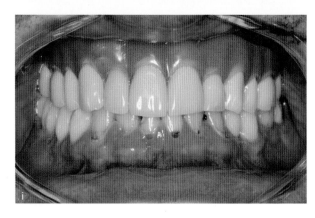

图3-18（续） e. 缺损重建术前的头颅侧位影像。f. 改良软组织重建后的头颅侧位影像。g. 在腓骨中植入种植体。h. 重建上颌骨的种植体（镜像观）。i. 修复体。（修复：Szyczewski博士，波兹南，波兰）

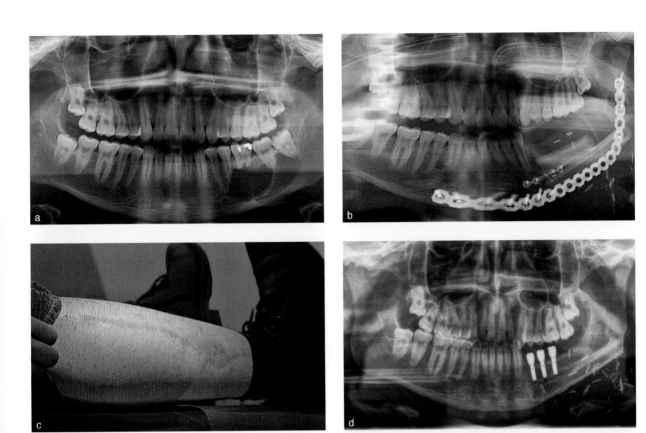

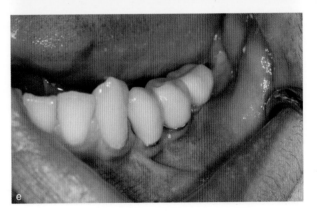

图3-19　a. 一名24岁患者左侧下颌骨的成釉细胞瘤。b. 腓骨移植重建颌骨，显微手术吻合。c. 已愈合的腓骨取骨区缺损无功能障碍。d. 将种植体植入腓骨。e. 金属陶瓷单冠修复修复体。

骨增量手术材料

Augmentation Surgery Materials

4

人类历史上首次颅骨修复手术由van Meek-eren于1668年发表[1]，该手术成功将一块狗的骨片用于治疗一名颅骨受伤的士兵。骨及软组织移植手术已有300多年的历史，早期多采用异体、异种或人工材料，以减少供区组织收集过程中的创伤。相较于整形外科领域，口腔手术所需的移植材料体积一般较小，因此无须冒险使用非自体材料[2]。

4.1 外源性移植材料的性能特点

首先，外源性移植材料应具有良好的生物相容性，即材料不会与体内细胞分子发生有害化学反应。例如，移植物应具有中性pH，且不会发生明显的腐蚀作用。此外，根据具体不同适应证，移植物还应能够通过水中的可溶性、化学途径（如水解或酶解作用）以及细胞间的作用控制降解和重塑过程。

根据免疫学分类，生物材料可以分为自体（来自患者自身）、同基因体（来自同卵双胞胎）、同种异体（来自其他人）、异种异体（来自其他生物体）、人工材料（工业技术生产而来）。

化学性质以及pH

某些移植材料，如生物玻璃会释放氢氧根离子（OH^-），并产生强碱性pH[3]。另一些材料如聚交酯类（聚乳酸），包括用于一些屏障膜、可吸收膜或骨移植材料的黏合剂中，可在体内自发水解并释放乳酸。酸性物质是组织促炎环境的一部分，会触发骨吸收而非再生过程。镁制品在体内会发生反应并在组织中产生氢气泡。甚至一些通常具有组织稳定性和耐腐蚀的材料（如钛金属），当暴露于酸性环境时，也可能在细胞或细菌的微环境中发生腐蚀[4]，这被称为生物腐蚀。在更小的空间维度上，蛋白质分子（如白蛋白）可以在分子水平下创建具有腐蚀性的纳米环境[5]。

界面形成

在体内，不溶于水的固体外源性材料会形成永久的界面。典型例子就是金属植入物，如在髋关节置换中就需要考虑植入材料寿命有限的问题，因为长期植入后自体骨组织和金属之间会形成软组织层，造成植入物稳定性逐渐丧失而变松。固-液界面如果位于体表附近，也容易受到细菌生物膜形成的影响，这是因为外源性植入材料本身并无防御机制。例如，临床上常用于引导骨再生技术（GBR）的ePTFE薄膜容易因细菌生物膜而发生裂口或外露。

颗粒相关的无菌炎症

组织碎片中的无机颗粒会被在体内"巡视"的巨噬细胞吞噬和并通过胞内消化而被清除。这些细胞会将外来材料吞噬，使其分解成更小的分子，然后迁移到淋巴结，在淋巴结中呈递给树突细胞，而后者为之后的免疫反应做准备。无法消化的金属颗粒会随着巨噬细胞在体内迁移。例如，在下颌骨进行试验性植入钛材料后，已有报道在肝脏中发现了钛颗粒[6]。对于这些不能被胞内消化的物质，颗粒大小起着重要的影响。

较大的颗粒无法被运送，会被包埋于原位。相反地，非常小的纳米颗粒可以穿过细胞和细胞核膜，在某些情况下毫无障碍地进入细胞核导致核内的变化。因此，在伤口和缺损处使用纳米材料时通常需要谨慎[7]。中等大小的颗粒如果没有引发纤维包裹或清除过程[8]，但却干扰了吞噬作用，就会产生问题。如果巨噬细胞未能吞噬颗粒，它就可能会引发无菌性炎症。例如，石棉之所以危险，不是因为其化学性质，而是因为其颗粒的大小，因为其颗粒引起的炎症可以促进肺纤维化，最终导致肺部肿瘤。因此，应避免使用含

有或能产生大量临界大小的不可吸收颗粒的替代材料。

蛋白的抗原结构

机体通过与免疫细胞受体结合的抗原来区分外源性异物和自体组织。完整的抗原是由蛋白质和其他有机分子的结构结合在一起形成的。因此，含有有机物的外源性材料在组织移植中应更谨慎。例如，已知马骨来源骨移植替代材料由于未经脱蛋白处理以降低材料的脆性、改善其力学性能，但是这也会导致并发症高发[9]。胶原是蛋白骨和软组织移植材料的主要成分。胶原的氨基酸序列具有物种特异性，猪（猪源性材料）、牛（牛源性材料）、马（马源性材料）和人类之间存在差异[10]。人类的免疫耐受早在新生儿时期就形成了，我们的免疫系统对于在新生儿时期没有存在于体内的分子会产生免疫反应。从这方面来说，考虑到牙科领域蛋白异物材料的使用极为广泛，不过令人吃惊的是并未发现更为严重的临床不良反应。

半抗原引起的抗原反应

小的有机分子或某些金属离子（如镍离子）本身不能形成完整的抗原以触发外来物识别。然而，它们可以通过修改体内蛋白质的三维结构，以致免疫系统将其视为外来异物。这类物质被称为半抗原（Haptens或Semi-antigens）。因此，骨和软组织替代材料不应释放任何半抗原有机分子（如聚合物单体）或金属离子到组织中。

细胞结合移植抗原

在进化的过程中，高等生物必须对抗寄生虫和肿瘤的侵害。外来或退化的细胞会通过其表面

的外来抗原被识别出来，这些抗原是由人类特定的特殊蛋白质所呈现，被称为人类白细胞抗原（HLA）。而在一般情况下，它们被称为主要组织相容性复合体（MHC）。MHC Ⅰ类呈现胞内抗原递呈给免疫系统，体内除红细胞外的所有细胞都含有MHC Ⅰ类。MHC Ⅱ类呈现胞外抗原，仅由某些细胞产生，如免疫系统中的树突细胞。如果外来的同种异体细胞（来自另一个人）携带外来的MHC蛋白质，即使在蛋白水平具有相同的氨基酸序列，它也会被识别为异物。这种外来物识别途径就是导致器官移植中器官排斥的原因，也是器官移植患者必须长期使用免疫抑制药物的原因。因此，尽管同种异体骨移植材料的制造商通过纯化过程尽力减轻其产品的细胞抗原性，但在该类块状材料中并不能完全去除其抗原性，因为残留的异体细胞仍然存在于骨髓空腔和骨细胞空腔中。同样，同种异体软组织移植材料的制造商（如脱细胞真皮基质）也试图从其材料中消除与原细胞来源的抗原性[11]。

4.2 骨移植替代材料

一些生物材料可以替代自体骨移植，被骨组织吸收而不引起刺激，因此可充当骨凹陷缺损填充材料（被动填充）或是骨增量材料（主动堆积）。在骨缺损类型适当且能达到良好愈合的情况下，使用骨移植替代材料可以减少患者需要进行自体骨移植或其他骨移植的情况。添加骨移植材料可以减缓自体骨移植物有时发生不受控的吸收情况，并减少自体的移植量（更好地保存组织）。来自受植区骨髓腔的成骨细胞沿着骨替代材料的表面（人工细胞外基质）在缺损区逐层生长，这一过程被称为骨传导。

骨替代材料通常充当被动填充材料。骨细胞逐层定植在骨替代材料上（即骨传导），具体成骨时间取决于再生体积，通常需要数月。

微孔与纳米孔隙

优秀的骨移植材料兼具宏观和微观孔隙，有时甚至达到纳米级孔隙。微孔和纳米孔隙有助于使受体伤口中的基质蛋白（如纤维连接蛋白）附着，而这些蛋白反过来又能充当骨细胞的介质。

相互交通的宏观孔隙

骨移植替代材料的宏观孔隙度为200～600μm[12]，这是为了让血管能够顺利穿过骨增量区域，以确保即使在大体积缺损的中心，仍然能够达到必要的氧气供应。然而，这些孔隙也不能太大，应为200～300μm[13]，否则骨组织将无法在植骨材料的表面形成。直径为200μm的骨小管是一个典型的模型——由中央血管开始被骨组织环绕而形成。任何依赖氧气而存的体内细胞（如成骨细胞），离开血管100μm之外的范围即无法存活[14]。因此，组织再生，尤其是骨再生，总是伴随着血管生成（图4-1）。这意味着骨组织的形成最初需要在缺损区域形成新的血管。为了让血管生长，骨移植替代材料除了上述特性之外，还应具有相互交联的孔隙，以便新生血管不仅能找到通入的路径还能找到通出的路径，以形成静脉。否则，将无法形成血液流动。天然来源的材料（动物、藻类、珊瑚）可以满足相互交联的孔隙要求，而人工制备这种结构则非常困难。如果一种材料已经在动物的松质骨中得到验证，那么假定它可以作为一种脱蛋白矿物框架，则是具有有利于血管形成宏观孔隙度的。

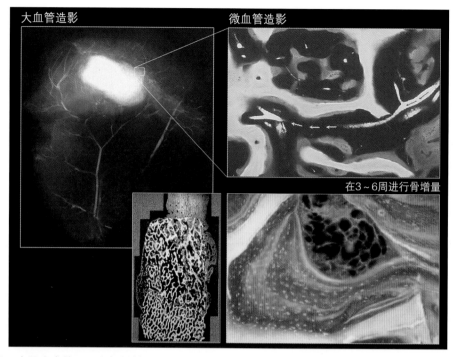

图4-1 骨诱导。在肌肉中植入了支架材料（Bio-Oss Block，Geistlich）和重组人骨形成蛋白-7（rhBMP-7）。左侧的钡对照血管造影显示了移植物与血供的连接。右上方放大50倍的微血管造影显示了新形成的血管从左侧纵向进入块状植骨材料，以及许多血管的横截面（白色）。引人注目的是，新形成的骨总是出现在离血管恒定的距离处，仅在血管附近。右下方的图像显示了骨移植材料表面上新骨层层堆积，用时6周（Kiel MKG实验室，多色序列标记，猪，原图放大倍数100倍）。

降解性

骨移植替代材料应尽可能具有化学稳定性，并在溶液中产生略带碱性的pH（血液pH为7.4）。通过自发溶解［磷酸三钙（TCP）］或通过酸性腐蚀［羟基磷灰石（HA）］材料可在数月内吸收，这对于不同的适应证而具有相应的存在时间是非常有利的。此外，还根据不同的需求研发出了TCP和HA的组合［双相磷酸钙（BCP）］。根据德国口腔种植协会（DGI）的指南[15]，骨替代材料应该能够最终被机体降解，这意味着钛金属颗粒和不可降解的聚合物似乎不太适合用作种植学领域的生物材料。对于不可溶于水或酸的材料，机体通常没有降解机制，其唯一反应是将其包裹作为异物。需要注意的是，在种植体周围发生种植体周围炎的情况下，这些被包裹的材料可能与口腔种植物附近的口腔细菌接触并发生感染。

4.3 牙本质作为骨移植替代材料

牙本质与骨组织具有不同的结构，但其分子组成非常相似。牙本质中还含有储存在其中的骨形成蛋白（BMPs）。因此，牙本质可用于构建骨组织并不奇怪。早在1972年[16]，挪威的Gisle Bang就已经观察到了这一现象，他发表的一项对照研究显示，通过使用脱矿的同种异体牙本质碎片可在豚鼠肌肉中显示出异位骨诱导现象。

在韩国，使用粉碎同种异体第三磨牙的方法得以进一步发展成为一种商业产品，并于1999年发表[17]。2014年，韩国率先发表了一项纳入37名患者的临床研究[18]，将这种产品与人工材料进行了比较，随后于2017年发表了一项关于使用自体脱矿牙本质碎片与异种骨移植材料进行牙槽嵴保存的前瞻性随机对照研究[19]。

2009年，马尔默（瑞典城市）的Lars Andersson首次报道了在骨缺损中使用人类牙齿作为骨块移植材料的研究[20]。在德国，Frank Schwarz及其同事已经在对比使用牙本质块移植和骨块移植进行的牙槽骨增量前瞻性对照研究[21]。

以上两种方法，研磨牙齿并将其用作块状移植物，不过目前仍处于临床试验阶段；迄今尚未发表严重并发症的研究。

4.4　骨制品：同种异体和异种异体骨移植材料

人类（同种异体）或动物（异种异体）的骨可以用于制造骨再生产品。人类同种异体骨移植物可能会因细胞结合的MHC抗原而导致排斥，这些抗原在人类中也被称为HLA，通常被称为移植抗原。而动物源性产品的排斥反应可能基于细胞结合的MHC抗原，此外还可能基于外来蛋白的抗原。

在种植手术中，同种异体和异种异体骨移植物的优势在于避免了自体骨移植，患者不必承受自体骨移植供区的并发症，那些没有髂骨移植可供选择的外科医生也能治疗复杂病例。甚至可以根据患者的个体缺损情况使用个体的计算机断层扫描（CT）数据、计算机辅助设计/计算机辅助制造（CAD/CAM）订购定制的同种异体骨块移植物。

然而，有关同种异体骨块移植愈合问题还有一些争议。一项来自德国的研究中进行外置型同种异体骨块移植由于出现了超过80%的愈合并发症而被提前终止[22]。以色列最近的一项关于同种异体骨块移植的研究显示，80%的病例出现了伤口开裂，25%的病例出现了骨块暴露，并且21%的患者需要手术和长期抗生素治疗以解决感染问题[23]。

在美国，同种异体骨移植物更常用作矿物骨替代材料，主要以脱矿冻干同种异体骨移植物（DFDBA）的形式存在。在这种情况下，冷冻干燥有助于保存材料，部分脱钙分解了基质并更容易为伤口愈合提供所需的BMPs。在各种不同的比较研究中，同种异体骨移植物的效果均不如自体骨。例如，在人类骨块移植的比较研究中Spin-Neto及其同事发现[24]，自体骨移植的存活率为27.6%，而同种异体骨移植的存活率为8.6%。在上颌窦底提升骨增量的研究中，5个月的活检病理检查显示同种异体骨移植物在骨密度方面大约介于自体骨和骨替代材料之间[25]。

微生物净化

尸体和动物产品在销售之前应进行消毒与保存，这与保留BMPs活性的理念相矛盾，然而尸体捐赠者的细菌污染不应被低估。在J. Choukroun因L-PRF而闻名之前，他因观察到同种异体移植材料用于上颌窦底提升术后出现产气菌感染而闻名，这是因为芽孢形成的产气菌在骨移植材料消毒过程中幸存下来[26]。一项回顾性研究显示，在骨科手术同种异体骨移植材料使用后，有60%的感染病例，其中92%的病例在使用抗生素治疗后愈合[27]。近期的研究中提到，51%来自尸体捐赠者的同种异体骨移植材料被肺炎克雷伯菌污染[28]。

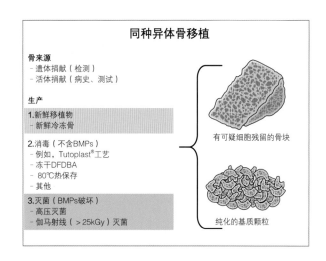

图4-2 人类同种异体骨移植物的制备分类。

人类同种异体骨移植物的制备

除了胶原蛋白外，骨组织中的蛋白成分还包括生长因子和BMPs。工业制备同种异体骨移植材料的关键在于去除抗原蛋白和细胞成分，同时保留所需的BMPs蛋白（图4-2）。骨包含矿物支架，通过去除所有蛋白可以将其提纯并在治疗中使用。然而，这种移植物被认为不具有骨诱导性。同种异体（人类）骨移植物根据其制备方法可以分为3类：

Ⅰ.新鲜冷冻人类骨移植物：含有BMPs具有骨诱导性，具有MHC抗原性，潜在的疾病传播风险，仅通过医院的当地骨库提供。

Ⅱ.温和消毒人类骨移植物：含有BMPs具有骨诱导性，MHC抗原性有限，统计学概率疾病传播风险较低，可靠的商业化工业产品。

Ⅲ.已灭菌的人类骨移植物：仅具有骨传导性，没有活性的BMPs，但保留了胶原蛋白，因此不具有骨诱导性；可螺纹固定，可靠的工业产品。

Ⅰ类的新鲜冷冻同种异体骨移植材料或异种骨移植材料（新鲜冷冻骨）由于其免疫原性、疾病传播风险和无法确保无菌性（死者的细菌）

而饱受批判，因此在牙科应用中应审慎对待（图4-3）。大多数报道的HIV和乙型肝炎通过骨移植物传播给接受者的案例都属于这一类别[29]。在对上颌骨嵴骨增量的前瞻性研究中，约68%的患者在使用新鲜冷冻骨移植物时发生了伤口裂开和骨丧失，这可能是由于抗原性引起的[30]。

块状与颗粒状人类同种异体骨移植物的比较

应当区分块状移植物和颗粒状移植物。在块状移植物中，不可能完全去除供体的细胞，仍会留下MHC系统的残留抗原性。根据最近的一项研究，颗粒状移植物在技术上可以完全去除细胞和MHC抗原性[31]。然而，其中一种颗粒状同种异体移植物产品是从不同的供体中汇集而来的。与块状同种异体移植物不同，出现问题时，这些产品无法追溯到单个供体。

人类同种异体骨移植物：活体供体、多器官供体和尸体供体

根据同种异体骨移植物的来源，可以分为活体供体和尸体供体。活体供体组织通常来自医院，例如，在髋关节假体置入手术中切除的股骨

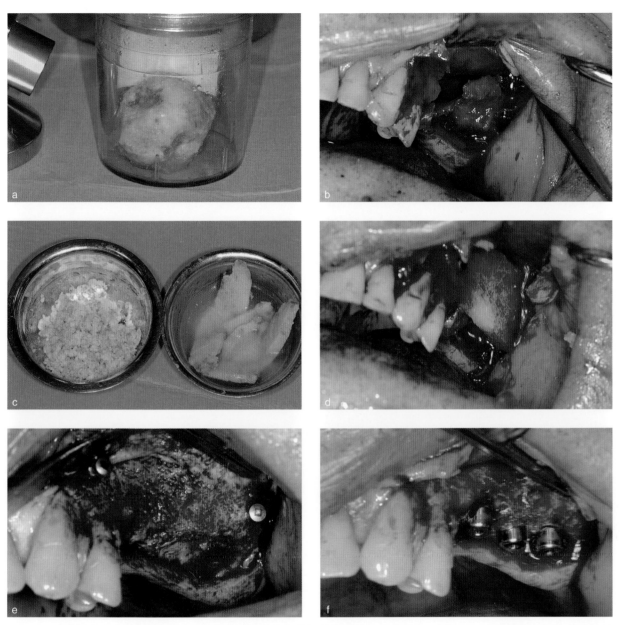

图4-3　冷冻保存的自体骨移植。a. 从关节置换手术中获取的股骨头，冷冻保存了2年。b. 上颌窦底缺损和侧壁骨缺损。c. 从股骨头中分离出的松质骨和骨块材料。d. 上颌窦底提升和侧壁植骨。e. 骨块材料进行骨内固定。f. 4个月后，成功愈合的植骨区植入种植体。

头。理论上，活体供体具有优势，因为可以通过骨捐赠后6周的再次检测来排除病毒感染（如HIV）和血清转化的窗口期。多器官供体是在医院的无菌条件下接受器官移植手术的患者，并经过多次检测。尸体供体骨骼可能来自遥远的国家。这些供体接受多少次检测应该由这些产品的供应商负责。1996年曾有报道称，12名接受了来自HIV阳性多器官供体的新鲜骨移植物治疗的患者中，有4名患者确诊感染了HIV[32]。当然，当时尚不能常规进行HIV检测。

动物源性异种移植物的制备

异种动物源性骨产品可在以下几类制备水平上商业化生产：

Ⅰ.温和消毒的动物源性移植材料：含有BMPs，具有蛋白抗原性，HLA抗原性，存在来自动物的疾病传播风险，可靠的商业化工业产品。

Ⅱ.灭菌的动物源性移植材料：不具有骨诱导性（没有活性BMPs），具有蛋白抗原性，有限的HLA抗原性，来自动物的疾病传播风险较小，可长时间储存的工业产品。

Ⅲ.脱蛋白的动物源性移植材料：质地较脆而不适于螺丝固定，可靠的工业产品，具有骨传导性，无抗原性和疾病传播风险。

类别Ⅰ和Ⅱ的动物产品具有争议，因为它们可能由于含有外源蛋白而引发免疫反应。例如，一种含有胶原蛋白的马源性骨块移植材料，尽管因其使用方便、可螺丝固定颇受欢迎，但因其抗原性和伤口愈合障碍高发而退市。在一项前瞻性临床研究中，约1/3的患者出现了伤口裂开，另有1/3的患者种植体失败[33]。原则上，抗原性存在于所有含蛋白的动物源性产品中，这与细胞无关，而与蛋白的种属特异性氨基酸序列有关。例如，与胶原蛋白的种属特异性有关。然而，由于蛋白结构的轻微种属特异性差异，这种差异通常在临床上不明显。

脱蛋白异种动物骨片

在20世纪60年代至90年代，基尔（Kiel）骨片广为人知，被称为"基尔骨"。这是世界上第一种工业生产的骨移植材料，由德国的Braun公司（梅尔松根，德国）制造和销售[34]。基尔大学的R. Maatz和A. Bauermeister在20世纪50年代开发

了一种方法，用于从小牛松质骨中去除蛋白质，从而去除了异种骨移植材料的抗原性[35]。然而，实际上，骨片材料中的骨支架胶原蛋白仍然存在，这赋予了基尔骨一定的强度，但根据随后的试验研究，其仍能诱发相当大的免疫排斥反应。这可能是基尔骨相对推广受限的原因，在其上市后多年许多国家的医生更倾向使用自体骨材料[34]。这种骨材料看起来很像后来市场上推出的替代产品Bio-Oss（Geistlich与美国加利福尼亚州Loma Linda大学的P.J. Boyne合作），在这种材料中首次完全去除了蛋白成分。其确切的制备过程直至今天仍然是该公司的商业机密。

1980年，J.F. Osborn成功合成了一种替代的材料，使用的是羟基磷灰石作为骨移植材料[36]。

含有细胞的人类同种异体骨移植材料引发的HLA致敏问题

HLA抗原可以由同种异体骨移植物、软组织替代物和血小板输注的细胞表面HLA抗原诱发超敏反应。例如，在巴西，纳入6名患者的小规模系列病例中，他们进行上颌窦底提升术时使用了未在欧洲和德国批准的同种异体骨移植材料[37]。一项荟萃分析发现，在使用同种异体骨移植材料后，48%的患者发生了HLA致敏[38]。

这种HLA致敏在将来患者需要器官移植时可能会成为问题。但是，目前尚不清楚这是否也会发生在口腔移植物中相对较小的抗原数量。同种异体骨替代材料制造商试图通过纯化过程减少其产品中细胞结合抗原的含量。然而，在骨块的加工工艺中，并不完全成功，因为残留的异体人类细胞仍然存在于骨髓间隙和成骨细胞腔内。根据一项比较研究[39]，商业应用的同种异体骨移植材料中人类MHC Ⅰ类抗原［通过酶联免疫吸附法（ELISA）测定］的含量为每毫克骨质量

0.037 ~ 0.04ng，而自体骨中为0.084ng，不含蛋白的异种异体材料中则为0ng。几乎所有有细胞核的细胞都表达MHC Ⅰ类。MHC Ⅱ类分子通常仅由树突状细胞表达，在同种异体骨移植材料中，骨移植物中每毫克骨质量中测得的水平极低，仅为0.004ng。而在自体移植中为0.189ng，髂骨头的同种异体移植和不含蛋白的异种异体材料中均为0μg，与预计结果一致。

在接触外来器官之前，如果受体的血液中已经存在针对MHC Ⅰ类或Ⅱ类的抗体，那么HLA致敏是肾移植术器官排斥主要风险之一[40]。同种异体移植物，尤其是同种异体输血，被移植医生视为器官受体免疫化的主要风险。某些HLA基因也与自身免疫性疾病的发病有关，如强直性脊柱炎、红斑狼疮和胰岛素依赖型糖尿病等。

对于肌与骨的同种异体移植物的应用，仅在威胁生命或救命情况下进行，因为自体移植骨不能按所需数量提供。在口腔种植手术中，用于所需的少量骨缺损移植已有成熟的替代方法。对于牙科中的骨同种异体移植物的使用，基础研究和临床研究结果的综合分析仍存在疑虑。

4.5 软组织替代材料

口腔软组织增量的标准方法是使用自体游离黏膜移植物，用于覆盖上皮伤口以及加宽附着龈组织。同时，也常使用自体硬腭下结缔组织移植物，用于增厚附着龈组织，尤其在需要阻挡牙龈退缩的情况下。

软组织替代材料最初是为烧伤手术而开发的，烧伤手术有时涉及覆盖庞大的身体表面其至挽救生命。这种情况通常无法通过自体移植来获得足够的组织。而在选择性手术中，口腔医生通常只需要覆盖非常小的区域，因此类似于骨移植替代物，使用外源材料明显能减少风险。

同种异体软组织替代材料

类似于同种异体骨替代材料，目前已经开发出了来自尸体供体的同种异体结缔组织移植材料。典型产品是脱细胞真皮基质，该产品通过去除细胞以消除移植物的抗原性。

异种源性软组织替代材料

进一步发展后，脱细胞的人体真皮基质的制备工艺流程也被应用于猪皮上（图4-4）。对于非人类产品，即异种源性的真皮基质，除了移植抗原，还必须考虑外源蛋白质的抗原性。基本上，蛋白质的氨基酸序列是种属特异的，不同种属差异程度不同。因此，外源蛋白质可以成为导致排异的抗原。任何在新生儿出生后的几天内没有出现在体内的蛋白质，人体不会发展其免疫耐受性，会将其识别为外源性物质。这种免疫系统的策略对于生存是必要的，已经延续了数百万年。

有很多来自牛、猪或马源的膜和软组织增厚基质可供选择。关于这些物质的免疫反应了解甚少，因为欧盟和美国的监管部门不要求进行此类研究。然而，在进行骨形成蛋白-2（BMP-2）的注册研究时，使用牛胶原基质作为载体时发现了抗牛胶原的抗体[41]。然而，患者的血液中存在的这些抗体并没有导致临床疾病或研究中明显可见的变化，况且这也不是BMPs批准过程的一部分。尽管如此，这一发现是有趣的，因为这种抗体形成也可望在众多其他动物软组织替代物中发生。鉴于许多自身免疫疾病的起因尚未被解释清楚，应尽量避免不必要地刺激胶原抗体的形成。特别严重的自身免疫疾病涉及结缔组织，如硬皮病和红斑狼疮。考虑到在牙科学中使用动物产品的丰富性，更多的副作用和过敏反应并不多见，反而出乎意料。

过去，使用牛胶原进行面部反复的抗皱注射

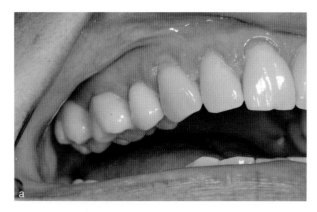

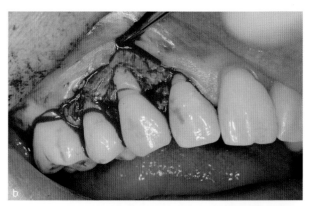

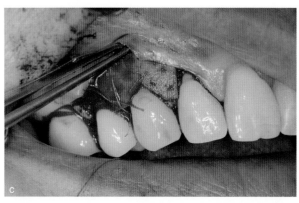

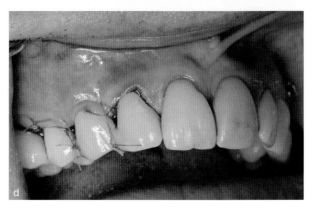

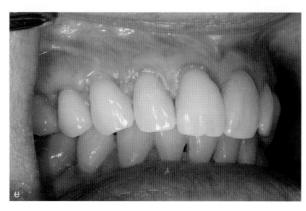

图4-4　异种源性软组织增量材料——牙龈退缩的覆盖术。a. 左侧上颌尖牙的牙龈退缩。b. 冠状复位瓣的切开及减张制备。c. 使用猪异种源基质（Mucoderm，Botiss）进行软组织覆盖。d. 通过牙龈缝合将牙龈冠向复位缝合。e. 4个月后牙龈退缩部分被重新覆盖。

导致过敏反应曾经是一个常见问题。随着时间的推移，一些患者对这种外源蛋白质产生了Ⅳ型过敏反应，对面部皮肤产生了相应的后果[42]。因此，胶原填充剂现在已经被淘汰，并被其他物质替代。在牙科领域，胶原制品通常不会在短期内反复使用于同一患者身上，因此可见的防御反应阈值可能不会很快达到。

动物胶原制品在其他方面具有许多优点。它们可以被人类蛋白酶水解，作为正常结缔组织重塑的一部分，可以被人体吸收。此外，胶原制品是亲水的，不会形成固-液界面。接触水后，它们的反应模式类似吸水布，由于水的表面张力作用而附着在基质上。这使它们在临床上非常容易操作，并且作为基质支架，它们还能结合可溶的组织生长因子。

胶原的止血作用

胶原是外源性血液凝结的诱发因素，因此胶原纱布具有止血作用，如在拔牙后或囊肿摘除术后进行充填可以稳定血凝块。

4.6 自体材料与异体材料的不同临床适应证

自体材料与异体材料不同，不会有反对团体的影响。而以开发异体材料为主的技术开发者更有可能获得财政支持，而传统的自体移植技术则较不被看好。这些资助者希望通过市场营销和赞助活动以及发言人赞助等方式获得经济利益，而这些对于自体材料则不适用。从经济角度来看，自体材料在医生的治疗账单中是手术费用，而第三方材料可增加医疗账单的项目。与治疗项目收费不同，监管机构对材料成本的监督要少得多，而手术费用已包括自体材料。对医生治疗团队来

说，打开异体材料的包装更便捷，技术上要求也较低，而不像获得和处理自体骨移植物那样。

上文中各种风险提示了：原则上应首选自体材料，因为它们始终不会出现这些有害影响。然而，实际操作中必须找到一个良好的平衡，因为外科手术的一个伦理原则是"无害为先"（Primum non nocere）。因此，如果使用异体材料导致的总体危害较小，外科医生可考虑选择异体材料。

当然，最终还需要明智的患者与医生一同做出选择，正如第5章中所讨论的那样。同时，患者也应正确了解有关材料的来源和优缺点的信息。

4.7 屏障膜

不同组织有时会在伤口愈合中发生竞争，这一现象最初是在牙周病学中，特别是长结合上皮上被发现的。在根面清理后，可能会发生新的牙周附着再生，虽然程度较小。然而，长结合上皮的修复速度更快，因为上皮细胞的生长速度快于牙本质。屏障膜已用于通过将其作为障碍物［引导组织再生（GTR）］来干预这种竞争性伤口愈合，以防止上皮细胞较再生组织更快向深层生长。隔离膜的原则被应用到骨再生过程，被称为骨引导骨再生技术（GBR）。在GBR中，根据最初的理论概念，目的是干预骨细胞生长缓慢和结缔组织细胞生长迅速之间的竞争性愈合。屏障膜真正起作用的原因是众多理论的研究对象，包括通过阻止软组织中的破骨细胞来抑制吸收、骨缺损中生长因子的浓度以及抑制来自软组织的新生血管生成等。从未有研究证明屏障膜是否必须是屏蔽细胞的，或者是否可以有孔洞，因为即使是金属网（网状结构）同样可以起到隔离膜的作用。众所周知，屏障膜在随机临床试验中相对于

没有使用膜的骨组织形成，可以增加大约2mm的额外骨再生量[43]。

天然异种胶原屏障膜

天然胶原膜在接触水后变得柔软而有弹性，可以紧密黏附在骨面上，同时由于胶原分子是亲水性的，所以大部分的胶原膜是水溶性的。胶原膜不会产生固-液界面，能与血液凝固物结合，而后者也构成水溶液中的聚合物。机体细胞显然无法识别自身的结缔组织与异种材料之间的差异，因此当材料植入体内后，异种材料会通过蛋白酶参与组织胶原的重塑，如同自身的组织一样。

由于水的氢键作用，天然胶原膜会黏附到亲水表面，就像一张吸水纸一样。因此，通常无须使用额外的固位钉来固定天然胶原膜，同时避免了后续取出的步骤。与聚四氟乙烯膜相比，胶原膜不太容易发生软组织开裂，因此可以使用生理性切口：如牙龈边缘切口和牙槽嵴正中切口。胶原膜在使用过程中和治疗后期极少出现问题，这是它的主要优势。

胶原膜主要缺点是其动物来源，取决于具体制备过程，机体可能对异种蛋白产生过敏反应。由于存在异种蛋白和种族特异性免疫反应，胶原膜不宜不同种类混合使用，因此应密切关注通用产品和替代产品。

化学修饰的异种胶原屏障膜

对于天然胶原膜而言，在组织中的屏障功能持续时间相对短暂，仅能持续数周。已有不少探索和产品对胶原进行修饰，如通过化学交联等方式以增加其稳定性。在一项关于种植牙联合植骨的GBR人体研究中，采用了天然猪胶原膜，通过

甲醛的化学处理使胶原膜产生更多交联结构，并将其与天然胶原膜进行了比较。这种化学处理旨在阻碍组织蛋白酶对屏障膜蛋白的攻击，以增加屏障功能的持久性。然而，该研究由于使用改性后的屏障膜导致了伤口裂开率过高而提前终止，最终该产品未能上市[44]。另一种对天然胶原膜的化学修饰是通过核糖分子，旨在增加膜的机械刚度。迄今为止，经报道对胶原膜进行化学修饰反而会导致生物相容性下降，伤口裂开率接近聚四氟乙烯膜的情况发生。

增加胶原膜屏障功能持续时间的一个可行建议是：将其双层或三层覆盖植骨区，或使用更厚版本的胶原膜。

聚四氟乙烯膜

早期的聚四氟乙烯膜由膨胀聚四氟乙烯（ePTFE，也叫Teflon）制成。这种材料在口内容易引起软组织开裂，因此需要非常谨慎地做好软组织管理。最好不要将Teflon膜直接放在切口的下方，因此通常建议在牙槽嵴以外的区域进行切口。Teflon膜是疏水且刚性的，在组织中会形成固-液界面。聚四氟乙烯膜需要用小型固位钉固定并与骨缺损边缘紧密贴合。当植骨区愈合后需要进行二次手术以移除膜和固位钉。另一种不可吸收的膜种类包括薄钛箔。

可吸收性聚合物膜

可吸收性聚合物膜由羟基酸（乳酸、乙二醇酸）的聚合物组成，在体内环境中通过水解，以一种化学非细胞结合的方式随时间分解。由此产生的酸被组织液体缓冲，不过仍然可以通过局部pH偏酸性抑制成骨过程。吸收溶解后的膜碎片被巨噬细胞吞噬，引发炎症反应并抑制骨形成。

中等大小的颗粒会导致无菌性的炎症过程。这些膜在加工工艺上类似于聚四氟乙烯膜。临床上，可吸收性聚合物膜在口腔骨再生中并不推荐使用[45]。

其他屏障膜

将屏障膜材料以液体形式涂抹到伤口上，然后使其硬化，可以省去外科医生调整膜形状的过程。这一设想采用聚乙二醇制成，被Straumann公司以"Membragel"概念提出。该新型材料可在组织中被吸收，但在一项随机临床试验中显示其结果不如传统技术。

4.8　生物活性材料和组织工程

当前对伤口愈合生物学的认识，尤其是BMPs被发现后提出的组织分化原理，为新的治疗可能性打开了大门。基于第一次世界大战时战地手术中对骨髓提取物的经验，瑞典的S. Annersten在1940年的动物实验中成功地使用骨蛋白提取物在肌肉中产生异位骨。法国的P. Lacroix在1945年提出了"骨源素"这一骨生长分了的术语。美国的M.R. Urist在1965年从骨组织中提纯了负责骨形成的蛋白质，并将其命名为"骨形成蛋白"。尽管成骨相关研究已有如此悠久的历史，同时如今的基因工程技术使得大规模重组和制造任何蛋白质成为可能，但必须看到的是自体骨移植仍然是临床工作的基础，相关研究的发展缓慢。

另外，成骨朝着组织工程的趋势发展是毋庸置疑的。如果说19世纪是创伤缺损愈合的阶段，那么20世纪则是自体移植再生的时代（图4-5）。而21世纪，各种研究迹象表明组织工程技术将激发机体自身的再生能力并利用它们来愈合缺损。这方面的分子信号已经从发育研究中窥知。大自然中有天然的模板：如鹿角每年可形成大量新生骨（图4-6）。要达到分子水平成骨的目标，必须正确解开基因制动器并刺激正确的分子开关。在人类中，已经证实了许多在低级生物体中发现的原则。胚胎发生是生命的重复轮回，正如基本的生物生成规则所述：胚胎发生周而复始的组织生成［E. Haeckel（1834—1919），解剖学家，德国耶拿］。伤口愈合就对应了胚胎发生中的重复过程；这套遗传机制自从我们的机体最早的产生、发展以来一直潜伏在我们的机体细胞中。

在种植学中，未来组织工程的期待目标包括（图4-7）：

- 在骨增量过程中，支持和取代自体骨移植
- 加速骨愈合过程
- 改善种植体的骨整合
- 加速种植体的骨整合
- 改善种植体周围骨质、骨量

组织工程是有目的地调控体内和体外愈合以再生组织结构或整个器官的过程。

利用组织工程技术达到组织再生的目的，需要3个因素：细胞、基质和信号分子，此外还需要适当的时间和血供（图4-8）。上文讨论的骨替代材料被视为基质。相关组织中的细胞之间相互通信。分泌到间质中的信号蛋白（细胞因子）负责调控组织附近的细胞环境，这些分子与细胞表面上的特定受体结合发挥作用。这些跨膜受体会触发细胞内信使分子（第二信使）的磷酸化反应。第二信使控制了某些基因的表达，从而控制了特定的细胞反应（图4-9）。

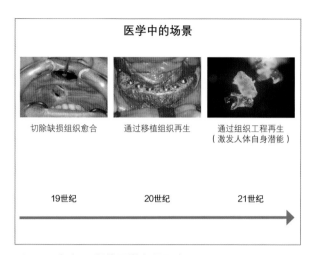

图4-5 组织工程的医学应用历史。

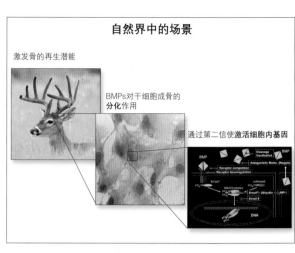

图4-6 自然界中通过骨诱导形成大体积骨的实例。

- 不同的生长因子具有不同的分化作用。它们能刺激干细胞分化为骨细胞。它们是骨诱导蛋白
- 生长因子在组织中具有促分裂作用。它们通过细胞分裂刺激组织细胞的增殖

生长因子和分化因子还能调节胚胎发育期间器官的发育和生长。胚胎期的细胞在出生后也会作为干细胞储存。在伤口愈合期，组织再生程序会在这个方面重复胚胎发育的过程。

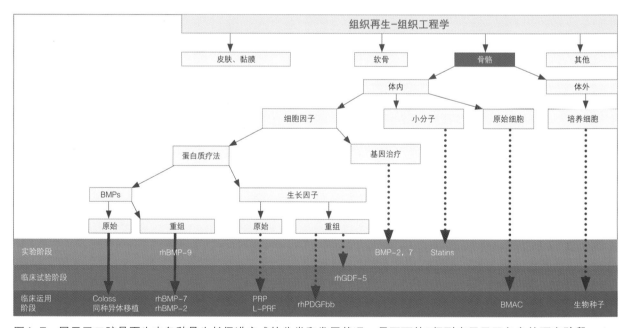

图4-7 展示了口腔骨再生中各种骨生长促进方式的分类和发展状况。最下面的3行列表显示了各自的研究阶段。rh-GDF，重组人生长和分化因子；rhPDGF，重组人血小板衍生生长因子；PRP，富血小板血浆；L-PRF，富含白细胞和血小板的纤维蛋白；BMAC，骨髓抽取浓缩物。

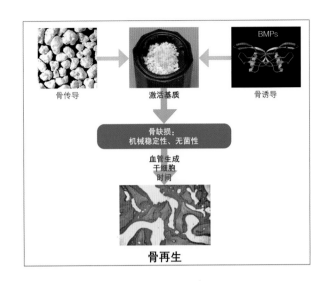

图4-8 展示了骨移植再生的原则（见第2章）。通过从组织中治疗性地组装基质、骨形成蛋白（BMPs）和干细胞，可以实现骨再生。

重组人BMPs

重组人BMP-2（rhBMP-2）已在美国和其他一些国家获批用于口腔外科和牙科临床治疗，但在欧洲尚未获批。在美国，治疗用BMPs产品的单剂售价因包装规格不同有时可达数千美元（如Medtronic的Infuse植骨产品）。这种产品通常与异种源胶原海绵一起使用，海绵作为载体可以轻松压缩放置到骨缺损部位。然而，与其他骨移植材料相比，胶原海绵可能并不具备优良的空间稳定性，因此在牙槽骨增量手术中通常与钛网结合使用[46]。

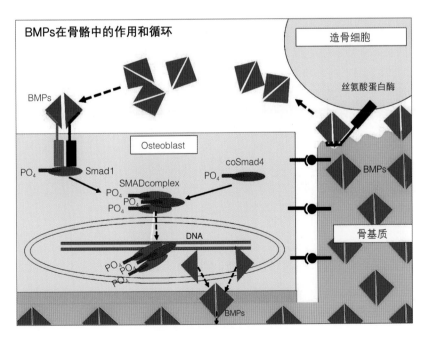

图4-9 天然骨形成蛋白（BMPs）在骨组织中的循环。右图，BMPs被嵌入骨基质中，当有骨吸收细胞、创伤或手术作用于骨时，它们会被释放到表面并由丝氨酸蛋白酶切割脱离绑定。然后，通过扩散移动到骨前体细胞的跨膜受体上。在那里，它们促使细胞分化为成骨细胞。这些成骨细胞再次产生BMPs并将其嵌入骨基质中。

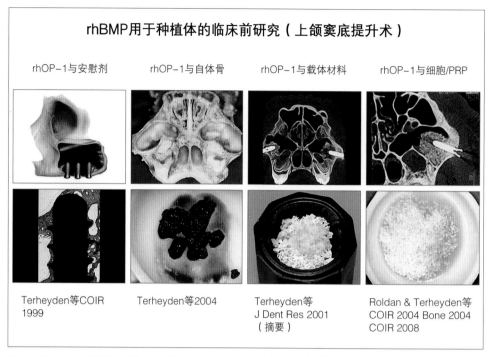

图4-10 显示了通过重组人BMP-7（rhOP-1）在迷你猪机体上进行上颌窦底提升成骨的示例。rhOP-1与对照组相比表现出明显的优越性。COIR，Clin Oral Implants Res（口腔种植研究杂志）。

重组人骨源蛋白-1（rhOP-1或rhBMP-7）作为Stryker公司的Osigraft药物用于整形外科上市注册的申请已被欧盟否决。这意味着目前欧盟只批准了rhBMP-2用于骨科领域，如胫骨骨折和椎体融合术等领域。rhBMP-2的生产成本相对较高，因为它是通过哺乳动物细胞（如仓鼠卵巢细胞）培养制备的，这解释了其市价高昂的原因。BMP-2也可以使用细菌细胞培养从而降低生产成本。不过这种制备方法因为细菌不具有类似真核细胞中的糖基化和三维折叠，所以和真核生物细胞制备的BMP-2有一定差别，但仍有效。由于在细菌中制备的BMP不可避免地含有人类蛋白的复制，而这些复制因蛋白质折叠方式不同，会具有抗原活性。已有文献证明存在针对BMPs的免疫反应[47]。有证据显示，一些患者对BMP-2的载体材料（胶原海绵）也产生了抗体反应，将其视为

外来蛋白。不建议在患有自身免疫性疾病或对外源胶原过敏、有潜在怀孕风险的女性或仍在生长发育期的个体使用rhBMP。人们担心BMPs诱导的抗体会影响胎儿和儿童的骨骼发育。

在所有组织工程技术中，BMPs相关的研究已通过大量成功的临床随机对照试验证明其有效性。特别是BMP-2和rhOP-1（BMP-7），大量的动物实验数据一致证明了局部应用BMPs对诱导新骨生成具有治疗效果[48]（图4-10）。rhOP-1目前仅用于骨科、神经外科和面部重建手术中的下颌重建[49]（图4-11）。而大量随机研究证明rhBMP-2在下颌缺损成骨、牙槽骨恢复、水平向和垂直向的牙槽骨增量、牙槽骨保存以及上颌窦底提升等众多牙科手术运用中具有显著疗效。这些研究中的对照组通常选用自体髂骨移植，由于其骨愈合速度非常快，因此是一项具有挑战性的

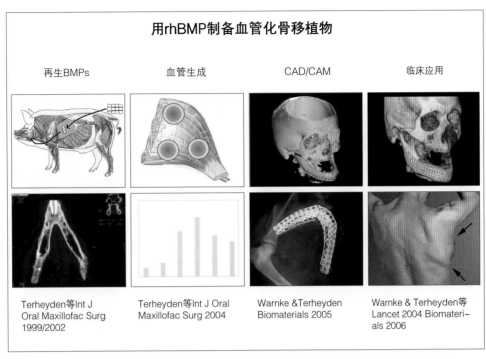

图4-11　rhBMP-7诱导成骨的实例：在背部肌肉下诱导重建下颌骨。

对照。根据一篇纳入6项临床随机对照试验的荟萃分析，rhBMP-2的作用相当于自体骨[50]。最近一篇临床研究的荟萃分析甚至显示，rhBMP-2在牙槽骨增量手术中，与自体骨移植相比具有轻微的优势。但其在上颌窦底提升植骨中则不具有优势，因为自体骨能更好地自行愈合或与骨移植替代物一同愈合，并不需要BMPs的参与[51]。

自体生长因子：PRP、PRF

血小板中含有很多物质，包括对骨细胞起作用的生长因子。特别是重组蛋白——血小板衍生生长因子（PDGF）对骨前体细胞有促进有丝分裂的作用。这些因子不具有骨诱导作用，因此只能在骨床或与移植物结合时对骨再生产生作用。通过离心分离从血液中提取不同的血小板成分，称为富血小板血浆（PRP）。根据不同的生长因子含量有许多不同的专用名称。经此处理过程，

与全血相比生长因子浓度可以增加到10倍。自20世纪90年代末期在口腔颌面外科首次报道以来，关于自体血小板浓缩物已经发表了一系列科学研究，包括几项随机临床对照试验。这些在上颌窦底提升和种植治疗领域的研究已经被总结为一些荟萃分析。这些荟萃分析揭示，在种植体存活率及骨再生的关键参数方面，PRP及其类似物并没有证据显示其可以明显改善骨再生[52-53]。

富血小板纤维蛋白（PRF）是指通过缓慢离心分离、凝固和压扁制备后含有凝聚的生长因子的自体纤维膜，也称为J. Choukroun方法[54]（图4-12）。该材料最近已在临床研究中多次成功使用。相关的荟萃分析表明，对于骨组织保留和伤口愈合，富含白细胞和血小板的纤维蛋白（L-PRF）[55-56]有中等证据证明其对骨生成有促进作用。

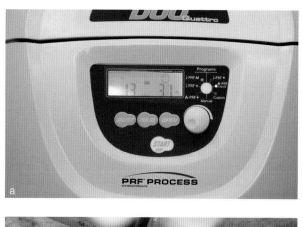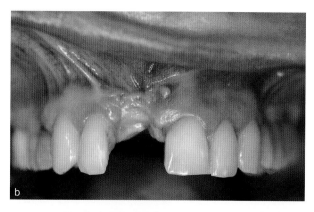

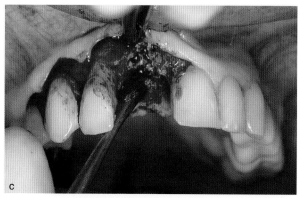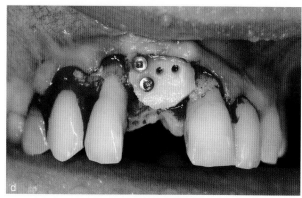

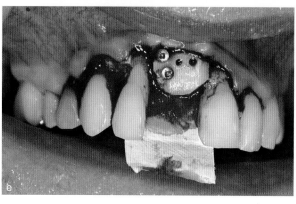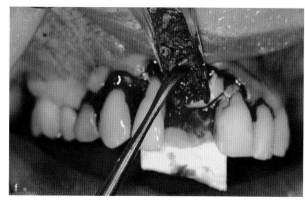

图4-12　PRF膜。a. Mectron离心机离心。b. 右侧上颌中切牙位置缺牙伴水平向和垂直向骨缺损。c. 腭侧骨壁缺损的术中视图。d. 来自下颌骨外斜线的自体骨块被坚固地固定在缺牙区的骨床上。骨块表面打小孔以加速愈合，同时收集了骨屑。e. 利用较厚且致密的腭侧瓣下固定Bio-Gide（Geistlich）膜。f. 将骨刮器收集的自体骨屑填入骨块后空隙。g. 添加自体骨屑和细颗粒Bio-Oss的混合物作为轮廓填充和吸收保护。h. 再放置一层胶原膜形成双层膜覆盖。i. 全血离心后，将PRF从红色凝块上剥离。j. PRF凝块放置在滤液筛上。k. 通过压扁和挤压将PRF凝块变成膜。l. 将PRF膜叠放覆盖在胶原膜上。m. 用单钩和15c手术刀减张牙龈组织瓣（切断黏骨膜）。n. 通过牙间缝合和间断缝合进行伤口严密缝合。

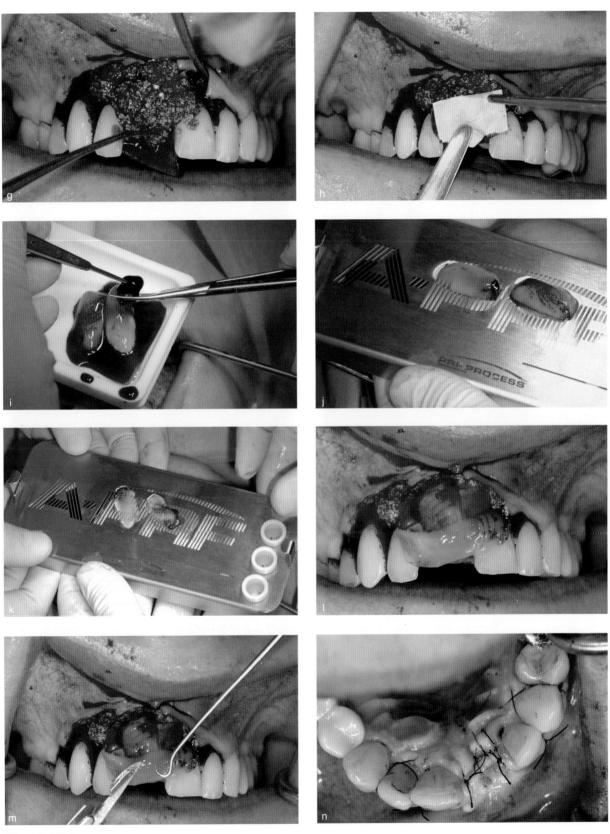

图4-12（续）

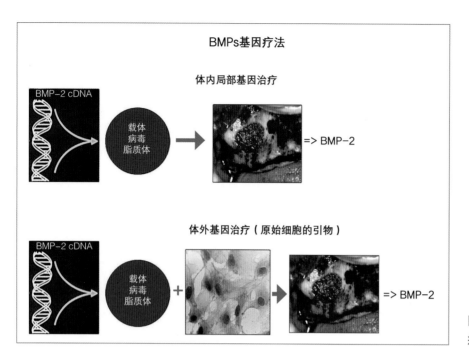

图4-13　BMPs骨再生基因治疗的2种方法。

重组生长因子

　　与BMPs类似，也可以通过组织工程技术重组生产几乎与人类生长因子完全一样的蛋白，如rhPDGF。种植牙领域中关于重组生长因子的临床前动物研究最早可以追溯到20世纪90年代。最近的动物和人体内研究也证实了PDGF在种植牙领域骨再生中的有效性。在美国，一种基于rhPDGF-BB的骨移植材料Gem21（Lynch Biologics）已获批准，但其运用于种植牙尚未发表随机对照的前瞻性临床研究，仅在牙周病治疗中有相关研究发表。在种植牙治疗中，PDGF-BB仅有个别病例报告。在欧洲，PDGF-BB目前已获批用于糖尿病患者慢性足部溃疡的治疗（Regranex，Janssen-Cilag），并已有多项RCT的研究作为依据。

　　在种植牙治疗中，以最高级别的RCT进行研究的重组生长因子是rhGDF-5。rhGDF-5是一种生长因子和BMPs的混合物，又称BMP-15。它在动物实验中显示了在骨增量方面的卓越性能。一项对于上颌窦底提升的随机临床对照试验显示，rhGDF-5与自体骨移植具有相同的效果[57]。

基因疗法

　　与运用复杂的技术过程生产的BMPs不同，编码基因也可以通过载体引入体内的细胞中，然后对这些细胞进行基因修饰，这被称为基因治疗（图4-13）。这种引入被称为转染（Transfection）。经转染过程可以使伤口的细胞开始产生BMPs。并且同时解决了载体材料和输送细胞因子的问题，因为这些细胞会持续产生生理性的BMPs直达伤口。基因治疗分为两种类型。一种是通过体内转染，载体直接输送到伤口；另一种是通过离体转染，收集体内的细胞并在试管中进行转染，然后再输回体内。这两种方法在骨再生的许多实验研究中都取得了成功。由于基因修饰后的细胞存在一定风险，目前离获批直接运用于临床仍有相当长的路要走。现在唯一获批的基因治疗是白血病的嵌合抗原受体修饰T细胞疗法（CAR-T细胞疗法）。

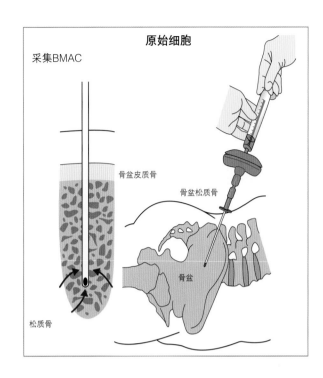

图4-14　BMAC系统采集技术（Harvest/Terumo BCT），使用带有T把手的Jamshidi针，患者处于仰卧位时从髂骨后缘获取。在移植前，抽吸液中的细胞会通过离心富集。

小分子药物

小分子药物比复杂的重组蛋白便宜得多。而且有一些报道提出其可以干预成骨中的代谢过程。例如，作为降脂药物的他汀类药，实际上也可以促进种植体的骨整合[58]和牙周缺损[59]。此外，甲状旁腺激素类似物、硫酸锶、前列腺素EP4受体拮抗剂和维生素D等激素类似物也被报道能促进骨生长。然而，所有这些研究迄今为止都未能显示其在成骨过程中与BMPs作用相当的影响。

自体干细胞提取

使用Jamshidi针在患者体内对髂骨进行穿刺可获取骨髓间充质干细胞，经处理后再进行移植使用。在这些流程中，干细胞不需要再进行细胞培养步骤，而是通过离心法富集抽吸的液体来增加干细胞的数量（BMAC，骨髓抽取浓缩物；图4-14~图4-16）。在文献中，有一项关于使用BMAC进行上颌窦底提升植骨的随机对照前瞻性研究。该研究显示，与自体骨移植相比，细胞

抽取液的效果相当[60]。在骨科的应用中，也取得了良好的结果[61]。然而，从骨髓中抽取的可获得的骨髓间充质干细胞数量有限。运用收集整形外科吸脂术中抽取的脂肪组织，并通过自动化纯化过程富集，可以获得更多的间充质干细胞（脂肪间充质干细胞，ADSCs，Celution System，Cytori）。这种材料也可以冷冻保存。

自体干细胞培养

组织再生的起点是干细胞，骨再生的起点是间充质干细胞。多能干细胞可以在体外进行培养和扩增。通过这种方式，伤口愈合过程中的部分阶段被转移到实验室这种受到良好保护和可控的环境中，以便在进行增殖和必要的分化步骤后将它们重新搬回缺损部位。重新搬回缺损部位的方式似乎是这一过程中的关键问题所在。在上颌窦底提升的动物实验中，体外培养的自体干细胞并没有被证明有显著疗效[62]。而且已经证明移植培养后的干细胞在伤口内不能存活很长时间[63]（图4-17）。其原因可能是由于缺损导致缺乏血供或

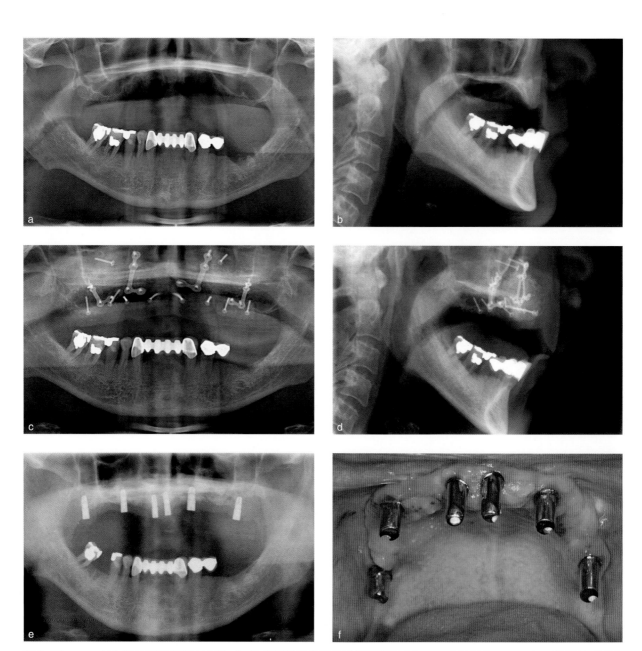

图4-15　a. 一名上颌骨严重萎缩的患者。b. 头颅侧位影像显示牙槽骨萎缩（Cawood Ⅳ级）。c. Le Fort截骨骨成形术后的全景片影像。d. Le Fort截骨骨成形术后的头颅侧位影像。e. 骨增量术后4个月种植体植入后的全景片影像。f. 种植体骨整合。

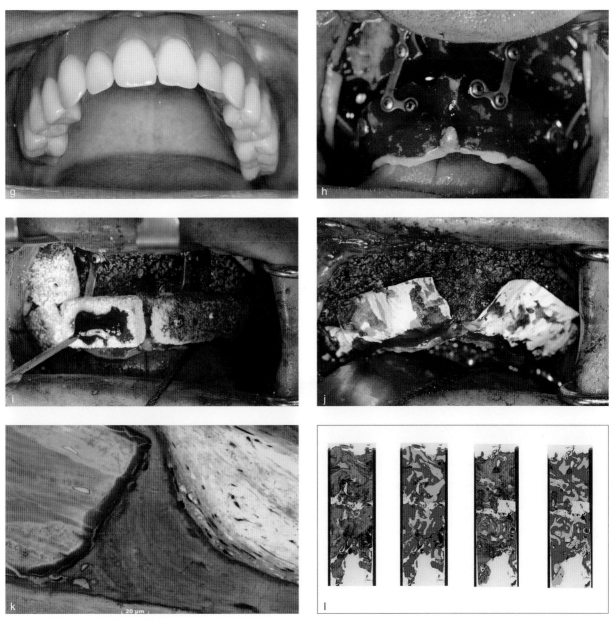

图4-15（续）　g. 修复体照片。h. Le Fort截骨间隙的术中图，随后注入BMAC。i. 使用Bio-Oss骨块进行牙槽嵴侧方植骨并用螺钉固定。BMAC浸渍到骨块中。j. 使用胶原膜（Bio-Gide）覆盖。k. 植入Bio-Oss骨块的两个环切取骨活检标本，新生骨的染色。l. 环切活检的切片。左侧为Bio-Oss骨小梁，空的骨细胞腔被新生骨覆盖（深红色，骨细胞腔填充），旁边是骨髓。

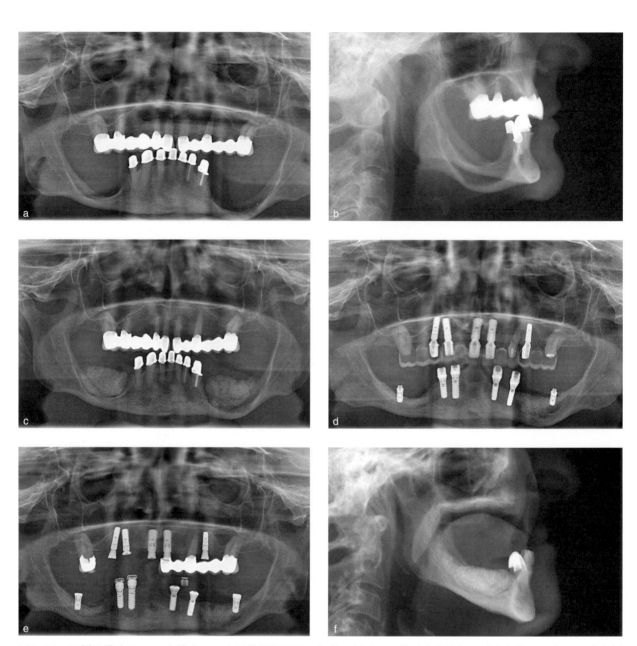

图4-16 乙烯网袋（Ethicon）技术。**a.** 全景片影像显示下颌骨双侧后牙区的重度骨缺损，垂直向骨量吸收。**b.** 头颅侧位影像的切面显示下颌骨的丧失和下颌缘改建以及伴随疼痛综合征的下颌神经暴露。**c.** 放置乙烯网袋术后的全景片影像。**d.** 双侧下颌后牙区植入种植体，前牙区采用球帽可摘种植义齿修复。**e.** 种植体植入后4个月。**f.** 骨量增加后的头颅侧位影像。

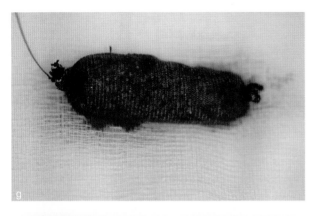
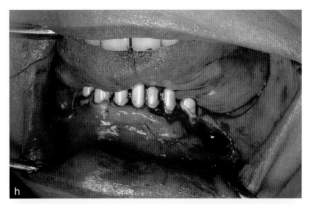
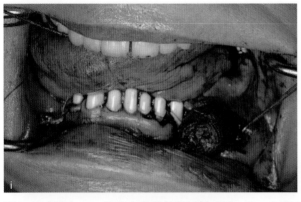
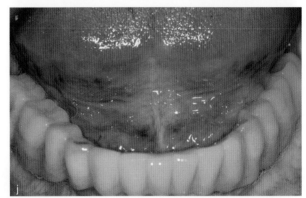

图4-16（续）　g. 填充含有骨替代材料（Bio-Oss）和BMAC细胞的乙烯网袋。h. 通过尖牙区的垂直切口进行微创隧道制备的术中图像。i. 将乙烯网袋插入到隧道的术中图像。j. 修复体完成（义齿：Schlatmann医生，德国纽伦堡）。

由于缺乏生长因子而导致的去分化。因此，学者们试图在移植前对干细胞进行预处理。由于细胞培养过程中含有牛血清等外源蛋白质，培养的细胞也可能发生免疫排斥导致失败。运用培养自体干细胞进行上颌窦底提升的随机对照试验显示，与对照组相比，移植的培养自体干细胞并无显著优势[64]。

4.9　生物活性材料和组织工程总结

自体骨移植依然是口腔外科骨再生治疗的金标准。通过众多关于组织工程的研究，自体骨移植的作用机制已经被深度理解并再次获得认可。组织工程研究还明确定义了骨移植材料作为人工基质（支架）的角色。细胞治疗、组织工程疗

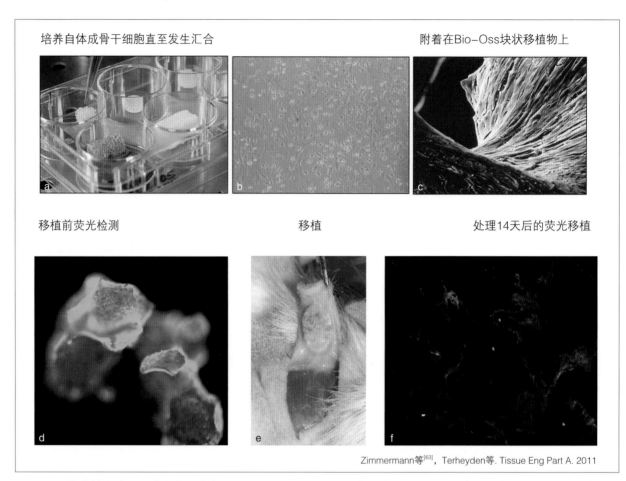

培养自体成骨干细胞直至发生汇合　　　　　　　　　　　　　　　　　　附着在Bio-Oss块状移植物上

移植前荧光检测　　　　　　　　　　　　　移植　　　　　　　　　　处理14天后的荧光移植

Zimmermann等[63]，Terheyden等. Tissue Eng Part A. 2011

图4-17　培养的自体干细胞在创面中存活的问题。a. Bio-Oss骨块与培养的成骨干细胞共孵育。b. 皿底上细胞的密集区域。c. 移植前Bio-Oss骨块上密集细胞的扫描电子显微镜图像。d. 绿色荧光蛋白（Green Fluorescent Protein，GFP）转染的细胞，通过基因修饰使细胞只要存活就会发出荧光。e. 将人工骨移植到皮下组织。f. 移植1周后几乎没有荧光，只有大约1000个细胞中的3个存活下来（大鼠）。

法，在骨再生领域并没有实现预订的目标。在各种组织工程材料中，只有重组人BMPs在一些国家已经成熟上市，并在几乎所有研究中证明其显著的骨愈合效应。然而，高昂的价格等因素限制了其在牙科领域的广泛应用。在欧洲，重组生长因子和BMPs目前还没有获批用于牙科，但它们被认为有很高的运用潜力。

B

外科技术
OPERATING TECHNIQUES

患者管理和手术预备

Patient Management and Surgery Preparation

外科手术过程对患者来说通常要承受非常大的身体和精神压力，导致影响患者的日常工作并花费大量时间。由于口内手术并非完全无菌的术区，因此口内手术无法百分之百预测结果，医生也无法做出绝对的承诺。由此参与手术决策的原则确保患者能够认识到手术的必要性和优势，并与医生一起对手术结果承担责任。

5.1 选择性手术

种植牙手术通常是选择性手术。即与危及生命的治疗不同，患者和医生可以自由地选择适合的范围、程序、时间、材料和手术环境。这对于医患双方来说，意味着最小化或避免不必要的风险。选择性手术为大家提供了仔细权衡和讨论治疗程序优劣的机会。患者和外科医生可以自由选择手术的日期。择期手术可以在材料、辅助手段、方法等全方面进行充分的准备。种植手术可以在预约的工作时间内安排进行，使得整个团队都可以专注于手术，避免各种情况引起的手术中断。医疗团队这种从容不迫的氛围也会传递给患者，成为手术成功的保障。

5.2 根据风险因素选择患者

根据风险因素择期手术的准备还包括基于患者现有状况进行风险管理。例如，在择期手术的情况下，患者在术前有充足的时间再次请他们的全科口腔医生检查高血压的状况。一旦存在风险因素，可以选择转诊到更专业的治疗中心（多学科中心）进行复杂的种植牙手术。

如今，骨增量手术的绝对禁忌证已极少。而以下这些情况需要特别注意：作为肿瘤治疗组成部分的细胞毒治疗和抗骨转移、骨吸收治疗，如双膦酸盐药物或地舒单抗（Denosumab，又称AMC-162，商品名Prolia）——其特异性靶向核因子 κ–B受体活化因子配体（Receptor Activator of NF–kB Ligand，RANKL）的使用。

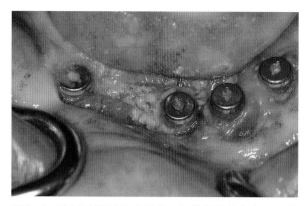

图5-1　接受过放射治疗后的下颌骨种植体修复后牙槽骨暴露、伤口愈合障碍。

以前的绝对禁忌证在很大程度上已经成为风险因素。这意味着，如果情况严重并且必要，可以考虑有限的、局部的软组织或骨增量，当然这同时也会增加并发症的风险。与骨或软组织增量相关的并发症风险统计罕见，只有与种植体植入相关的报道，并且仅限于种植体早期失败。作为一种该类风险统计的典型例子，是对放射治疗后在下颌骨进行种植的荟萃分析，结果发现：放射治疗后与健康下颌骨相比，种植体早期失败脱落的风险比为2.18[1]。在这项研究中，健康下颌骨组的种植体失败脱落风险为4.6%，而放射治疗后下颌骨组为4.6%×2.18=10.0%。根据该荟萃分析，每10颗种植体中就有1颗在受辐射的颌骨中发生早期失败脱落，医生可以在患者术前告知讨论中使用这个直观的数字进行说明。当然，在适应证和信息告知中还必须考虑到进一步的并发症，如放射性骨坏死（图5-1）。总之，在考虑种植体植入之前，仍应注意个体风险因素导致手术风险进一步增加的情况。

此外，需要注意的是，与单纯进行种植体植入手术相比，若需要进行骨组织和软组织增量

时，伤口愈合障碍的风险更高。在进行组织增量的手术程序中，如果存在风险因素，适应证把握特别关键。在考虑风险因素时，必须根据患者的具体情况权衡痛苦程度和手术指征的严重程度。例如，如果制作全口义齿会造成下颌义齿固位不佳的情况，这种情况严重程度会比前牙拔除后修复的情况等级更高，那么可以考虑使用粘接桥（马里兰桥）进行修复。一切治疗必须始终权衡利益与损害风险，并在必要时选择替代方案。"Primum non nocere"，即首先没有损伤，这是外科手术的基本原则。

骨增量手术的风险因素包括控制不佳的糖尿病，糖化血红蛋白（HbA1c）大于7.5%。吸烟是种植体早期失败的风险因素，主要取决于吸烟的量，且随着每天吸烟超过20支，风险增加非常明显[2]。在重度吸烟者人群进行上颌窦底提升术与种植体植入术，种植体失败率甚至增加到非吸烟者的5倍[3]。此外，牙周炎病史也增加了早期种植体失败的风险[4]，但对于接受牙周重建治疗并接受系统牙周支持治疗的患者，这种风险被抵消了[5]。另外，自身免疫性疾病如类风湿关节炎的风险主要来自免疫抑制药物的使用。特别是免疫抑制药物氨甲蝶呤，它是一种通过叶酸拮抗作用的细胞毒药物，会导致严重的伤口愈合障碍。糖皮质激素对伤口愈合有害，但一项研究显示对种植体早期失败率没有显著影响[6]。前列腺素对骨愈合有正向促进作用，因此非甾体抗炎药（NSAIDs）被怀疑可以通过拮抗作用来增加骨愈合障碍的风险。然而，其在口腔种植学和骨增量手术中的研究量仍较少[7]。近来受到新关注的是质子泵抑制剂——用于减少胃酸和选择性血清素摄取抑制剂（抗抑郁药物），根据回顾性研究可以发现，这些药物可能增加了种植体早期失败的发生率[8-9]。一种罕见的情况：维生素D缺乏症在人群中很常见，它被怀疑会对种植体的骨整合

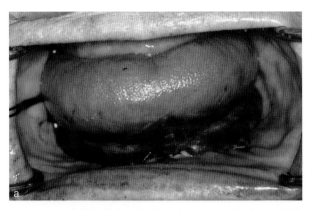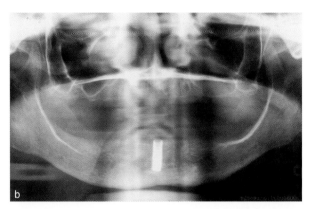

图5-2 a. 未使用抗凝药物的患者，在下颌骨中央（前部）种植体植入后，口底出现血肿，舌体肿胀抬高导致呼吸障碍。b. 该患者的全景片影像。该术后血肿是由口底动脉损伤引起的，尤其是在下颌颏孔间区域种植体植入时意外打穿舌侧骨壁。

产生负面影响，但目前的研究尚未证明[10]。营养缺乏或营养不良会导致伤口愈合障碍[11]。然而，需要指出的是，年龄大于65岁的老年人群中种植体失败的风险并没有增加[12]。

先天性或后天获得性凝血功能障碍患者是一类植骨手术的特殊风险群体（图5-2和图5-3）。后天获得性凝血功能障碍可以分为血小板性［例如，阿司匹林（ASA）药物治疗］、血浆性（例如，苯丙酮酸钠治疗）或血管性［如奥斯勒（Osler）病］。通常，血小板性疾病的特点是手术期间出凝血时间延长，而血浆性疾病则容易在术后数天时间内出现大量出血和血肿，这是因为术区没有形成稳定的纤维蛋白聚合物（血凝块）。苯丙酮酸钠和ASA在停药后其药效仍能持续很长时间，因此短期停药对于再出血率没有任何优势。针对该类疾病的策略通常是减少手术的侵袭性，并提供精确的局部外科止血。口服新型抗凝药物可以很好地通过改变服用时间控制出血的状况；例如，在达比加群酯停药12小时后，与正常组相比，没有增加出血并发症的发生[13]。当然，是否能停用抗凝药物应与基础疾病的严重程

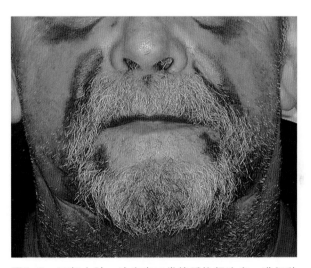

图5-3 面部血肿，该患者日常接受抗凝治疗，进行种植牙手术后出现，患者病情较轻预后较好。

度及与患者的全科口腔医生讨论后决定。单纯进行种植体植入与联合进行种植体植入、骨和软组织增量手术相比，其术后出血风险情况相对较轻。

各种全身疾病及用药情况和牙科现有疾病相关的种植体失败的相对风险，请参见表5-1。

表5-1 根据荟萃分析和研究数据计算得出的相对风险（风险比）（即与无此风险因素的患者相比，因某些全身系统性疾病和牙科既往疾病而导致种植牙失败的临床风险增加。骨增量手术没有此类数据）

风险因素	相对风险
吸烟＜10支[2]	风险比：1.28
吸烟＜20支[2]	风险比：1.46
吸烟＞20支[2]	风险比：2.51
吸烟+上颌窦底提升术[3]	风险比：4.8
牙周炎病史[4]	风险比：1.69
下颌骨放疗[1]	风险比：2.18
使用抗抑郁药物（选择性5-羟色胺摄取抑制剂）治疗[9]	风险比：3.1～6.3
质子泵抑制剂治疗[9]	风险比：2.3～2.8
类风湿关节炎	研究太少
氨甲蝶呤治疗	无研究
非甾体抗炎药治疗	研究太少
神经系统疾病（如帕金森病）	研究太少
艾滋病毒检测	研究太少
年龄超过65岁	不增加风险
牙周炎综合序列治疗后[5]	不增加风险（风险比：1.04）
糖尿病	不增加风险
未服用抗骨质吸收药物的骨质疏松症	不增加风险
维生素D缺乏症	不增加风险
甲状腺功能减退症	不增加风险
心血管疾病和高血压	不增加风险

骨质疏松患者的种植体植入和骨增量

如果人体能在生命早期即达到骨量峰值，并尽可能延迟随后增龄性的骨量减少，那么骨量减少，甚至骨质疏松症可以得到预防，以免达到骨折的临界限（图5-4和图5-5）。根据一项荟萃分析，对近30000颗种植体的研究表明，与骨质健康的患者相比，骨质疏松症患者的种植体失败率没有显著增加，只有0.18mm的边缘骨吸收[14]。因此，患有骨质疏松症的患者也可以进行种植牙手术。然而，我们依然不应低估骨质疏松症，因为骨骼可能在失去70%的矿物质含量和稳定性之前已经发生了变化。这些变化会作为一个警告信

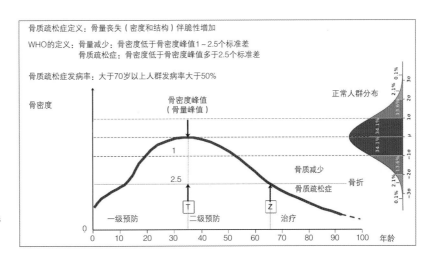

图5-4　骨量减少和骨质疏松症患者骨量与年龄之间的统计学偏移。

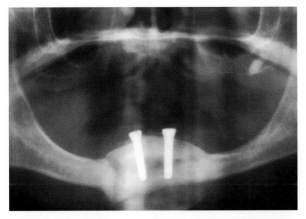

图5-5　75岁女性患者在种植牙治疗期间右侧下颌骨的近中线骨折，X线片可以看到骨折愈合延迟，形成骨痂区和骨膨隆（象脚）。从此全景片中怀疑患者患有骨质疏松症，因为下颌骨的基底皮质骨相对较薄，左侧有虫蚀样的外观。

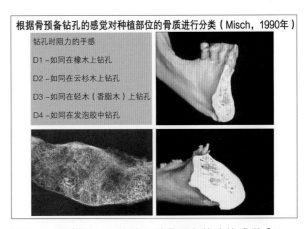

图5-6　根据Misch的植入时骨预备钻孔的感觉［Carl Misch（1947—2017），DDS，美国］对种植体植入位点的骨硬度进行分类。骨的硬度主要取决于松质骨和致密骨的分布，可以从颌骨的横截面中观察到。

号在常规X线片上显示出来。因此，在种植体植入时，我们有时可能发现钻孔阻力意外很低，很难达到初期稳定性（图5-6）。对于骨质疏松症患者，骨增量手术的指征有其特殊性：目的是获得更坚硬的骨，使得骨质条件更有利于种植体植入，例如通过上颌窦底提升挤压植入种植体的骨增量技术。

抗骨吸收药物使用后进行种植体植入和骨增量手术

一项荟萃分析发现，在患有骨质疏松症的患者中，服用双膦酸盐的患者与不服用双膦酸盐

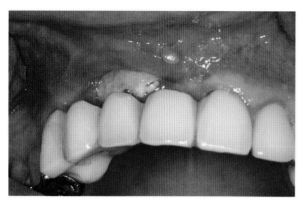

图5-7　在服用抗骨吸收药物的患者进行种植体植入术后，骨和种植体发生暴露。

的患者相比，种植体失败率没有显著增加[15]。因此，原则上，在服用双膦酸盐和甚至可能使用地舒单抗的情况下也有植入种植体的可能性。另外，引用的荟萃分析列出了7项研究，报告了在服用抗骨吸收药物的患者中进行种植体植入时发生了颌骨坏死的情况。71%的下颌骨病例中发生了颌骨坏死，主要是在下颌骨的后部。颌骨坏死的诱因包括种植体植入术（15次）、种植体拆除（5次）以及单纯种植体存在（41次）。鉴于发生这些严重的并发症（图5-7），我们应该非常严格地确定种植牙的适应证，权衡患者个体的风险-效益比。根据目前的数据报道，在使用抗骨吸收药物的患者中应该彻底避免进行骨增量手术。如果时间上允许，最有利的方法是在开始抗骨质吸收治疗之前，对牙体进行预防性清洁治疗，包括进行骨增量和种植体植入也应在抗骨质吸收治疗之前。

5.3　患者的术前告知

在转诊病例中，初诊口腔医生提供的支持性和客观的解释非常有帮助。作为一名外科医生，您可以耐心地向患者解释手术的持续时间、类型、典型风险以及替代方案；若选择不治疗，可能会造成的后果；以及因手术需要休假的时间等，提出这些要点并告知文件上签字。治疗的费用应根据费用清单中的项目在术前评估中告知患者。在患者签署这份费用评估书之前，不要急着安排手术预约，因为如果费用没有事先明确沟通，有时会发生患者希望减少费用而产生的很多法律纠纷。术前的告知解释还应该强调患者自己的个人责任，因为手术是在患者的身体内进行的，患者对此应负有责任。此外，还应该让患者清楚地知道，他/她必须遵从医生的指示。术后的个人维护可以在手术出院时再次以书面形式告知。

5.4　使患者的期望现实化

法律纠纷常常源于患者的期望落空。因此，应该使患者的期望更为现实，特别是对于种植义齿的美观效果。对此可运用一种类似学校评分系统的辅助方法，医生可以让患者给初始情况打A～F的分数，基于初始分数通常只能实现1～2个等级的改善。患者还应该意识到，在医学中，与机械工业修复不同，无法百分之百预测或保证成功，因为结果取决于复杂的生物机体系统和患者的自身行为。在大多数法律体系中，医生对患者负有执行正确治疗的责任，但不对治疗结果负责。由于种植牙及骨增量手术是在口腔这一非无菌环境中进行的，因此尤其需要强调结果的非确定性。

5.5　共同决策

允许在自己的身体上进行有创治疗是人类表达对医生充分信任的例子之一。因此，一旦发生失败，从患者的角度来看信任似乎被辜负了，这

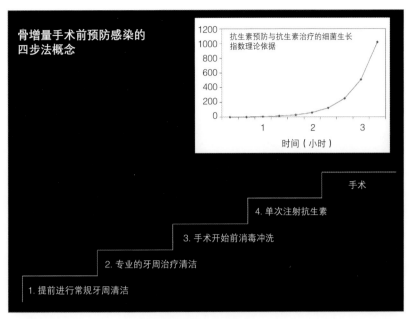

图5-8 在骨增量手术之前减少创面细菌负载的四步法概念。根据德国口腔颌面外科学会（DGZMK）的建议，包括术前单次使用抗生素与联合预防手术感染。在怀疑或确认对青霉素过敏的情况下，使用青霉素+β-内酰胺酶抑制剂（如氨苄西林舒巴坦）或克林霉素（口服600mg）进行术前单次使用抗生素。手术开始前进行3次消毒漱口，2次专业洁牙，提前进行1次牙周清洁。

是人之常情可以理解（图5-8）。许多患者直观地将失败归咎于医生。手术指征在医学上若不是必要的，就更多是为了满足患者的愿望。这也是为什么医生需要准确地向患者传达种植手术不是为了满足患者的愿望而是为了达到医学上康复目的的重要原因。从医生的角度来看，患者对于手术失败的指责有时很无奈，因为医生在患者术后离开诊所后对伤口愈合几乎无能为力。术后的愈合与患者术后行为与整体健康状况有很大关系。

为了避免敏感的医患关系，应强调伤口愈合和种植治疗结果是医患共同努力的成就。这主要是通过共同决策原则来实现的。这个程序取代了家长式模式（以医生为中心，医生决定一切）和消费者模式（以患者为中心，告知情况后患者决定一切）。在共同决策原则中，双方处于平等地位，因为医生是医学专家，而患者是自己的需求"专家"。

医生和患者首先需要对达成一项决策做出决定。然后医生向患者展示所有治疗选择，包括非治疗选项，并确定可行的治疗方案作为最终治疗决策的基础。自此，医生和患者的偏好被制定出来。最后，以合同形式协商达成共同决策。签订合同意味着如果发生失败，患者也要承担一部分责任。共同决策还能对患者的依从性产生积极影响。

5.6 对患者进行抗感染的预备

预防感染在骨移植中非常重要。抗感染的目标不是在口腔中实现无菌术区，因为这是不现实的，而是尽可能大幅度地减少手术创面的细菌载量。为了达到预防感染的目标需要对菌群进行定量观察和长期减少细菌载量。

作为四阶段概念的一部分，这种抗感染的预处理早在骨增量手术之前就以牙周清洁的形式开始了（图5-9）。

第一步，龋齿病变需要至少暂时被清理和填充。如有需要，牙周袋和易感部位也要通过系统

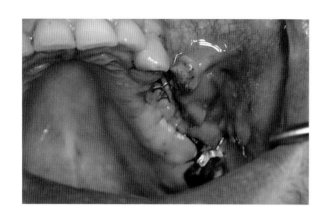

图5-9 暴露异物（钛网）的化脓性伤口，伤口愈合障碍。

牙周治疗使其恢复健康状况。没有修复需要及无法治疗保留的患牙应被拔除。

第二步，专业的牙科清洁。即使没有结石，也应该进行洁治清除菌斑。因此，这种清洁工作应在术前的短时间内进行，以防止新的菌斑形成，最好是在手术治疗前的1～2天。

第三步，用漱口水进行口腔消毒护理。术前30秒用0.2%的氯己定溶液（Chlorhexamed，GlaxoSmithKline）漱口，以减少口内的游离细菌。可以在局部麻醉后进行，这样做还可以冲洗掉利多卡因的苦味。消毒漱口可以在3小时内将唾液中的活跃游离细菌数量减少约90%（一个对数级），但0.12%的氯己定溶液只能在1小时内达到类似的效果[16]。而使用氯己定来消毒口周皮肤没有明确证据证实。

第四步是单次使用抗生素（见本章后面的部分）。通过对金黄色葡萄球菌进行实验性伤口愈合的研究指出：在不使用抗生素的情况下，ID50（50%个体感染剂量）仅有10个活体细菌。在使用氨苄西林舒巴坦的作用下，此时ID50增加到2000个细菌，相当于2个对数级别[17]。因此，通过联合漱口可以减少创面中的细菌载量3个对数级别；也就是说，为了达到相同的感染概率，细菌的量级需要增加到3个对数级别，即感染率骤降。如果在没有开放静脉通路的情况下口服抗

生素，应该在术前至少半小时服用药物，以便药物被吸收，经过肝脏代谢并释放到血液循环中。我们的目标是使所有植骨区内部在术前即被注入抗生素。静脉注射时，经过约30秒的循环时间即可达到这一目的。术前用药的原理基于菌群的扩张速度（图5-8）。从理论上讲，在每20分钟进行1次二分裂的情况下，菌群的扩张速度是自然对数，即呈指数增长。因此，如果在术后数小时才开始使用抗生素，就只能追赶正在发展的感染过程。

5.7 手术准备、麻醉和镇静

种植牙手术需要一个适当的手术环境，患者需要进行无菌化铺巾，并配备一个经过专业培训的手术团队，本书不再赘述。根据SAC（简单、高级、复杂）分类，涉及骨和异体移植的手术过程至少属于A级（高级），因为它们需要适当的空间和设备。例如，推荐使用高频双极凝血设备止血（图5-10）。

本书中几乎所有的手术程序都可以在局部麻醉下进行门诊手术。以作者的经验，在使用利多卡因喷雾进行表面麻醉后，利多卡因2%与肾上腺素补充剂1∶100000对于所有牙种植手术来说都已足够。最好运用神经阻滞的方法来减少麻醉

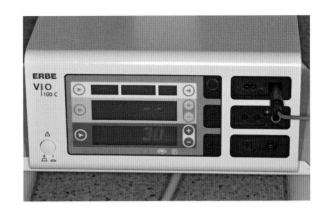

图5-10 双极电凝高频设备（Erbe Elektromedizin）。

剂的剂量。根据回顾性数据和市场索赔统计数据，使用含1∶100000肾上腺素的4%阿替卡因在进行下牙槽神经和舌神经的神经阻滞麻醉中发生感觉障碍的风险增加有关[18]。通过对坐骨神经的实验研究发现，4%浓度的阿替卡因较2%浓度表现出2倍的神经损伤风险[19]，这在组织学上被归因于髓鞘的减少而不是轴突数量的减少，并可解释为高剂量麻醉剂对髓鞘的神经毒性作用。在神经元的细胞培养研究中，无法证实4%阿替卡因比2%利多卡因具有更高的毒性，因此根据英国作者的说法，这两种药物在这两种的浓度下都可以被认为是安全的[20]。值得注意的是，牙科局部麻醉的麻醉成功与麻醉剂的浓度和类型相关性不高，而更多地取决于术前减少炎症性高痛觉过敏的问题[21]。

药物的静脉给药是首选方案，并且放置静脉导管也是较便利的，同时如果需要的话开放静脉还可以获取静脉血用于混合骨移植物或富含白细胞和血小板的纤维蛋白（L-PRF）的制备。如果想要制备L-PRF膜，可以在手术准备过程中进行血液离心。

对一些患者来说，在颌骨上骨预备钻孔可能会造成创伤。在作者的经验中，即使是传统的牙科治疗程序，使用旋转的器械也会产生巨大的噪音和振动。对于患者来说，即使已经实现了完美的镇痛，这些噪音和振动本身就可能是创伤性的。传统的修复牙科治疗基本上是在外胚层之外进行的，而种植牙是一种侵入体内的有创治疗。因此，如果需要的话应该根据情况调整传统的局部麻醉止痛方法，为患者提供镇静剂（图5-11）。因为很可能种植体植入等手术不是患者一生中的最后一次手术，很有可能还有其他需要修复的牙齿；种植体今后也可能需要进行修补手术，如在种植体周围炎的情况下，或者种植手术可能需要分为2个阶段进行。镇静剂有助于避免对患者的心理造成创伤，这种创伤会随着手术重复而增加。例如，使用咪达唑仑进行镇静通常会产生术后遗忘，从而避免了对患者产生不良记忆的缺点。

全身麻醉的适应证常用于患者无自主呼吸时，因此在种植手术时运用需要慎重，即使许多患者希望"一点感觉都没有"。与有自主呼吸的镇静相比，全身麻醉的风险大大增加，这是因为在牙科手术中，气道与口腔位于同一外科手术区域。例如，气管插管的套管在头部运动时存在滑出的危险。全身麻醉的另一个缺点是与牙科局部麻醉持续几小时的持久镇痛相比，其麻醉作用会突然结束导致患者麻醉苏醒后疼痛感觉明显。

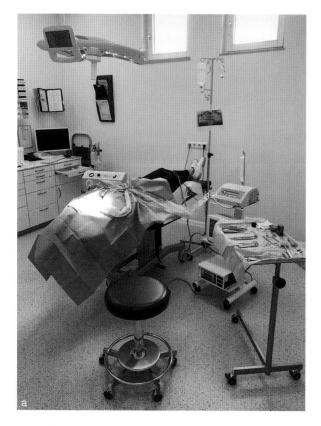

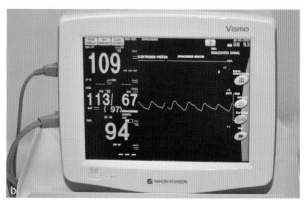

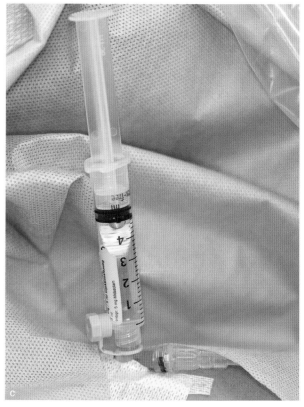

图5-11 a. 口腔种植手术室。b. 用于监测镇静的多通道监护仪（心电图、血压、血氧饱和度）。c. 带有侧面注射阀的外周静脉开放输液通道可进行持续滴注输液。

5.8 包括抗生素在内的围术期用药

镇痛

首先，完整的用药史非常重要，因为许多种植患者已经服用了处方镇痛药。此外，还必须考虑即将开具的药物与当前用药之间的相互作用。

一个干净、平整的手术伤口几乎没有疼痛，特别是在骨组织上的操作。因此，种植体植入术后在镇痛方面不需要做特殊处理。相反，如果患者主诉疼痛非常剧烈且持续时间很长，则应检查伤口是否有创伤。根据耐受性，非甾体抗炎药（如布洛芬）适合在骨增量手术后使用。依托考昔（Etoricoxib）是Cox-2的特异性药物（未被批准进入美国市场；默克公司将其注册为Arcoxia在其他地区销售）。Cochrane综述证实了依托考昔单剂量的良好效果，它只有在摄入后才起效，持续时间8小时[22]。这与缓慢衰减的局部麻醉药代动力学非常匹配。

预防肿胀

关于使用皮质类固醇预防肿胀的观点不一。肿胀是伤口愈合的一部分，患者对肿胀的反应也是术前教育需要提到的一个方面。此外，不同个体的肿胀趋势差异巨大。预防肿胀应在手术过程中通过微创、快速和保护组织的措施（如轻柔使用牵引器）来减少早期的反应，而不是简单使用抗水肿药物。皮质类固醇用于预防肿胀会产生免疫抑制、诱发糖尿病效应和胃溃疡等副作用。大多数关于肿胀的研究数据是通过标准化的第三磨牙拔除手术获取的。根据一项荟萃分析，第三磨牙拔除过程中皮下注射皮质类固醇对预防肿胀和疼痛有效[23]。其他皮质类固醇应用途径（静脉或口服）在系统性回顾中结果不一致[24]。总之，作者在骨增量手术中不使用此方法，无论是局部注射到翻瓣区还是全身使用。根据对第三磨牙拔除的荟萃分析，冷敷对术后肿胀有轻微的减轻作用，并且适度使用不会造成伤害[25]。

单次使用抗生素

作者认为，围术期单次使用抗生素遵循了种植学中抗生素治疗必须在植入或移植异体或自体材料时进行的规则。这也适用于根据SAC分类进行的简单种植体植入（S），但对于骨增量手术来说更为有益。移植或植入的材料本身对细菌没有防御能力，因此应该在植入时使得组织中的抗生素包绕它们，以便立即杀死可能附着的细菌。这是为了在材料血管化之前的时间段内进行平稳过渡并且将其整合到组织中，这个过程大约需要14天。根据德国口腔颌面外科学会（DGZMK）

的指南[26]，推荐使用耐青霉素酶的青霉素（如安必信舒巴坦1.5g静脉注射，辉瑞公司）；如果对此药过敏，可以使用克林霉素600mg静脉注射，也是单次使用。在骨增量手术中通常不应使用不常用甚至储备抗生素；如果真的要使用这些高级别抗生素，应该考虑改变骨增量手术的方法或重新评估手术的适应证。

术前数日进行抗生素治疗只会适得其反，因为如此操作会使患者体内产生耐药菌株，并且促进细菌耐药问题的发生。

超过5天的长期抗生素治疗也同样有害无益。关于骨增量手术中长期运用抗生素治疗的数据非常有限，无法做出有价值的结论[27]。在免疫功能严重受损的患者中，如糖尿病控制不佳的患者和正在服用抗骨吸收或氨甲蝶呤（MTX）药物的患者，可能会有抗生素使用的适应证。总的来说，抗生素的使用会改变口腔微生物菌群，并可能导致菌群失调[28]。

在种植牙手术开具抗生素处方时，我们面临的问题是需要治疗的人数（NNT）。在许多涉及数千名患者的大型研究中，由于抗生素的使用，与种植体植入相关的感染数量明显减少，不过总体感染率通常很低。因此，对于种植体植入这种手术，其NNT为50[29]，这意味着为了避免感染，医生必须给49名患者使用抗生素。这种抗生素的使用有明显的过度治疗嫌疑。因此，医生需要考虑并发症的严重程度（术后切口感染或种植体失败）与抗生素的成本和副作用之间的关系。考虑到患者的个体安全需求，双方应共同达成患者参与的特定决策。

长时间使用广谱抗生素的另一个重要问题是其对肠道菌群的影响，肠道细菌组成的改变会导致抗生素相关性腹泻（AAD）和危及生命的假膜性结肠炎。这种疾病是由生理性肠道菌群的移位和梭菌过度生长引起的，可以通过肠壁坏死、

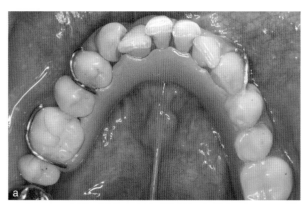
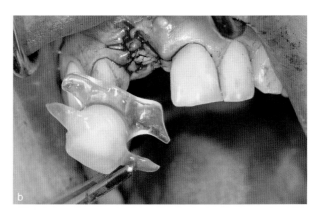

图5-12 a. 由于带有基托的可摘活动义齿的基托部位覆盖牙龈，可摘活动义齿只能在种植手术后作为美容过渡义齿使用，不应受到咀嚼力的作用。b. 带有翼片附件的临时修复体也会由于压迫术区牙龈而在咀嚼过程中将侧方运动力量传递到手术部位。

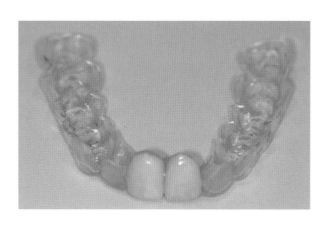

图5-13 透明硬𬌗垫作为临时固定装置对伤口愈合有利，因为它是以牙为支撑的。当然，其缺点是覆盖牙面造成了美学效果不佳。

穿孔和腹膜炎导致死亡。益生菌是含有活性肠道细菌的制剂。益生菌食品中添加了乳酸菌和双歧杆菌等益生菌菌种，如益生菌酸奶中的活菌培养物。然而，目前还不清楚这些细菌如何作为食物在胃中存活以及预防AAD的剂量尚不清楚。通过口服益生菌胶囊剂（奥美菌N，葛兰素史克）可以调节肠道菌群并辅助抗生素治疗。该制剂含有嗜酸乳杆菌和长双歧杆菌，每日剂量为1～2粒胶囊，每天3次。最近的Cochrane荟萃分析全球33项研究明确表明，在抗生素治疗期间，益生菌明显减少AAD发生率。益生菌药物的副作用与安慰剂对照组相当[30]。在临床实际操作中，作者建议接受抗生素治疗的患者每天至少吃1次益生菌酸奶。

5.9 临时修复

活动和固定的临时修复都是可行的。在种植牙治疗中，活动的临时修复体有利于外科医生在随访治疗期间保持对创面的保护。但是，活动的过渡义齿修复，如卡环义齿或Valplast义齿，在植骨术中并不适用。因为它们没有咬合间隙，卡

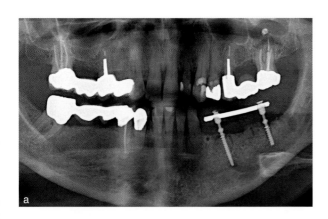

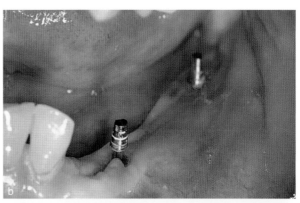

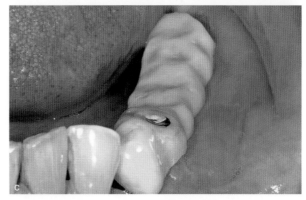

图5-14　a. 该病例植入了2颗临时种植体。b. 临时种植体（Nobel Biocare IPI）不会发生骨整合，可以二期取出。c. 这些种植体由实验室制作的树脂桥临时牙支撑，并用金属加固。

环有时甚至突出到手术区域（图5-12）。临时过渡修复体会对种植体和牙槽骨上的骨移植物施加弯曲力，这可导致植骨区不稳固，并引发伤口感染。

有一种简单的临时活动修复方式是临时修复体固定在透明殆垫中利用相邻牙齿固位（图5-13）。如果没有足够的牙齿支持，可以使用临时种植体作为基牙（图5-14）。临时种植体在无牙颌种植修复中有着特别的作用（图5-15），在4个月的临时修复期内存活率超过90%[31]。而在此期间它们不会发生骨整合。

卡环式临时修复体可以通过殆支托进行牙支持式的修复。对于这些修复体，应明确要求牙科技师为种植手术区设计一个类似于牙冠的形态；如果设计没有达到要求，外科医生可以将颊侧凸缘磨成卵圆形的牙冠形状避免压迫（图5-16）。由于骨膜切开、骨增量发生的体积增加以及术后

创面水肿，颊侧及根方的基托通常无法适应种植手术后的组织形态。椭圆形的人工牙组织面有助于塑造和支持牙间乳头。固定式临时修复体实际上在种植牙治疗中并不是最佳方案，因为外科医生在拆线时无法彻底处理创面的缝线。最佳的处理是，在创面愈合完成后，制作固定式修复体作为长期临时修复体是有利的，如单独的粘接桥或在种植体上临时现场制作桥架。通常固定式临时修复体，如"即刻固定修复"或"All-on-4"概念，这些修复对患者来说具有一定的舒适度，但根据作者的经验，由于覆盖在牙槽嵴上，特别是在新鲜伤口上，此处的清洁很困难（图5-17）。因此在这种情况下，活动的设计似乎更有利，但由于摘戴过程中的负载情况不稳定，这与种植即刻负载的概念不一致，因为义齿的稳定性也是即刻负载的一部分。

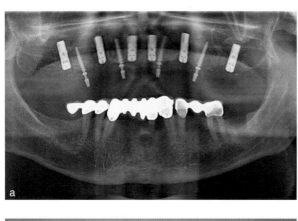
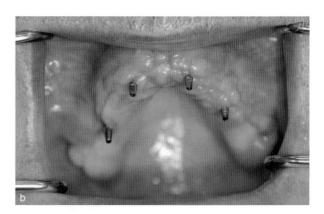
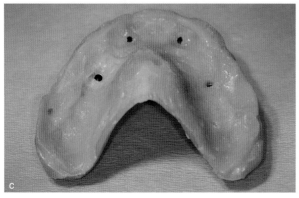
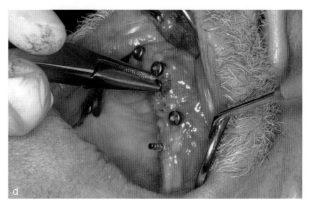

图5-15　a. 在上颌窦底提升和种植术后使用4颗Nobel Biocare IPI临时种植体进行临时修复。b. 口内照片可见临时种植体在位。c. 临时种植体基台水平制作的固位套筒冠埋入临时全口义齿中。这种义齿的咀嚼稳定性有限。d. 在最终修复时，使用强力的Matthieu持针器拆除临时种植体。可以发现临时种植体位于最终种植体的舌侧，这是骨增量成功的结果。

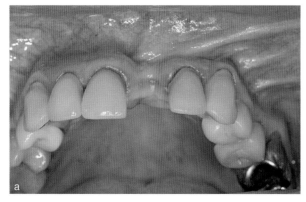
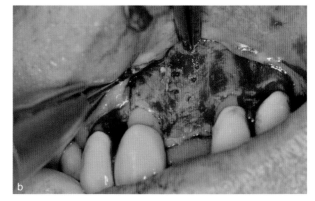

图5-16　使用自体骨进行骨增量的临时修复体。a. 左侧上颌中切牙缺失，牙槽嵴水平向萎缩。b. 通过刮削骨表面和Lindemann钻穿透皮质骨进行骨表面处理。

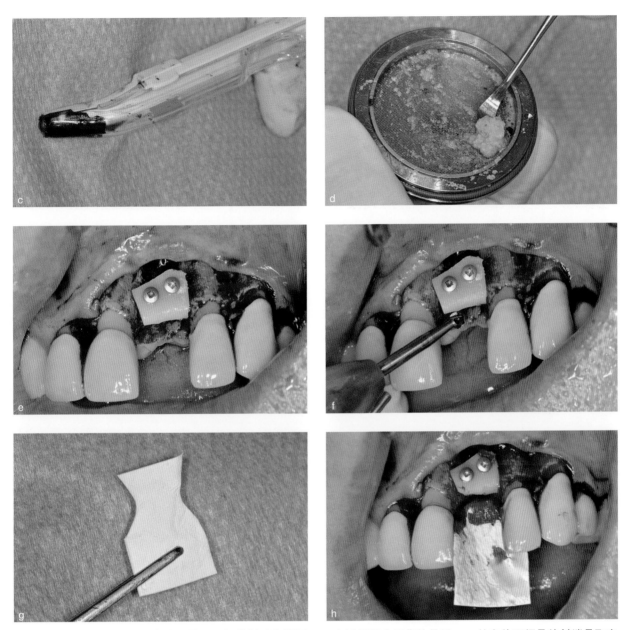

图5-16（续） c. 使用一次性刮骨器局部刮削采集骨屑。d. 在过滤器中采集的骨屑。e. 从自体下颌骨外斜嵴骨取自体骨块使用微螺钉固定。f. 修整骨块的锐边。g. 修整胶原膜形状。h. 用腭侧厚黏膜瓣夹住胶原膜固定在腭侧瓣下。

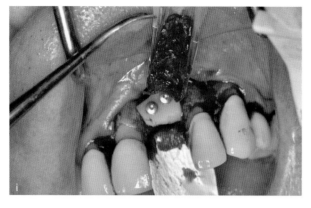
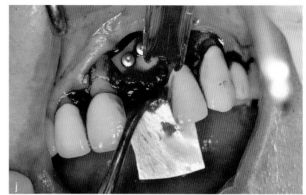
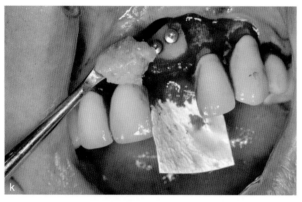
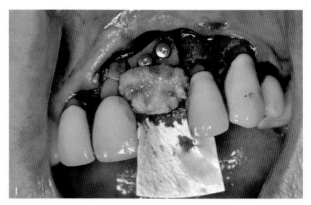
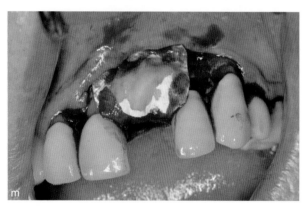
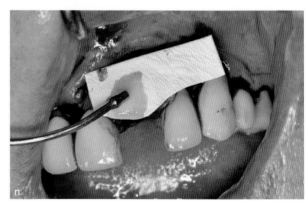
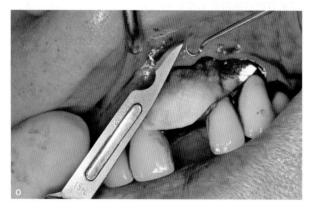

图5-16（续） i. 自体骨屑是一种生物学价值最高的骨移植物，在骨增量中具有重要的作用。j. 骨片或骨块应只用自体材料填充。k. 过滤骨屑用于填充植骨区周边的轮廓。l. 骨屑应稍过充填（抵抗吸收）。m. 胶原膜向颊侧折叠，可使用几滴生理盐水使其柔软。n. 用生理盐水湿润胶原膜（图5-16g）放置在颊侧，作为双层膜覆盖。o. 使用Gillies单钩和15c刀片对颊侧牙龈进行减张处理。

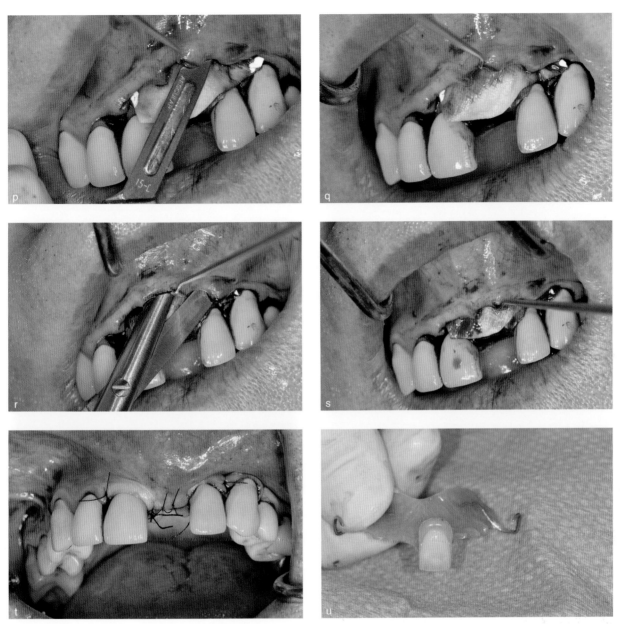

图5-16（续） p. Gillies单钩使骨膜纤维保持紧张，以便用手术刀进行选择性局部切割骨膜。q. 使用Gillies单钩测试组织瓣减张是否充分。r. Metzenbaum解剖剪用于进一步减张组织瓣，切断分离骨膜。s. 用Gillies单钩试拉组织瓣。t. 使用4-0单股丝聚酰胺缝线（Supramid，Resorba）进行减张缝合和间断缝合。u. 带有腭侧基托的临时可摘活动修复义齿，通常由技师制作，然而与医生沟通较少。

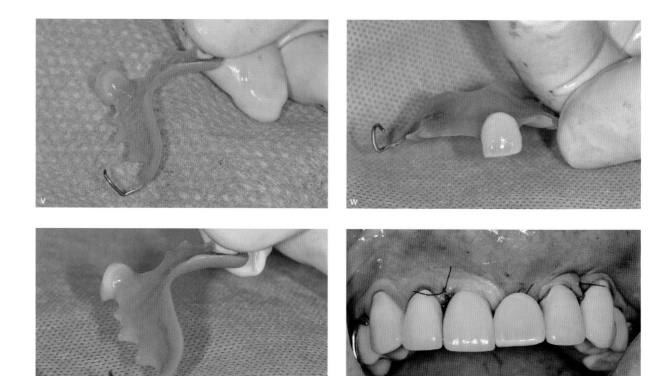

图5-16（续） v. 临时活动修复义齿基托与牙龈（术区）紧密接触甚至压迫。w. 通过临床椅旁磨削进行牙龈间隙修整。x. 将临时修复体义齿根方基托及龈乳头的基托磨削，避免与伤口直接接触。y. 临时义齿上的卵圆形牙体临时修复缺失牙及能支撑牙龈间隙。

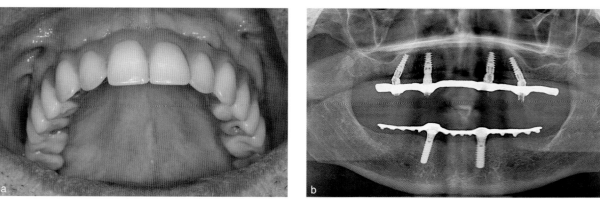

图5-17 a. 活动的"All-on-4"修复体，其设计为在一根杆卡上制作临时牙列，确保患者对种植体进行良好的卫生维护。b. 上颌修复采用"All-on-4"方法进行，使用倾斜种植体，避免了上颌窦底提升及植骨。

骨移植：手术标准和技巧

Bone Grafting: Standards and Surgical Technique

与全身大多数其他组织不同的是，骨组织可以自由地进行非血管化移植，即使在移植骨量相对较多且移植区缺损较大的情况下也能获得成功。与许多软组织不同，在骨移植过程中并不一定需要骨移植物的所有细胞都是活性细胞，由骨形成蛋白（BMPs）驱动的骨重塑过程也可以将无血管的骨移植物恢复改建成为有生命功能的活体骨组织。自体骨的天然再生能力可以通过骨增量材料进行治疗性刺激，并在形态和速度上加以控制。

6.1 骨移植的条件

口腔有菌环境和防御素（防卫肽）

尽管口腔不是严格的无菌术区，但口内骨组织的伤口愈合速度惊人，因而甚至可以在口内进行游离骨移植。口腔骨移植的成功归功于 β -防御素[1]。防御素是一系列小分子蛋白质，含有高比例的阳离子和疏水性氨基酸，对不含胆固醇的细胞膜（仅在细菌中存在）具有高亲和力。防御素与细菌细胞膜结合局部的膜孔作用对微生物的死亡有重要影响。从遗传学角度来说，防御素是基因古老的先天性非适应性免疫系统的一部分，它构成了中性粒细胞颗粒的大部分内容物，在其中起到杀死细菌的作用。同时，防御素也在口腔黏膜和颌骨的细胞中有着高浓度的表达[2-3]。尽管口腔中存在这种独特的防御机制，但术前细致地进行口内细菌量降低处理和器械的无菌消毒是骨增量手术达到临床成功的先决条件。

在骨移植过程中，必须注意确保用血凝块完全填充缺损区，若血凝块无法保证完全充填，可补充以静脉血与骨移植物的混合物来充填缺损区。骨髓腔内的细胞可能需要穿透受植区骨床的皮质骨部分与缺损区进行连接。在一项小型的临床研究中，骨增量过程中对受植区骨床进行皮质骨开孔（滋养孔）可以达到更广泛、更快的骨移植物血管化和更好的骨形成[4]。

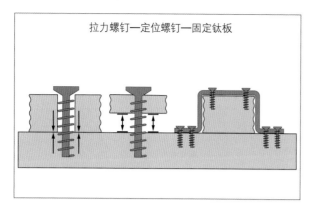

图6-1 口内自体骨移植的3种骨块固定方法：拉力螺钉、定位螺钉和固定钛板。

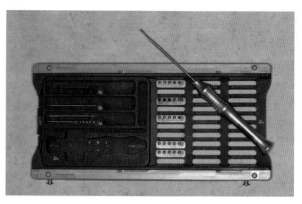

图6-2 商品化微型螺钉固定套装，放置在可消毒容器中（1.5mm中心驱动系统，KLS Martin）。

骨移植物的储存

骨蛋白在60℃以下是稳定的，超过该温度会发生变性，尤其是骨形成蛋白。这就是为什么只有在大量水冷却的情况下对骨骼进行钻孔，才能保持细胞活力的原因。常规的无菌生理盐水足以进行冷却。

相关实验数据证明，在获取自体骨移植物后，其在适当储存条件下可以保持活性。与在生理盐水中储存或用生理盐水浸湿的敷料覆盖相比，干燥储存会明显降低骨移植物骨细胞的活力。相比之下，在细胞培养基等更复杂的介质中储存并无显著的优势[5]。贫血小板血浆与生理盐水相比也没有优势[6]。由于骨细胞存活能力在从取骨区获取的2小时后显著降低，应该尽可能在植入前当场获取自体骨移植物[7]。冷冻（非冻结）储存与室温储存相比，可以增加细胞存活能力[8]。一项实验研究显示，含有活细胞的骨移植物比不含有活细胞的骨移植物多生成出30%的新骨[9]。

机械支架

在骨愈合阶段，应通过螺钉良好的固定骨移植物，并避免软组织受压来确保植骨区的机械稳定性。

从"爬行替代"的意义上讲，骨移植区的内部吸收是理想的和必要的（见第2章）。在愈合阶段之后，作为骨功能重塑的一部分，理想的内部吸收会从骨移植的受植区一侧开始发生。3～4年后，游离自体骨移植物将几乎完全被内部吸收，并被重新生长的新自体骨取代。骨切割锥负责重塑过程。为了确保骨切割锥能够从受植区进入骨移植物而不受干扰，将骨块与受体区骨面进行紧密贴合或至少使用自体骨屑进行衬垫是有帮助的。因此，在骨块下方应避免使用植骨材料作为中间层，相反地，在使用自体皮质骨块进行"贝壳"技术骨移植时，应使用自体骨屑充填空隙。

骨块移植的固定

机械稳定对于骨愈合至关重要。口腔中几乎始终存在不稳定的因素，如咀嚼、舌头和吞咽运动等。因此，在骨增量手术过程中可靠地固定骨块移植物非常重要。可以通过使用拉力螺钉、定位螺钉或固定钛板来实现（图6-1）。适用的螺钉尺寸（如1.5mm微型系统，KLS Martin）可从骨折固定材料制造商处获得（图6-2）。

螺钉是以拉力螺钉的方式使用的，方法是在骨移植物上钻一个大于螺钉最大直径的通道。拧

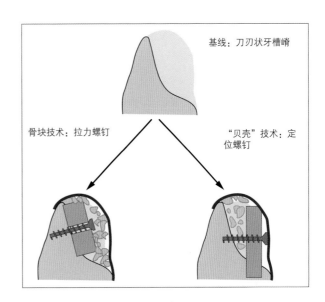

图6-3 口内骨块移植的2种固定方式。骨块（骨片）内侧不应使用骨替代材料填充，只能使用自体骨屑，以便通过骨切割锥快速重塑。

入时，螺钉头会将骨移植物拉向受植骨区，使其楔入。如果不需要将骨移植物与受植区紧密贴合，则需要使用定位螺钉。例如，"贝壳"技术就需要定位螺钉（图6-3）。为此，在骨块移植物中不要过度地进行螺钉通道钻孔预备。当拧入定位螺钉时，首先需要调整骨块移植物与基底骨之间的距离。即使螺钉拧得再紧，距离也不会改变。如果由于已有种植体或牙根而无法固定拉力螺钉，还可以使用骨折内固定板进行固定，但耗材用量和费用成本会稍有增加（图6-4）。

通常情况下，每块骨块至少放置2枚螺钉以防止其承受旋转力的作用。较小的自体骨移植物和骨替代材料应作为填充物放置在较大自体骨块周围。无法支撑螺钉的小块自体骨块可通过血凝块和未受损骨膜的张力得到一定程度的稳定（图6-5）。

屏障膜对较小骨移植物的定位固定效果很好。不过，与所有膜技术相比，骨块移植物在固定后的稳定性要高得多。若手术过程处理妥当，它就像在海浪中的岩石一样稳定。这使得即使初始局部骨量不足以支持种植体植入，也可以通过分阶段先骨增量后再植入种植体。此外，在引导骨再生技术（GBR）中，自体骨块的再生潜力和

吸收稳定性也高于颗粒骨移植材料，即使在严重骨缺损情况下也是如此。如果可能的话，应该在植骨4个月后通过局部穿刺切口进行微创性地去除骨固定材料，因为植骨区骨膜的再次剥离可能会危及其稳定性并引发不必要的表面吸收（图6-6）。

骨移植愈合时间

在临床实践操作过程中，将骨移植愈合时间统一设置为种植体植入前约4个月是有意义的。这个时间段是基于使用外斜嵴自体骨块移植物进行骨增量所需的愈合时间所推定的。如果自体骨块移植物愈合时间少于4个月，在种植体植入预备钻孔过程中，由于骨块移植物与受植区骨床之间缺乏牢固连接，自体骨块可能会从受植区骨表面脱落。反之，愈合时间过长也会发生过多的表面吸收。

因此，上颌窦底提升术的愈合期也可以设定为4个月。因为在无牙颌患者中，上颌窦底提升往往与骨块移植联合运用。使用髂骨松质骨进行上颌窦底提升，其愈合时间短至4周；而纯移植材料则需8个月。若使用混合骨移植材料（25%自体：75%骨粉）4个月是可行的。

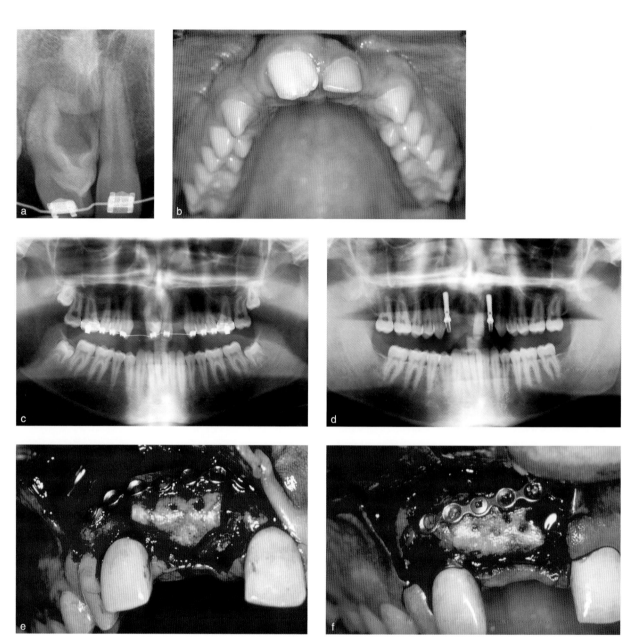

图6-4 骨块移植的长期随访。a. 17岁患者上颌右侧中切牙畸形，伴有根尖透光。b. 右侧中切牙畸形合并两侧侧切牙缺失的临床影像。c. 间隙开放后的全景片影像。d. 间隙开放后立即在上颌侧切牙区域植入种植体的全景片影像。e. 右侧中切牙拔除后的缺损，使用外斜嵴自体骨块填充，并使用钛板固定。为加速愈合，骨块表面打多个滋养孔。f. 植骨手术后4个月，拆除固定材料并植入种植体。滋养孔孔洞出血是骨块开始生长的迹象。

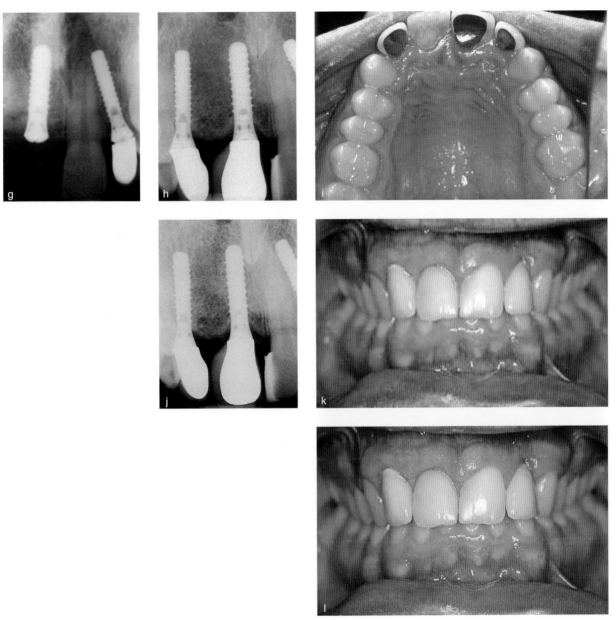

图6-4（续） g. 种植体在骨块移植物中的根尖片影像。h. 种植体周围骨吸收是种植体周围软组织袖圈（生物学宽度）形成的组织重塑迹象。i. 修复后的上颌骨镜像观。j. 7年后的根尖片影像，与图h显示的几乎相同，边缘骨不再吸收。骨重塑已经完成，骨的功能已经恢复。k. 24岁时的口内情况。缺牙部位的种植体颈部骨水平有轻微的退缩。植骨部位的组织状况稳定。l. 33岁时的口内情况。骨块移植部位组织状况稳定。

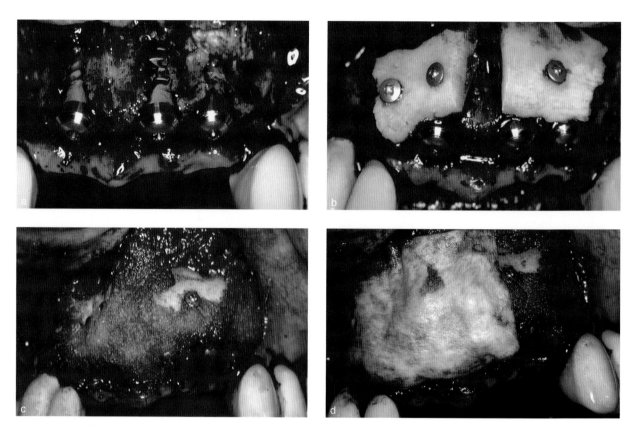

图6-5 上颌骨大面积缺损的骨块移植。a. 中切牙和左侧侧切牙种植位点均有骨开裂缺损（根据四分法分类原则，图1-11）与同期种植体植入。b. 2块来自外斜嵴的自体骨块。右中切牙部位的骨块用2枚螺钉固定，以防止其旋转移动。左侧中切牙部位的骨块与受植区骨表面紧密贴合，因此1枚螺钉就足够。c. 使用滤骨器中的自体骨屑进行轮廓填充。d. 用胶原膜覆盖以稳定骨块的位置，并保护骨块免受吸收。

在牙列缺损和无牙颌中进行三明治式夹层骨移植也需要4个月，使用混合骨移植材料的GBR和骨劈开技术也是如此。

6.2 混合骨移植

自体松质骨富含细胞和BMPs，具有骨诱导性。该植骨材料在4周内即可迅速愈合，但同时也有迅速吸收倾向。矿物质骨替代材料缺乏细胞和BMPs，因此需要很长时间（数月）才能通过骨传导从缺损区骨壁愈合达到完全骨化。另外，异种骨矿物质非常稳定不易吸收，因此选择异种骨进行骨增量可以在种植体骨整合后承受功能负载时对骨增量的维持做出贡献。因此，最好的策略是使用具有稳定吸收的自体骨屑和骨替代材料进行混合作为骨增量材料。两者间的混合比例是达到良好愈合和良好吸收稳定性之间的一种平衡。根据上颌窦底提升的动物实验数据，这种平衡可以通过25%自体骨屑碎片和75%骨替代材料的比例来实现[10]。与上颌窦底提升相比，牙槽骨增量作为一种复杂的缺损类型更具挑战性；在这种情况下，骨诱导作用更加重要。在牙槽骨增量

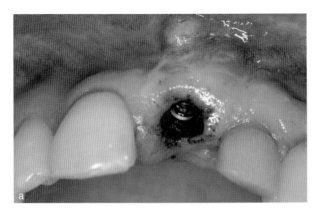
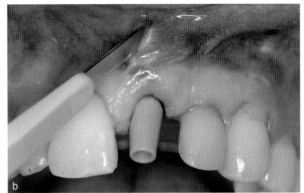
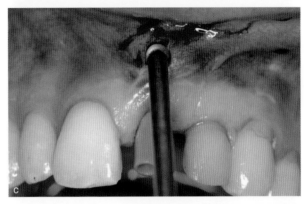

图6-6 骨块固定材料微创去除。a. 骨块移植同期种植体植入后二期种植体暴露。通过触诊唇颊侧黏膜下突起和黏膜发白现象可以确定固定螺钉的位置。b. 为了避免再次切开和翻瓣对骨块造成损害，通过穿刺切口可以进行微创定位螺钉。c. 即使无法直视，中心驱动系统（Centre Drive System）取钉器的方形头也可以在深处自动与螺钉头部连接。这样就可以在不翻瓣的情况下取出螺钉。

的临床研究中，骨替代材料与自体骨9∶1比例混合物中的自体骨含量过低；而骨替代材料与自体骨6∶4混合物的效果更好[11]。

自体骨屑的缺点是其通常在受污染的口腔环境中获取，因此它们本身也可能被细菌污染。如果多孔骨替代材料被细菌接种，则存在菌斑生物膜形成的风险，从而导致骨增量部位感染。可以通过先将多孔骨移植材料与无菌静脉血在无菌容器中混合来将此风险降至最低。因为经此处理，骨替代材料（多孔材料）的所有腔隙都被无菌液体密封，所有表面都被无菌血浆覆盖，使细菌无法达到接触界面。然而，混合后的血液尚未凝固，因此骨替代材料的颗粒无法固定在一起，操作困难。

凝血过程需要组织凝血酶（组织因子）来激活外源性途径。在拔牙伤口中，可以在牙槽窝顶部止血是有据可依的。唾液是组织凝血酶的丰富来源，能保障止血过程[12]。如果在血液/骨替代物混合物中添加一些过滤骨（种植预备过程中回收的骨屑），除非患者正在服用抗凝药物，否则血液会很快凝结。这是因为过滤骨在口内采集时总是含有一些唾液，所以含有组织凝血酶。几分钟后，便形成了一层坚固的骨屑和骨替代颗粒混合物，可以用镊子夹住并应用于伤口，无须额外固定（图6-7）。

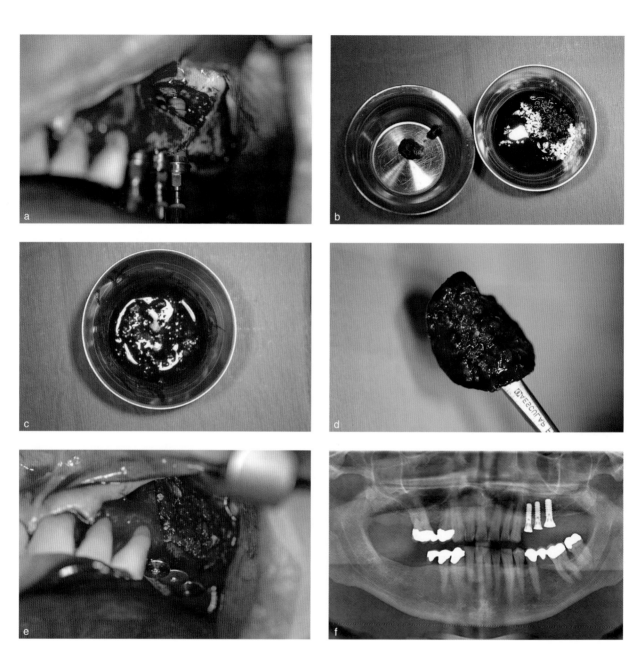

图6-7 混合植骨。a. 上颌窦底提升同期种植体植入病例。b. 植骨材料与无菌静脉血混合。然而，这时血液并不会凝结。来自滤骨器的骨碎片（左侧）可能会引发凝血。c. 凝血需要几分钟时间。在这种情况下，自体骨片的体积分数远低于10%，因为在上颌窦的颊侧壁和种植备洞过程中，很少能收集到骨屑。d. 凝固使得混合骨移植材料易于塑形和转移，可以用镊子抓取，并且在伤口中具有内在稳定性。e. 将凝结的混合骨移植材料放置在上颌窦底，然后将剩余的混合物铺满到暴露的种植体表面并塑形。f. 术后全景片影像。

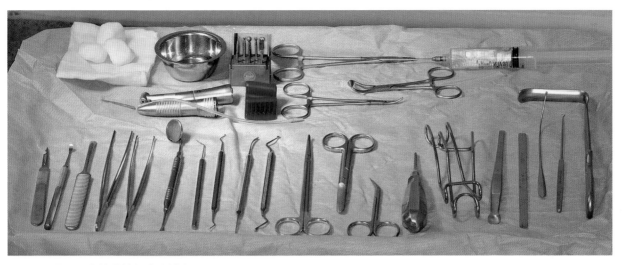

图6-8 用于口内植骨的标准器械台。

6.3 自体骨块移植中骨的吸收和保护

游离骨块移植最让人担心的是其在愈合阶段和之后难以预测的表面吸收情况。为了补偿表面吸收，初始的植骨量可以超轮廓1～2mm，并且为了安全起见，可以采集比预计所需更多的自体骨。预防自体骨块吸收的措施包括用骨替代材料覆盖骨块移植物[13-14]，选择性或者额外地使用屏障膜[15-16]。这些临床措施基于的理念如下：破骨细胞从其上方覆盖软组织中的血管中迁徙到骨表面，阻断这一途径可减缓不必要的表面吸收，直到通过骨切割锥进行的内部吸收稳定骨块并达到愈合。减缓表面吸收的另一种方法是使用非常坚硬、高矿化的骨替代材料，例如来自外斜嵴的骨块移植物。来自颅顶的骨块移植物更为坚硬，因此更能抵抗吸收。破骨细胞最初通过局部酸性环境降解骨质。当破骨细胞作用的骨矿物质含量较高时，这种降解能力会逐渐耗尽。与上述提到的植骨区覆盖骨替代材料相似，这种类似的酸缓冲作用也可以降低破骨细胞的作用。在实验中，学

者还通过局部应用双膦酸盐来抑制破骨细胞，从而实现药物抑制表面骨吸收的作用[17]。如果在骨愈合阶段，与种植体或牙齿相连的骨移植材料没有承受功能负载，这些附着的植骨材料通常会在几年内才发生完全吸收。骨块移植物放置在天然牙槽骨弓轮廓内（称为外形轮廓内）也起到稳定的作用。超出天然边界的移植骨比内部的移植骨更容易发生吸收。

6.4 骨增量器械

基本工具

基本工具套装是一套精细而高质量的标准口腔外科工具套装（图6-8）。如果要进行牙周方面的移植手术程序，建议使用微创手术器械（图6-9）。若进行种植手术，测量缺损长度、牙槽嵴宽度、间隙宽度和与天然牙之间的距离非常重要，需要使用小卡尺。

进行涉及上颌窦的干预治疗时，需要一套上颌窦底提升窦膜分离器械，例如A. Kirsch的套装

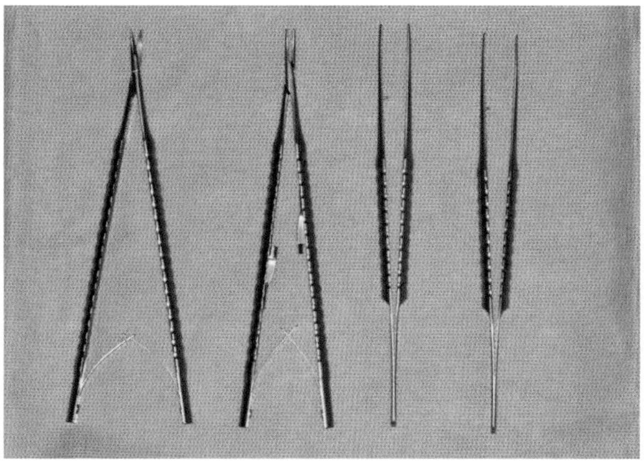

图6-9　用于牙周手术软硬组织移植的微创手术器械。

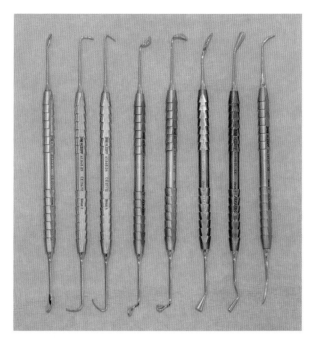

图6-10　用于上颌窦外提升的标准圆头和特殊角度的窦膜分离套装。

（由Helmut Zepf制造；图6-10）。可根据需要在手术包中添加Gracey刮匙和其他器械。

光学放大辅助工具

在光学放大镜下工作时，除基本器械外，还需要一套显微外科器械。光学放大辅助工具或手术显微镜的使用取决于外科医生的喜好和习惯，不过在骨科手术中运用相对较少。当使用钻孔器械（如Lindemann钻）时，最重要的是能够清晰地看到周围区域。例如，避免唇侧边缘摩擦过热导致的组织坏死（图6-11），这种情况可能会在显微镜或放大镜的小视野下被外科医生忽略。光学放大器械最有帮助的是协助医生准确地完成组织缝合，而且在外科培训中，我们建议可以适当增加显微镜下缝合的环节。在根尖切除术中，使用放大辅助工具进行根尖封闭的操作和严密控制可获得更好的效果[18]，而其在骨科手术中应用的研究证据不足。有研究证据表明光学放大器械的使用和微创手术方法是有优势的[19]。

骨切割器械

基本设备包括绿色对角手柄和蓝色手柄。在骨切割中，基本工作是使用不锈钢圆钻、Lindemann钻和金刚砂球钻进行的（图6-12）。

使用超声骨刀设备会增加患者的额外费用，因为种植体植入时已经使用了备孔的器械。而某些操作，如暴露下牙槽神经，使用超声骨刀技术更有助于获得成功。其主要优点是选择性切割及切割线较薄，其工作原理通常为对组织的轻微振动。不过，一项系统回顾研究发现，当上颌窦膜暴露时，超声骨刀与球钻相比在穿孔率方面并没有显著优势[20]。超声骨刀设备的缺点是工作速度较慢，产生的热量较高。与Lindemann钻相比，冷却液很难达到骨内切割口的深度，例如在切取

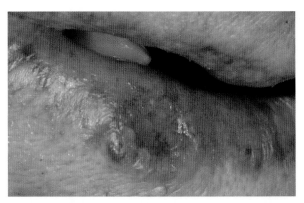

图6-11 并发症：由于光学放大倍数过高，备洞视野不足，导致下唇灼伤。

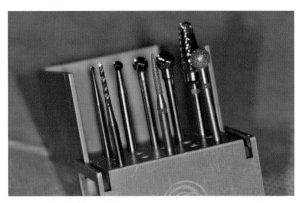

图6-12 装有标准磨骨钻针的无菌车针盒。后排：大小依次递增的球钻；最右边是用于加工临时丙烯酸树脂修复体的技工车针。前排：Lindemann钻、金刚砂火焰钻和金刚砂球钻（Komet，Brasseler）。

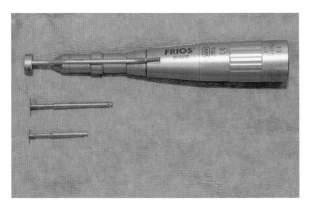

图6-13 Khoury发明的Frios微锯。

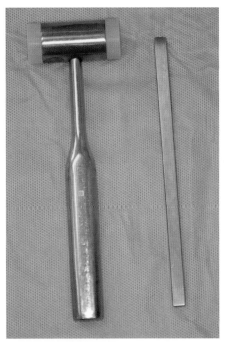

图6-14 带有8mm刀片和手术锤的骨劈开器（薄刃骨凿）。

骨块时，由于骨切割线较薄无法彻底冲洗冷却。其次，大部分振动的能量在骨切割边缘已经被吸收，无法完成较深的切割。Khoury（Dentsply Sirona）发明的Frios微锯适应证更广泛，当然它也可由手术电机驱动用于骨劈开技术、切取骨块和上颌窦开窗（图6-13）。

　　在骨劈开技术中，建议使用宽度为8mm锋利的骨劈开器（薄刃骨凿），并配备手术锤（图6-14）。较小范围的骨劈开也可以使用Bein牙挺，该器械已包含在标准器械中。

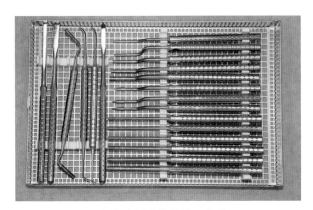

图6-15　用于上颌窦内提升的骨挤压套装。

在骨挤压和上颌窦内提升过程中，应准备一套标准化的骨挤压器，包含各种尺寸，并配备手术锤（例如，Stoma Dental；图6-15）。

一次性刮骨器（SafeScraperTwist，Geistlich）和可消毒的滤骨器（Schlumbohm）适用于骨屑收集。有许多不同尺寸的磨骨器，主要区别在于尺寸大小。中型Mondeal磨骨器（MBM）用于萎缩的牙槽嵴和将自体骨块磨薄很合适。而R. Quétin（Hess Medizintechnik GmbH，Munich）的磨骨器在设计上更加强大（见第3章）。

一套不同直径的骨环钻组成了环钻套装工具。

还可以添加特殊的器械套件，例如骨管理系统（Meisinger）的套装，可以用于标准骨块移植和机械的骨劈开。

6.5　外科手术技巧

下颌骨外斜嵴来源的骨块移植物

通常情况下，使用Lindemann钻从下颌骨最远中3颗牙颊侧的龈沟切口获取外斜嵴骨块移植物（图6-16）。在下颌骨升支处，远中松解切口与牙齿形成45°角。切口长度不应超过1cm，否则可能会危及颊神经。黏膜瓣的活动性主要通过软组织瓣与下颌骨升支之间的骨膜下分离来实现。由于下颌骨内下牙槽神经有时直接位于颊侧致密骨下，因此术前进行CBCT检查非常有用，但并非必需。

钻头应始终严格平行于颊侧皮质骨，以免损伤下颌骨的任何内部结构。钻头切割的深度是以出血为限，这是切透皮质骨的标志。超声骨刀用于第三磨牙拔除的热潮已经消退，最近的研究表明超声骨刀在第三磨牙拔除手术中并没有显著优势，反而手术时间更长是一个缺点[21]。超声骨刀的劣势是有时会使自体骨移植物过度产热，因为菲薄的骨切割口间隙几乎无法使冷却水进入，相反地，传统圆钻的间隙较大更易冲洗降温。如果考虑在术中收集自体骨屑，则较宽间隙并不是一个缺点。作者建议使用滤骨器来重新回收大量的自体骨屑。一项关于超声骨刀和Khoury金刚砂钻盘的前瞻性对比研究显示：超声骨刀的手术时间是传统切割盘的3倍；并且在患者术后反应相

图6-16　从外斜嵴采集骨块。a. 直视下通过龈缘切口和下颌升支45° 短切口切开取骨区。b. 在充分冷却的情况下，用Lindemann钻在拟取的骨块移植物前后的皮质骨上进行单层皮质切口。钻针始终与下颌骨颊侧骨壁平行。c. 取骨部位通常位于第三磨牙部位的颊侧。垂直方向切骨穿透皮质骨，勿过深。d. 纵向切口由一系列小点标记。e. 用Lindemann钻将这些小点单层皮质骨连接起来。其沉入深度不超过穿过皮质骨的第一个出血点。f. 通过半浸没的球钻进行根尖区皮质骨切割。g. 球钻头在顶端形成一个凹槽，作为预定的骨劈开点，过程中自体骨屑都会被收集到滤骨器中。h. 使用Bein根尖挺轻轻地将骨块取出。i. 该骨块为纯皮质骨块，内侧附着少量松质骨。j. 用镊子取出骨块，并暂时保存在潮湿的环境中。k. 使用球钻进一步磨平骨面取自体骨屑，并将其收集到骨收集器中。这样可以磨平供骨部位缺损的尖锐边缘。l. 使用Supramid 5-0（Resorba）缝合2针。

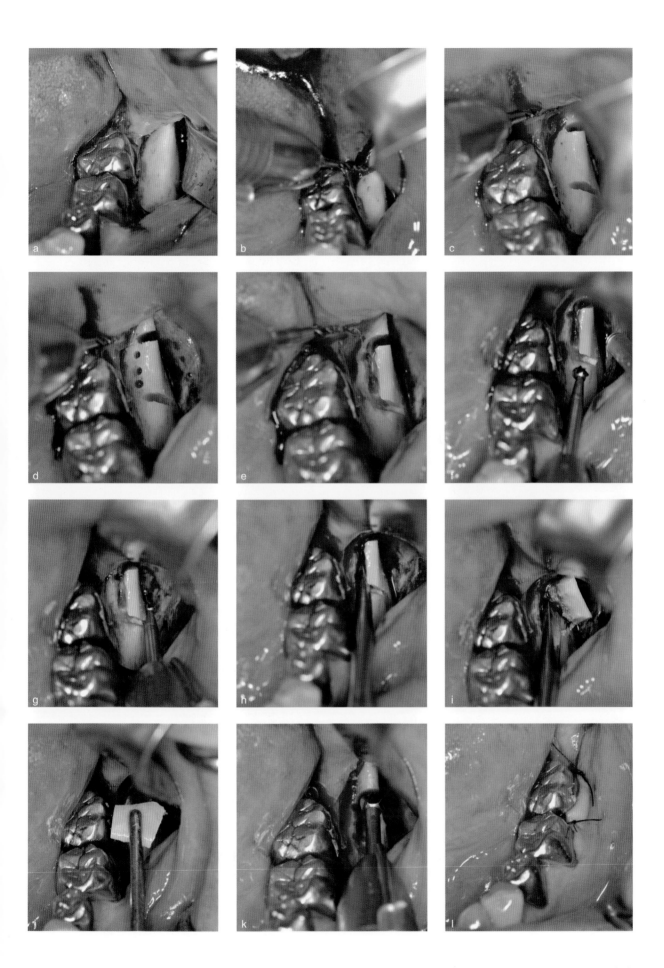

似的情况下，超声骨刀的切割体积较小。在作者看来，在手术台上放置第二套骨切割系统并非必要，因为钻孔器械无论如何都要留在手边，以便植入种植体。

外斜嵴的骨块移植物通常为2~3mm厚，可以使用Khoury金刚砂圆锯进行根尖方向切割，而使用4mm球钻部分磨穿皮质骨预备凹槽作为预定的取骨线更易操作。

取出的骨块可以再次分割成较薄的骨片，还可以将骨块磨成碎片。大多数骨磨都能将其磨成所需的碎片，通过这样的方式进行磨削产生骨屑并保留较薄的骨片，可以在"贝壳"技术中使用[22]（图6-17）。

在横截面上，来自下颌骨外斜嵴、第二磨牙和第三磨牙颊侧获取的致密骨块移植物通常呈现出字母J的外观，因此也被称为J形骨移植物。由于外斜嵴通常会将大部分咀嚼力转移到下颌的水平嵴上，因此不应在外斜嵴的后方过多地进行骨块采集，而应尽量在末端几颗磨牙的颊侧进行取骨。自体取骨后的6周内，患者不应过度咬合（咬硬物）。在下颌升支上进行双皮质骨会造成下颌角骨折的风险，因为最强的咀嚼肌——颞肌肌腱附着在这个承受负荷的结构上。

外斜嵴骨块取骨的并发症包括下牙槽神经感觉障碍和牙齿损伤。作者观察到一例保守治疗的骨质疏松症患者出现迟发性下颌骨骨折。如果切取J形骨块的方式正确，手术器械的切割深度严格控制在皮质骨层，那么发生神经感觉障碍罕见。因为外斜嵴不会发生萎缩并会再生而不需要用植骨来填补缺损区，因此报道中提出有可能从同一部位再次取骨[23]。种植治疗患者有时需要通过手术拔除阻生的第三磨牙，因此需要在磨牙后区进行手术。

髂前上嵴取骨

从髂前上嵴取骨的基本条件是无菌手术室、手术皮肤消毒、无菌铺巾过程和遵循无菌手术原则。

切口长约4cm，位于髂嵴内偏髂前棘背侧（图6-18）。切口位于髂嵴内侧，因为不想将瘢痕直接留在骨嵴上与裤腰带接触的部位。通过皮肤脂肪稍稍向侧面剥离后，暴露出臀肌和腹外斜肌之间的白色肌腱膜，并在髂嵴中间将其分开。通过这种操作技术，可以在不损伤肌肉组织的情况下进行几乎无痛或尽量减少痛苦的取骨。

随后骨盆内侧和髂嵴内侧的骨膜被剥离。通过移动覆盖的软组织，可以观察到骨骼的不同部位。一般来说，单层皮质骨骨块是从内侧沿着髂嵴曲线的内半部取出的。使用Lindemann切割系统或摆动锯将内侧嵴切割成几块纵向切片，横截面约为1cm×1cm。接着可以用摆动锯从这一缺损处像类似钢琴键结构一样向骨盆胛中心切出单层皮质条。用宽大的凿子沿外层皮质骨滑动，将其分离。需要注意的是，外侧皮质骨会很快与内侧皮质骨接近，并在髂嵴下几厘米处与内侧皮质骨融合。为了便于后期种植体植入，应避免穿透外侧皮质骨（双侧皮质骨采集）。

最后，建议使用0.5%丁哌卡因进行浸润麻醉，不用负压引流，用弹性绷带加压包扎软组织。

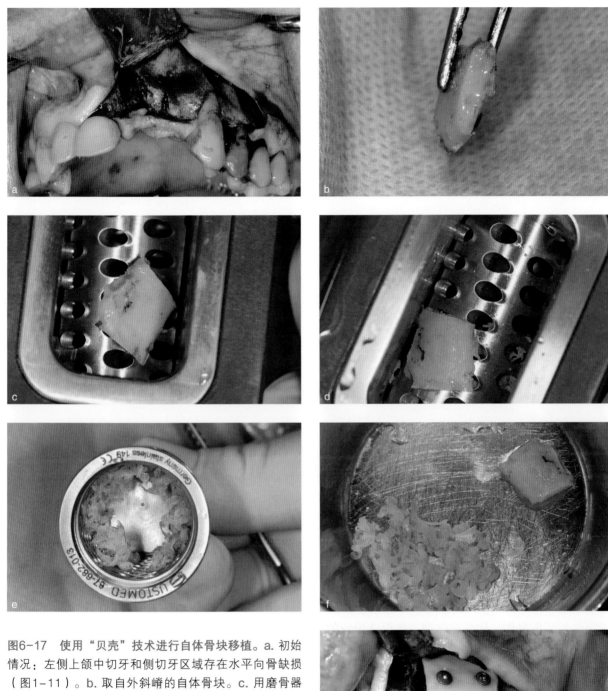

图6-17 使用"贝壳"技术进行自体骨块移植。a. 初始
情况：左侧上颌中切牙和侧切牙区域存在水平向骨缺损
（图1-11）。b. 取自外斜嵴的自体骨块。c. 用磨骨器
（Ustomed，Ulrich Storz）将骨块磨薄，形成骨片。d.
少量多次进行，直至达到所需的1mm厚度。e. 皮质骨碎
片收集在磨骨器的滚筒中。f. 所有自体骨材料在使用前都
会暂时存放在潮湿的环境中。g. 在骨缺损处，骨片用于
确定未来牙槽突的外形轮廓，宽度和高度均留出约1mm
可供吸收余量。用2颗定位螺钉将其固定（1.5mm系统，
KLS Martin）。

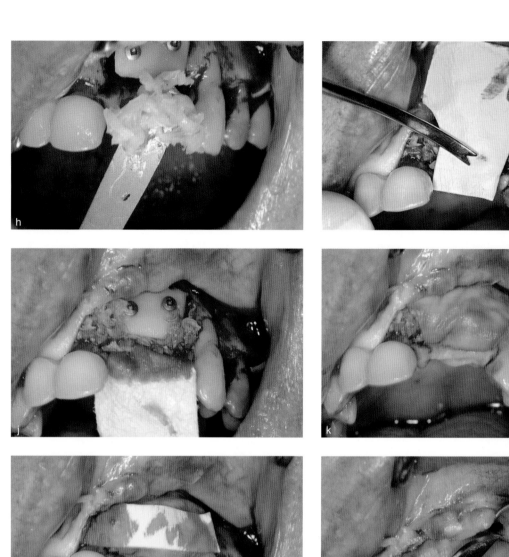

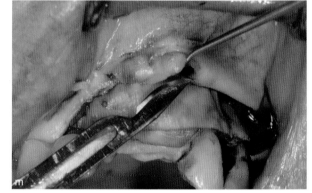

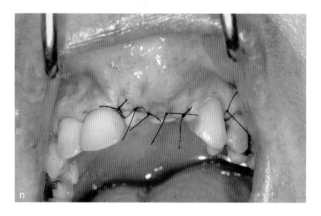

图6-17（续） h. "贝壳"内仅填充自体骨屑。i. 用天然胶原膜（Bio-Gide，Geistlich）修剪成舌形并与Luni-atschek填充器配合使用。j. 天然胶原膜的舌部放置在腭侧瓣下方。k. 天然胶原膜用几滴生理盐水湿润使其柔软易塑形。l. 在牙槽嵴顶部区域将膜的一部分双层覆盖。m. 黏膜瓣减张是通过使用单钩和15c手术刀进行的。n. 龈缘切口和牙槽嵴正中切口由于边缘龈质地坚韧而可以很好地适应减张后覆盖植骨区，因此只需少量间断缝合就可以很好地关闭伤口。

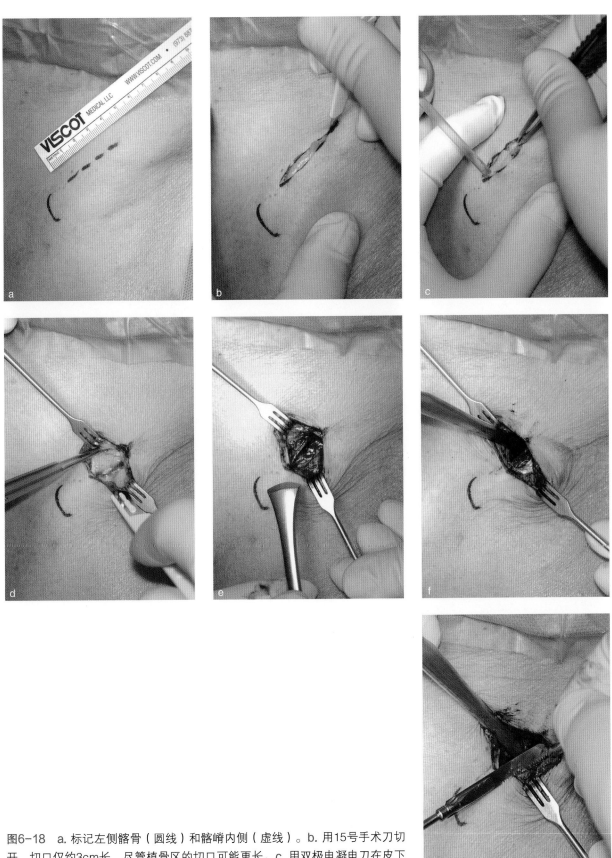

图6-18 a. 标记左侧髂骨（圆线）和髂嵴内侧（虚线）。b. 用15号手术刀切开。切口仅约3cm长，尽管植骨区的切口可能更长。c. 用双极电凝电刀在皮下脂肪处止血。d. 观察臀肌和腹肌之间的肌腱。e. 切开髂嵴上的肌腱膜。f. 切除髂嵴内侧的骨膜。g. 用摆动锯进行截骨，切除髂嵴内侧曲线。

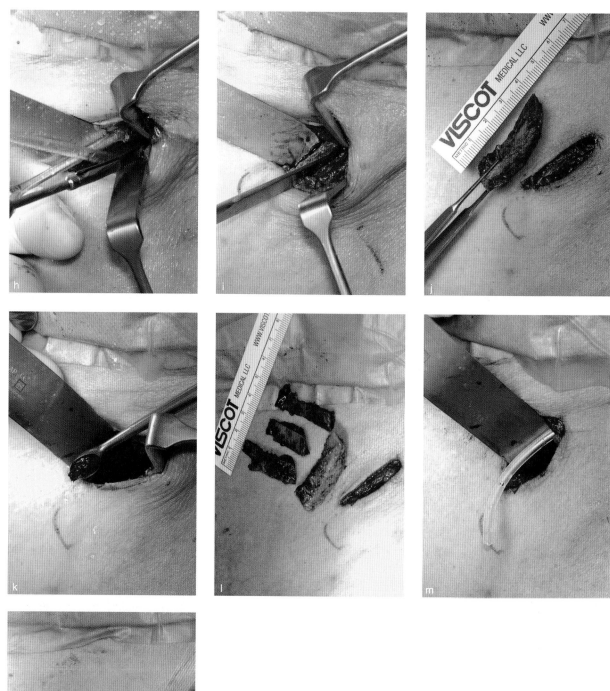

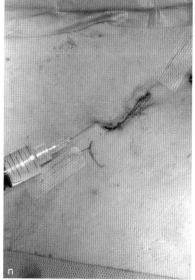

图6-18（续） h. 用摆动锯在髂嵴上进行纵向截骨。i. 用凿子切除髂嵴内侧曲线。j. 将髂嵴内侧曲线作为单层皮质骨移植，其中松质骨比例较高。k. 垂直截骨术（钢琴键状）可用于从髂骨内弯处获取单层皮质骨条。l. 使用坚固的刮骨刀从骨盆内侧的松质骨中额外获取的骨质。m. 插入引流管，无须抽吸。如有必要，可使用骨蜡止血，但通常出血很少。n. 注射丁哌卡因可减轻最初24小时内的大部分伤口疼痛。

髂骨取骨的并发症包括股外侧皮神经的感觉受损，该神经位于髂前棘的内侧，在此处存在损伤风险。在双皮质取骨术中，臀大肌神经也有损伤风险，该神经支配张肌筋膜肌，如果被损伤会导致患者术后步态障碍。特别是在骨质疏松症患者和使用凿子较多的情况下，可能会发生骨盆边缘骨折，通常可以采取保守治疗。为了避免发生这种情况，应使用球钻将锯齿切口的两端磨圆，以免造成局部凹槽导致应力中断形成骨折点。骨髓腔出血现象可能发生，如有需要，应通过骨蜡进行良好止血来避免淤血。当严格遵守上述消毒要求时，感染几乎不会发生。

下颌骨后牙区骨块移植

首先，通过全厚组织瓣翻开骨膜暴露受植区的骨缺损面，并用卡尺或直尺进行测量。然后，用球形钻头将受植区骨床表面的软组织残留物清除分离，并用小型玫瑰钻头在皮质骨表面钻孔预备处理。在此过程中，始终使用滤骨器收集自体骨屑。可以用刮骨器刮爬受植区表面皮质骨，以获得骨屑并去除部分皮质骨层。随后根据卡尺测量的长度修整外斜嵴骨块（见第3章），再用缝线临时关闭受植区伤口，以尽可能减少细菌感染风险。将骨块试放入受植缺损区中，然后，用金刚砂球钻打磨，去除锐利的边缘。在大多数情况下，必须在受植区牙槽嵴顶磨出一个凹槽，使移植的骨块尽可能与牙槽嵴齐平。骨块的垂直方向位置应低于设计的修复体周预期牙龈高度3mm。水平方向上，应略微超出牙槽嵴外形轮廓线。最后进行骨块固定。可以通过使用细颗粒骨替代材料（Bio-Oss，Geistlich）来提供吸收保护。在牙槽嵴的近远中方向和牙槽嵴外侧补偿外形轮廓的凹陷缺损非常重要，可使用混合骨移植物，以免今后产生凹槽或隆起。还要注意打磨锐利的边缘并用手指触摸检查，否则可能会发生组织瓣坏死。可吸收的胶原膜可以起到保护作用，通过缓冲骨块与组织瓣之间的接触，起到防止软组织开裂的作用。

6.6 骨移植同期或分期种植体植入

原则上，分期手术，即先进行骨增量术然后在骨增量成功愈合后再进行种植体植入，与同期种植体植入相比是一种更安全的选择。

之所以说分期手术更安全，因为在这种情况下，种植体植入到已经血管化的骨床中，因此更有可能安全愈合。此外，与萎缩阶段的牙槽骨相比，在已经再生的骨床中，种植体植入的位置通常更理想。在同期手术中，种植体表面与暂时失活的骨增量材料相邻，在活性骨附着到种植体表面之前，骨增量材料必须先愈合。简单来说，"死"的骨材料在"死"的种植体表面上无法发挥功能。当然同期手术的优点是整体治疗时间较短，对患者而言手术过程和费用负担较低。在同期手术中，仍然必须有足够的骨组织使得种植体获得初期稳定性，通常只有1/4型骨缺损情况下才能满足这一条件。通过上颌窦底提升术，上颌窦底所需的残余骨高度取决于所使用的种植体系统。在剩余骨高度仅为1～2mm的情况下，具有特别锐利螺纹或颈部挤压设计的种植体，即使没有初期稳定性，也可能获得后期的稳定性。

7 软组织增量技术与管理
Soft Tissue Management and Augmentation

在口腔这一污染环境中，保障游离骨块移植成功须尽可能达到软组织完全封闭覆盖，使局部具有抗菌性以利于伤口愈合。良好的软组织覆盖在移植材料尚未具备自身防御和血管化的阶段能够阻止细菌进入。而血管能够从软组织中迁徙进入移植区，带来成骨过程所需的破骨细胞和成骨细胞，以实现植骨区的骨融合。

7.1 种植体周围软组织厚度

一般来说，牙缺失区域的软组织高度为1.5mm。如果牙龈能够附着在牙冠的颊侧面上，那么牙龈高度可达3mm，这相当于生物学宽度的平均值。如果能够支撑在相邻两侧的两颗邻牙之间，则牙龈高度可达6mm。以上的数值并不难记忆，后者是前者的翻倍值（图7-1和图7-2）。

关于真实牙龈软组织尺寸的人类数据很少，这也是由于牙周探针的临床测量不准确造成的。根据临床研究推断，种植区域无牙颌位点的软组织厚度约为2mm，具体厚度取决于生物类型[1]。动物实验研究中关于种植体的生物宽度有详细报道，这些数据通过组织学方法测量得到，因此非常准确。根据动物实验的数据，生物宽度约为2mm，其中包括结合上皮和1.3~1.8mm的结缔组织以及龈沟深度[2]。根据Tarnow规则，2颗天然牙之间牙槽骨边缘上方5mm处为邻面接触点有超过98%的概率形成龈乳头；大于6mm龈乳头形成的概率为56%；大于7mm龈乳头形成的概率为27%[3]。Tarnow还对种植体和天然牙之间的间隙进行了测量，得到牙槽骨边缘与接触点的距离与前述相比稍低，即小于5mm时100%的概率可形成龈乳头；大于5mm时有50%的概率形成龈乳头[4]。最近的一项荟萃分析显示，龈乳头有95%的概率重塑至骨边缘以上5.94mm[5]。而在相邻的两颗种植体之间，预期只能形成3.4mm的牙龈软组织高度[6]。这就是为什么在前牙区如果可能的话应尽量避免两颗连续相邻的种植体植入，反之可选择桥体结构或其他修复方式进行美学修复。

121

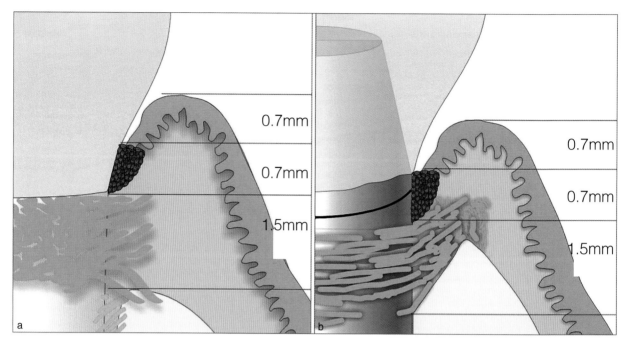

图7-1　天然牙（a）及种植体（b）上生物宽度的平均值［以毫米（mm）为单位］。软组织附着是由结缔组织、袋内上皮和游离龈组成。在种植体周围，边缘骨高度比天然牙周围骨组织更厚、更高。根尖边缘上皮的冠方起点通常是种植体–基台间隙，因为此处易通过细菌毒素的逃逸产生炎症浸润，导致冠方边缘上皮脱落。

7.2　手术切口指南

在缺牙区，精准的牙槽嵴正中切口和龈沟切口必须要考虑牙槽骨的血供条件[7]（图7-3）。牙槽嵴顶的中线可以通过牙槽嵴上的"苍白线"（Pale Line）来识别，其呈现为线状的偏白色黏膜（Linea Alba），这种黏膜的特殊表现是由于该处牙槽黏膜血供较少。牙槽嵴苍白线位置由于乳恒牙两次萌牙过程以及牙缺失后的瘢痕愈合而产生，在前牙区，早在缺牙状态之前乳恒牙交替期即存在（图7-4）。

当牙槽骨中尚未缺牙时，颊侧牙龈由唇动脉从外部提供血供，腭侧牙龈由腭动脉从内部提供血供，这与神经发育相似。天然牙的缺失并不会改变这一血供的解剖特点；天然牙拔除后，这些血供区域之间很少形成血管吻合。因此，将切口偏向腭侧或颊侧可能会导致皮瓣边缘突出、灌注不良导致伤口边缘坏死。在无牙颌牙槽嵴做非牙槽嵴正中切口时，颊侧或者舌/腭侧的瓣很可能不发生坏死，而是在牙槽嵴顶增生，像桥面一样纵向与牙槽嵴顶的黏膜连接起来。切口的血供对于软组织愈合至关重要，这应该是切口位置选择最重要的标准。在美学区域应尽量避免使用垂直减张切口。最好将减张切口放置在唇系带和磨牙区远中。

如果天然牙与缺牙区域相邻，缺牙区域的正中切口可继续沿天然牙龈缘进行龈沟内切口。天然牙龈缘切口在术后仅24小时后就能具有抗菌作用，这是由于结合上皮细胞能高速分裂产生新细胞，而这些细胞通过半桥粒连接到天然牙表面。此外，牙龈边缘本来就是口内自身组织与细菌菌斑对抗的区域，有着最佳的免疫应答（图7-5）。

龈沟内的瘢痕由已萌出的牙齿形成，因此外科医生不用担心像牙槽嵴正中切口一样产生任何新的瘢痕。无论是牙槽嵴中心切口和龈沟切口

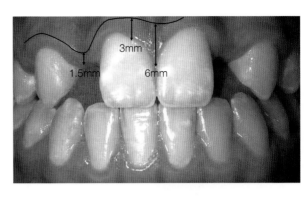

图7-2 缺牙区、天然牙唇颊侧和天然牙之间软组织厚度的经验法则，后者依次是前者数值的翻倍。可以通过将骨高度调整到正确的高度，借鉴这些数据来控制软组织高度，实现最佳美学效果。

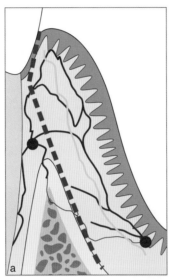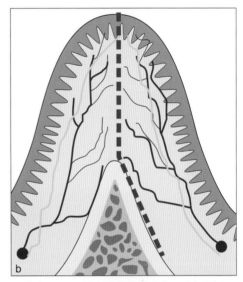

图7-3 a和b. 龈缘切口（沟内切口）与牙槽嵴切口结合对牙龈的天然血供通路和神经造成的损伤最小。从某种意义上说，牙槽嵴正中切口可以认为是一种龈沟内切口，因为在牙槽愈合过程中，腭侧和颊侧龈瓣已经向中心收缩，从而带走了它们的血供（红色）和神经支配（黄色）。

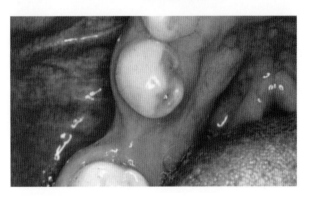

图7-4 在无牙颌中，牙槽嵴正中黏膜几乎没有任何血管吻合。因此，在牙槽嵴顶正中，可以找到血供较少的区域，该处适合进行切开。

都不会留下明显的瘢痕，也不会涉及任何重要的血管。因此，两者之间的黏膜瓣在神经和血管结构上均不会产生瘢痕及影响。这对于以后可能需要在该部位进行进一步的治疗程序非常重要，因为种植体植入后各种原因造成需要进一步手术的情况并不罕见。患者极有可能在骨增量部位再次进行其他治疗操作。例如，也许会在几年后发生

种植体周围炎的治疗或其他修复治疗需要处理。如果当骨增量手术非常重要时，只能通过非典型软组织瓣（如前庭沟切口）来愈合，那么在有疑问的情况下，应重点关注保障骨增量手术成功而不是切口，或者尽可能前者去适应软组织解剖结构。作为一名外科医生，以下警示再次适用：谨慎行事！

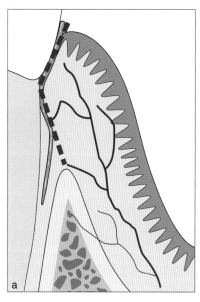
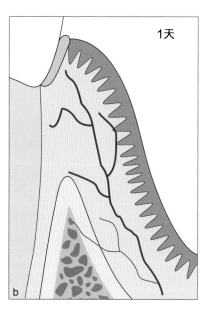
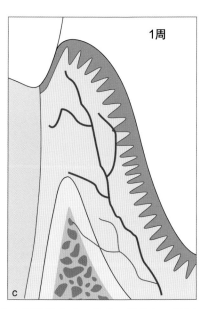

图7-5 a~c. 龈沟切口位于萌出牙周围牙龈形成的自然瘢痕中，龈沟切口不会产生额外的瘢痕。此外，龈沟切口可以在24小时内以抗菌的方式进行愈合，因为龈沟上皮具有较高的细胞分裂速率，并且可以迅速形成与牙齿或修复体的半桥粒连接。最后，龈沟切口位于天然防御细菌菌斑的区域，因此该处免疫系统非常完善。这些都解释了龈沟切口可靠性高及愈合快的原因。

7.3　手术翻瓣类型

在种植和骨移植阶段，通过轻柔地骨膜下翻瓣保护牙槽嵴的骨膜及黏膜下组织瓣完整是非常有意义的（图7-6）。半厚瓣通常不适用于骨增量手术。主要有以下有几个原因：骨膜下层几乎不会出血，因此手术区域能保持视野清晰；完整的骨膜能保护其下方的神经和血管，如颏神经；由于黏膜下组织瓣完全剥离，可以清晰地显示牙槽嵴（牙槽骨）的形态，这对于评估种植体旁边邻牙的轴向是一个良好的辅助定位。除了保护和滋养骨面功能外，骨膜还是保持颗粒状骨移植材料位置稳定的良好结构。

另一种常用的术式是在骨膜上方而不是下方进行翻瓣预备，这种半厚瓣在血供丰富的组织中直接进行操作，容易破坏血管的一部分组织结构，在很大程度上也会损害神经支配，从而会影响边缘龈组织的神经敏感性，但对该种翻瓣方式的研究目前报道较少。半厚瓣对随后进行的骨增量手术几乎没有明确的益处。当然半厚瓣的优点是由于颊侧牙槽黏膜的弹性而具有的活动性，因此在治疗运用双膦酸盐的患者或行上颌窦瘘封闭术时，使用半厚瓣覆盖牙槽窝是一种很好的选择。半厚瓣的另一个优点为在牙槽骨上保留了提供营养供应的骨膜，因此能更好地滋养术区，为软硬组织移植提供了良好的软组织支持。基于以上原因，半厚瓣是牙周整形手术中的标准翻瓣方式。牙龈在骨膜支持下具有一定活动度也是这种翻瓣方式在种植体暴露再覆盖中运用广泛的原因。

图7-6　全厚瓣（黏骨膜瓣，a）更适合普通口腔外科手术、骨增量和种植体一期植入手术。全厚瓣通常不会留下瘢痕，可以多次重复使用而不会对患者造成不良的改变。半厚瓣（骨膜瓣，b）使用较少，特别是用于种植体暴露（二期手术）和牙周塑形手术，在这些手术中，需要在骨膜上形成血供丰富的受植区以进行软组织移植。否则，骨膜下预备会破坏自然的软组织结构及其相应血管。

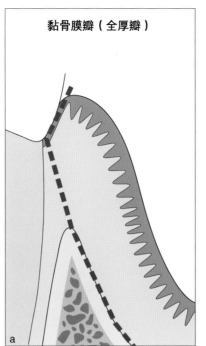

黏骨膜瓣（全厚瓣）

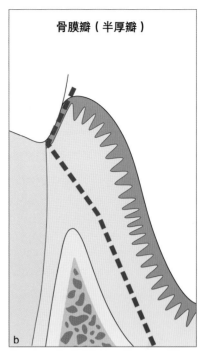

骨膜瓣（半厚瓣）

全厚瓣和半厚瓣都可以向侧面、向根方和向冠方移位。根向复位瓣可用于牙冠延长术或种植体周围炎治疗中种植体周围深龈袋的切除。根向复位瓣需要使用骨膜缝合线将瓣向根尖方向定位缝合。冠向复位瓣可用于牙龈退缩、根面覆盖等情况。为了将组织瓣向冠方固定，需要使用双交叉缝合线，将其边缘紧密贴合于牙冠邻面接触点。若牙冠邻面接触点较松，可以在接触点上放置非粘接复合桥体以防止牙龈收缩缝合线滑脱。

7.4　前庭沟成形术和其他软组织成形术

如果在骨膜上进一步预备半厚瓣，颊肌的附着点会随之到达牙根的根中1/2。当剥离深度超过这块肌肉，肌纤维附着与骨面分离时，就可以开始进行前庭成形术。前庭成形术适用于无牙颌，以改善全口活动义齿的支撑力。如果仅在颌骨局部区域进行，该技术是为了获得一个骨膜表面，该表面可以用黏膜移植物覆盖，目的是增宽附着龈。在下颌骨中，当下颌舌骨肌的附着点从舌侧分离时，这种术式称为口底加深术（图7-7）。

其他的软组织成形手术，如通过Z型或V-Y型韧带成形术进行的各类韧带修整，很少用于软硬组织增量，因为在骨增量的皮瓣覆盖中其下方的韧带通常会逐渐消失。

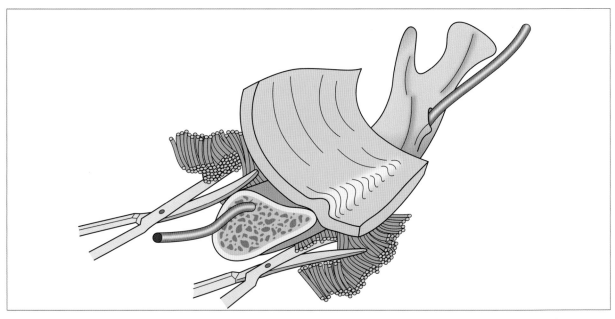

图7-7 口底加深术或口腔前庭成形术的定义是通过切断咬肌或颊肌的肌肉附着来降低口腔底部或前庭的高度。

7.5 皮瓣张力和活动性

与夹层骨移植相比，所有覆盖式骨移植的一个问题是，为了覆盖增量的体积，会产生很大的软组织瓣张力。软组织瓣张力会在微观上对毛细血管造成压迫。这可以被视为金属丝网：如果在纵轴方向上拉伸，金属丝网会越来越紧密，最终导致毛细血管闭塞。这就是软组织瓣末端坏死和伤口裂开的原因。

任何影响局部组织血供的因素，例如使用尼古丁（烟草）、未控制的糖尿病、肿瘤放射治疗的影响或者在软组织瓣下方存在骨组织尖锐边缘和尖角，都可能导致软组织瓣裂开。因此应从下方给予软组织瓣良好的缓冲，例如通过平整骨面或放置胶原膜。软组织瓣下方的尖锐边缘，例如骨移植材料的突出颗粒，会将力量集中在软组织的一个点上，导致局部形成点状凹陷。当这种压力持续一段时间后，就会产生组织瓣的缺血坏死。

外科手术翻瓣步骤

外科医生需要通过特别轻柔的软组织减张来缓解组织瓣的张力。为了做到这一点，可以用Gillies单钩牵引器拉开软组织瓣，并探索牵拉到骨增量的部位，以此暴露完整的牙槽骨缺损的部位。不要用镊子夹取组织瓣，因为持物镊固定时会压缩边缘组织。在软组织瓣的最边缘处，这种不必要的创伤需要尽量避免，因为该部位是之后进行伤口愈合的主要部位。

使用单手操作单钩紧紧地固定住软组织瓣。这时，被绷紧的骨膜清晰可见。另一只手持握崭新的15c手术刀，通过直视控制下逐步切开绷紧的骨膜纤维。如此操作可使软组织瓣延伸5mm，而且在单钩的牵引下可以非常直观地看到减张效果。操作时需格外小心，因为神经（如颏神经）和血管束位于骨膜下，必须避免在任何情况下损伤它们。手术刀应该能够避开这些重要结构，因为它们比紧张的骨膜纤维更松散且易于识别。在骨膜深部切开时，不小心造成的血管损伤是一些患者在骨增量手术后出现脸颊血肿的常见原因。而通过精准的外科技巧，可以在很大程度上避免这种情况；一旦发生血管损伤，术中应立即通过双凝电极小心地止血。骨膜切开另一个常见的并发症是切穿黏膜表面进入口腔前庭。因此，最好确保软组织瓣的两侧都清晰可见，并且只在最上层的骨膜层内进行操作。

随后再次使用单钩进行软组织瓣张力的测试。如果软组织瓣仍然长度不足或张力过大，应将闭合的Metzenbaum解剖剪（带圆头）插入骨膜切口，并向黏膜下方分离组织。如果以上操作后张力仍过大，可以将钝头骨膜分离器插入骨膜切口并进一步剥离骨膜。需要注意的是，我们永远不要因为张力太大而轻易加深切口，因为上颌前庭沟的结构上限通常是眶下神经，最多应该稍微向上拉伸而非切断。最后，软组织瓣理想的张力状态应为可用单钩松弛地拉过骨增量部位并略超过。这样的骨增量及软组织减张过程是准确的。

7.6 缝合技术和材料

缝合过紧会对局部血供产生类似于有害的软组织瓣张力影响。目前在关于手术的课程和书籍中，经常会强调缝合技术，并用图示展示复杂的缝合技巧。然而，我们知道在自然界中，血液必须能够在缝合线和缝合线线圈之间流动；否则会造成组织坏死。可以看到，有时在缝合线被拆除后会出现一些横向线条，这些线条在关于瘢痕的书籍中常用示意图绘制出来，它们是缝合线下方直接被挤压导致坏死的区域。所以，我们需要认识到每一根缝合线都会对软组织造成创伤。

在选择缝合技术时，应尽可能使缝合线在口腔中的松紧度与对伤口边缘微循环的破坏之间达到最佳比例。例如，可以通过在伤口边缘进行精细缝合（5-0），并在远离伤口边缘的组织瓣骨膜上辅以稍强的固定缝合（4-0）来吸收张力。然而，有时候"少即是多"。尽管看起来简单，但间断缝合在创伤和皮瓣适应之间取得了很好的平衡。也许只有连续（螺旋）缝合可以超越间断缝合，因为连续缝合可以减少一半的缝合针数。作者的导师Dr. Franz Härle教授曾提出："软组织只能在缝合线之间愈合。"这句话的意思是，在显微镜下，几条位置正确、结实的缝合线比起无数条细小的缝合线也许有更好的效果。

最后，缝合的结果取决于伤口周围的清洁，软组织需要在伤口边缘重建血供。现如今，我们已经打破缝合可以完全抗菌地关闭伤口的观念；非常肯定的是在缝合孔处，细菌可以沿着缝线渗透到创面组织深处。外科缝线必须沿着缝线在伤口边缘留下间隙以供循环，在这些点上，组织层之间彼此相对更疏松。紧密缝合最有可能在附着的牙龈中起作用，因为此处牙槽黏膜的组织弹性不足，脸颊肌肉的作用容易造成伤口裂开。

在临床操作中，骨增量的切口通常使用微创的4-0假单股聚酰胺圆针缝线进行缝合（如Supramid，Resorba；图7-8）。对于范围较小的植骨区域，使用5-0或6-0的缝线已足够，而上述缝线不是缠绕而成的假单股纤维，而是单股纤维，这会导致缝合拉力强度较差。假单股纤维缝线像丝一样缠绕形成，表面有光滑塑料涂层。完全扭曲成形的聚酰胺纤维，如可吸收的聚乳酸纤维缝线，在口内经历一段时间后会积累大量细菌[8]，并对组织内部产生细菌引流效应[9-10]。因此，它们不像单股纤维或假单股纤维缝线那样可以无刺激地愈合伤口。

确定打结环的最终强度也很重要，随着时间的推移，打结环不应再次松动。这对于附着龈和牙龈边缘的缝合尤为重要。某些缝线材料具有回弹性，因此并不适合在这些区域中使用作为缝合线。

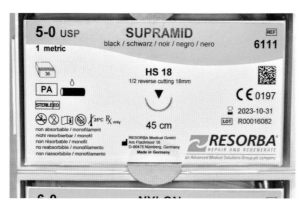

图7-8 标准缝合材料（Supramid）作为假单股纤维缝线具有良好润滑性和微渗漏作用。假单股缝线材料在内部扭曲以获得紧密结扎的特性。包装上的三角形表示尖锐的切割针，这对于在附着龈处缝合很重要。

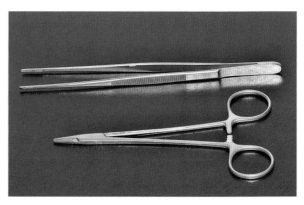

图7-9 Crile-Wood持针器和镊子的末端都有相同的硬金属涂层（钨碳化物）。具有相同的工作端可以在缝合过程中缝针来回移动时保持一致的触感。

在持握4-0和5-0缝线时，尖端涂有钨碳化物的Crile-Wood持针器能牢固地抓住针头，是最佳选择（图7-9）。解剖镊的末端也建议进行同样的涂层处理，外科医生通常用另一只手握镊子，这样可以在缝合过程中以相同的触感在持针器和镊子之间来回传递针头。

7.7 骨增量后种植体二期暴露

种植体的边缘软组织附着和封闭是由牙槽骨中心的神经外胚层细胞形成的。只有这些细胞才能形成牙龈纤维袖口和半桥粒连接。因此，即使在种植体暴露的过程中，也可以通过在残留附着龈的正中切口来实现种植体的长期健康。以这个切口为中心，残留的附着龈应均匀分布在颊侧和舌侧。最简单的操作是：通过使用愈合基台将位于牙槽嵴顶的附着龈软组织转折来达到颊舌侧分配重塑（图7-10）。

然而，举例来说，如果骨增量病例中需要覆盖的体积增大导致口腔黏膜龈边界线移位，那么上述技术就不够了（图7-11）。在这种情况下，应使用薄刃刀片在膜龈边界以外的骨膜上制备组织瓣，使牙龈根方张力松解可向腭侧滑动。这种技术可以使膜龈边界恢复到正常位置。如果种植体在植入过程中意外穿透颊侧骨壁（图7-12），就可以通过这种桥瓣来进行修补。

图7-10 种植体二期暴露。a. 微创的略长于种植体直径的牙槽嵴切口，不损伤龈乳头，不切除附着龈。b. 通过倾斜手术刀，可以在牙槽嵴方向上制备一个短的颊侧骨膜下切口。c. 使用锐利的骨膜剥离器，将软组织瓣从种植体上部分分离。d. 拆下愈合螺丝后，用消毒剂清洁种植体内部。e. 拧入牙龈成型器（愈合基台）。牙龈具有适应牙齿形状塑形的特性，因此解剖形状的冠不是绝对必要的，当然一些即刻修复的支持者认为即刻修复的牙冠更利于牙龈的塑形。f. 之前平坦的牙龈高度为1.5mm，二期暴露后在牙龈成型器（愈合基台）处垂直提高到约3mm。这意味着机体并不需要骨增量才能达到生物学宽度的恢复。g. 通过在外形轮廓线内略微增厚软组织可防止牙龈退缩造成金属部件暴露和颊侧透色。

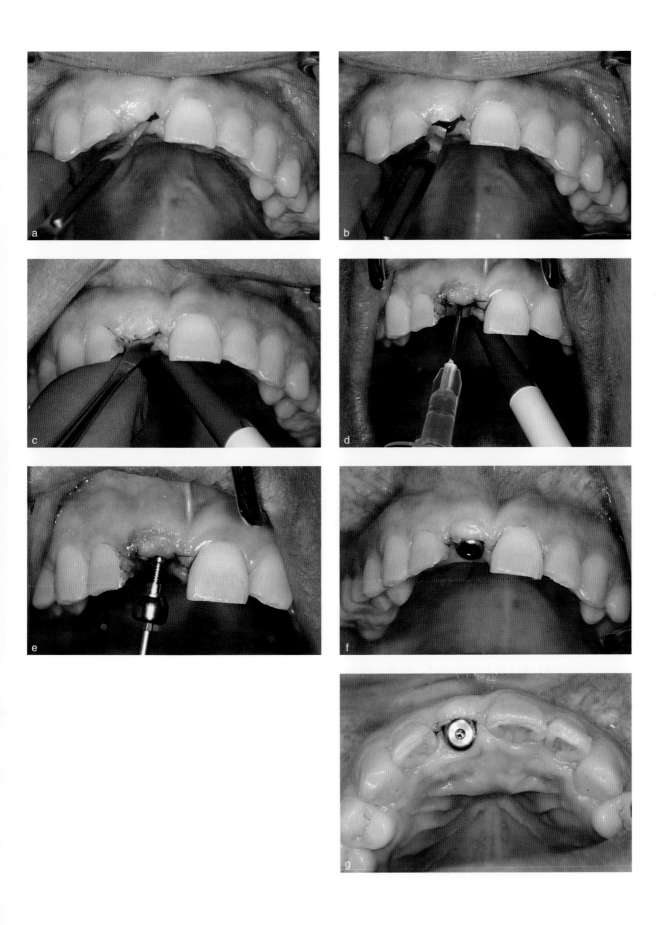

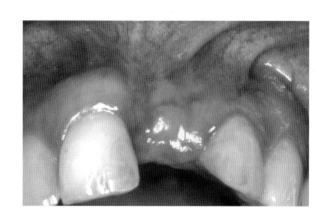

图7-11 膜龈缘腭向转移的示例。种植体钛金属的灰色透过牙龈显露出来。

在上颌于种植体的颊侧创造一个宽阔的牙龈附着区比在下颌更容易。在上颌，可以通过带蒂骨膜上皮瓣（图7-13）将这种黏膜从腭侧转移至颊侧。暴露的切口应在前期种植体植入时的牙槽嵴正中切口上再次进行切开。不过如果种植体明显存在附着龈不足，也可以在腭侧进一步切开将附着龈转移至颊侧。然后使用手术刀从切口处进一步进行骨膜上预备，直到皮瓣可以向颊侧移动并定位于牙龈成型器（愈合基台）约3mm的高度。该技术也可以通过辅助切口来龈乳头重建（图7-14）。

7.8 软组织增量技术用于增宽种植体周围的角化附着龈

在下颌修复中，几乎不需要进行额外的前庭沟成形术和牙龈移植术，因为种植体周围的附着龈在种植体修复后，即使只有少量残留的附着龈也可以恢复正常功能。如果几乎没有附着龈残留，那么仅存的极少嵴顶附着龈可以转移到舌侧，并且可以使用来自腭部的游离黏膜移植物进行颊侧前庭沟成形术。

用于增宽附着龈的软组织瓣是骨膜上半厚瓣，随后向牙槽嵴顶延伸，通常与前庭沟成形术结合运用，使颊肌分离并加深口腔前庭，形成一个暴露的骨膜表面（图7-15）。在修复前外科领域，医生们很久以前就知道这种暴露骨膜来增宽前庭沟会因为颊肌的运动而导致手术效果不佳。在下颌几乎100%会恢复原先的状况，在上颌手术失败率也大约达到70%[11]。因此，配合使用带有黏膜上皮移植物覆盖暴露的骨膜更为妥当。在这种情况下，从硬腭取游离黏膜移植物是常见的选择。与过去理念不同的是，以前如Mörmann提出的腭侧游离瓣应取薄片状薄层组织，然而如今更推崇较厚的软组织移植物。因为它们更易缝合，尤其是在愈合基台处（图7-16）。

这一技术更大的优势是：角化附着龈的组织分化被认为起源于上皮下结缔组织，这也是为什么推荐使用这一技术。在上颌前牙美学区，不建议使用游离黏膜移植，因为它们在质地和颜色上与周围区域不匹配（图7-17），对该区域的美学效果不佳。

在大约14天后，腭部供体部位的上皮会从切开的腭唾液腺排泄导管中相对快速地形成。在此

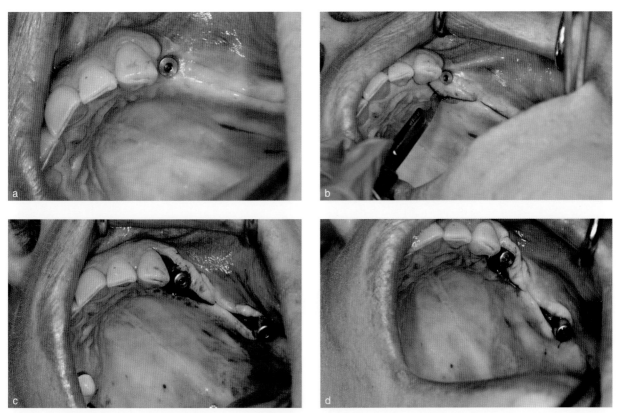

图7-12 桥瓣修复种植体颊侧意外骨穿孔。a. 种植体发生颊侧骨板穿孔暴露。b. 预备大约4mm位于种植体颈部腭侧的桥瓣。c. 将皮瓣向颊侧抬起并通过牙龈成型器将其固定在颊侧。d. 使用可吸收缝线 [聚乙二醇酸 (PGA) 5-0, Resorba] 缝合。

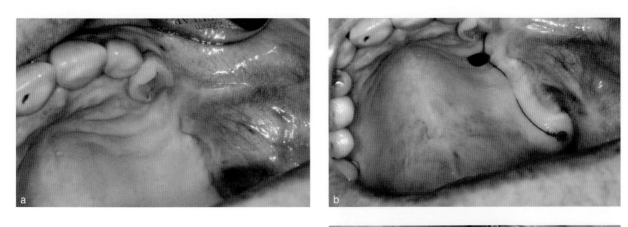

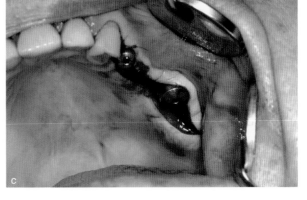

图7-13 附着龈不足情况下的种植体二期暴露。a. 膜龈缘在骨增量术后向腭侧移动。b. 切口设计根据移植区域的膜龈覆盖情况，拟在颊侧保留3mm的附着龈。c. 皮瓣通过倾斜进入的手术刀片经黏骨膜切开翻瓣。拧入牙龈成型器固定颊侧软组织瓣。

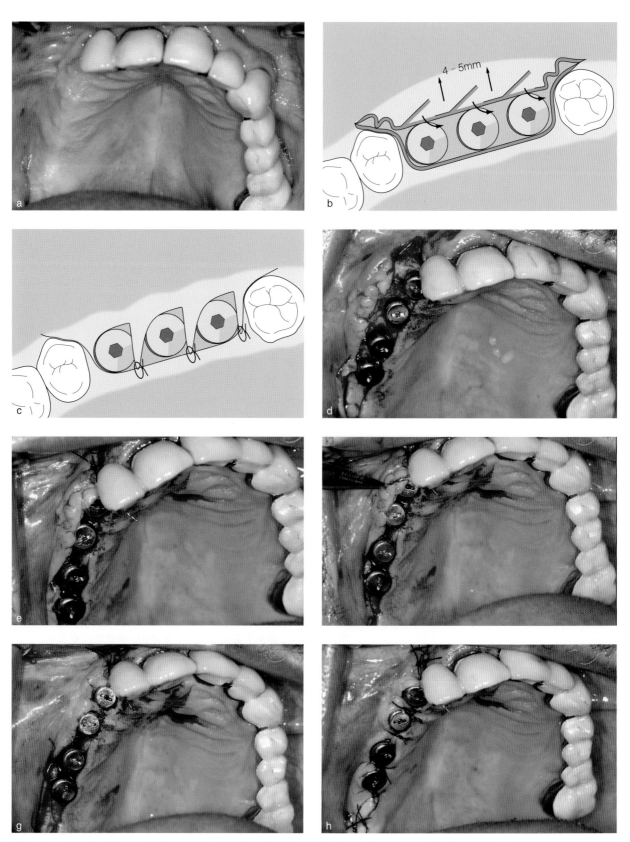

图7-14 龈乳头重建。a. 骨增量术后，最初附着龈不足。b. Palacci瓣技术。c. 牙间乳头重建。d. 制备带有附着龈的骨膜瓣。e. 软组织瓣前方缝合固定。f. 使用11号手术刀制备小的旋转瓣。g. 将第一个瓣旋转重建右侧上颌尖牙的远中牙间乳头。h. 根据上述操作依次逐步缝合其余牙间乳头。

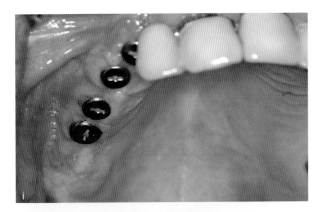

图7-14（续） i. 软组织愈合3周后完成。

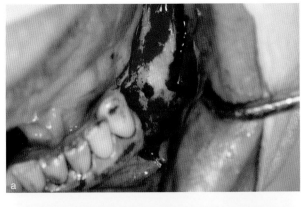

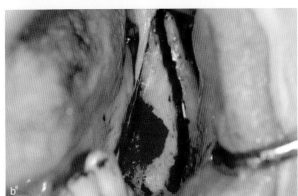

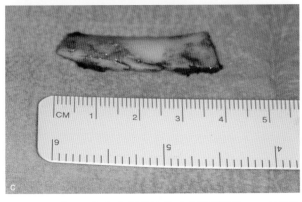

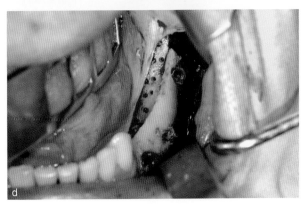

图7-15 使用腭部游离龈移植物重建颊侧牙龈。a. 下颌骨侧方（颊侧）骨缺损，在下颌骨外斜嵴处切取皮质骨。b. 皮质骨纵向切开。c. 外斜嵴取得的骨块，长度近4cm。d. 使用可吸收定位螺钉（Resorb X，KLS Martin）将贝壳状自体骨块固定到骨缺损处，形成桥接固定；受植区骨表面打滋养孔。

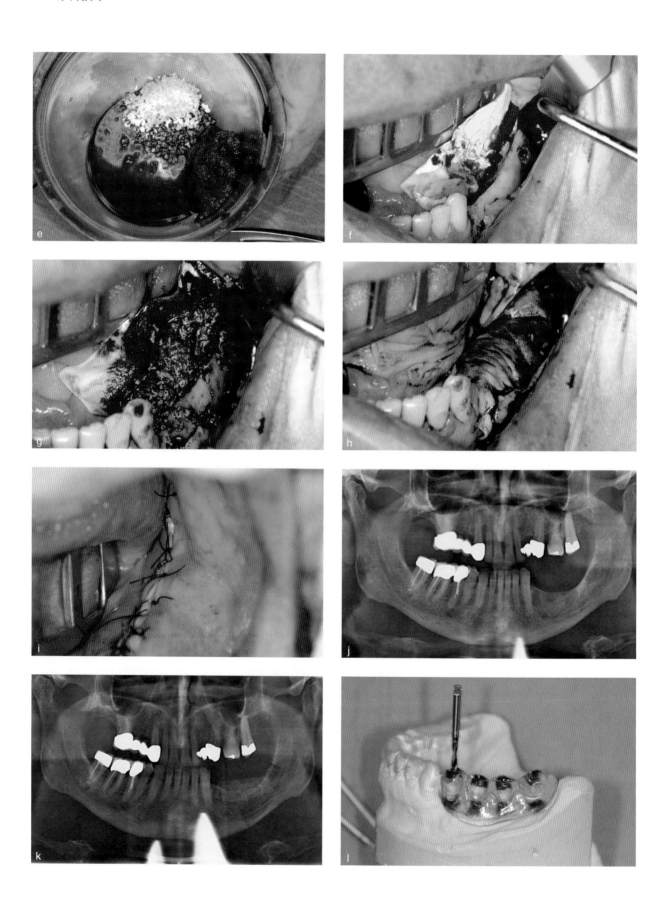

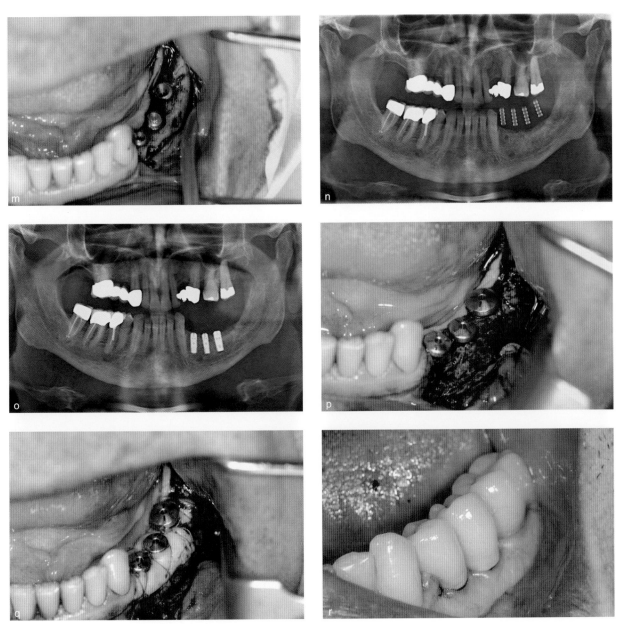

图7-15（续）　e. 混合骨移植物，包含骨替代材料、自体滤骨骨屑和静脉血。f. 把Bio-Gide胶原膜（Geistlich）压在舌侧龈瓣下。g. 用自体骨屑填充贝壳状自体骨块并覆盖混合骨移植物。h. 用湿润的胶原膜覆盖颗粒状骨移植物。i. 使用间断缝合进行伤口完全闭合。j. 左侧下颌尖牙远中骨缺损的全景片影像。k. 骨块移植物和具有X线透光性的可吸收定位螺钉进行固定后的全景片影像。l. 模拟修复，制订种植计划。m. 植骨4个月后植入种植体。自体骨块及骨移植材料混合物植骨区域发生完全骨化和再生。n. 全景片影像显示种植体规划和手术方案指导。o. 全景片影像显示种植体植入；最后一个牙位没有植入种植体。p. 种植体植入后3个月，通过翻开半厚瓣和前庭沟成形术暴露种植体愈合基台与颊侧附着龈不足区域。q. 运用来自腭侧黏膜的游离结缔组织移植物覆盖嵴顶及颊侧附着龈位置。使用3排缝线将游离结缔组织移植物固定在基台冠状边缘、骨膜表面和骨膜-前庭沟之间，重建前庭沟的深度。r. 缺失牙槽嵴和软组织再生后的最终照片：几乎达到了完全恢复。

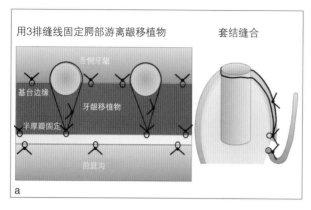
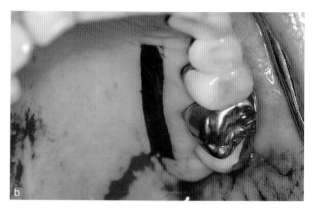
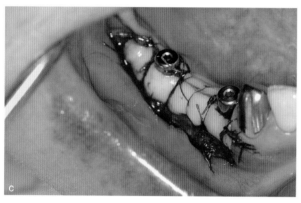
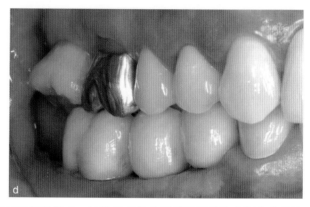

图7-16 用3排缝线固定腭部游离龈移植物的示意图。**a.** 显示了套结缝合，这种技术是将骨膜缝线缠绕在牙齿或种植体的牙龈成型器上。由于牙槽突的弧度，这种缝合可以将移植物牢牢地压在基底上，这样就不会出现血供不足的情况，毛细血管也能更好地从基底往上生长。基台边缘的精确固定可允许侧面血管连接到移植物上，这样就不会只通过基底获得营养。**b.** 使用手术刀切取自体牙龈移植物后，腭部供区出现组织缺损。**c.** 通过3排缝线固定牙龈移植物，套结缝合。**d.** 10年后仍然可以清晰地识别出移植牙龈的形状。

期间，供体部位应覆盖腭板来保护暴露的组织（图7-18）。然而，拆除腭板后的随访期可能会很痛苦，因此还需要寻找游离黏膜移植的更佳替代方案。这时，猪源性结缔组织基质等外源材料可能有很好的替代作用[12]。不过，根据一项荟萃分析中的直接比较显示，与外源性材料相比，使用自体材料［如口腔黏膜瓣（APF）］进行前庭沟成形术时，牙龈宽度平均改善了1.55mm，优于

异体材料[13]。

种植体周围有一个足量、坚固的角化龈区域，是种植体保持长期美观、功能和清洁的临床先决条件。然而，目前的文献中无法断定超过2mm宽度的角化组织是必须的[14]。角化组织的宽度对种植体周围深龈袋和龈沟出血也没有显著影响[15-16]，且并不会改善种植体周围炎治疗的结果[17]（图7-19和图7-20）。

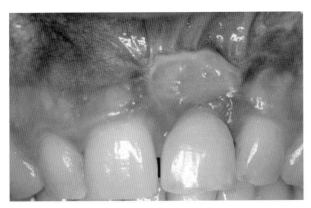

图7-17 在美学区域应尽量避免使用颜色、质地和轮廓不一致的游离龈移植物。

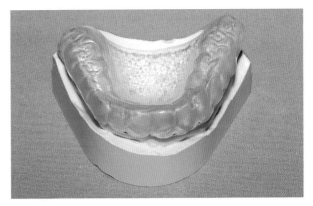

图7-18 在获得游离龈移植物后，使用压膜成型的腭板覆盖保护供体部位。

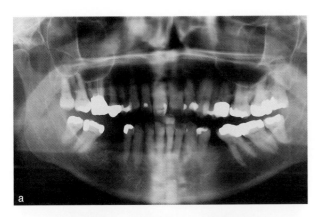

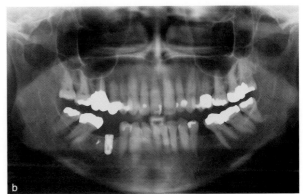

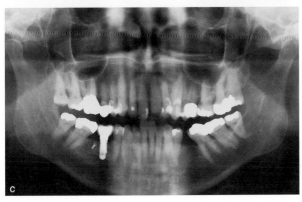

图7-19 缺乏附着龈的种植体可长期存活。a. 2000年初始状况下的全景片影像。b. 种植体植入后同期进行自体骨块移植后的全景片影像。c. 2001年修复后的全景片影像。d. 全景片影像显示，修复后15年与2001年的骨量基本相同。e. 临床照片显示，修复15年后无牙龈退缩。

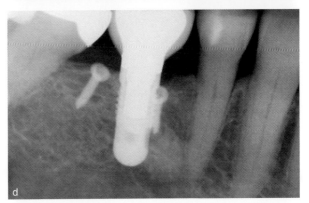

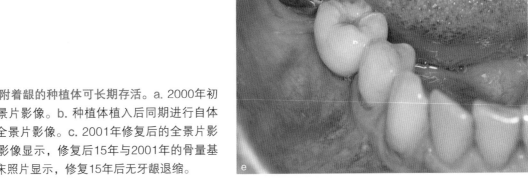

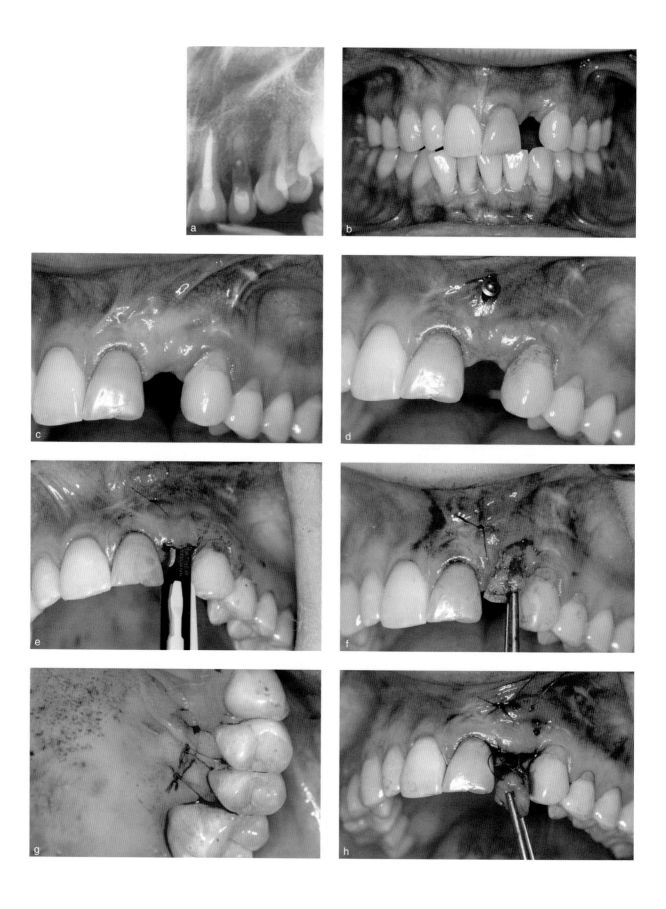

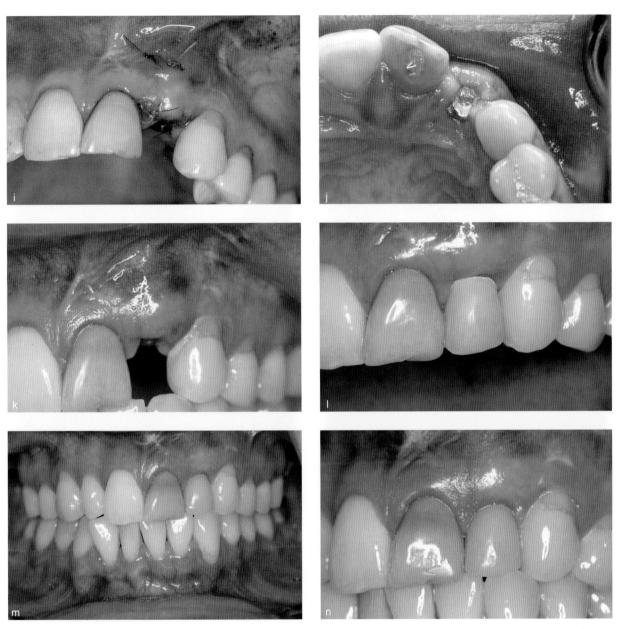

图7-20　薄龈生物型牙龈增厚。a. 牙外伤后无法保留的左侧上颌侧切牙根尖片。b. 左侧上颌侧切牙缺失间隙的临床照片,伴有骨缺损(1/4型骨缺损,根据四分法分类原则,图1-11)。牙周组织薄龈生物型,多发性缺损凹陷。c. 自体骨块移植和种植体植入后4个月的情况。固位螺钉已经能通过黏膜触诊和肉眼直视可见位于左侧上颌侧切牙的根尖部位。d. 通过微创穿刺小切口进行微创螺钉拆除,避免再次暴露植骨区骨面。e. 使用手术刀片预备受植区封闭的牙龈黏膜内袋,尽可能在骨膜上方操作。f. 从腭部取出游离结缔组织移植物。g. 结缔组织移植物供体部位的缺损位于左侧前磨牙的腭侧。h. 结缔组织移植物应尽可能在受植区黏膜内袋中伸展平铺,以便获得最佳的营养。接触面积越大,毛细血管渗透长入的概率就越大。i. 结缔组织移植物位于愈合基台的唇侧,其角化边缘从伤口中露出。j和k. 结缔组织移植物增厚牙龈轮廓的效果明显可见。l. 结缔组织移植约3周后,即可开始进行修复。m. 牙龈边缘在修复体颈部水平继续重塑。为此,唇侧不留瘢痕非常重要。n. 通过加固薄龈生物型成功避免了软组织的退缩。

7.9 软组织增量技术用于增加种植体周围的黏膜厚度

牙龈黏膜增厚是为了加强薄龈生物型（图7-21），从而防止牙龈退缩、骨质丧失和金属钛通过牙龈透色（图7-22）。

在种植体的穿龈轮廓处增厚附着龈的目的是在种植体穿出位点周围形成较厚的软组织瓣。无牙区软组织的自然高度约为1.5mm，而生物学宽度约为3mm。通过简单地用环钻去除黏膜暴露种植体后，随后往往发生边缘骨吸收。即使在种植体暴露之前，也应通过软组织移植将软组织厚度增厚至3mm来减少种植体重塑过程中边缘骨的吸收。最近完成的一项综述发现，在这种情况下，大部分可用数据都是关于自体结缔组织移植的。然而，作者们对牙龈增厚的方法提出了关键性的质疑，因为迄今为止没有超过1年的长期数据报道。并且在作者们看来，这种短期增厚可能会被大约3mm的生物学宽度自然重塑所抵消[18]。少数文献中使用异体基质来增厚软组织，并且已经证明对边缘骨稳定具有保护作用[19]。一项直接比较研究显示，与猪源性材料相比，自体结缔组织移植取得了更好的效果[20]。然而，至关重要的是，种植体周围的3mm软组织高度也可以在不进行移植的情况下通过种植体暴露于黏膜瓣垂直方向移位、转瓣技术或穿龈种植体来实现。

7.10 软组织增量技术与即刻种植

在美学区的即刻种植中，取自硬腭的自体结缔组织移植无法预防颊侧骨壁吸收，但与不进行软组织增量相比，会带来更高的牙龈覆盖率[21]。在一项荟萃分析中，没有证据表明即刻种植必须进行结缔组织移植[22]。

7.11 软组织增量技术代替引导骨再生技术

来自腭部的结缔组织量较充足且稳定性佳。多项研究表明，在种植体周围的颊侧微小缺损中，腭侧结缔组织移植可以在美学和软组织参数方面取代引导骨再生技术，并且对患者来说是一种创伤较少的方法[23-24]。然而，大部分的观察期最长仅为1年。

7.12 软组织增量技术用于种植体颈部的牙龈退缩再覆盖

目前文献中关于种植体颈部牙龈退缩再覆盖的文献证据不足，尤其是使用冠向复位瓣的方法缺乏证据支持。早期的5年随访研究结果显示，使用自体结缔组织移植术[25-26]可以实现长期稳定，平均退缩牙龈再覆盖率达到86%，并且在62%~79%的患者中实现了牙龈完全再覆盖。但目前只有个案报告了使用异体材料作为冠向复位瓣支撑物的运用研究[27]。在退缩牙龈再覆盖率上，没有任何异体材料能够达到与来自腭部的自身结缔组织移植术相同的效果。在各种异体材料中，脱细胞真皮基质的效果最好[28]。

作为冠向复位瓣的替代方法，还可以使用来自腭部的带有上皮的条状结缔组织进行移植（图7-23）。

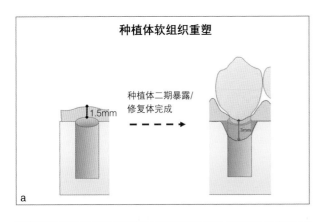

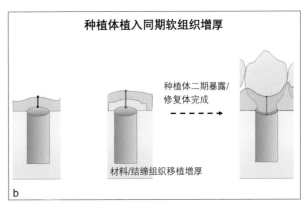

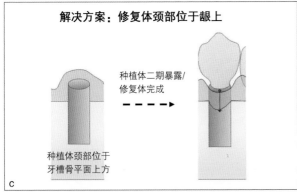

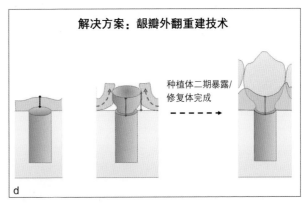

图7-21　a. 由于种植体软组织高度不足，以骨吸收为代价形成生物宽度。重塑导致了种植体颈部丧失和持续性牙龈退缩。b. 通过在种植体颈部进行软组织移植来预防性增厚牙龈，以避免由于重塑而引起的牙龈退缩。c. 植入穿龈种植体以避免退缩（如Straumann软组织水平种植体）。d. 图7-10中呈现的龈瓣外翻技术也可以重建足够的软组织高度以避免骨重塑。

7.13　带蒂结缔组织瓣覆盖种植体周围

　　由于游离结缔组织移植物仅通过局部血液扩散进行快速营养供应，因此通常需要血供丰富的骨膜支持和完全闭合的组织瓣。如果无法满足这些条件，可以从腭部制备带蒂的结缔组织瓣然后翻转到唇颊侧。位于切牙孔处的腭降动脉的终末动脉（和静脉）为带蒂转移瓣提供血供。该皮瓣

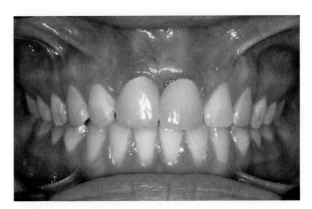

图7-22　在颊侧骨壁骨增量不足的情况下，种植体钛金属灰色在牙龈下透出。

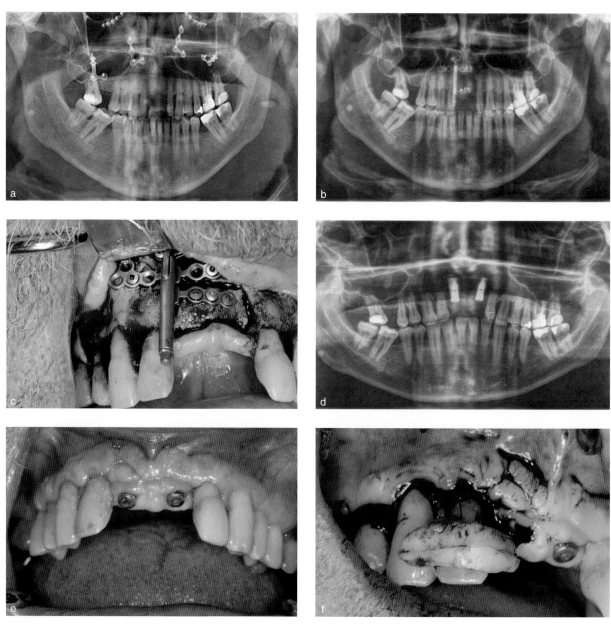

图7-23 带有上皮的条带状结缔组织移植物。a. 颌骨前部垂直向骨缺损后全景片影像。b. 牵张成骨术治疗骨缺损。c. 节段骨切开和牵引器安装（TRACK 1.5，KLS Martin）。d. 种植体植入后的全景片影像。e. 临床照片显示：邻近的侧切牙存在牙龈退缩趋势。f. 检查带有上皮的条带状结缔组织移植物的匹配度。

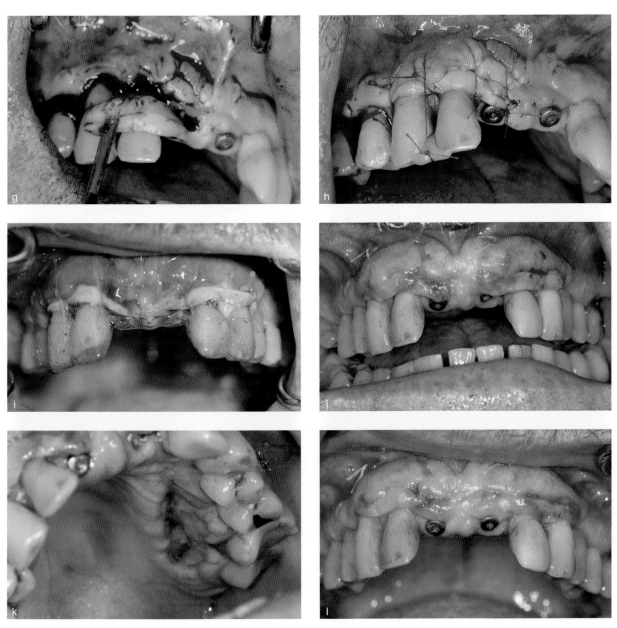

图7-23（续） g. 使用Luniatschek填充器将移植物插入颊侧骨膜上袋（封闭受区）。h. 上皮条从袋牙槽嵴正中向突出。i. 术后数日，上皮条几乎完全坏死。j. 术后1周，上皮条由于再血管化发生了颜色的缓慢改善。k. 腭部供区有明显的软组织缺损。l. 存活的移植物开始在邻牙颈部覆盖部分缺损（爬行附着）。

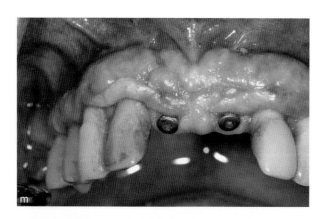

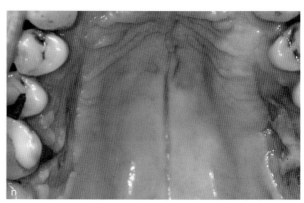

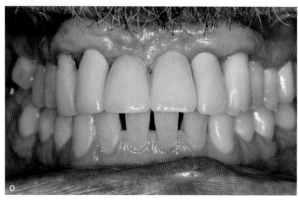

图7-23（续） m. 移植物进一步覆盖缺损。使用氯己定漱口液消毒口腔会导致牙齿变色。n. 术后3周几乎完全愈合的腭部供区。o. 修复后的最终情况，已完全遮盖原有退缩部位。

具有自给自足的血供，因此是一种一级皮瓣（图7-24；图15-2d）。该处解剖较复杂，而且有再次出血的风险。

7.14 隧道技术

进行冠向复位瓣覆盖退缩的牙龈，牙间乳头的隧道制备是创伤最小的手术，因为不会产生瘢痕，并且保存了通过牙间的血供（图7-25）。

伤口裂开是骨增量的主要并发症，尤其是在牙槽嵴正中切开后，然而，为了保障组织瓣的血供该切口往往难以避免。因此，可以尝试通过前庭沟垂直附加切口剥离到达骨缺损区域，预备

覆盖牙槽嵴的黏膜组织。这种方法在上颌和下颌后牙区域效果良好，并且多年来一直是修复前外科中用Vicryl管结合羟基磷灰石进行牙槽嵴增高的标准方法[11]。在上颌前部区域，这种方法很困难，并且根据作者的经验并不可取。隧道技术的另一种改良是植入软组织扩张器，在几周内形成一个隧道，随后可以加入骨移植材料[29]。

7.15 禁忌证

软组织增量不可用于纠正横向（图7-26）和近远中方向（图7-27和图7-28）的种植体植入位置不佳。

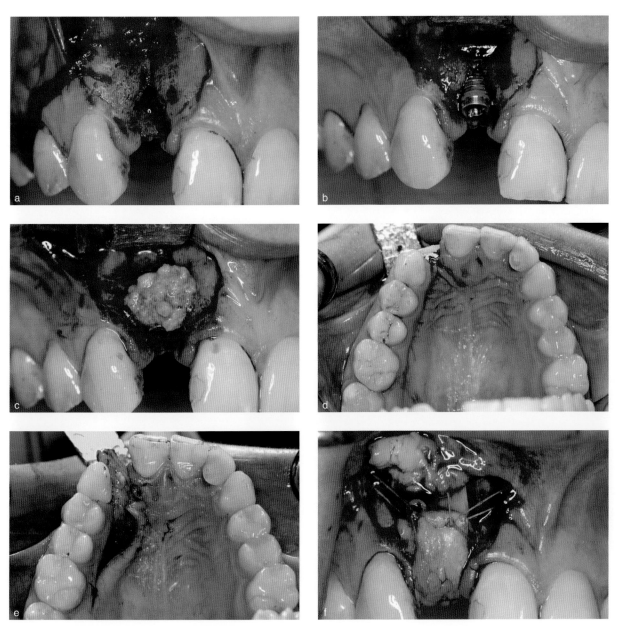

图7-24 血管化结缔组织移植。a. 初始情况：即刻种植后骨缺损，颊侧骨壁缺失。b. 在牙槽骨中重新植入种植体。c. 在种植体表面用自体骨屑（滤骨）进行骨增量。d. 标记一个血管化的轴型结缔组织瓣，其在骨膜下制备结缔组织瓣，由前方切牙管的切牙动脉供血。e. 将血管化结缔组织瓣旋转向前至缺损处。组织瓣尖端出现出血点，显示瓣具有血供（图15-2d）。f. 使用外斜嵴获取的自体骨块移植物进行骨增量，利用血管化结缔组织瓣加以覆盖。

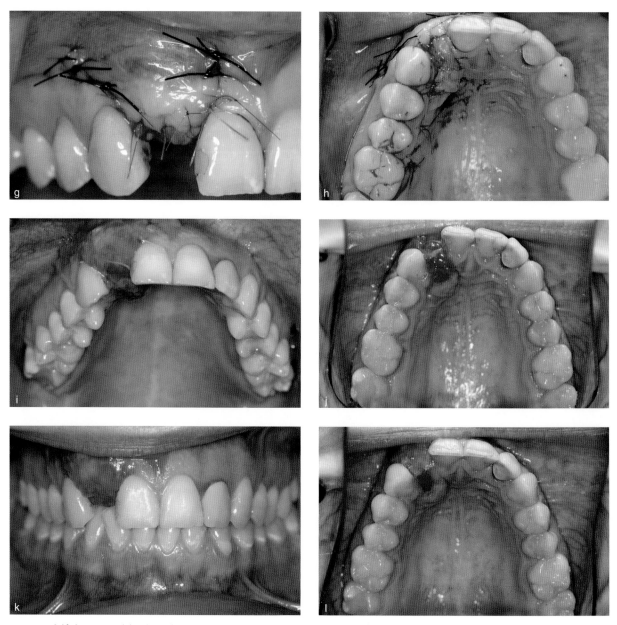

图7-24（续） g. 唇侧牙龈紧密缝合，不做转瓣，仅利用唇侧软组织的贴附性。h. 血管化结缔组织为骨块移植提供了的冠方的完全覆盖，同时可以使唇侧增厚。i. 术后1周，组织瓣明显肿胀，表明组织瓣的活力。j. 缺损处开始形成肉芽组织，表明伤口愈合增殖期的开始。k. 术后2周，组织瓣肿胀并开始上皮化。l. 缺损区域几乎完全上皮化。

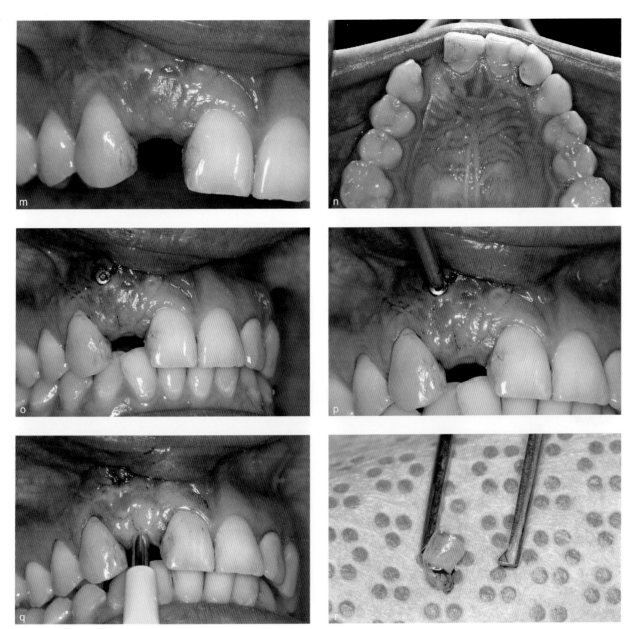

图7-24（续） m. 侧切牙唇侧缺损愈合。n. 术后4个月愈合的腭部供区切口。o. 固定螺钉（图7-24f）可通过穿刺小切口微创暴露及取出。p. 中心驱动系统（KLS Martin）便于微创地拆除螺钉，螺丝刀可盲进入术区。q. 由于腭部获取的结缔组织瓣厚度非常可观，极少见的情况下，还可以通过环钻去除软组织二期暴露种植体。r. 环钻去除大约3mm厚的牙龈。

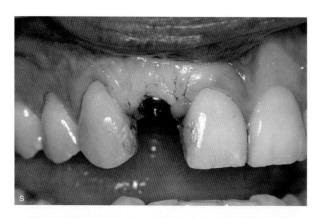

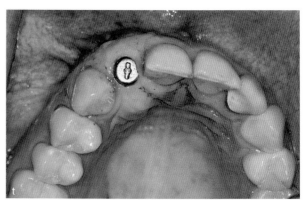

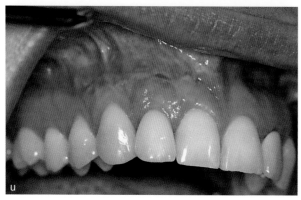

图7-24（续） s. 拧入牙龈成型器。由于牙龈具有边缘自适应性（自成型），形成紧邻轮廓的解剖冠形态不是绝对必要的。t. 牙龈成型器的咬合面观显示了牙槽嵴外形轮廓进行过度补充获得了很好的效果。种植体在牙槽嵴外形轮廓弧度内的位置。u. 美观的牙龈轮廓形成。结果优于上述左侧上颌侧切牙。

图7-25 使用隧道技术增厚牙龈。a. 初始情况：由于双侧上颌侧切牙区域种植体植入的颊侧手术切口导致了牙龈退缩，双侧上颌前牙颈部暴露。b. 从前磨牙的腭侧区域获取结缔组织移植物。c. 无角化上皮的结缔组织移植物。d. 通过几个短的龈沟切口进行隧道预备。剥离牙间乳头。这种方法非常有效，如图所示，用微型刮匙分离骨膜上组织。e. 使用穿拉缝线（可吸收的PGA 5-0，Resorba）缝住移植物。f. 随后继续使用穿拉缝线将移植物拉入预备的隧道中，同时利用穿拉缝线的拉力和Luniatschek填塞器的推力。g. 使用双交叉缝线（Supramid 6-0）进行冠向缝合。h. 最终结果显示，虽然仍有轻微的美学瑕疵，但已解决牙龈退缩的倾向。至少侧切牙的冠周边缘被覆盖。

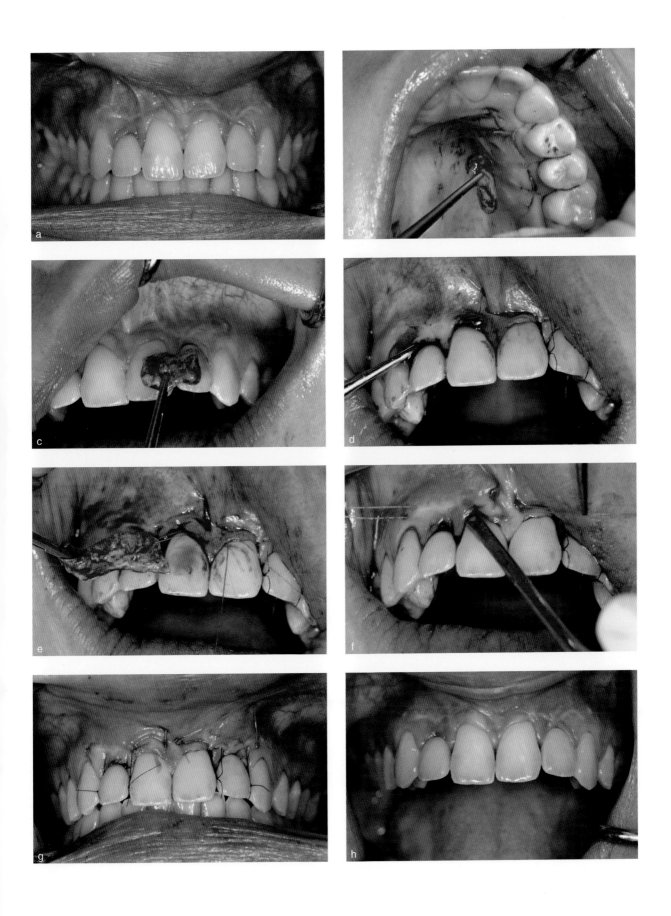

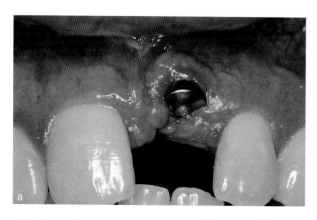
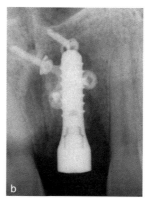
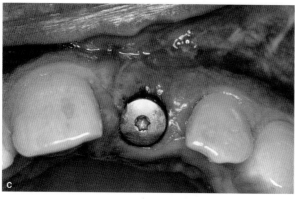
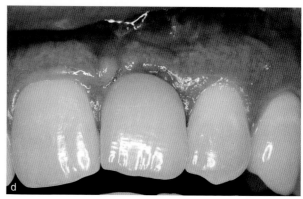

图7-26 通过矫正种植体位置改善软组织。a. 初始情况：由于定位错误、软组织量不足和种植体周围黏膜炎而无法修复的种植体。b. 切开种植体与周围骨块并进行重新定位，向腭侧旋转约5mm，并使用X形钛板进行固定。c. 种植体在牙槽嵴外形轮廓中的新位置。d. 软组织自行恢复，出现角化的牙龈，无须任何软组织手术干预。

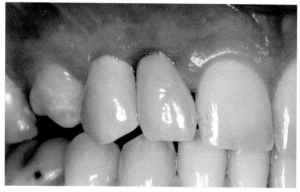

图7-27 右侧上颌侧切牙和尖牙区种植体的错误植入位置，违反了生物学水平宽度。因此，出现了牙龈退缩和龈乳头丧失。

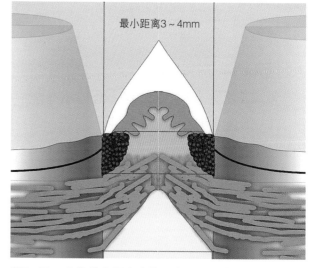

图7-28 生物学水平宽度的示意图。如果种植体之间的距离比图中显示的最小距离更近，那么种植体之间的牙槽嵴会因软组织附着的水平空间需求而吸收。最终导致牙间乳头的退缩，如图7-27所示。

骨增量的标准外科技术流程

Standard Surgical Techniques for Augmentation

骨增量手术的难度取决于骨缺损的形状。术后效果最佳的情况是内置法骨移植，其次是骨劈开技术植骨。而难度更高、更具挑战性的是外置法骨移植（水平向骨增量），而最困难的情况是牙槽嵴上植骨（垂直向骨增量）。以上的难度顺序与骨移植方式的选择、软组织覆盖的难度以及团队所面临的专业要求息息相关。尽管预后似乎有一些差异，不过这4种手术方式的长期效果都非常好，而再生骨中的种植体与原有自体骨中的种植体相比并未显现出不良的预后[1]。

8.1 内置法骨移植

上颌窦外侧壁开窗植骨

通过上颌窦外侧壁入路进行上颌窦底骨增量，这种方法可以直接地观察到上颌窦膜，因此也被称为开放型上颌窦底提升（图8-1和图8-2）。这种方法与内提升（牙槽嵴）入路不同，因而内提升也简称为闭合型上颌窦底提升。

上颌窦骨增量形式上类似于囊肿术后填充植骨，植骨部位具有很好的机械稳定性和植骨材料四周完全包裹形成封闭愈合的优势，因此上颌窦底骨增量也称为上颌窦底提升或窦黏膜下提升术。

在上颌后牙区，由于牙齿缺失后上颌骨吸收及上颌窦气化，通常会造成骨高度降低。上颌窦底骨提升为达到末端受力对称的牙弓而在后牙区植入种植体创造了骨条件，使其长度类似于人类牙根，可以根据修复需求在咀嚼功能负荷中心精确定位（图8-3）。上颌窦底提升术的长期预后佳，已经在高级别证据的前瞻性研究中证实种植体3年存活率为97.7%[2]；在回顾性研究中，10年存活率为95%，20年存活率为85%[3]。根据最近的荟萃分析，自体骨单独或与植骨材料混合使用，成骨后组织学证实骨密度优于单独使用植骨材料[2]。在上颌窦底提升术中，添加富血小板纤维蛋白（PRF）[4]或富血小板血浆（PRP）[5]对骨再生没有任何益处。也有在上颌窦底提升中使用富含白细胞和血小板的纤维蛋白（L-PRF）作为

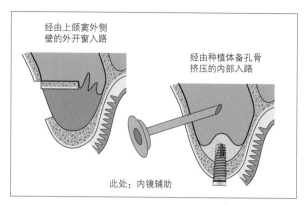

图8-1 左侧为上颌窦外侧壁开窗提升，右侧为牙槽嵴顶入路的上颌窦内提升。可选择通过上颌窦内镜进行观察。

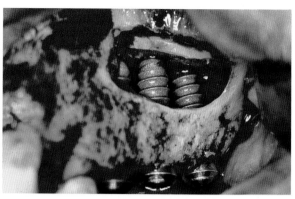

图8-2 上颌窦外提升。该病例将仍然与窦膜粘连的骨盖向内推入上颌窦内，类似铰链的作用。

提升材料的报道[6]。

通常在文献中建议上颌窦底提升的愈合时间为6个月。然而，研究证明具有高比例（50%）自体骨屑作为混合移植物能够在仅8周后提供足够的种植体初期稳定性[7]。自体骨能加速愈合。根据作者研究组的研究（见第3章），将25%自体骨屑与75%植骨材料混合是最好的折中方案，可以在4个月内完成愈合。

上颌窦外侧壁可通过颊侧骨面开窗暴露出来。操作时需要标记仍存在的天然牙的牙根位置，并设计在牙槽骨上颌窦最低点上方开一个椭圆形的窗口，窗口上缘若无必要不必向上延伸过多，因为在上颌窦颊侧壁的下方略低于眶下裂处，牙槽上颌窦动脉[8]与上牙槽后动脉形成密切连接。首先用球钻平整骨面，然后当钻头接近上颌窦黏膜时，换用金刚砂球钻继续研磨。这时，可以在窗口的中央保留骨板，以便稍后将其作为骨盖推入上颌窦腔内。这个骨板理想的位置是位于种植体的根尖以上，可保护上颌窦黏膜免受穿孔。经如此仔细地研磨，金刚砂钻头不会损伤黏膜，这样磨出骨窗形态后，骨瓣在上颌窦膜［也称为Schneiderian膜，以维滕贝尔格解剖学家

图8-3 上颌窦外提升。a. 初始情况：单侧游离末端缺失，无明显牙槽骨萎缩。b. 通过牙槽嵴正中切口、龈沟切口和上颌结节后方减张切口翻瓣暴露。首先用钢球钻将上颌窦颊侧骨壁磨薄。然后使用金刚砂球钻进行窦膜预备。c. 使用具有不同角度的特殊圆形刮匙，首先以环形方式将窦膜与骨分离，然后进行窦膜提升。d. 填充自体骨：骨替代物（25%：75%）和静脉血的混合物。e. 若残余骨量能稳定支撑种植体，就可以同期植入种植体。残余骨量的下限范围取决于采用的种植系统。f. 术后4个月二期暴露种植体。g. 修复完成。h. 术后全景片影像。

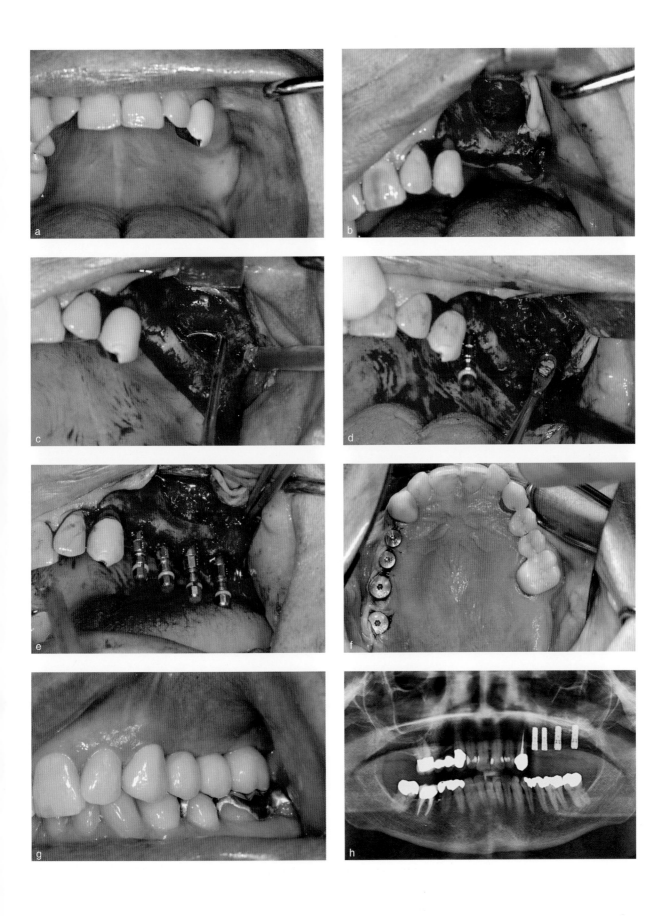

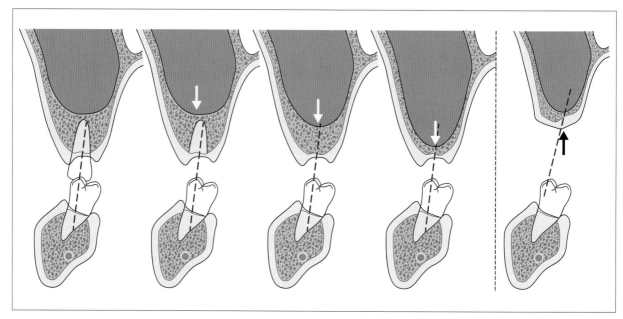

图8-4 如果上颌窦底发生萎缩，连接上下颌牙槽嵴咬合中心的连线方向不会改变。如果牙槽嵴侧方发生萎缩，必须观察并纠正改变的连接上下颌牙槽嵴的连线，除了上颌窦底提升外还要进行侧方骨增量，以避免出现咬合错乱。如果牙槽骨萎缩明显，应避免上颌窦底提升，选择垂直向骨增量是更理想的方案。

Konrad Viktor Schneider（1614—1680）命名〕上形成带蒂的移动瓣。然后，使用钝性器械，首先通过按压而不是刮擦的动作将黏膜从骨窗边缘内部分离。当四周的黏膜松弛移动时，用金刚砂球钻将骨的锐利边缘全面去除骨尖。然后使用弯曲的钝性器械（如Joseph elevator）或特殊的上颌窦底提升刮匙将窦黏膜从牙槽窝上方部位分离避免发生穿孔。在大多数情况下，由于牙槽嵴的骨缺损同时存在垂直向和水平向骨萎缩（图8-4），还需要进一步增加牙槽骨量，因此可以通过结合骨引导骨再生技术（GBR）、骨块移植和骨劈开技术来实现（图8-5和图8-6）。

在上颌窦外提升开放侧壁时使用超声骨刀最初的优势在于超声振动避免了窦膜的穿孔。然而，前瞻性比较研究并未发现使用超声骨刀的穿孔率低于使用金刚砂球钻[9]。

窦膜预备后开放窦黏膜与窦底骨壁之间的间隙，随后填充如75%∶25%的植骨材料：自体骨混合物（见第4章）。填充高度应大致对应提升后窦底的高度，允许在残余骨中植入10～12mm长的种植体。通过将未受损的黏膜下骨膜瓣复位完成外侧壁伤口的关闭。窦膜结构中的骨膜层也有成骨的效应[10]。根据研究[11]和荟萃分析，使用屏障膜覆盖窗口并没有显著优势[12]。

上颌窦外提升术——不植骨

Stefan Lundgren提出上颌窦窦膜下区域具有很强的愈合潜力，可以完全通过自体血液填充而无须植骨材料（不植骨）来填充窦膜下的骨性空腔[13]。一项荟萃分析显示，不植骨上颌窦外提升术后的种植体存活率更高，这表明植骨材料可能会带来额外的风险，例如感染[14]。上颌窦底提

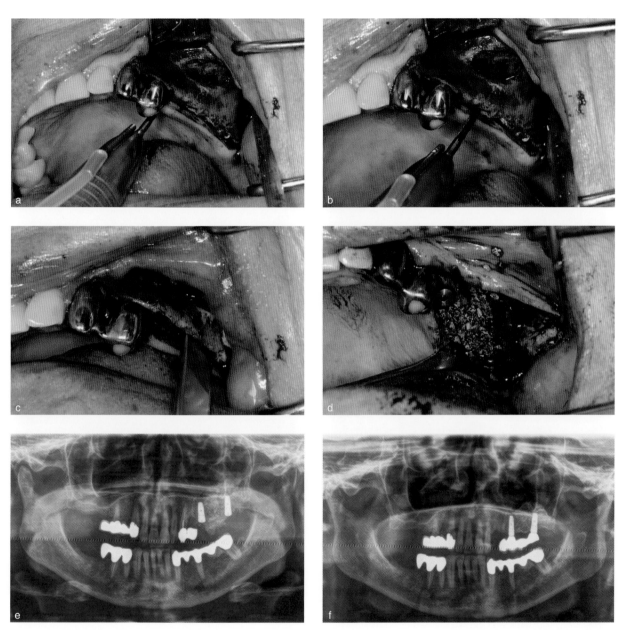

图8-5 骨劈开技术联合上颌窦底提升术。a. 在上颌末端游离缺失的情况下，常常出现前磨牙区明显的水平向骨萎缩（上颌骨呈Ω形）。此时，上颌窦膜已经提升。b. 在前磨牙区上颌窦底提升部位，可以使用Lindemann钻进行骨劈开技术。c. 这一步骤若使用刃状凿子劈开，可能会穿透上颌窦底。d. 接着可以在第一前磨牙区植入一颗初期稳定性较低的种植体。在骨劈开间隙和上颌窦底充填骨替代材料混合物。e. 术后全景片影像。f. 修复后全景片影像。可以看到骨移植材料及与自体皮质骨形成融合。

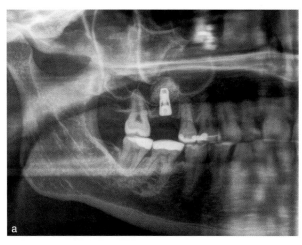
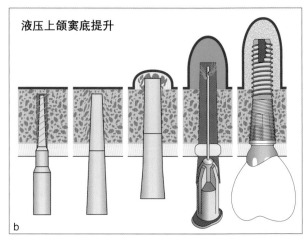

液压上颌窦底提升

图8-6 使用液压技术的上颌窦内提升。a. 经牙槽嵴顶利用水压提升上颌窦膜，并用骨替代材料混合物填充窦腔下部。b. 显示上颌窦内提升技术。

升成功的首要条件是将提升的窦膜稳定在种植体根方以上的位置。例如，可以通过同期植入种植体以起到"帐篷"的作用。当然，也有使用刚性膜、金属或塑料网达到这种稳定的技术。平均骨增量为4mm时，种植体存活率为95.9%[15]。不植骨技术的优点为由于不使用外来材料，因此不会形成细菌生物膜导致感染。一项荟萃分析比较上颌窦外提升同期不植骨技术与植骨技术的差异，结果显示种植体存活率无差异，但不植骨组的平均骨增量较植骨组少0.7mm[16]。

操作时首先暴露上颌窦外侧壁（图8-7）。然后，使用超声骨刀装置、细骨锯或钻头，向骨窗内稍斜切形成一个带有斜面的骨盖。斜切表面使得这个骨盖稍后可以重新复位，便于其固定夹紧而不掉入上颌窦内。取出骨盖并暂时放置在生理盐水溶液中，按如上文描述提升窦膜。然后植入种植体。在大多数情况下，上颌窦膜下的空间会自行充满血液。随后将骨盖重新复位。如果它不能够牢固固定于窗口，可以使用组织胶进行固定。或者，可以在骨盖及窗边缘钻孔以便使用可吸收材料进行缝合。最后进行黏骨膜瓣缝合。

使用液压技术进行上颌窦内提升（经牙槽嵴顶入路提升技术）

Summers[17]提出的经牙槽嵴顶入路上颌窦底提升（Crestal sinus floor augmentation）也被称为上颌窦内提升（osteotome sinus floor elevation，OSFE），是一种微创技术，因为它可以通过种植体植入手术同期骨预备入路进入，同时黏膜只需做最小切口（图8-6b）。一项荟萃分析显示，剩余骨高度大于5mm时种植体的存活率为96.9%，而骨高度小于5mm时存活率降为92.6%[18]。一项10年的前瞻性研究结果显示，在上颌窦内提升同期植骨组的种植体存活率为90.7%，而不植骨组为95%。有报道称6mm种植体的存活率为90.7%，10mm种植体的存活率为95%，两者差异并不显著[19]。大部分患者都能耐受上颌窦内提升。在临床研究中显示，其作为一种微创方法，与不需植骨的种植手术相比不会给患者增加更多负担[20]。

该手术操作需要花费一定时间，因为每个种植位点都需要单独操作，所以在需要植入多颗种植体的情况下，外提升技术可以更节省时间。

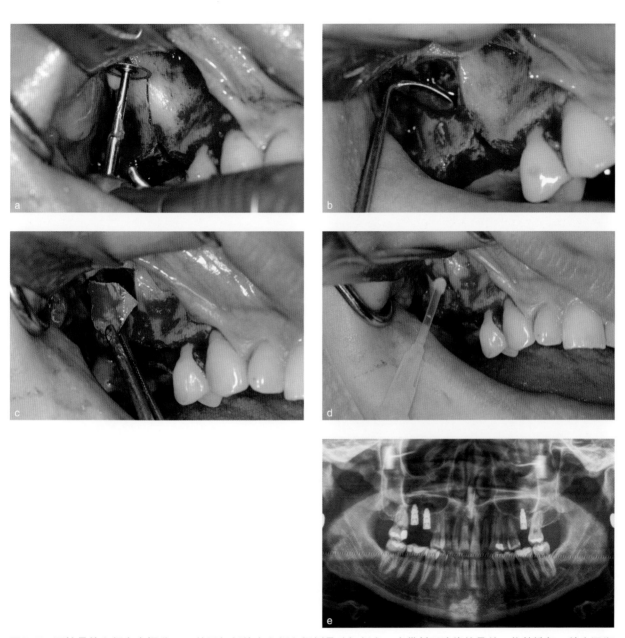

图8-7 不植骨的上颌窦底提升。a. 使用切割轮在上颌窦颊侧骨壁切割出一个带斜面边缘的骨盖，将其掀起，并在湿润的条件下暂时保存。b. 上颌窦膜用特殊的钝性弯曲刮匙分离并提升。种植体可以起到支撑的作用，防止窦膜塌陷回到窦底骨壁。窦膜下区域自发地充填自体血液。c. 骨盖复位。颊侧骨面和倾斜切割边缘防止骨盖向窦腔内移位。d. 使用丙烯酸组织胶粘接骨盖。e. 术后全景片影像，显示双侧上颌窦底提升术未植骨。

通常，会将扩孔钻预备到上颌窦窦底皮质骨以下约0.5mm。有经验的外科医生会感受到上颌窦窦底皮质骨的钻孔阻力。我们强烈建议术前进行CBCT检查，以便提前准确规划这个距离。然后，通过种植备洞窝插入内提器械，使用骨锤对窦底进行敲击，将其向上变形。这样可以将产生的碎片推入上颌窦窦腔内几毫米。当然也可以尝试使用钝性提升器逐步扩大窦膜下空间，提升窦

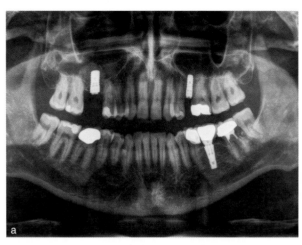
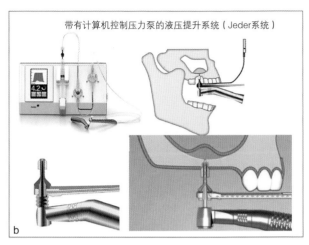

带有计算机控制压力泵的液压提升系统（Jeder系统）

图8-8　使用Jeder系统进行液压上颌窦底提升。a. 全景片影像。b. Jeder系统。钻头尖端通过反角手柄上的压力管套接受水压作用，使窦膜在窦底骨壁穿孔瞬间被推开并免于破孔。计算机控制的水压使骨增量体积可控（图像由奥地利维也纳的Jeder GmbH提供）。

膜然后填充自体血液或植骨材料。最后，植入种植体，封闭进入上颌窦的通道以避免形成口-鼻瘘。在大多数情况下，这种技术主要的问题是会导致窦膜破裂，但由于能见度不足，这一点往往被忽视。通过平头探针探诊或冲洗可以诊断出这种并发症，如果盐水漏入鼻子中则可判断发生了膜穿孔。通过口内入路进行内镜检查上颌窦，可以更好地掌握窦膜的情况。

上颌窦内提升术的关键步骤首先是进入上颌窦，其次是窦膜提升，因为在这两个步骤中都可能发生窦膜破裂，研究显示破孔发生率可达28%[21]。如果上颌窦底部呈波浪状、倾斜甚至有凹陷，第一步中风险就会增加。现如今已经开发了多种技术来减少窦膜撕裂的风险。最常见的方法是使用以0.5mm为单位刻度的钻头，通过术前CBCT检查，精准地预备上颌窦薄层皮质骨并穿透窦底骨壁而不触及窦膜。另一种方法是使用自动止停的钻头，钻头能感受骨压力，当失去对钻

头的反向压力时会停止旋转。其他类型的钻头：如将骨屑输送到根尖，起到缓冲作用，在进入上颌窦的瞬间推动窦膜向上。最后，有学者建议直接运用种植体的螺旋植入过程提升窦膜，它比活塞更缓慢、更可控地提升上颌窦底。目前最先进的解决方法可能是Jeder系统的反角手柄，它在牙槽嵴的备洞边缘处通过密封件保持小型钢钻头具有恒定水压[22]。在小型钢钻头进入时，将加压水泵入上颌窦窦黏膜下间隙，从而完整地将窦黏膜推至其上方（图8-8）。

窦膜破裂的第二步风险发生在提升和创建上颌窦空间时。为了减少在提升过程中膜破裂的风险，还开发了各种技术。上颌窦内提升的一种改良方法是气囊辅助上颌窦底提升术。气囊可以将填充液的压力分散到较大的区域，更好地保护窦膜。然而，我们知道气囊是一种一次性产品，价格较昂贵。最近以色列学者提出了一种具有泵道的种植体，该泵道在种植体根尖处出口。该通道

可以填充糊状形式的骨增量材料，慢慢地推动窦膜上升的同时增加骨量。

综合了以上所有的这些临床方法，作者使用了Chen和Cha提出的改进液压提升法[23]：首先使用金刚砂球钻在未来种植体植入位置钻一个3mm的孔，长度比皮质骨短1mm；然后用2mm球钻点状穿孔皮质骨，Chen和Cha[23]的手持装置以压力将水/空气混合物输入钻孔隧道，从而分离窦膜。作者在点状穿孔后，将钝头灌注针插入备洞口，并用湿润的纱布环绕封闭，使用注射器手动注入盐水溶液，将窦膜抬起。该过程需要相对较大的压力，通过注射器的刻度测量注射约2mL的盐水溶液。如果出现明显的压力下降，说明发生了窦膜穿孔，在这种情况下可以改行上颌窦外侧壁开窗提升。骨增量材料可以填充到无穿孔的窦膜提升空间中。通过种植体预备洞口，填入的植骨材料可以建立覆盖窦膜的植骨材料的头部圆顶（图8-8a），此时种植体位于中央。患者通常对这种技术满意度较高，因为这种方法创伤小，几乎没有不适感。当然，内提器械敲击进入时的声响可能会让患者感到不安、恐惧等。

与外提升技术相比，由于操作视野较小。因此推荐有经验的外科医生使用内提升技术，必要时可随时转换成外提升。

8.2 夹层骨移植

夹层骨移植是通过垂直或水平（"三明治"）分割牙槽骨来创建间隙状缺损，随后进行植骨。在牙槽嵴呈刃状的情况下，分割段还可以像车库门一样向上移动（旋转夹层骨移植）。夹层骨移植的一个共同特点是植骨区的两侧由血管化骨组织包围的骨床形成，这样可以使血管生成的距离加倍（图8-9）。由于切割后的骨块在骨膜上方仍然有软组织支持，它们也被称为骨膜下瓣。夹层骨移植也被称为牙槽嵴扩张术，其由现存骨的内部开始扩张，甚至还可以超越外形轮廓形成一个新的牙槽骨的外形轮廓。

垂直夹层骨移植（三明治技术）

根据作者最近的一项研究，通过三明治技术进行垂直向骨增量后的种植体存活率为96.7%，高度增量可达8.3mm，且几乎没有长期吸收（12年后仅为0.27mm）。12%的患者出现了伤口裂开，但由于移植区高度较深起到保护作用，植骨区没有发生感染[24]（图8-10）。一篇对10项研究进行荟萃分析报告了三明治技术后进行种植的种植体5年存活率达94%[25]。三明治式骨移植的一个重要优点是软组织，尤其是残留的附着龈，不需要从牙槽嵴上剥离（图8-11）。该技术非常适合与生理性牙槽嵴正中切口结合使用。因此，在种植体的部位保留了边缘牙周组织（神经外胚层细胞），并且由此可以形成新的软组织附着。此外，舌侧段的骨膜并无剥离，仍附着在骨面上。据推测，这可能是运用该技术骨增量后骨吸收比覆盖移植更少的原因。

在下颌骨侧方，使用林德曼钻（Lindemann bar）在神经平面上方对颊侧致密骨进行截骨（图8-12）。随后进行近远中向全厚垂直向骨切割，延伸至舌侧。此时，可以小心地伸手指来触摸口腔底部，以免钻头穿孔损伤舌侧黏膜。靠近舌侧时，使用细刃凿子进行水平向骨切割，因为在舌神经附近使用Lindemann钻有损伤神经的风险。当舌侧致密骨断裂时，骨块通常在1~2次凿子击打后突然松动。特别注意的是，截断的骨块必须彻底松动但仍然固定舌侧软组织以保证血供。舌侧骨膜通常非常柔韧，可以无阻力地跟随骨块上移运动，并且还可以将骨块牵拉到所需位置，以便在理想的修复体位置轴线内植入种植体。通过1.5mm微型钛板（KLS Martin）从颊侧固

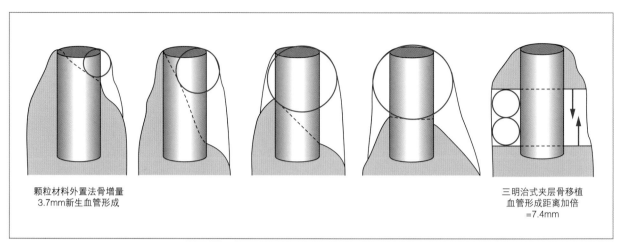

颗粒材料外置法骨增量
3.7mm新生血管形成

三明治夹层骨移植
血管形成距离加倍
=7.4mm

图8-9　根据四分法分类骨缺损。圆圈的大小显示了骨增量对新生血管形成的需求；大于1/4的骨缺损会过度消耗血管形成。因此，它们只能部分骨化或骨替代材料无法愈合（图2-21）。三明治式夹层骨移植使血管生成距离加倍，因为连接的两个骨面都有血供。

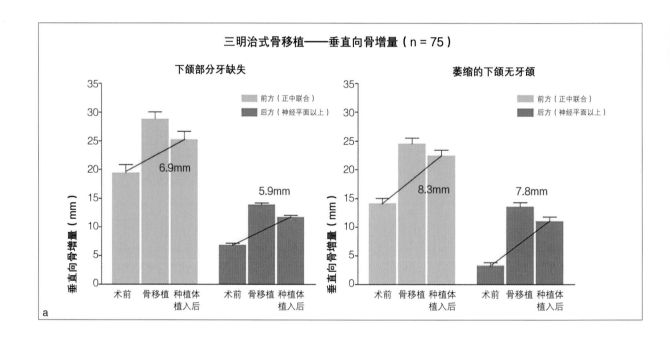

a

定骨块，将其稳定在所需高度上。接着，在骨块的下方将形成一个盒状腔隙，可以填充自体骨屑和植骨材料。随后，经过4个月愈合后，固定钛板可以移除进行负载。该技术在上颌前牙区也可以类似使用，但由于上颌前牙区腭黏膜较下颌舌侧黏膜明显更质韧、动度差，因此对于超过2mm高度的缺损，更推荐使用牵张成骨术。

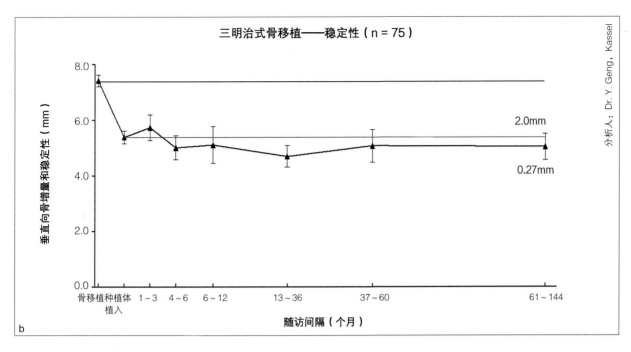

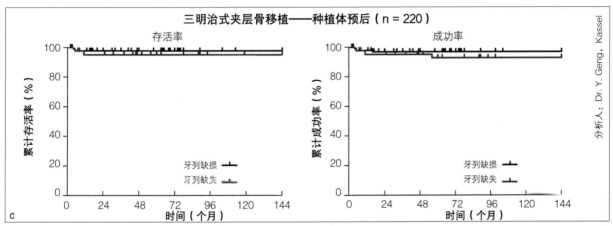

图8-10　a. 下颌部分牙缺失和无牙颌病例的平均垂直向骨增量。种植体植入之前，约2mm的骨增量高度会因重塑而丧失。b. 从种植体植入作为基线，三明治式骨移植后的骨丧失平均仅为0.27mm。c. 根据Kaplan Meier的种植体存活率和种植体成功率。

旋转截骨术

在3/4型骨缺损阶段（根据四分法分类原则；图1–11），缺损牙槽骨的舌侧仍存在一个凹陷的尖形骨嵴，这会干扰纯粹的向上移动。在这种情况下，可以使用带有薄块状移植物的"贝壳"技术（图8–13）。不过作为一种外置植骨技术其存在伤口开裂的风险。这时比较好的选择是使用旋转截骨术。该技术操作时，如上述切开并移动骨块。需要注意的是，并不是简单地垂直直接向上移动，而是像车库门一样向上转动，将吸收凹陷的下颌骨的倾斜表面转至水平后定位，并成为后续植骨材料就位的平台。根据该原理，骨块须足够宽，如8mm：4mm用于种植体植入所需的牙槽嵴宽度，颊舌侧各留2mm作为支撑种植体的骨量（图8–14）。

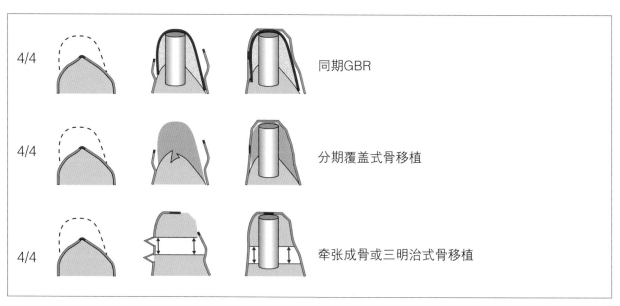

图8-11　显示残留附着龈的位置，位于牙槽嵴的正中，由一条短红线表示。同期，在进行GBR或骨块移植过程中，该区域向舌侧移动（膜龈联合位置发生变化）。只有在牵张成骨和三明治式骨增量的情况下，附着龈才保持在牙槽嵴的中心位置，将来包绕成为种植体颈部袖口。

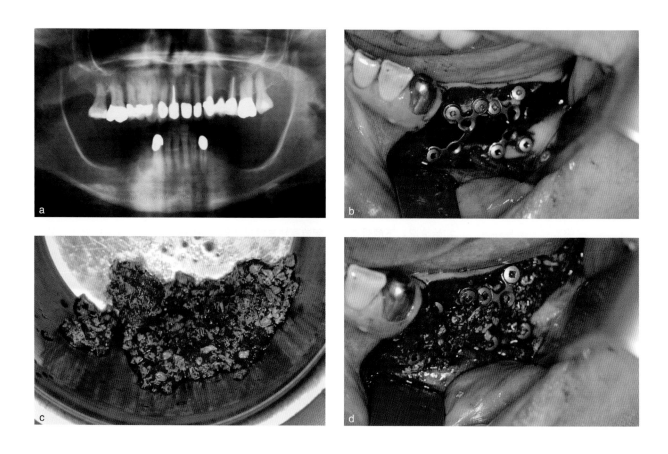

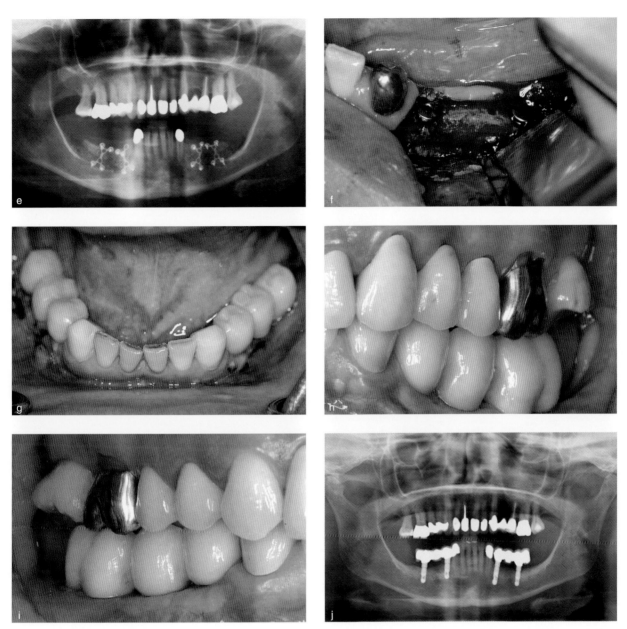

图8-12　三明治式夹层骨移植。a. 初始情况：下颌骨双侧末端游离缺失情况下的垂直向骨萎缩。下牙槽神经上方的最小骨高度（约4mm）。b. 舌侧带有软组织支持的骨段用微型板（KLS Martin）固定在基骨的冠方。形成一个类盒状的骨腔。c. 骨腔中植入静脉血、75%骨替代物（Bio-Oss，Geistlich）和25%自体骨屑（来自过滤器）混合物。d. 填充夹层的缺损。e. 术后全景片影像。f. 4个月后，拆除固定钛板，利用重建的骨高度进行种植体植入。g. 固定修复。h. 左侧下颌骨10年后。i. 右侧下颌骨10年后。j. 10年后的全景片影像，骨增量区没有明显垂直向骨吸收的迹象。

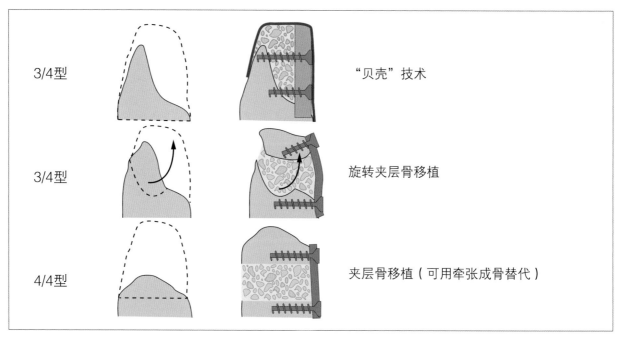

图8-13 3/4型骨缺损可以用"贝壳"技术或夹层骨增量技术（顶部和中部）治疗。与三明治式骨移植（底部）相比，该骨段像车库门一样向上旋转，因此该方法被称为旋转夹层骨移植。

水平方向夹层骨移植（牙槽骨劈开术）

牙槽骨劈开术可以与种植体植入术同期进行。在一项比较研究中，骨劈开技术的种植体存活率（100%）优于骨块移植（92.9%）[26]。在另一项牙槽骨劈开术的研究中，种植体10年存活率为97%[27]。

实施牙槽骨劈开术的先决条件是术前CBCT检查：横截面上菲薄的牙槽嵴由两层致密板层和之间少量的松质骨层组成。通常，过度狭窄的2/4型骨缺损阶段牙槽嵴已经丧失了足够的骨量来稳定种植体。然而，通过牙槽骨劈开术，牙槽骨被拓宽以便能够相对稳定地植入种植体。通过该技术可以仅用一次手术完成种植体植入使整体治疗比两阶段手术更快且经济。当然额外的手术势必增加了费用。牙槽骨劈开术的缺点是骨劈开的方向决定了种植体的轴线，如上颌前牙牙槽嵴

图8-14 骨切开旋转夹层骨移植。a. 初始情况：由于骨萎缩和尖牙颈部的卡环损伤，右侧下颌后牙区义齿无法咬合。b. 全景片影像显示初始情况。下牙槽神经上方的骨高度约为8mm。c. 骨段切开并向上旋转，由舌侧软组织保障血供。d. 在夹层填充骨移植混合物。e. 切口位于牙槽嵴中央（带有残留的附着龈），便于完美缝合。f. 左侧进行骨增量术后。g. 术后全景片影像。h. 左侧植入种植体。

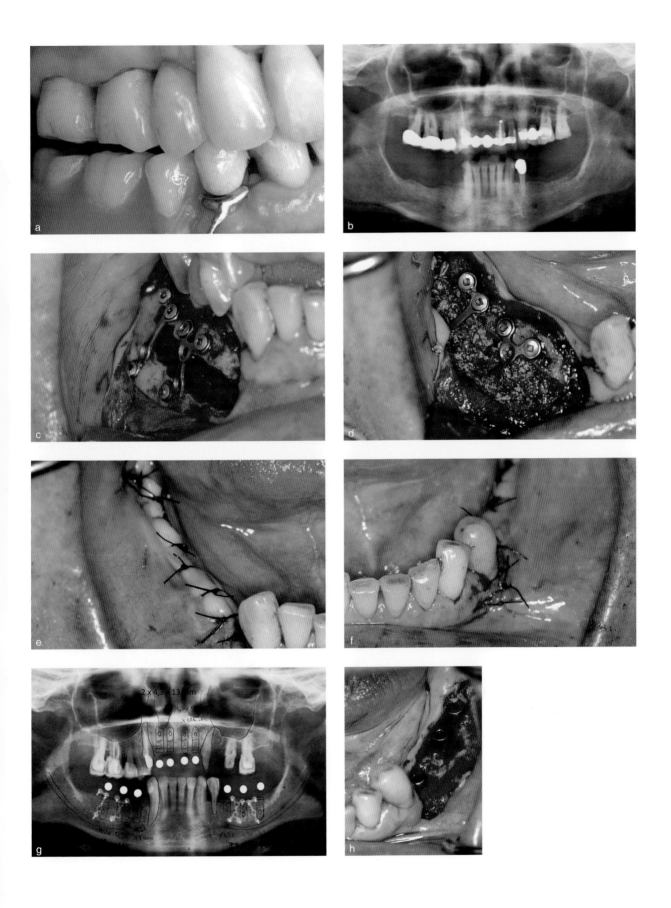

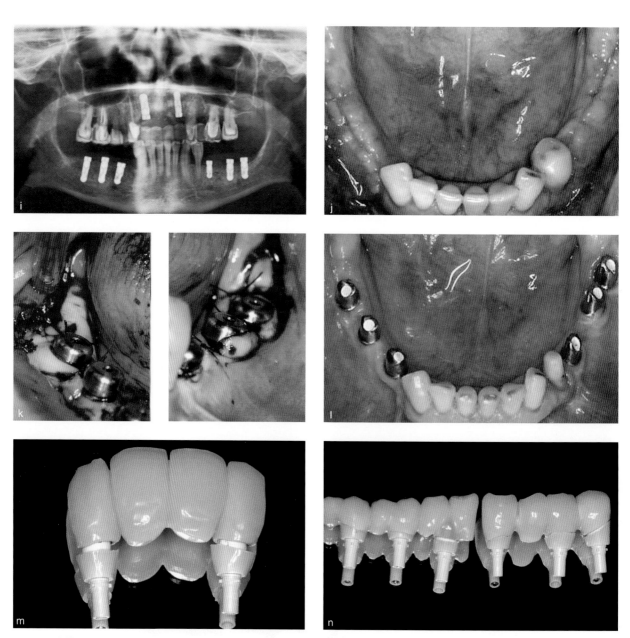

图8-14（续） i. 植入常规长度种植体（11mm）后的全景片影像。j. 所有手术步骤都通过牙龈缘切口进行。k. 残留附着龈通过龈缘切口像袖口一样自动分布在种植体周围。种植体颈部穿出位置位于牙萌出的位置。l. 完美的附着龈袖口，无须任何软组织增量即可自然形成。正确的切口设计可避免患者进行软组织移植手术并且节约了费用。m. 上颌前牙修复体。n. 下颌左侧（左）和右侧（右）修复体。

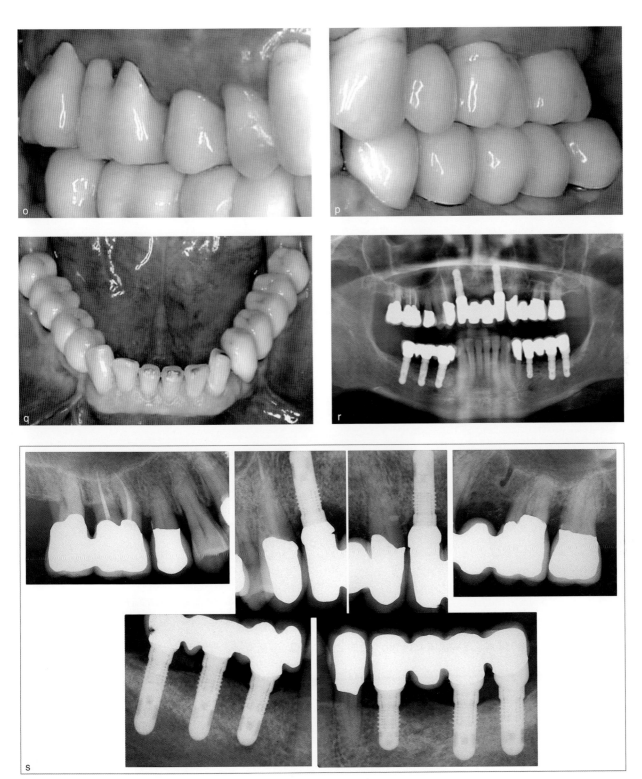

图8-14（续） o. 右侧下颌修复体。p. 左侧下颌修复体。q. 下颌修复后咬合面观。r和s. 修复体戴入后11年后的全景片和根尖片影像，骨增量区没有明显骨吸收迹象（PD Dr Mehl，Kiel University）。

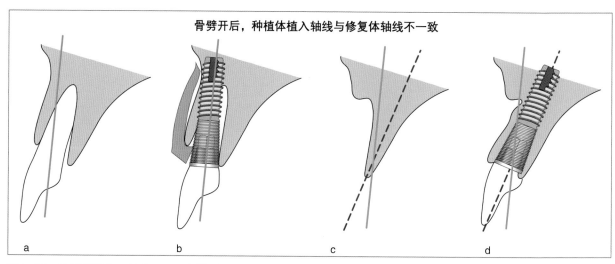

骨劈开后，种植体植入轴线与修复体轴线不一致

图8-15 牙槽嵴骨劈开技术。a. 腭侧螺丝孔与牙体长轴不一致。b. 需要通过骨移植增量来实现腭侧螺丝固位。c. 牙槽嵴骨劈开技术应遵循牙槽骨长轴的方向。d. 牙槽嵴骨劈开技术有时无法实现腭侧螺丝固位。

由于有大约20°的倾斜度，与理想的修复体长轴不一致（图8-15），若行牙槽骨劈开术则必须接受倾斜的种植体植入，并且由于种植体轴唇倾不得不放弃修复体螺丝固位。

闭合式与开放式牙槽骨劈开术

牙槽骨劈开术中有一点特别需要注意：当翻开颊侧黏骨膜瓣后首先会影响颊侧骨板的血供，因为牙槽嵴中央的劈开裂缝中断了颊侧骨的血供。开放式牙槽骨劈开术过程中颊侧骨板不再得到营养，会导致颊侧骨板高度吸收，甚至种植体颈部暴露（图8-16）。这对于同期种植体植入来说是一个尤其不利的缺点。研究表明，当上颌牙槽骨劈开术时，在切割缝中放置植骨材料可以降低骨吸收。

如果在牙槽骨劈开术过程中保持颊侧软组织瓣完整附着，则无法移动软组织瓣，导致无法缝合切割缝隙（图8-17）。因此，种植体和所有

的骨增量材料都会在牙槽骨劈开术愈合过程中与口腔呈开放状态。虽然最初这么做看起来无法理解，但在后续的临床实践中我们发现预后区别不大。在颊侧牙槽嵴翻开黏骨膜瓣能在直视下进行牙槽骨劈开术；然而，如果颊侧骨板发生断裂，这种软组织支持的丧失会导致骨板迅速丧失。因此，最好将软组织保留在颊侧骨壁上，例如可使用半厚瓣。从技术上来说，这种方法的难度稍增，但在生物学上其更加可靠，即将完整的软组织瓣保留在骨板上。在这种情况下，只需通过牙槽嵴正中切口将软组织分离至嵴顶范围以内，以便评估牙槽嵴冠方的整体宽度。由于保留了骨膜的营养，骨的血液循环得到更好的保护，吸收趋势较低[28]。然而，由于无法直视骨面，常常会发生种植体颊侧根尖骨穿孔开窗，因此牙槽骨劈开术要求更多的手术经验和技术安全性的掌握。

牙槽骨劈开术的主要并发症是颊侧骨壁骨折，由于下颌后牙区域骨质脆弱，该区易发生颊

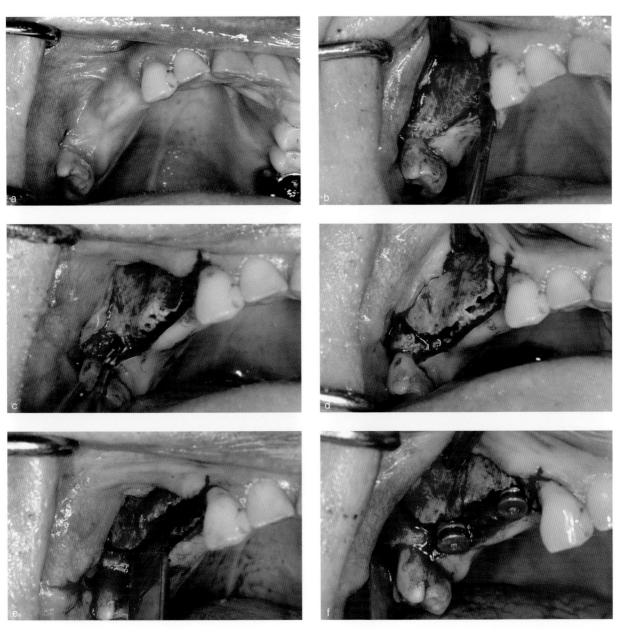

图8-16 开放式牙槽嵴骨劈开技术。a. 初始情况：牙槽嵴水平向骨萎缩。**b.** 牙槽嵴正中切口和颊侧黏骨膜全厚瓣翻开。**c.** 在牙槽嵴中线上，用Lindemann钻标记切骨线。**d.** 将标记点连接成一条线。骨劈开皮质骨板近远中行垂直向骨切开（骨切开松解）。**e.** 研磨自体松质骨成为骨屑。**f.** 骨劈开技术在牙槽嵴正中操作。唇/颊侧皮质骨在弹性限度内进行拉伸后，在松质骨中植入种植体。初期稳定性不佳，因为颊侧骨板在受力后会裂开。

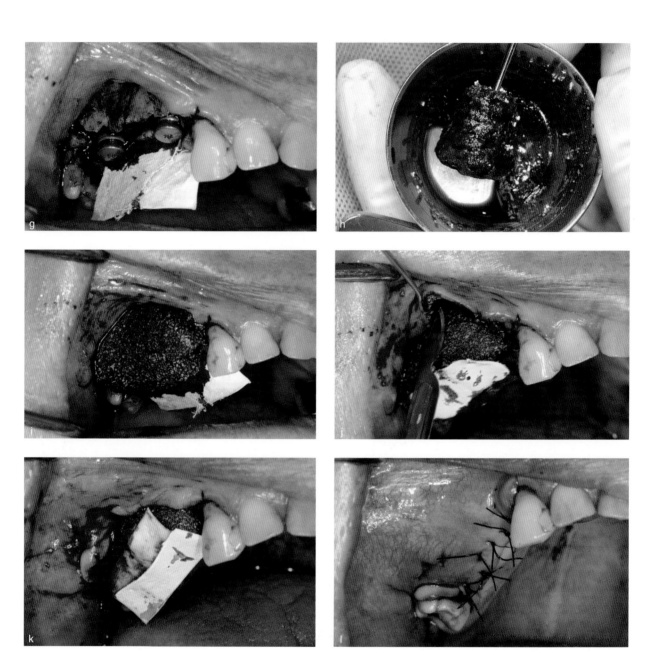

图8-16（续） g. 黏骨膜瓣下方的胶原膜。h. 骨移植替代材料（75%）、自体骨屑（25%）和静脉血的混合物凝结。i. 将骨移植材料充填进入骨间隙，在这种情况下也可应用于舌侧宽阔的骨壁上（吸收保护）。j. 使用单钩和手术刀进行舌侧骨膜剥离和瓣减张松解。k. 双层胶原膜覆盖。l. 在牙槽嵴正中切开坚韧的附着龈，可简化伤口关闭。间断缝合可实现伤口的紧密关闭。

图8-17 闭合式牙槽嵴骨劈开技术。a. 全景片影像显示下颌前牙区残留天然牙的初始情况。b. CBCT显示骨高度足够，但种植部位的宽度不足5mm。舌侧和颊侧骨质致密，中间有松质骨层，这是骨劈开技术的解剖先决条件。c. 通过牙槽嵴正中切口观察狭窄牙槽嵴的骨量情况。此处已经使用Lindemann钻进行截骨。d. 扩张致密皮质骨板后，种植体可"夹"在劈开的骨缺口中。由于骨劈开后两侧骨板的活动性，种植体无法获得初期稳定性。简单缝合颊舌侧。牙槽嵴正中骨劈开处未被完全覆盖，因为瓣没有被减张松解。

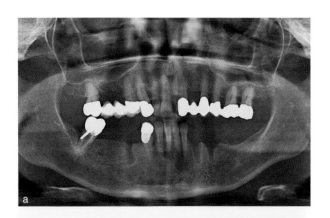

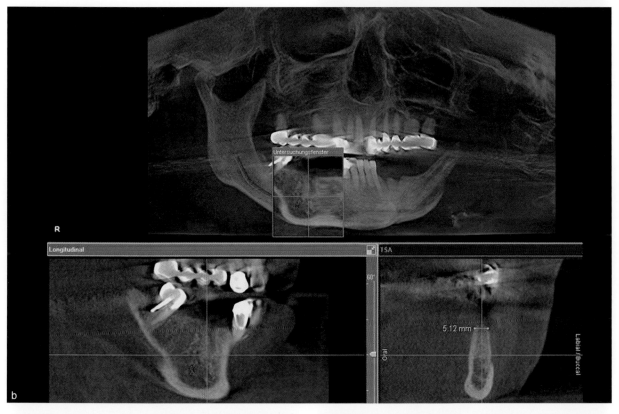

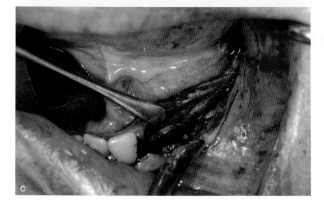

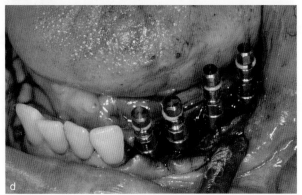

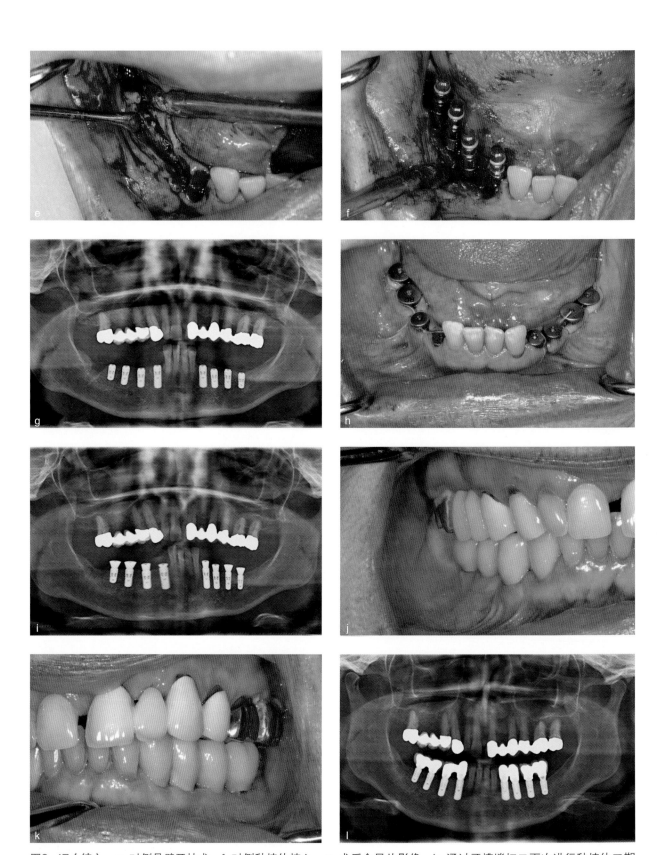

图8-17（续） e. 对侧骨劈开技术。f. 对侧种植体植入。g. 术后全景片影像。h. 通过牙槽嵴切口再次进行种植体二期暴露。牙龈自发性的像袖口一样包绕在牙龈成型器上，无须软组织处理。i. 种植体二期暴露后的全景片影像。j. 右侧修复完成。k. 左侧修复完成。l. 修复后的全景片影像。

侧骨板碎裂。由于保留了软组织覆盖，有时仅需重新连接骨板（钛板固定）或待牙槽骨重新愈合后再进行种植体植入即可。这种方法也被称为三段式下颌牙槽骨劈开术：首先，在直视下进行骨劈开技术和分离；然后，在骨膜附着愈合后扩张和填充间隙；最后进行种植体植入。

由于上颌骨的松质骨结构更多，因此在上颌进行牙槽骨的垂直劈开通常比下颌更容易。首先使用窄Lindemann钻头对牙槽突进行纵向骨切割。根据Khoury的研究指出，超声骨刀装置和金刚砂圆锯在这阶段的切割中都表现良好。通常需要使用垂直减张切口，从纵向切口的内部到软组织覆盖下方，而不穿透软组织。接着运用窄刃凿进一步分割牙槽嵴。随后在前述步骤产生的间隙中放置自体骨屑或植骨材料，根据一项随机研究，骨移植可以减少约0.5mm的骨高度吸收[29]。在下颌骨中，由于皮质骨含量多导致结构脆弱，该处手术技术难度更高。由于一些下颌牙槽突即使宽度良好但基部变得非常狭窄，因此可以通过3D诊断预先进行可视化模拟操作。这种情况常发生在非常脆弱的骨质并且牙槽嵴极易发生骨折，特别是牙齿发育不全后的缺牙间隙中。在这些情况下不推荐进行牙槽骨劈开术。

上颌骨无牙颌夹层骨移植（Le Fort截骨术）

上颌骨无牙颌夹层骨移植是一种长期以来在修复前手术中使用的方法。在对483名患者进行的26项研究的荟萃分析中，最近的10年种植体存活率统计为90.2%[30]。在作者自己的患者群体中，106名患者的579颗种植体的10年存活率为95.9%。平均骨高度增加了8.7mm，其中种植体植入前骨吸收为1.8mm。种植体修复后，长期吸收仅为0.13mm。

该方法最初是为正颌外科手术而开发的，因此具有补偿上颌骨萎缩相关的上颌后缩（无牙颌患者的假性上颌后缩）。由于上颌骨呈倾斜状，骨质疏松会导致牙槽嵴向后上吸收萎缩，因此可以通过Le Fort截骨术将其恢复到初始的前下位置（图8-18）。通过牙槽嵴切口，将全厚组织瓣切开至两侧的眶下孔，直视下保护神经。在进行Le Fort Ⅰ型截骨术之前，通过上颌窦底提升术预备上颌窦底黏膜以及通过鼻底提升术预备鼻底黏膜是有益的，这样可以使植骨床在颅内保持封闭的状态（图8-19）。然后暴露两侧的外露尖牙基底并使用Lindemann钻将其断离。使用骨凿在预备好的骨性鼻底、侧鼻壁和腭骨处进行骨劈开。使用弯凿在腭翼裂中将上颌骨从翼突过程中分离并折断后移动，而仍然与腭血管和咽黏膜相连。至此，上颌骨可以向下和前-上移动，并通过迷你骨固定钛板（2.0mm，Mini System，KLS Martin）稳定地固定在这个位置。此阶段必须小心，避免骨质疏松症患者萎缩颌骨中断裂形成独立骨片。随后，在Le Fort Ⅰ型平面中植入混合骨移植物（25%∶75%），然后将上颌骨复位。在新位置上，根据增加要求深度为5~15mm，并根据对侧牙槽嵴稍微向前移动，使用4个骨固定钛板（2.0mm，Mini System）重新定位上颌骨。通常，夹层骨移植往往与髂骨骨块的前、侧方骨块移植结合，使用小型微型拉力螺钉（1.5mm，Micro System）进行环形固定。

下颌骨无牙颌夹层骨移植术（三明治技术）

下颌骨无牙颌夹层骨移植术也是早在种植牙

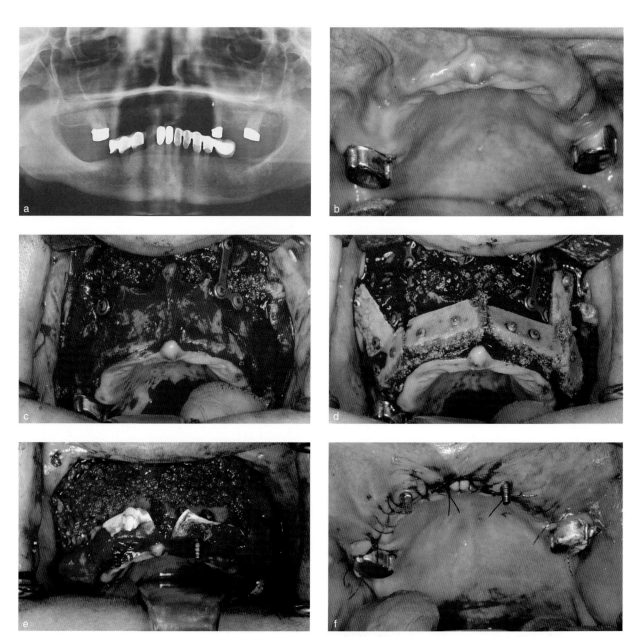

图8-18　Le Fort Ⅰ型截骨术（牙列缺损病例）。a. 初始情况：上颌骨前牙区骨萎缩明显，可保留的上颌磨牙。
b. 上颌左侧第一前磨牙拔除后的临床初始情况。c. Le Fort Ⅰ型截骨术在鼻窦和鼻底创建了一个闭合的颌骨受植区
（75%：25%骨替代材料：自体骨屑混合物）。另外，将上颌骨向前和向下延伸，以避免过长的牙冠。d. 为了增宽狭
窄的上颌前牙区，使用数片薄骨片构建一个框架。e. 框架的间隙填充混合骨移植物（75%：25%骨替代材料：自体骨
屑混合物）并覆盖胶原膜（Bio-Gide，Geistlich）。f. 初步的伤口关闭无须像垂直向骨增量那样进行广泛的软组织减
张缝合，因此肿胀较少，并且附着龈在随后的种植体穿出袖口中仍然位于牙槽嵴的正中位置。g. 患者的旧义齿可以修
改为临时义齿。h. 使用2颗临时种植体（Nobel Biocare IPI）支持临时义齿，不对骨移植物施加任何压力。i. 术后全景
片影像。j. 术前头颅侧位影像，前牙区狭窄的牙槽嵴与唇部的高度比例失调。k. 术后头颅侧位影像，上颌前牙区明显扩
大并延长（约8mm）。l. 4个月后的固定材料拆除显示骨移植材料几乎没有发生吸收，除了骨边缘从尖锐变为圆钝。

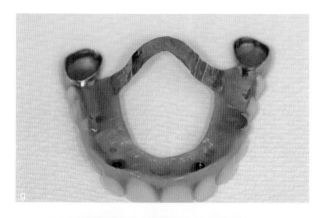

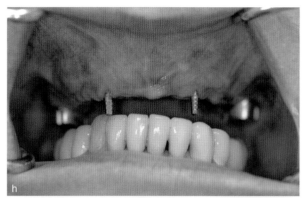

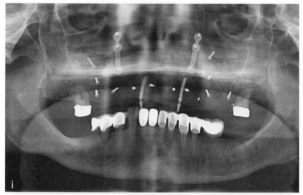

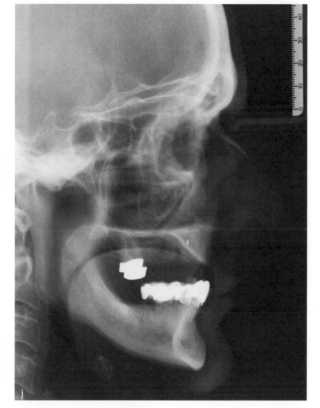

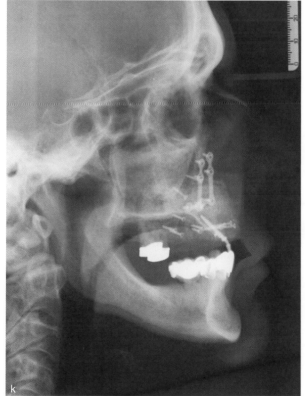

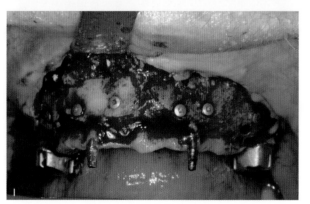

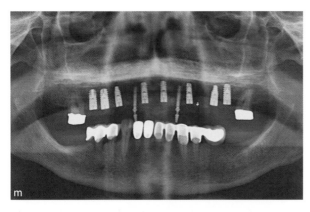
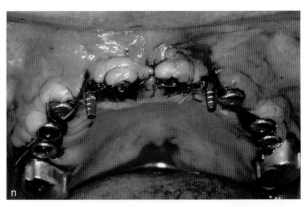
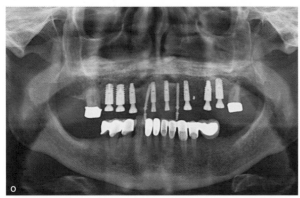
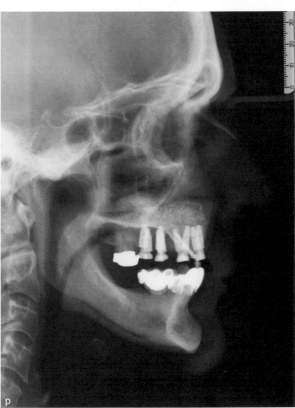
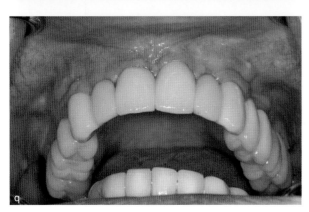

图8-18（续） m. 种植体植入后的全景片影像。n. 在种植体二期暴露过程中，牙龈会自动包裹种植体，就像一个袖口，无须颊侧成形术或软组织移植。o. 种植体二期暴露后的全景片影像。p. 种植体二期暴露后的头颅侧位影像显示种植体处于最佳修复位置，与临时种植体形成对比，临时种植体在骨增量前必须以倾斜角度植入牙槽嵴。q. 修复体牙冠从牙龈中穿出形态正常。

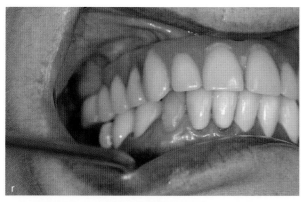 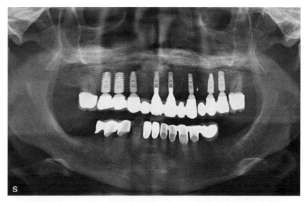

图8-18（续） r. 与术前情况进行比较，术前需要使用丙烯酸树脂来补偿水平和垂直缺损区。骨增量和种植修复使患者能够恢复类似于年轻时的牙齿形态，因此从某种意义上说，仿佛时光倒流。s. 修复后的全景片影像。

图8-19 新旧Le Fort Ⅰ型夹层骨移植术的比较。在旧技术中，没有进行上颌窦和鼻底提升。因此，骨移植物暴露在上颌窦和鼻腔中，只能采用高质量的髂骨嵴骨块，并可能伴随取骨的并发症。运用新技术，由于受植区部位靠近上颌窦和鼻腔，髂骨嵴骨块可以被骨替代材料取代（改编自Härle[31]）。

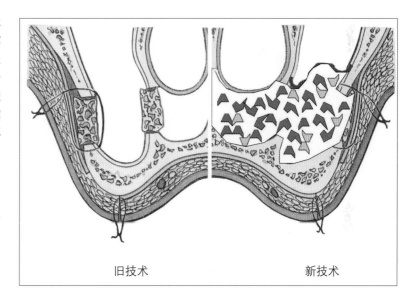

旧技术　　　　　　　　　　　新技术

技术发展之前，修复前外科时代发展起来的。那时修复主要面临的困难是生理性下颌骨萎缩。即使在骨增量后，骨吸收仍然持续进行，并且在一段时间后就恢复了初始状态。直到近年来，人们才开始将已知的骨劈开技术与种植修复相结合，通过咀嚼力量刺激和维持骨骼。这被称为种植牙的骨保护效应。在一项为期10年的无牙颌研究中，夹层骨移植术和种植修复后的吸收仅为0.2mm[32]。

夹层骨移植术可以在Cawood Ⅳ级病例中，双侧颏孔之间区域或下颌骨磨牙区域的下牙槽神经上方进行（图8-20）。在Cawood Ⅴ级病例

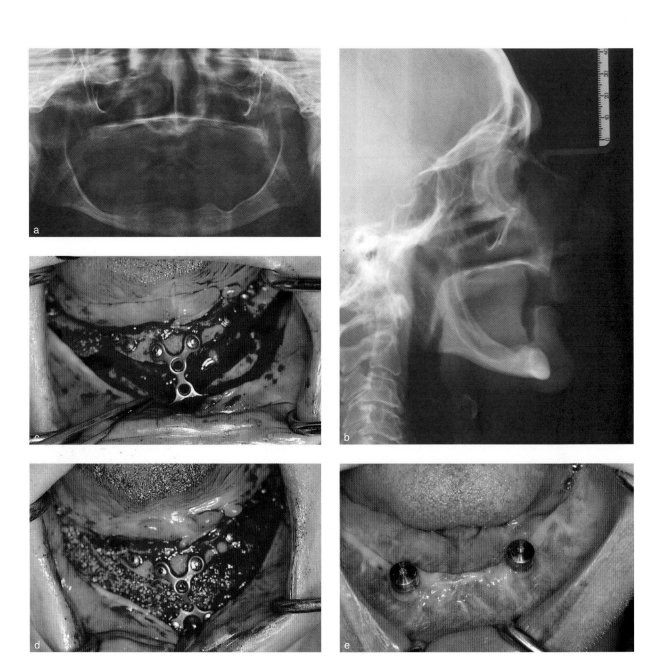

图8-20 三明治式夹层骨移植在下颌无牙颌中的病例。a. 初始情况：下颌无牙颌Cawood Ⅴ级骨萎缩的全景片影像。b. 头颅侧位影像，下颌联合位置的高度为13mm。c. 三明治式夹层骨移植中的临床图像。舌侧软组织和牙槽嵴附着的牙龈保留在骨移植段上，确保其血供。d. 夹层缺损区填充混合颗粒骨移植物（75%：25%骨移植材料：自体骨屑）。e. 种植体植入愈合后的临床图像。至少应植入2颗种植体，提供咀嚼功能，从而防止骨吸收和再次下颌骨萎缩。

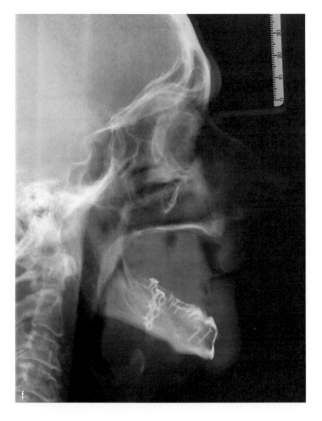

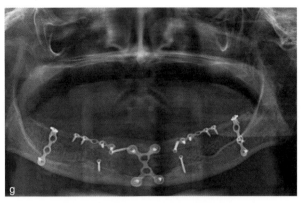

图8-20（续）　f.头颅侧位影像显示骨高度增加约8mm。g.术后全景片影像。双侧颏孔之间骨劈开区的远中向牙槽嵴的侧方可移植髂嵴骨块。

中，无法在不进行下牙槽神经移位术的情况下将其沿用至磨牙区域（图8-20）。因此，在Cawood V级病例中，可以将双侧颏孔之间区域的夹层骨移植与后部的双侧髂骨骨块移植联合使用。从手术角度而言，下颌双侧颏孔间骨段的血供是由通过舌侧进入的血管供应独立于下颌动脉，因此特别安全。

　　该方法在技术上要求较高，骨吸收越严重，该技术越有价值。对于下颌骨剩余的高度，8mm是极限，因为低于这个阈值会增加下颌骨折的风险。通过稍微倾斜地切开骨，预防严重萎缩的下颌骨前部骨折。这样可以在唇侧留出更多的前部皮质骨弓来保持稳定，而在舌侧的截骨位置则应略微偏远中，这样就可以将舌侧血管安全地包含在截骨段内。在骨质疏松症患者中，骨折的风险增加，因此应更加谨慎地使用这种技术。

8.3　贴附式骨移植（水平向骨增量）

GBR（膜技术）

　　GBR技术的核心关键要素是使用可吸收或不可吸收的屏障膜。这样可以将再生骨部分与周围软组织隔离开来，防止瘢痕形成引入成纤维细胞的生长，并确保真正新骨尽可能多地形成。例如，在人体侧向骨增量的组织学研究中，使用胶原膜覆盖异种骨替代材料作为对照组，与骨形成蛋白（BMPs）-2组进行比较，证明了GBR过程中形成了真正的骨组织。在对照组中观察到骨密度为30%，新骨覆盖植骨材料颗粒的平均表面覆盖率为50%[33]。

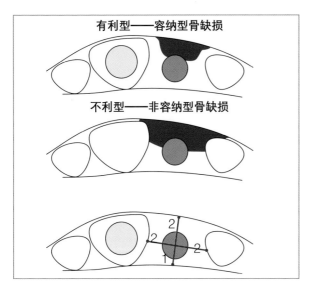

有利型——容纳型骨缺损

不利型——非容纳型骨缺损

图8-21 同期GBR在容纳型骨缺损区中效果最好，当种植体表面和外形轮廓之间存在再生空间时（顶部）GBR成骨效果最佳。邻牙根方的骨缺损，如由于牙周炎，导致这些缺损区骨壁的丧失（中部）。种植体与周围结构（外形轮廓、邻牙）应保留2mm的空间；因此通常可以将种植体植入在腭壁上（底部）。

GBR的第二个要素是支撑结构，以防止膜保护的植骨区体积坍塌。稳定的颗粒骨替代物、钛加固的屏障膜、网状结构或帐篷螺钉都可以作为支撑。

GBR的第三个要素是过度骨增量。特别是当种植体同期植入时，研究表明GBR只能重建约80%的种植体上缺损长度[34]。这是由于骨增量材料的烧结、骨吸收和其他因素导致的。因此，在修复体戴入之前种植体最敏感的颈部位置如果发生暴露，将伴随着不良的预后，如种植体周围炎和牙龈退缩的风险。其解决方案是在所有方向上过度植骨约2mm。通过在骨水平种植体上旋入2mm的牙龈成型器而非覆盖螺丝可以实现垂直过

量骨移植。水平过度骨增量可以通过分层使用骨替代材料来实现。从长远来看，种植体的颊侧骨厚度为2mm是理想的：可以避免将来牙龈的变色，因此在骨增量过程中应建立大约4mm的材料厚度。由于血管形成的生理学原理，无法实现在任何空间方向上使用颗粒骨材料获得超过3.7mm的骨增量（见第2章）[35]。

GBR的第四个要素是外形轮廓。"牙槽骨外形轮廓"一词是一种既定的语言用法，起源于正畸和牙周病学的文献[36]，描述了牙弓中颌骨的颊侧轮廓线。一期GBR只在外形轮廓内可靠地成骨[37]。在外形轮廓内，对于较短的缺损区（如单牙间隙）并保存有"壁"的情况，GBR可以取得特别好的效果。这些"壁"由具有健康相邻牙周组织的牙齿形成。这种缺损区被称为封闭缺损区或容纳型骨缺损区（图8-21）。GBR成果过程中，将允许邻牙的颊侧骨轮廓延续到缺牙区域，从而实现软组织的良好轮廓。轮廓骨增量可以弥补颊侧骨板吸收，并且最好在前牙拔除后8～12周进行早期种植体植入。

如果骨增量完全在外形轮廓线内进行，就有很大的机会骨化和保持长期稳定。因此，更稳妥的做法是选用窄种植体，这样可以获得更厚的骨增量。同样的理由，种植体也应更偏向腭侧植入。

GBR后，种植体二期暴露前的愈合大约需要4个月。在荟萃分析[38]和直接随机比较研究[39]中已经表明，屏障膜比仅有骨膜预后更佳，并且能够产生更厚的再生骨。

在长达10年的前瞻性长期数据中，GBR显示出仅有0.17mm的软组织退缩和种植体颊侧颈部1mm厚度的轮廓稳定性[33]，尽管这些数据是在最

佳研究条件下获得的。由于GBR具有更佳的愈合和低感染率，夹层骨移植（水平牙槽嵴切开、旋转骨切开术以及垂直夹层骨移植术）通常作为次选。

使用胶原膜的GBR技术与同期种植体植入

对于GBR，建议采用牙槽嵴顶正中切口且无须垂直松解切口，该切口延伸至邻近牙齿的龈沟切口（图8-22）。对于侧方的缺损（如在尖牙区域），组织瓣减张也可以在唇系带中央进行。精确制备的黏骨膜瓣保留了骨膜，使骨面充分暴露、可视性良好。随后对植骨床表面进行修整：通过用球钻轻轻磨削并将骨屑收集在凹陷中。在天然邻牙上操作需要特别小心，以免暴露或损伤邻牙的根部。磨削骨面的目的是去除生发层，该层只能从骨膜获得营养。此外，还应清除源自颧肌和微小肌肉附着点末端的软组织残留物。否则，会因为它们细胞分化不同而妨碍骨组织形成。刮骨刀也可以用于预备骨面，但其强烈的磨损容易暴露邻近的牙根，必须小心使用并谨慎操作。如果缺损区的骨面尚无大量出血，则应通过钻孔来打开骨髓腔。所有骨屑都被收集在骨凹陷中。然后根据备洞导板来植入种植体。由于最初只标记钻孔入口点，在1/4型骨缺损的情况下牙槽嵴通常是倾斜的，如果继续毫无戒备地钻孔，钻头会被斜坡引导偏转到颊侧并移位，这会导致种植体致命的颊侧错位。因此正确的做法是，在标记入口点后，第一步使用球钻创建与未来种植体宽度相同的平台。当重新放入手术导板时，钻头可以在平台上直接钻孔而不会发生偏离。这时所有骨屑也都被收集。此时种植体显示出颊侧骨缺损。由于人类上颌骨突向前倾斜约20°，在修

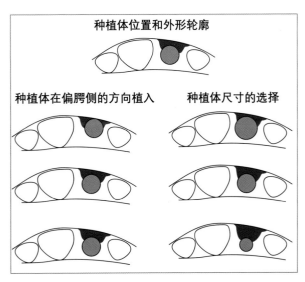

图8-22 通过将种植体更靠近腭侧位置植入和使用较小直径的种植体，可以使牙槽骨外形轮廓内的空间增加有利于成骨。

复轴上植入种植体也必然显示出根尖骨开窗缺损。如果种植体要与螺丝通道一起从腭侧穿出，则不得不面临这种情况。然而如今，上颌前牙区牙槽嵴的斜度已可以通过使用角度基台或无螺丝通道的粘接冠来进行修复。

将方形胶原膜修剪到合适的尺寸，最好先剪出一条用于后续使用的双层技术的条带，使膜呈矩形状。在邻牙的邻接处，通过修剪1/4弧形的宽度，呈"舌"状。膜的另一侧在腭黏膜瓣下夹紧，最好在膜尚干燥的时候进行操作。胶原膜应与邻近牙齿相邻，但不应突出于龈沟。膜在"舌"状的边缘处折叠起来。应用三层技术（最里层是自体骨屑在种植体表面上，中间层是骨屑

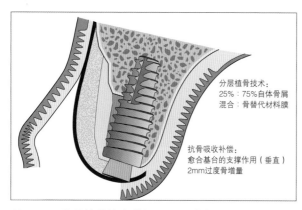

分层植骨技术：
25%：75%自体骨屑
混合：骨替代材料膜

抗骨吸收补偿：
愈合基台的支撑作用（垂直）
2mm过度骨增量

图8-23 分层植骨技术进行GBR和过度骨增量。

和骨移植材料混合物，最外层是单纯骨替代材料用于轮廓充填）。根据实际操作中具体情况来决定应用三层或者部分。然而，最重要的是要彻底了解这三层的功能（图8-23）：

- 自体骨屑：骨与种植体的结合
- 混合物：骨再生层，最小2mm
- 纯骨替代材料：轮廓填充，过度骨增量

　　GBR的目标是在种植体上建立约4mm的厚度，其中约2mm在愈合改建后将永久保留。通过与2mm愈合基台相对抗，也实现了垂直过度骨增量。然后将膜折叠覆盖在增量部位上。胶原膜通常不需要固定；它们在湿润时通过黏附保持稳定，就像吸墨纸一样。为此，在将其折叠后，可以加几滴生理盐水在膜上。为了更好地缓冲组织瓣与植骨材料的锐利边缘，并增加屏障膜的使用寿命，将先前获得的条带以双层或三层方式放置在最大组织瓣张力点（组织瓣的上弯处）。胶原膜条带还可以用于覆盖邻近牙根，并有助于补偿牙龈退缩。

通过仔细的骨膜切口减张和额外的皮瓣移植，可以实现无张力的软组织覆盖。在牙龈间隙中使用更强的间断缝合线（4-0 Supramid，Resorba）是有利的，然后使用更细的单针缝合（图8-24）。

开放膜或PRF膜的GBR技术

　　牙槽位点保存术中膜通常暴露在口腔中，类似地，GBR中还有一种方法是将植骨部位保持开放（图8-25）或仅用PRF膜覆盖，以此避免软组织移植，这是造成大部分术后不适的原因。通过过度骨增量可以弥补植骨部分排斥的风险。然而，这种技术仍在发展中，需要几年时间来评估该手术的数据。

GBR技术——使用钛加强的不可吸收ePTFE膜

　　根据一项随机对照临床研究的结果，使用不可吸收的膨胀聚四氟乙烯（ePTFE；如Teflon）与可吸收膜具有相当的效果，该研究将其与胶原膜进行了比较[40]。然而，ePTFE膜必须进行手术二次取出，固位钉也必须取出。有时候二次取出是非常困难的，并需要大范围的翻瓣。而使用胶原膜可以避免这种创伤性步骤。但由于ePTFE膜较长久的屏障功能，结果甚至可能比胶原膜更好，前提是伤口不会过早发生裂开。传统理论认为ePTFE膜比胶原膜更具技术敏感性，因为作为异物，ePTFE与体内组织之间存在间隙，无法与体内组织结合，并且可以在体内形成固-液界面。固-液界面的存在始终容易形成生物膜。最近的一项荟萃分析发现胶原膜和ePTFE膜之间没有差异，暴露率约为18%[41]。然而，在这些研究中忽略了切口的因素，颊侧切口在许多方面都存在不利因素：瘢痕、美观和血供。同期植入伞形螺钉和种植体也可以作为膜下支撑物。在膜稳定的情况下，即使没有其他填充材料，也可以通过自体血液填充来达到成功的愈合。

骨块移植

在一项前瞻性研究中，骨块移植显示出优异的长期效果，10年后种植体成功率为98.1%，表面吸收为0.38mm[42]。它们比起颗粒材料能达到更好的成骨[43]。初始重塑阶段大约需要3年[44]。根据一项前瞻性研究：如果正确使用骨块技术，在5年内颊侧颈部骨预计只有0.46mm的垂直向骨吸收。骨块移植是一种非常精确的骨增量技术，特别是在美学领域[45]。在所有牙槽骨增量形式中，自体骨块是文献支持最多的手术，移植物存活率与正常骨无异，在文献综述中5年的成功率超过95%[1]。如果使用薄的自体皮质骨片并用自体松质骨或碎片填充[46]，可以通过骨片技术在三维位置上建立小的骨段，局部形成骨切割锥成骨模式（见第2章）。

在标准的运用自体骨块进行牙槽嵴增宽的技术中，通常将骨块移植物用拉力螺钉无缝隙地固定在骨床或用定位螺钉相距一定距离固定骨块（"贝壳"技术）。后者中的"贝壳"应使用自体骨屑进行填充，最好不要保持空心或使用骨替代材料进行充填。

由于骨块由缓慢吸收的致密骨组成，最理想情况下来自外斜嵴，所以这种方法比GBR更精确和稳定。GBR植骨后容易发生吸收，只能达到约80%的缺损填充。通过骨块移植，不需要像GBR一样进行过度骨移植，因此该类骨增量手术非

常精确。所需的颊侧骨高度是根据种植导板上可预见的软组织高度来确定的。该骨块移植物被放置在预计的颊侧骨肩下方3mm处的牙龈边缘。根据Tarnow规则，从骨块的高度，可以预计牙间软组织高度与牙邻面接触点的距离为5~6mm。骨块移植具有比GBR更强的骨再生潜力，因此也可以修复范围更大的缺损和轮廓线外的骨缺损（图8-26）。

需要注意的是操作过程中需要通过磨掉皮质骨的生发层并创建滋养孔（在过程中收集骨屑）来充分预备受植区，然后在基底上磨出一个槽，将骨块像镶嵌一样放置其上。其次，还要将骨块磨成适合的形状，使其与颊侧骨面尽可能平齐。良好的贴合使得来自基底的切割锥能够进入骨块并迅速地重塑。如果存在超过3mm的宽阔甚至更大的垂直向骨缺损，则可将骨块处理成薄层骨片使用，并用自体骨屑填充。骨片越薄，切割锥的工作量就越小。自体骨屑还能够快速地促进编织骨形成，而不像骨替代材料那样妨碍切割锥。

一个骨块通常用2个拉力或定位螺钉固定。若仅使用单枚螺钉仍然会存在旋转力，造成骨块移动。当骨块固定牢固时，就能确定颊侧骨肩的高度和位置，以及后续种植体植入的位置和方向等。此时，种植体手术导板有引导的作用。当患者依从性良好且没有重大风险因素时，也可以在骨块移植同期植入种植体。随后，口腔和颊侧骨块旁边的牙槽嵴轮廓可用骨移植颗粒和自体骨屑填充，并修整成所需的形状。

更重要的是要修整骨块移植物的外表面上锋利的边缘，使用金刚砂球形钻在骨移植物的外表面上去除尖锐边缘。在黏骨膜瓣的下方不能有压力点。通过用骨替代材料局部加强，对瓣下方起

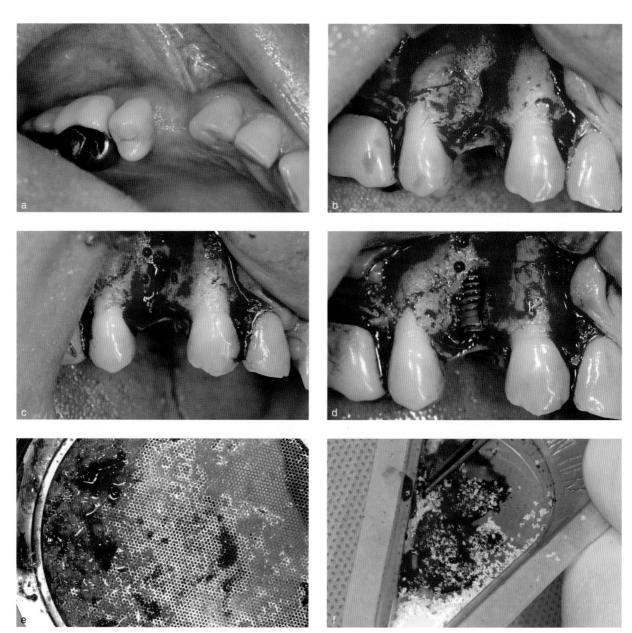

图8-24　同期GBR的病例。a. 初始临床情况：右侧上颌第一前磨牙区存在单牙缺失，伴有水平向骨萎缩（1/4型骨缺损）。由于颊肌纤维延伸到骨缺损区，黏膜系带在颊侧很明显。b. 通过牙槽嵴正中和龈缘切口暴露骨缺损区。c. 骨面去除皮质骨及钻滋养孔。d. 同期种植体植入，可见唇侧骨缺损（1/4型）。种植体植入并使用矮愈合帽，以便稍后使用骨移植物进一步过度骨增量。e. 所有切骨过程都使用滤骨器。f. 使用骨替代材料（BoneCeramic，Straumann）、伤口的血液和来自滤骨器的自体骨屑混合进行骨移植。

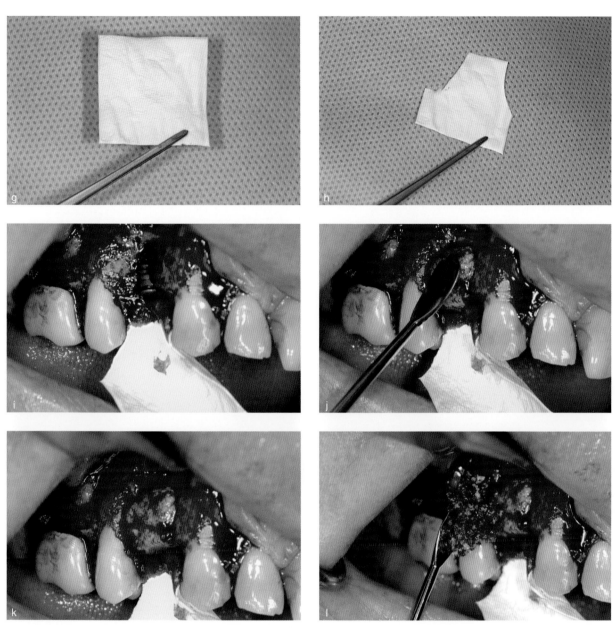

图8-24（续）　g. 将Bio-Gide胶原膜凹凸纹面"向上"置于骨移植区。h. 在胶原膜两侧修剪掉1/4的弧形，形成舌形。i. 将舌形头部置于腭侧瓣下方，使用Luniatschek填充器夹紧，无须额外进行膜固定。j. 带有活性细胞和BMPs的纯自体过滤骨屑置于种植体表面；不应直接将骨替代材料放置在非活性的种植体表面。k. 实际缺损部位使用混合了活性自体材料进行填充。l. 将混合了凝固血液的骨替代材料填充于颊侧，作为轮廓填充、过度骨移植和吸收保护。

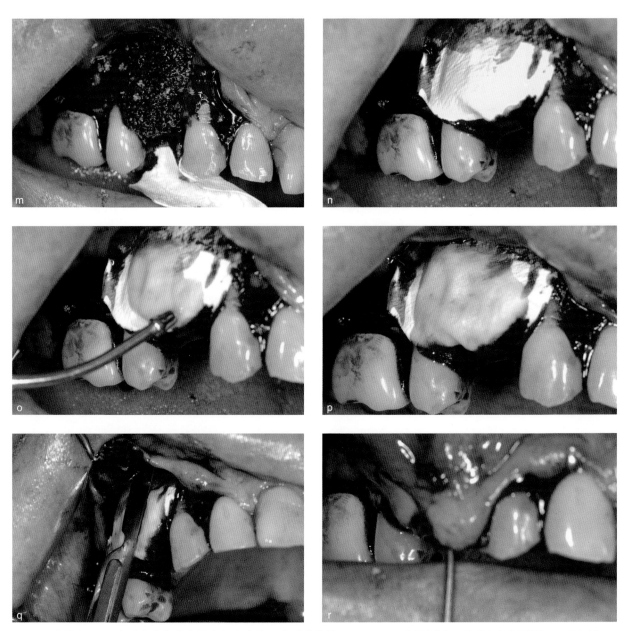

图8-24（续） m. 在垂直方向和水平方向上应该至少过度充填2mm。n. 压在腭侧瓣下的膜向颊侧折叠。o. 通过加入几滴生理盐水使膜变得柔软。p. 随后膜就能通过水的表面张力与骨增量材料黏附在一起。不需要运用固定钉进行额外固定。q. 需要进行软组织减张松解以覆盖增加的牙槽嵴体积。使用手术刀进行骨膜切开。Metzenbaum解剖剪进一步分离骨膜。r. 使用Gillies单钩牵拉检查瓣是否彻底松解。

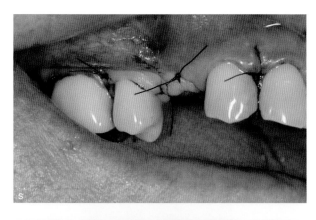
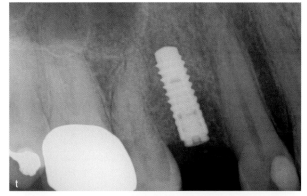
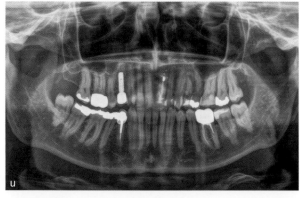
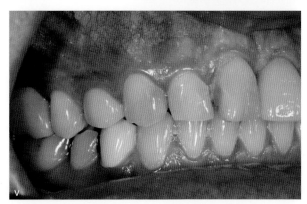

图8-24（续）　s. 使用数根间断缝合线（Supramid 5-0）安全地完成伤口完全关闭，由于牙槽嵴做了正中切口，附着龈可以被很好地复位。t. 术后根尖片影像显示遵守了种植体周围间隙法则（图8-21）。u. 术后全景片影像显示出稳定的长期效果。v. 修复后的临床照片显示颊系带（图8-24a）自行消失，由于进行了合适的骨增量无须软组织矫正。

到良好的缓冲作用。这些材料可以用来填补近远中向的轮廓间隙及其余缺损，避免牙槽突上产生凸起，导致水平刷牙运动中引起严重的摩擦。扩增的骨需要与牙槽突轮廓很好地对齐。

在骨增量处通常会覆盖胶原膜，若有必要，如前所述还可以精细覆盖骨替代材料作为抵抗吸收的保护，以保存颊侧颈部骨量的稳定。

在上下颌骨中，植入骨块移植物后二期手术及取出固定材料（如钛板、钛钉等）所需等待的时间约4个月。如果种植体能在残余的牙槽骨中具有初期稳定性，则可以同期进行骨块移植和种植体植入术。

与去除ePTFE膜及其固定钉需要翻瓣切开、大面积暴露进行取出不同，骨块移植的螺钉通常可以进行微创取出。这避免了反复翻瓣和相关的骨表面吸收以及骨移植物的血供受损。在微创取出固定材料时，可通过小切口触诊定位后暴露螺钉头部，使用小挖匙将软组织与螺钉头部分离。即使非直视情况下，螺丝刀的中心驱动附件也可以通过触诊找到螺钉头部，然后将螺钉旋转出来，很快就能暴露在黏膜表面上。

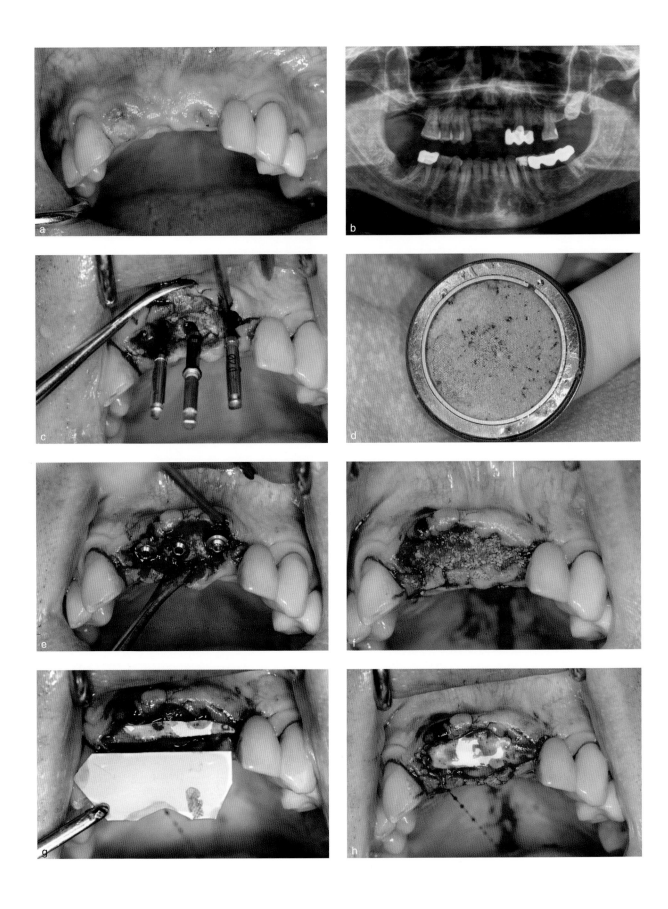

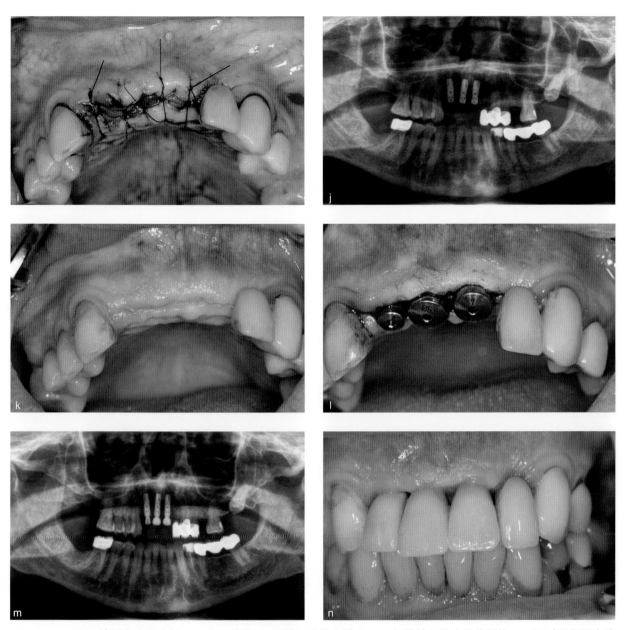

图8-25　GBR开放性愈合的病例。a. 患牙拔除后6周的初始临床情况。b. 初始情况的全景片影像。c. 通过牙龈正中线进行微创切口，避免了术后不适和肿胀。在部分愈合的拔牙窝的腭侧进行种植导板引导下的备洞。d. 使用滤骨器收集备洞产生的骨屑。e. 植入1颗骨水平种植体，略低于腭侧骨颈部水平，可见颊侧骨缺损。f. 过量植入混合颗粒骨移植物（75%∶25%）。g. 胶原膜修剪。h. 将胶原膜塞入黏膜瓣边缘，无须进一步翻瓣。i. 简单缝合，无须追求初期伤口完全闭合（无黏膜瓣减张）。j. 术后全景片影像。k. 4个月后的愈合部位。l. 通过牙龈正中切口和向颊腭侧推开二期暴露种植体。能够获得足够的附着龈，无须软组织移植。m. 种植体二期暴露后的全景片影像。牙槽骨边缘位于骨水平种植体的颈部以上。n. 修复后的口内临床照片；龈缘水平比相邻天然牙更偏向冠方，因此有望完成预期的重塑。牙间乳头预计会继续生长以关闭"黑三角"（根据Tarnow规则；见第7章）。

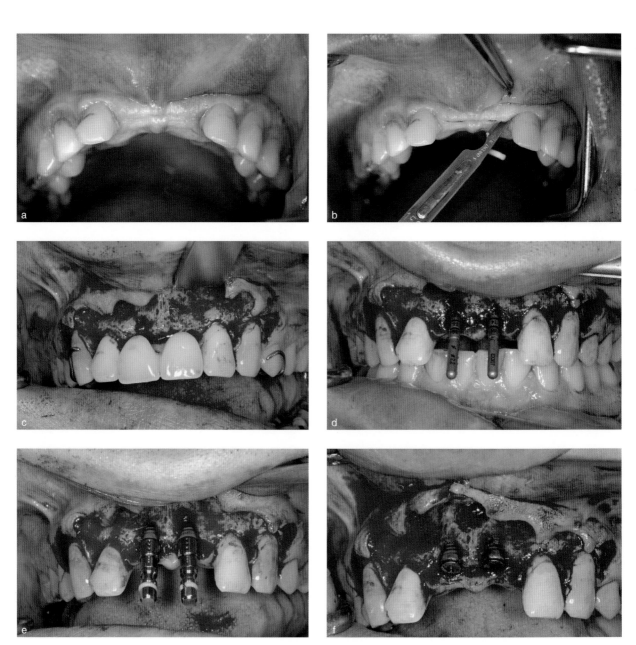

图8-26 1/4型骨缺损的骨块移植。a. 基线临床情况：上颌前牙区水平向骨萎缩。b. 做牙槽嵴正中切口，继续向两侧相邻天然牙做龈沟切口，翻瓣暴露缺损区。c. 利用临时义齿作为种植备洞和美学修复的导板，显示不存在垂直向骨缺损。d. 导板导引下备洞。如果种植体能够在残留牙槽骨中获得初期稳定性，可以进行同期种植体植入。e. "骨水平"种植体不一定总是在骨水平上植入；如果仅考虑骨水平植入，经常发生植入深度过深。种植体植入的垂直深度应在预期修复后牙龈高度以下3mm，所以种植体植入的深度应由美学修复决定。f. 种植体植入后可见唇侧骨缺损，种植体颈部暴露（1/4型骨缺损）。

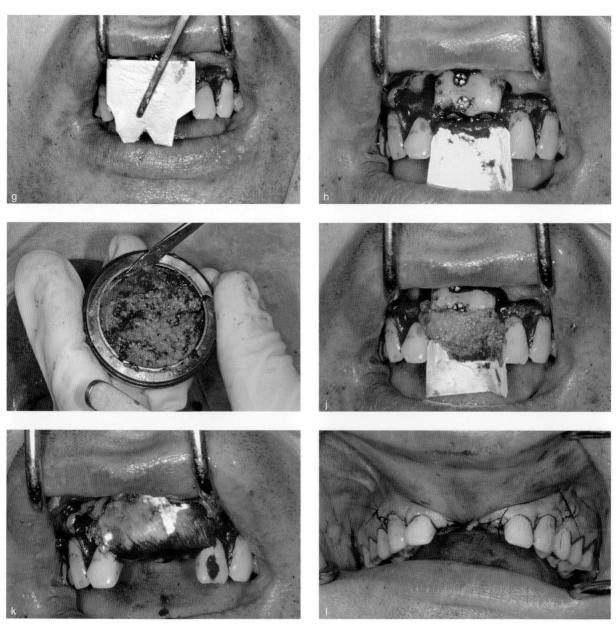

图8-26（续） g. 胶原膜修剪出2个舌形突起，以保护切牙孔。h. 取自外斜嵴的自体骨块放置在预期修复后牙龈高度以下3mm，并用2枚骨固定螺钉固定。i. 骨屑被收集在滤骨器中。j. 自体骨屑被充填在骨块的轮廓间隙，并在颊侧过量充填。k. 胶原膜（Bio-Gide）通过纤维蛋白的吸附与骨屑的粘接作用，无须固定。这种植骨区骨移植物的稳定性来自骨块而不是膜。l. 将颊侧黏膜瓣减张后安全地覆盖在骨增量区。这导致膜龈联合向腭侧移动。

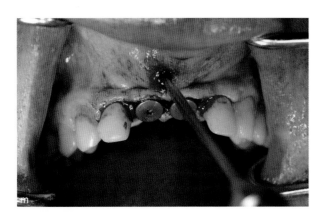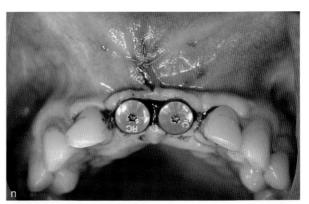

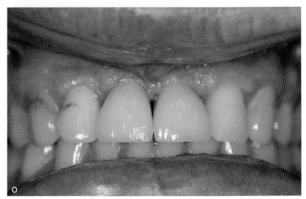

图8-26（续）　m. 微创地去除固定骨块的螺钉，以避免骨块吸收或伤口裂开的风险。n. 通过牙槽嵴正中切口和颊腭侧推移黏膜瓣重新定位。附着龈会重新自发形成，无须软组织移植。o. 种植修复冠比例正常。牙龈高度已达到骨块移植期望的高度。对于牙间"黑三角"，根据Tarnow规则预计将进一步自行塑形填充至5.5mm。

8.4　外置法骨移植（垂直向骨增量）

通过外置法骨移植进行垂直向骨增量比水平向骨增量需要更优质的骨移植材料。最佳选择是髂嵴的单层皮质松质骨块或颅骨块（图8-27）。外置法骨移植应该分两个阶段进行。由于这些移植骨通过切割锥愈合过程中有血管生成，所以对于骨块移植物没有3.7mm的高度限制。在荷兰的一项为期5年的研究中，在下颌前牙区髂骨移植物中植入的种植体存活率为97.5%，平均仅丧失1mm骨高度，种植体周围骨吸收仅为0.6mm[47]。

这项研究还证明了种植体具有骨保护作用，若没有植入种植体，外置法骨移植后几乎100%发生骨吸收。

无牙颌的骨缺损区较大所需移植材料的数量较多，因此在此处进行单层皮质骨髂骨骨移植的应用范围较广。例如，为了匹配外形，可以将髂嵴内侧曲线用于审美要求较高的上颌前牙区骨增量（图8-28）。在受植区骨表面钻孔后，通过定位螺钉、拉力螺钉将骨块固定在牙槽嵴上，必要时还可使用钛板固定。最后，牙槽嵴外形轮廓应再次修整去除尖锐边缘。人体供体（无论是死亡还是活体供体；通常是股骨头）的同种异体骨移植物也已成功用于外置法骨移植。据报道，有一种有趣的方法是根据3D成像数据在术前使用机械设备制备骨块。尽管经过很多努力尝试，但使用异种或异源性骨块进行垂直向骨增量的研究大多以失败告终。

经验表明，外置法骨增量表面的软组织覆盖是最困难的步骤。如果不使用隧道技术（见第7章），则必须将唇颊侧的黏骨膜瓣反复切开翻瓣3次。黏骨膜瓣必须被拉到颊侧骨块上方，覆盖骨块移植物，然后再向下拉动到腭/舌侧。这导致膜龈联合进一步移位。因此，通常需要进行二期前庭沟成形术并采取措施来增加附着龈，这是该技术与三明治技术相比一个真正的缺点。另一个缺点是外置法骨移植物的吸收和伤口开裂。

一般情况下，在髂骨骨块植入后大约4个月可以进行骨固定材料取出和种植体植入术。如果种植体植入时机过长或未进行植入，移植骨块往往会发生吸收。

数字化技术

下一章讨论的CAD/CAM打印的患者个性化钛网代表了外置法骨移植术的数字化新趋势。当然新技术依然无法改变旧的缺点包括：形成新生血管的3.7mm限制；由于膜龈联合多次翻瓣减张牵拉引起的软组织张力加大；移植材料直接位于缝合线下方，导致生物膜形成和对抗生素需求增加的趋势等。

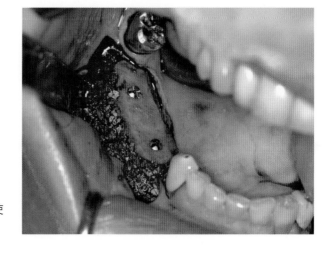

图8-27 右侧下颌后牙区进行外置法骨移植的病例，使用自体髂骨单层皮质骨块移植修复垂直向骨缺损。

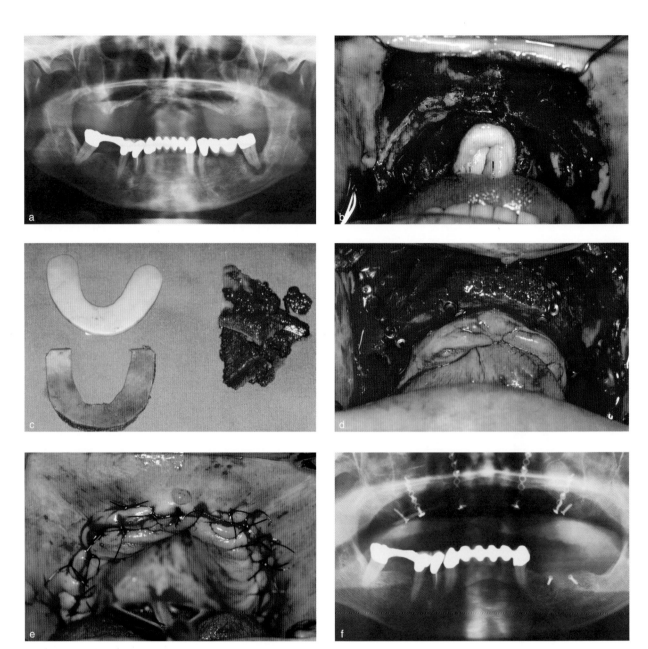

图8-28　展示了一个20世纪90年代上颌骨骨移植的经典病例。与如今的操作技术不同的是，该病例旨在说明当时相对创伤较大的手术技术。a. 基线情况：上颌无牙颌牙槽突明显萎缩（Cawood Ⅴ级）。b. 翻开整骨块膜瓣，露出上颌骨和鼻底区。c. 取骨模板（左上）指示下获取马蹄形骨盆自体骨块（左下）进行骨移植。另外，需要取碎骨充填间隙。d. 放置单层皮质骨并用固定材料进行固定。e. 将唇侧牙龈软组织充分松解减张缝合，完全覆盖骨移植物。膜龈联合向腭侧移位。f. 术后全景片影像。

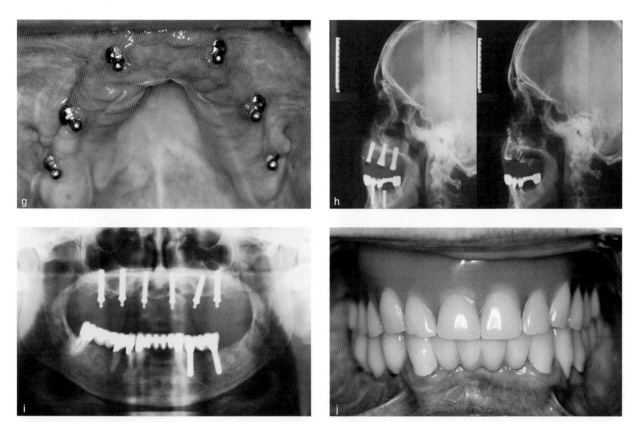

图8-28（续） g. 与本书中介绍的夹层骨移植术和种植体植入技术不同的是，由于手术的原因，种植体穿透了颊侧的游离龈黏膜。附着龈袖口缺失。h. 头颅侧位影像显示，使用外置法骨移植也可以获得正确的咬合关系和良好的种植体修复位置。i. 球帽附着体修复后的全景片影像。j. 种植覆盖义齿修复体。

标准骨增量技术的替代和辅助方法

Alternatives and Adjuncts to Standard Augmentation Techniques

放眼全球，口腔医生、外科医生和制造公司的创新能力是巨大的。几乎每天都有大量的手术和改良方法在文献中发表，因此本书介绍的标准技术的改进和补充并不是全部的选择。本章节中大多数手术技术的共同之处是经验丰富的外科医生可在特定情况下运用这些手段来治疗骨缺损，并且已通过小规模系列病例报道进行了记录，但尚未在更大规模的多中心研究中进行比较研究。

9.1 钛网技术

植骨需要外形轮廓和稳定性以促进骨愈合，尤其是在牙槽突轮廓以外的区域。钛网可以满足这两个要求。有关钛网技术的10年数据显示，种植体存活率为94.1%[1]。钛网在重建手术中有着悠久的历史，如在眼眶骨折治疗或颅骨重建中的应用。

然而，塑造立体的刚性网状结构很困难，并且待骨愈合后难以去除这些网状结构，这是因为三维的网状材料会埋入软组织瘢痕中。为了制造出这种三维塑形的钛网，数字化设计公司发明了一种可以在两个维度扭转塑形的、特殊的网状结构（如微网状结构，KLS Martin），临床医生可以借助类似于制造汽车车身的机床在该产品上进行球面塑形（图9-1）以适应植骨区。只需稍加练习，就可以在椅边创建出临床所需的牙槽突弧度。对于经验较少的人来说，现在可以通过选择性激光熔融（SLM）在计算机断层扫描（CT）或锥形束计算机断层扫描（CBCT）数据上进行电子初步规划（Yxoss CBR，ReOss），逐层添加构建个性化的网状结构来优化此步骤。临床上，适配精度让医生非常满意。临床上建议钛网植骨时填充骨屑，应尽可能无菌地获取（通过骨磨或刮骨器），并且可以与植骨材料以50∶50的比例混合。钛网可以用螺钉固定在植骨床上。因其会阻碍种植体植入，通常在种植体植入前必须手术移除钛网，并且需要考虑到患者年老体弱后可能会出现钛网暴露的风险。钛网的加工技术在材料工

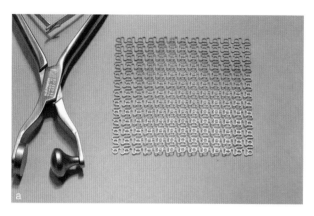
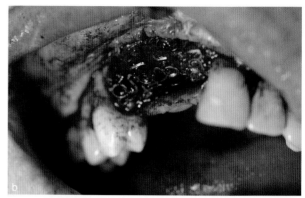
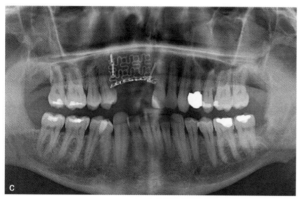
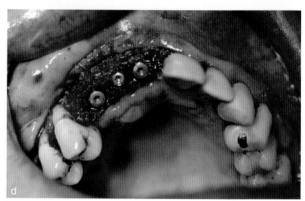

图9-1 钛网技术。a. 微型钛网具有特殊的微圈结构,便于球面成形。使用配套钳子可以将其塑形成球形曲线。b. 将塑形后的钛网放置于外伤后的上颌右侧中切牙到尖牙区的垂直向骨缺损区。钛网和骨面之间填充自体髂嵴松质骨。c. 全景片影像显示了钛网的放置。d. 钛网拆除后4个月骨再生。种植体植入,初期稳定性良好,但新生骨尚未成熟。

程领域已经取得很大的发展。

与所有外置法骨移植植骨相同,钛网植骨的主要问题也在于新生血管生成具有3~4mm距离的限制和菌斑生物膜的形成会阻碍成骨。外置法骨移植的软组织需要切开翻瓣3次(见第8章),这会使黏骨膜瓣产生张力,材料位于缝合口之下,一旦裂开会造成植骨材料暴露。根据缺损大小和堆积高度的不同,钛网的早期暴露普遍存在,主要是由于菌斑生物膜的形成。研究报道,个性化预制钛网的暴露率为37%[2]~66%[3-4]。因此,Ghanaati团队提出了一种钛网开放愈合的技术方法:从一开始,只使用胶原膜与富含白细胞和血小板的纤维蛋白(L-PRF)膜覆盖钛网[5]。开放性愈合技术在其他领域已有成功报道,如牙槽位点保存等。使用CAD/CAM的钛网进行植骨,经历了最初几周成功愈合后,通常还需要观察6~8周以警惕中期的暴露。未在血管生成过程中被吸收的残余材料将通过菌斑生物膜进行继发排异反应。因此,超过3~4mm的钛网骨移植术也可以被描述为"矫枉过正"植骨(图9-2和图9-3)。

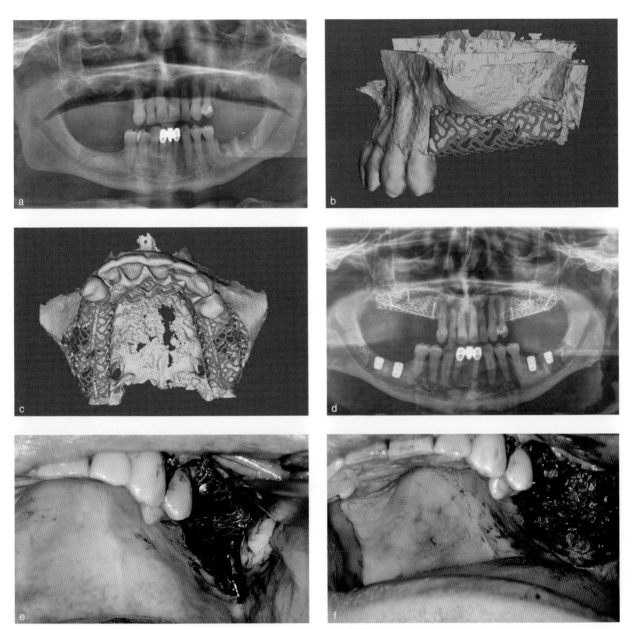

图9-2　个性化定制钛网技术。a. 全景片影像显示初始情况：患牙拔除后9个月，双侧上颌骨后牙区游离缺失，牙槽嵴垂直向骨缺损。b. 在锥形束计算机断层扫描（CBCT）数据的基础上进行虚拟设计钛网，显示牙槽嵴高度抬高到尖牙水平。c. 打印个性化定制钛网（Yxoss CBR）设计的咬合图。d. 全景片影像显示钛网在位，每侧钛网与骨面之间都填充了50%的异种骨替代材料和50%的来自刮骨器的自体骨屑；使用1.5mm的微型螺钉（KLS Martin）进行固定。同时进行了上颌窦底提升术。e. 钛网植入4个月后进行种植体植入，为了去除固定材料，必须将钛网从瘢痕中完全切除，这就需要完全进行软组织翻瓣。f. 再生骨组织4个月后仍然具有颗粒结构，尚未完全重建。然而，依然为种植体植入提供了足够的支持。

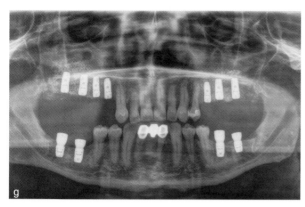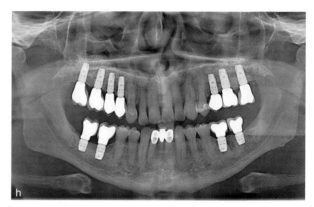

图9-2（续） g. 种植体在位，无负载愈合3个月。在下颌骨中，使用了6mm长的短种植体。h. 完成修复的全景片影像。

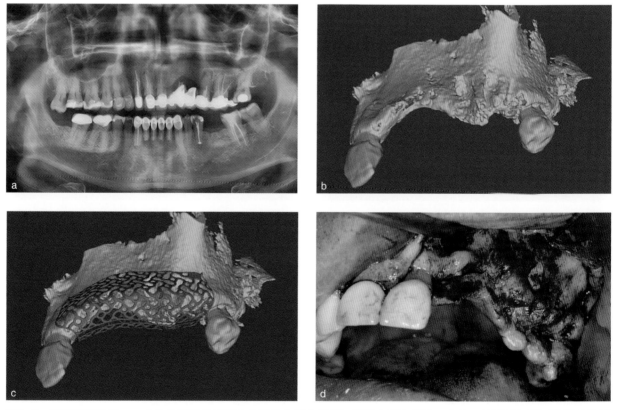

图9-3 早期钛网暴露。a. 全景片影像显示无法保留的右侧上颌侧切牙到左侧上颌第一磨牙，缺牙区牙龈可见明显的垂直向骨缺损。**b.** 基于CBCT数据构建骨缺损区的3D模型。**c.** 个性化定制钛网（Yxoss CBR）的虚拟设计。**d.** 通过牙龈正中切口切开翻瓣后的缺损情况。

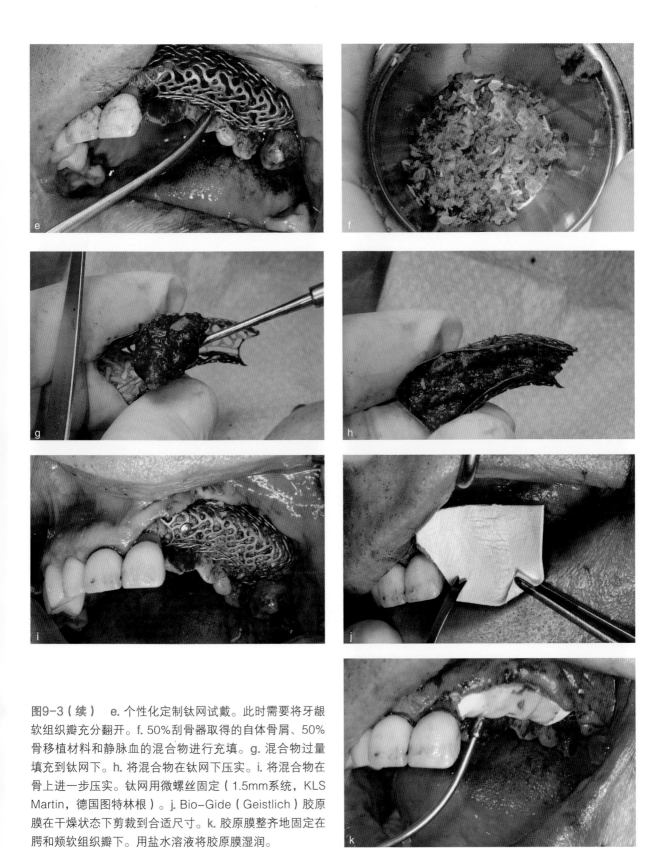

图9-3（续） e. 个性化定制钛网试戴。此时需要将牙龈软组织瓣充分翻开。f. 50%刮骨器取得的自体骨屑、50%骨移植材料和静脉血的混合物进行充填。g. 混合物过量填充到钛网下。h. 将混合物在钛网下压实。i. 将混合物在骨上进一步压实。钛网用微螺丝固定（1.5mm系统，KLS Martin，德国图特林根）。j. Bio-Gide（Geistlich）胶原膜在干燥状态下剪裁到合适尺寸。k. 胶原膜整齐地固定在腭和颊软组织瓣下。用盐水溶液将胶原膜湿润。

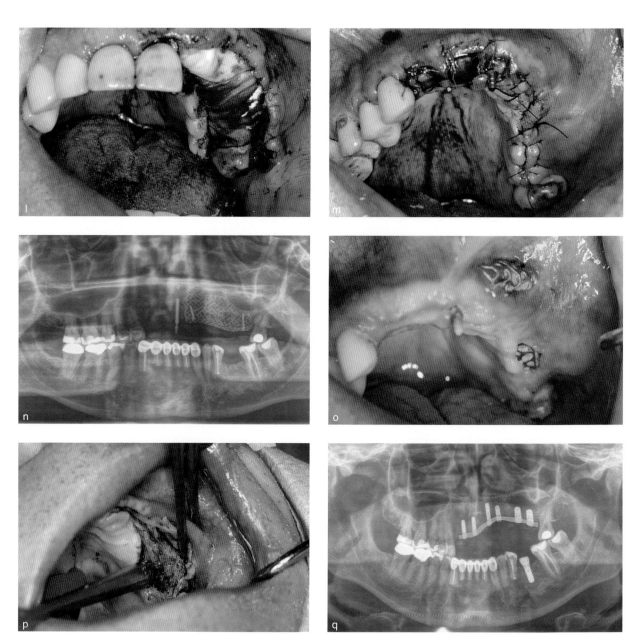

图9-3（续） l. 通过毛细作用，湿润的胶原膜黏附在其下的植骨材料上，因此不需要再做额外固定。m. 同时，拔除剩余的上颌切牙，并通过牙槽位点保存维持牙槽骨量。在侧切牙和尖牙之间的骨间隔植入临时种植体（Nobel Biocare IPI），以支撑临时义齿并防止对钛网上方软组织的压力。n. 全景片影像显示钛网正确放置在计划位置。o. 软组织已经愈合，牙槽嵴正中切口已经愈合。8周后，牙槽嵴颊侧出现软组织开裂，该区域与临时义齿没有接触。左侧上颌第二前磨牙区也出现了软组织开裂。p. 加强口腔局部消毒措施，钛网继续愈合8周。在钛网去除后，临床可见硬骨形成，同期再次放置骨替代颗粒。q. 全景片影像学显示：与初始位置相比，骨增量为3~4mm，然而骨缺损没有完全被填充。部分增量的骨丧失后，靠近受植区骨面的部分已经愈合；剩余部分坏死脱落（请参阅第2章关于新生血管生成的讨论）。

9.2 牙片技术

牙周膜中的Sharpey纤维负载力量会刺激牙槽骨，可以防止其吸收甚至形成新骨。如今，在牙齿拔除时，已经开始运用一些手段来保留部分残余牙根。牙片技术是一种拔牙后防止颊侧束骨吸收的技术（图9-4）。在回顾性系列病例研究中，该技术已显示出良好的预后，尤其是对颊侧骨的保护作用[6]。当然不能否认，18%的病例中出现了残根引起的瘘管或排斥反应[7]。

牙槽骨可以通过残根的加力牵引而再次垂直发育。因此，可将计划要拔除的牙齿磨平至牙龈水平，并用正畸托槽和牵引丝拉出；如有必要，可以多次重复此过程[8]。Tissue Masterde概念比牙片技术更进一步，通过重新植入拔除牙的牙片（经处理后）并将其冠部与附着的骨组织一起垂直牵引[9]。这种技术具有巧妙的生物学设计。与牵张成骨术类似，新骨在冠方形成，从而实现了垂直向骨增量（另见第10章第10.8节）。

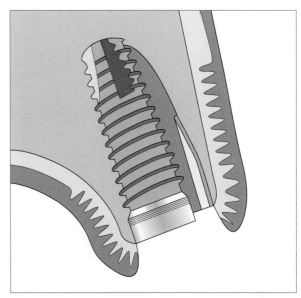

图9-4 牙部分拔除的原理。在牙片技术中，保留部分牙根以保持完整的牙周韧带，从而保护颊侧骨壁（见第10章）。

9.3 通过骨挤压、骨扩张螺丝、锥形种植体和骨扩张器进行种植窝预备

与下颌骨相比，上颌骨的致密骨更薄，通过多个骨膜血管进行外周供血，其内部具有精细的纤维网状松质骨结构。根据这些解剖特点，针对上颌骨开发了一系列特殊的手术程序，用于拉伸、微骨折和重塑松质骨。如果通过逐级增大的圆柱形骨挤压器对牙槽骨进行挤压，可以改善种植体在上颌骨（如Misch D4型骨）的松质骨中的初期稳定性。通过运用自攻种植体（如骨扩张螺钉）替代敲击骨挤压器可使该技术更为舒适；自攻种植体拧入颌骨时的扭矩往往比较大。骨挤压技术的共同之处在于通过完整的软组织附着能够保持微骨折部位的营养。且由于手术切口小且没有软组织切开，患者通常能很好地耐受该技术。然而有证据表明，颌骨，尤其是下颌骨，在骨挤压过程中受到强压力的影响，导致种植体周围骨吸收增加达2mm[10]，并且植入扭矩较大（＞50Ncm）的种植体会导致软组织退缩[11]。

普通的牙挺非常适合作为骨扩张器（图9-5）。骨扩张螺钉、骨扩张器和骨劈开器三者之间有着共同之处。与骨扩张螺钉、扩张器和骨劈开器相比，所有骨劈开手术共同之处是无法改变种植体植入的轴线，其始终遵循原有牙槽骨轴线，这与真正意义上的骨增量（附加植骨）不同。此外，由于局部骨营养不足，存在颊侧皮质骨吸收的风险。

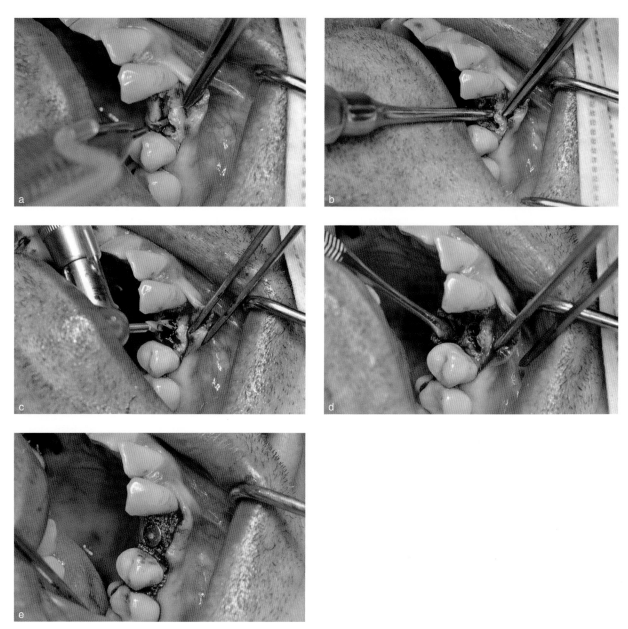

图9-5 骨扩张。a. 通过牙槽嵴正中切开暴露缺牙区骨质，可见水平向骨萎缩。颊侧软组织瓣没有完全剥离，以保留颊侧骨板的骨膜血供。使用一个火焰状的金刚砂钻头轻柔地切割牙槽嵴。骨面切骨线延伸到颊侧瓣的下方，成为一个垂直方向的减压切口。b. 使用骨挤压器扩张种植备洞洞口，一般比计划种植长度稍深几毫米。骨挤压器沿长轴在松质骨层内前进，然后向外旋转并扩张骨嵴。c. 颊侧骨板被弹性扩张，低速进行种植体植入备洞，颊侧骨可能稍有微骨折并小心地收集钻孔骨屑。d. 挤压和扩张的颊侧骨板有完整的软组织覆盖和血供。e. 种植体植入后，所有间隙都用收集的骨屑填充。

9.4 牙槽突的垂直牵张成骨

植骨术中牵张成骨（DO）的适应证是用于牙列缺损和牙列缺失的上颌及下颌的垂直向骨增量。根据一项荟萃分析，牵张成骨在文献记录中有着很好的效果：平均种植体存活率为98%，平均垂直向骨增量为7.9mm，长期吸收仅为0.9mm[12]。单颗牙缺牙间隙不是牵张成骨的适应证，因为在这种狭窄的缺失骨段中，通过狭窄的带状软组织无法供应骨段的营养，并且该处的骨切开会非常困难。与其他骨增量手术相比，牵张成骨仅适用于牙齿拔除后至少6个月。要牵拉的骨段必须稳定且完全重塑。牵张成骨是一种创伤较小的手术技术，即使在先前失败的骨移植治疗中或创伤而导致严重的软组织瘢痕形成病例中，其仍然有效（图9-6）。并且术后也不需要抗生素。

在美学区域的垂直向骨增量手术中，我们面临的最大问题是必须大幅度减张骨缺损区的软组织以覆盖增加的骨量。如果通过带有骨膜减张切口的黏膜瓣来解决这个问题，那么在上颌前牙区牙龈黏膜边缘会向腭侧移动。如果存在大量瘢痕，如创伤后，通常很难进行这种覆盖关闭伤口。这时牵张成骨提供了解决方案。通过牵张成骨，缓慢牵拉骨段，覆盖在表面的软组织也可以缓慢拉伸，从而使其重新生长并形成足够的软组织围绕骨增量的部位（图9-7）。

牵张成骨是一种需要手术技巧的治疗方案，需要对临床医生进行适当的培训。此外，与引导骨再生技术（GBR）相比，它需要更大程度的医患合作。实际临床中，当面临选择时，许多患者选择牵张成骨而不是通过自体髂嵴移植进行骨重建。

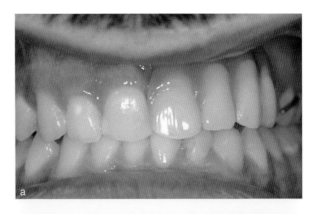

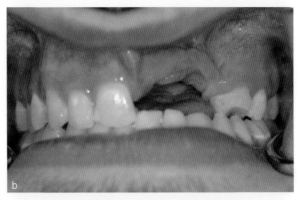

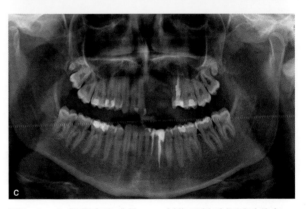

图9-6 上颌骨牵张成骨。a. 创伤后暂时行活动修复，右侧上颌中切牙到左侧上颌第一前磨牙区的骨缺损。b. 初次种植体植入及骨增量尝试后造成的垂直向骨缺损。c. 全景片影像显示软组织部分遮盖了骨缺损。

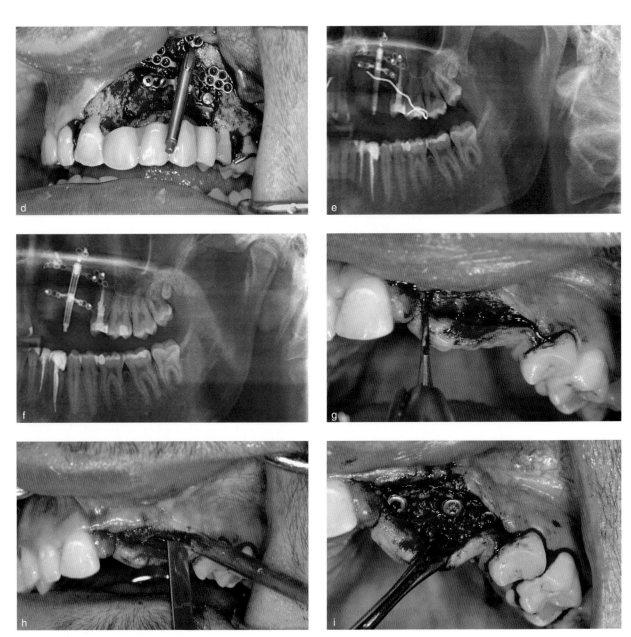

图9-6（续） d. 骨切开后，将牵张器连接到对颌牙的颊侧，支撑支柱在临时牙基托上（TRACK 1.5，KLS Martin）。e. 牵张器的初始位置显示了垂直向骨缺损的范围。f. 以每天0.3mm的速度激活牵张器，直到牵引骨段与邻牙骨水平一致。g. 移除牵张器，软组织愈合4周。由于牵张成骨只允许垂直向骨增量，因此在大多数情况下在第二步必须进行水平向骨增量。这种情况下，需要进行骨劈开技术。随后，使用火焰状金刚砂钻对牙槽嵴进行纵向切割。h. 用刃状骨凿完成骨劈开。i. 将种植体植入骨劈开的缝隙中，并用自体骨屑（来自滤骨器）填充缝隙。

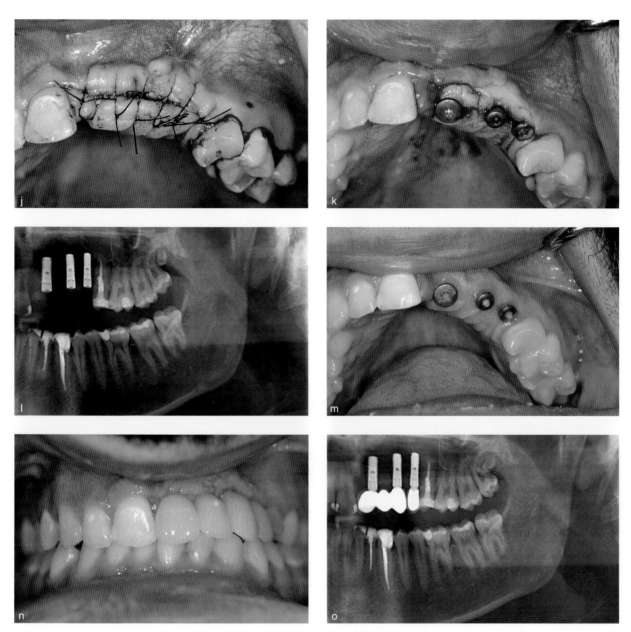

图9-6（续） j. 骨劈开后，只能进行简单缝合，因为需要完整的软组织瓣滋养骨段，因此不能剥离。k. 由于采用了牙槽嵴正中切口，并且在任何手术步骤中膜龈联合位置没有移位，当种植体二期暴露时，周围环绕着足够的牙龈黏膜。l. 植入骨水平种植体，植入垂直位置相对邻牙是合适、正确的。m. 在开始修复阶段之前，只有通过外科手术方法和牙槽嵴正中保守切口，才能自然地获得良好的软组织形态。n. 修复体植入后的最终图像。o. 完成修复后的全景片影像（细节），再次显示种植体位于邻牙的骨水平。

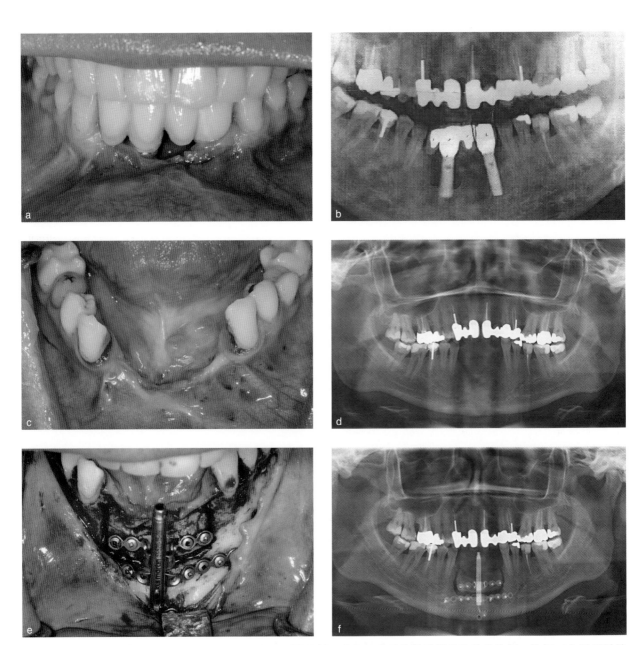

图9-7 下颌骨的牵张成骨。a. 患者被马踢伤后下颌骨骨折，进行了髂骨移植骨增量和种植修复，修复10年后因种植体周围炎发生了骨缺损。b. 全景片影像显示右侧下颌骨侧切牙区种植体颈部垂直向骨缺损，无法挽救。c. 下颌骨骨折后，软组织情况对今后治疗有一定挑战性，口腔颊侧和口底有瘢痕。因此，这不是良好的植骨区。d. 全景片影像显示15mm深的垂直向骨缺损。e. 完成牵张段的骨切开术和对齐牵张器（TRACK 2.0，KLS Martin），加力方向指向对颌牙的颊面表面。牵张器的一端被螺丝固定在颏部，以抵消舌肌对骨段的强拉力。f. 初始位置，全景片影像中带有牵张器。

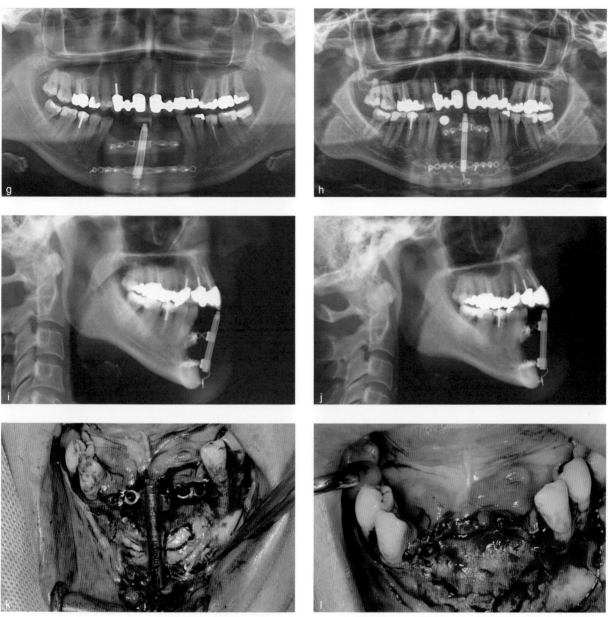

图9-7（续）　g. 以每转0.5mm进行骨增量，激活牵张器。h. 带牵张器的牵引骨段在18mm骨增量后几乎到达最终位置。应该进行超过20%的过度骨移植。i. 头颅侧位片影像显示部分激活的牵张器和受力方向与对颌同名牙的颊表面对齐。由于定位螺钉的作用，尽管存在舌肌的拉力，受力仍然保持稳定。j. 牵张过程结束时，矢量有轻微的舌侧移动。k. 在移除牵张器时，可以看到牵引骨段和愈合骨。l. 依然获得了足够的骨量来植入2颗种植体。

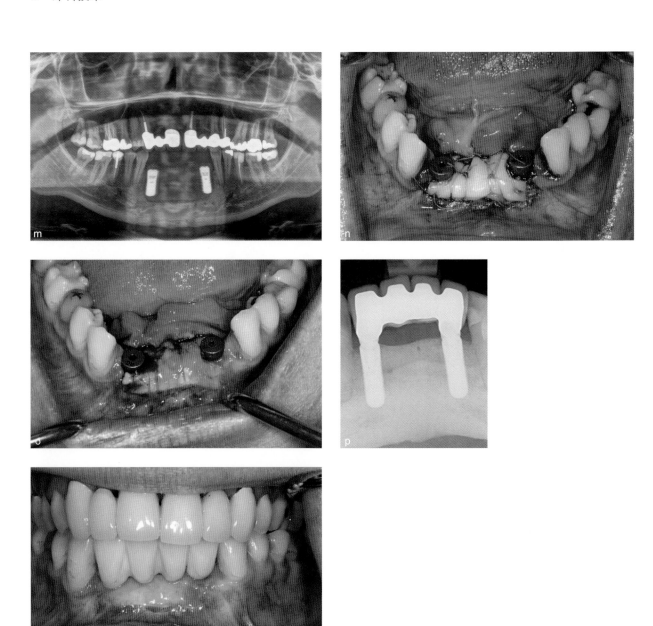

图9-7（续）　m. 在牵张器拆除后立即植入2颗种植体，以防止牵引骨段滑回尚未完全成骨的软骨痂。n. 二期暴露种植体时进行腭黏膜移植，以形成附着龈。与图9-7相比，牙龈不足（图9-7c）o. 愈合的移植牙龈和修复前的初始情况。p. X线片显示种植体颈部颊侧的牵张骨在修复体戴入后3个月没有发生吸收或复发。q. 修复完成（Schwalm医生，Schwalmstadt）。

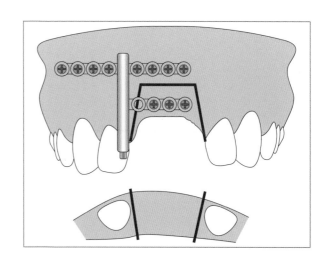

图9-8 在进行牵张成骨时，创建牵引骨段的颌骨切骨线总是成梯形状态，避免牵张骨段在向上运动时卡住。由于上颌骨前牙区空间有限，通常需要割断牵张器牵引骨段的一臂。然后，将牵张器柱安装在上唇的侧面和后方。

垂直牵张成骨的牵张器类型

主要牵张器分为外置牵张器（牵拉骨段的外部由螺钉固定，其暴露在口腔环境中）、内置牵张器（牵拉骨段的内部的隧道中施力）以及两者结合的类型。内置牵张器分为活动牵张器和牵张种植体，在牵拉成骨阶段完成后可以立即用作种植体。

临床程序（外置牵张器）

牵张成骨的治疗计划首先要在𬌗架上对上下颌关系进行仔细分析，并确定向量。通常，矢量（译者注：牵拉方向）指向相对牙齿的颊侧边缘。

手术程序

牵张成骨术建议的切口是牙槽嵴正中切口，尽可能向外侧稍微倾斜，以保持牵拉骨段的血供。暴露颊侧骨表面，尝试放置牵张器，并确定牵张矢量（方向）。如果矢量不正确，可以通过弯曲修整钛板、局部垫片或去除骨头进行修正。

然后，医生会用几枚螺钉暂时固定牵张器，并标记出最终的切骨线。再次取下牵张器。所有方向上的切骨线都应该呈梯形（颊舌向、冠根向），以避免出现倒凹导致牵引骨段在向上移动时卡住（图9-8）。最好使用摆动锯进行切割，这样可以在切割缝中尽量减少骨组织的损伤。摆锯和切骨器不能造成口腔软组织穿孔，否则会导致骨段的后续营养障碍。然后，再次用至少2枚螺钉将牵张器重新固定在每一侧。随后进行操作测试，激活扩张器以检测和消除牵拉骨段移动中可能的干扰。最后，使用间断缝合将伤口闭合，牵引杆从黏膜中穿出，止于口腔前庭沟。

软组织愈合期

在接下来的7天内，应该等待软组织愈合，直至拆线。

激活期

然后，可以开始以每天0.3~0.5mm（一次完整的旋转）进行骨牵拉，具体取决于牵张器的大小，并可以分为几个小步骤。牵拉过程通常由患者自己用螺丝刀进行，而且往往是无痛的。在此期间，牵引杆应该支撑在临时修复体上，因为软组织牵拉的作用使得牵引杆向口腔方向（舌侧）移动。

骨沉积阶段

当最终的成骨超过预期高度约20%或牵引骨段与对侧颌骨相接触时，牵张结束，进入骨固化期[13]。即使在这个阶段，软组织牵引仍然可能导致牵引骨段向舌侧倾斜，可以通过临时修复体来预防这种情况发生。

牵张器的取出和种植体植入

通常在牵张开始后的12周内进行牵张器的手术取出。建议在取出牵张器同时植入种植体，因为种植体可以垂直支撑骨段并防止牵引骨段滑回到新生骨痂处。不过，同期植入种植体也不一定能阻止骨吸收，例如，如果牵引柱上的软组织受损或发炎会导致骨吸收。预防炎症的一种方法是在牵张阶段结束时在牵引柱上进行部分黏膜切除修整，以便黏膜可以良好愈合。

风险和并发症

通常，牵张成骨的并发症较少且可预测性较高，这主要是因为无须进行植骨手术，而且切骨可以由熟练的外科医生快速完成。下颌骨的垂直牵张成骨通常是一种下颌骨骨增量的折中方案。下颌骨萎缩越严重，越需要进行骨增量手术，但骨切开后残留下颌骨基骨的高度也越薄。因此，

下颌骨骨折是该技术常见的并发症。另一个并发症是骨沉积阶段中牵张矢量的位移，特别是在下颌前牙缺牙区，该处的下颌舌骨肌会对牵引骨段产生强烈的舌向的牵引力造成移位。

二次侧方骨增量

牵张成骨术仍有其局限性，主要是骨骼只能在垂直方向上骨增量，而不能在水平方向上骨增量。因此，在美学领域，通常需要在完成牵张成骨后进行额外的水平向骨增量。牵张成骨可以保护前庭沟的附着龈，因此通常可以省去软组织增量的过程，特别是在垂直补偿过度的情况下。

9.5 骨环技术与同期种植

使用标准环钻头，可以从颏前部采集自体骨环，以精确地放置在种植体的颈部。这种骨增量是最优方案，可用于小范围缺损的同期垂直和水平向骨增量。与所有同期手术类似，该术式的风险会增加。其部分原因是因为伤口裂开和感染可能导致种植体与骨移植物的丧失。必须特别注意的是，一定要确保种植体环孔的精确匹配；否则，种植体将把骨环挤压成两半。因此，该治疗程序最适用于种植体颈部没有螺纹或凹凸的光滑颈类型种植体。

由于颏部作为供体部位可能引起并发症（包括下唇下垂和露齿增多），并且仅限于一生一次操作，因此更建议使用异种骨制成的环。在一项回顾性研究中，使用异种骨环后种植体存活率为97.5%[14]。

9.6 口外帐篷技术用于下颌前牙区低位骨增量

通过在颏下皮肤褶皱处切口，可以在下颌骨前部进行骨增量和同期植入种植体（图9-9）。这样做的优点是术区可以保证绝对无菌且不会出现裂开。种植体可以作为空间支撑。该技术被称为帐篷技术，在系统回顾中实现了94.4%～100%的种植体存活率[15]。

使用相同的方法，可以使用髂骨骨块增加极度萎缩的下颌骨的下缘（下颌骨低位边缘骨增量），主要用于预防骨折发生[16]。

9.7 骨片和帐篷技术

处理骨块的另一种策略是使用数片骨片构建所需的牙槽嵴三维结构轮廓，包括腭部和冠方，然后用松质骨对其中进行充填[17]。从外斜嵴上使用薄金刚砂轮切割非常薄的骨块–骨片移植物，作为骨片移植物[18]。使用帐篷状的皮质骨在冠方支撑进行垂直向骨增量提升被称为帐篷技术；不过，一项研究报道：仅实现了1.6mm的提升高度[19]。可吸收的聚乳酸板作为帐篷顶的使用尚在实验阶段[20]。

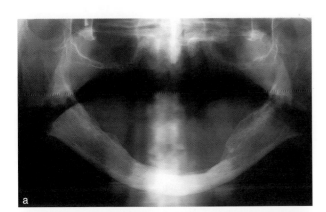

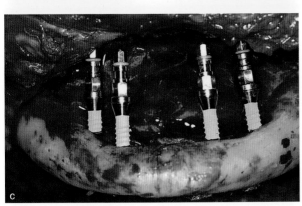

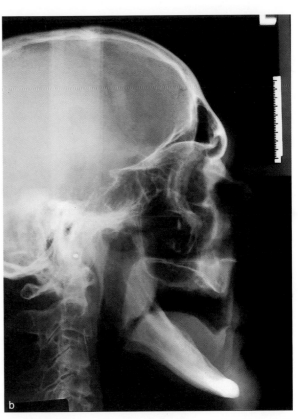

图9-9　口外帐篷技术。a. 肿瘤治疗后下颌前牙区严重骨缺损全景片影像。**b.** 头颅侧位影像显示下颌联合高度为10mm。**c.** 通过下颌口外皮肤褶皱处的皮肤切口进行口外手术。种植体被植入作为帐篷杆。

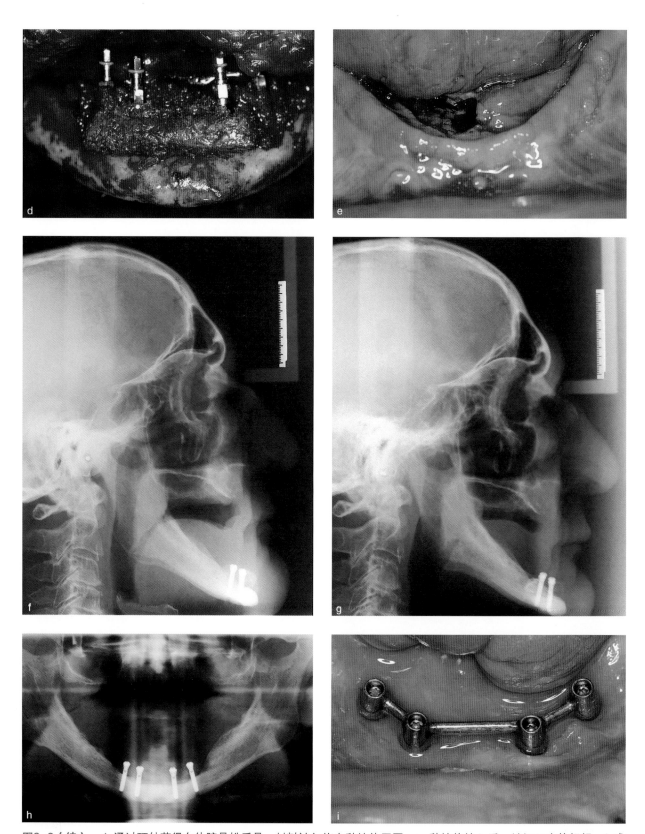

图9-9（续） d. 通过环钻获得自体髂骨松质骨。材料被包绕在种植体周围。e. 种植体植入后，关闭口内软组织。f. 术后头颅侧位影像。g. 3个月后，髂骨松质骨重塑明显，形成了一层皮质层。h. 术后3个月的全景片影像。i. 种植体支持的修复体完成后的口腔情况。

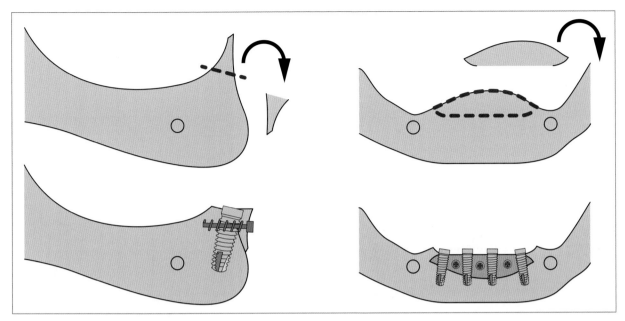

图9-10 狭窄牙槽嵴的旋转夹层骨移植。该方法的缺点是会发生牙槽嵴高度的损失。

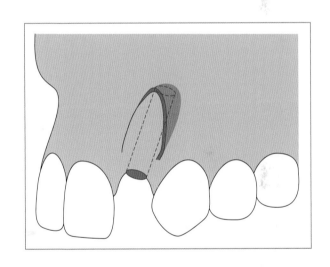

图9-11 上颌侧切牙区的根尖U形骨劈开技术。可以使用骨挤压器将根尖U形劈开。

9.8 狭窄牙槽中的旋转夹层骨移植

下颌无牙颌水平向骨增量也可以通过将下颌骨前牙区刃状牙槽嵴切断后翻转固定在下颌前牙区来进行。当然，这种操作会损失一定的骨高度。从牙槽嵴顶唇舌两侧分别翻开全厚瓣，并在离嵴顶下方约10mm的水平位置切断牙槽嵴（图9-10）。然后将该骨段断离并旋转180°，随后将其作为游离骨移植物用螺丝固定在残余牙槽嵴的颊（唇）侧。在下颌全口缺失状况下，这些高度损失的不利因素并非那么重要。

9.9 根尖U形骨劈开技术

由于上颌骨吸收后会发生唇向倾斜，一旦种植体按照修复长轴植入就会出现颊侧骨开窗缺损，由此开发了根尖U形骨劈开技术来处理颊侧凹陷区域（图9-11）。在上颌骨颊侧骨床上进行根尖U形骨劈开技术。用骨凿将该区域的颊侧皮质骨从牙槽嵴中暴露凸出，并同期植入种植体[21]。

10

拔牙后牙槽窝处理
Extraction Socket Treatment

在自然界中，拔牙创组织缺损愈合过程使其能快速、抗菌地达到伤口关闭。例如，在牙齿拔除后，牙槽嵴的束状骨会迅速吸收，以便软组织可以更容易地在缺牙区愈合。然而，这种自然愈合过程与种植牙的功能和美学所需要的牙槽嵴条件并不一致。目前临床上有几种治疗方法用于补偿束状骨和颊侧骨板的吸收，从而完全将天然牙齿的外形轮廓转移到种植修复体上，更好地修复缺失牙。这些方法包括：即刻种植、牙槽嵴保存及通过GBR同时进行牙槽轮廓骨增量。

10.1　微创拔牙和拔牙窝的外科治疗

通过微创，尤其是轴向拔除患牙能为牙槽骨在无干扰下完成伤口愈合提供良好的条件。进行拔牙操作时通常不建议翻开天然牙的龈缘，因

为剥离骨膜的过程会导致牙槽窝骨壁的吸收。因此，拔牙手术应尽可能地完全在牙槽窝内进行，而不是通过翻瓣后进行。若拔除的患牙存在牙周炎，应使用锋利的手术刀彻底切除肉芽组织和衬里上皮。可以使用一块湿润的胶原膜将血凝块稳定在牙槽窝内，以尽可能防止细菌对血凝块的分解[1]。将牙龈边缘与胶原膜缝合在一起是一种有效的止血方式。如果满足以上这些条件，健康的患者预计可以在3周内通过颊侧和龈缘的环形收缩迅速覆盖骨缺损。在上颌骨中，完全骨愈合需要约3个月，而在下颌骨中通常需要更长的时间。例如，在有炎症的情况下，由尿激酶纤溶酶原激活剂（uPA）、细菌链激酶或内源性纤溶酶活性增高，引起的纤溶活性增高会导致干槽症[2]。干槽症是一种纤溶性牙槽骨炎症，即由血凝块的次级溶解所引起的。

217

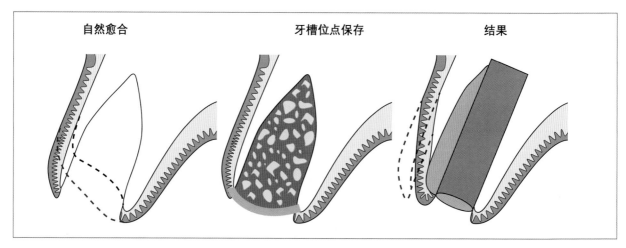

| 自然愈合 | 牙槽位点保存 | 结果 |

图10-1 牙槽位点保存原理。用牙槽窝内植骨材料替代吸收的束状骨。

10.2 牙槽位点保存术的目标

牙槽位点保存术的目的是保持拔牙位点颊侧牙槽嵴近远中向正中的黏膜高度（MBML），以利于后续的种植修复。这个目标是通过影响颊侧牙槽骨壁来实现的。当牙齿拔除后，主要是通过减少颊侧牙槽骨壁的高度，引起边缘骨生理性吸收。这可以通过束状骨的概念来解释（见第1章），束状骨是韧带和肌腱附着点的一类骨，口腔中这种韧带称为牙周韧带。当牙周韧带消失时，束状骨也会收缩。这种收缩是一种正常的生理过程无法人为干预，当然除了牙槽窝根盾技术（见第9.2节和第10.8节）以外。吸收的程度和速度因人而异。

牙槽位点保存的原则是尽早在牙槽内建立一个稳定吸收的骨架结构，可以在束状骨收缩之前在牙槽窝内部接管颊侧牙龈软组织的支持（图10-1）。因此，边缘牙周纤维系统也能够间接地防止塌陷、保留，并且理想情况下从拔牙到种植修复的过程中不会损失软组织的高度和质量（角

化；图10-2）。这是通过使用骨移植物或其他骨粉材料填充拔牙窝来完成的。在牙槽骨缺损的情况下，通过这种方式不仅可以减少吸收，而且还可以从内部填充缺损。这相当于原发性牙槽骨重建（图10-3）。

还有一种改进技术是牙槽位点保存术与引导骨再生技术（GBR）结合，其中骨粉材料和屏障膜被应用于牙槽骨壁以外（图10-4）。该技术通常需要翻瓣，将软组织瘢痕和牙周膜分离，这与牙槽嵴保存的实际目标存在一定矛盾，因此应尽量避免移动软组织。

关于将拔牙前的软组织轮廓保留到种植修复后而不损失其质量和高度的目标，还有两种其他治疗程序非常流行：即刻种植及早期种植结合轮廓骨增量[4]。在即刻种植中，种植体植入位置在腭侧-牙槽嵴边缘，并且种植体与颊侧骨壁之间的空间填充有植骨材料，类似于牙槽位点保存技术。其优点是种植体可以立即恢复正常功能，并且节省患者的时间和金钱。即刻种植的缺点是即刻植入的种植体骨整合前仍存在牙槽窝重建过

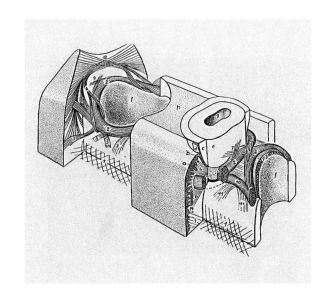

图10-2 Feneis纤维。来自Heinz Feneis（解剖学家，图宾根）的原始图纸[3]。这项工作是（Willi Schulte，口腔外科医生，图宾根）发展即刻种植的基础。

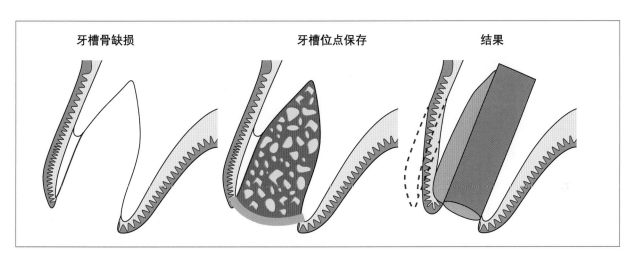

| 牙槽骨缺损 | 牙槽位点保存 | 结果 |

图10-3 牙槽骨重建原理。从内部填充牙槽骨缺损。

程，且其重建的程度难以预测。一项荟萃分析显示，即刻种植的种植体脱落率高于早期种植[5]。因牙槽窝重建无法很好地预估，所以可能导致软组织退缩和美学效果不佳，尤其是在薄龈生物型中。

相比之下，早期种植结合轮廓骨增量技术通常在拔牙8周后，大部分牙槽窝重建已经完成，可以根据需要在可视下进行植骨，使用低替代率稳定的植骨材料来补偿重建导致的束状骨丧失。这种技术可以增加种植体的美观和功能的安全性。当然关于各种即刻技术的临床中长期效果仍处于讨论阶段。

10.3 完整牙槽骨中的拔牙窝植骨

从种植学角度来看，尤其是在前牙美学区，牙齿拔除后的愈合目标是保留牙槽骨体积。这可以通过牙槽位点保存术中使用各种植骨材料填充牙槽窝来实现。牙槽嵴保存不仅涉及拔牙创填充，还需要覆盖拔牙窝。研究表明，通过翻瓣减张来进行软组织覆盖可能并非最佳方案，相反地制备皮瓣过程可能会增加骨吸收，并且会导致瘢痕、牙槽嵴扁平化以及更多的骨丧失。

大量的随机对照试验已经科学地比较了各种填充材料，大部分研究是与未填充的自发愈合进行比较的。在这些研究中，不同材料之间比较的效应量非常有趣。尽管颊侧骨板在牙槽嵴保存中也会吸收，但吸收程度比自发愈合要小。这种与自发愈合的差异就是效应量。在一项大型荟萃分析中，重组人骨形成蛋白（rhBMP-2）的效应量最大，与自发愈合相比，吸收差异为2.7mm[6]。当使用填充材料时，异种植骨材料在纳入的研究中效果最好，仅次于rhBMP-2。人工材料表现较差，富含白细胞和富含血小板的纤维蛋白（L-PRF）仅对自发愈合有小幅提升效果。所有研究的平均值显示，垂直方向上的吸收平均减少为1.65mm，水平方向上为1.62mm[7]。通过Cochrane报告的中等证据级别科学研究已经证明，基本上牙槽嵴保存对于骨保留是有用的，但没有证据表明后续种植牙的美观性更好，以及减少了对骨增量的需求[8]。是否应该用植骨材料填充完整的牙槽窝仍存在相当争议，部分学者坚决反对[9]。有一种观点认为，拔牙窝完全填充也可能因阻碍血管生成而限制牙槽窝的良好自然骨愈合倾向，因此只在牙槽窝缺损中才有意义。此外，一项系统回顾指出了完整牙槽窝充填植骨材料具有高炎症率，并出现纤维包裹植骨材料颗粒[10]。

在大多数研究中，使用了屏障膜来覆盖植骨区，这种膜可能是可吸收的，也可能是不可吸收的。屏障膜旨在将骨移植物的骨再生空间与口腔的细菌源性影响隔离一段时间，以便植骨材料的血管生成和骨化可以无干扰地进行。此外，还可以用胶原纤维布替代胶原膜（图10-4）。最后建议在拔牙窝的开口处放置一种类似义齿的临时修复体，以保持龈乳头的支撑作用。

10.4 牙槽骨缺损的拔牙窝植骨

牙槽骨缺损是进行牙槽位点保存的明确适应证。一项研究显示：即使在牙周炎后出现严重牙槽骨壁缺损的情况下，91.2%的牙槽骨体积可以发生再生[11]。从内部"堵住"颊侧牙槽骨壁缺损并在软组织坍塌成缺损之前使其愈合（图10-5），这是一种优秀的、科学的手段。

这样可以节省患者治疗时间和可能的二次重建。这种牙槽位点保存也被称为即刻重建牙槽突，类似于即刻种植。

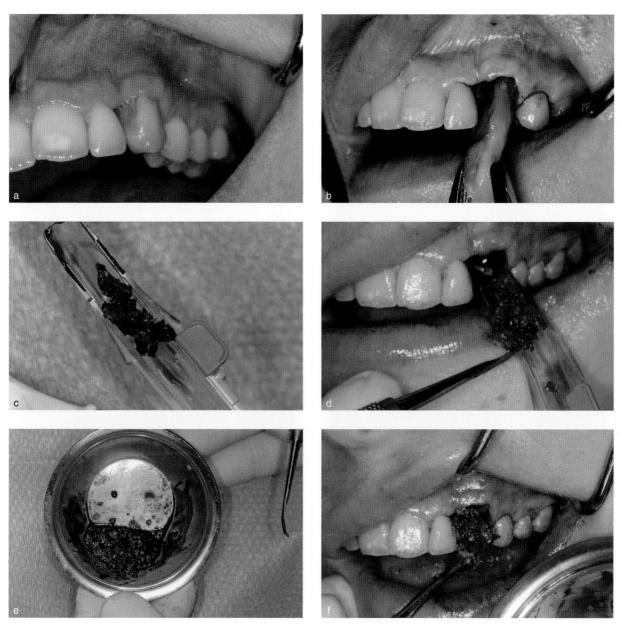

图10-4　牙槽位点保存。a. 初始情况下，左侧上颌尖牙准备拔除，牙根吸收、牙槽骨颊侧壁缺损。b. 尽可能不触碰边缘龈进行轴向牙拔除术。c. 在外斜嵴处使用刮骨器获得自体骨屑。d. 牙槽窝填充纯自体骨屑。e. 骨替代材料、刮骨骨屑和静脉血混合。材料通过纤维聚合作用凝固。f. 牙槽窝入口和颊侧骨壁缺损用混合骨替代材料充填。

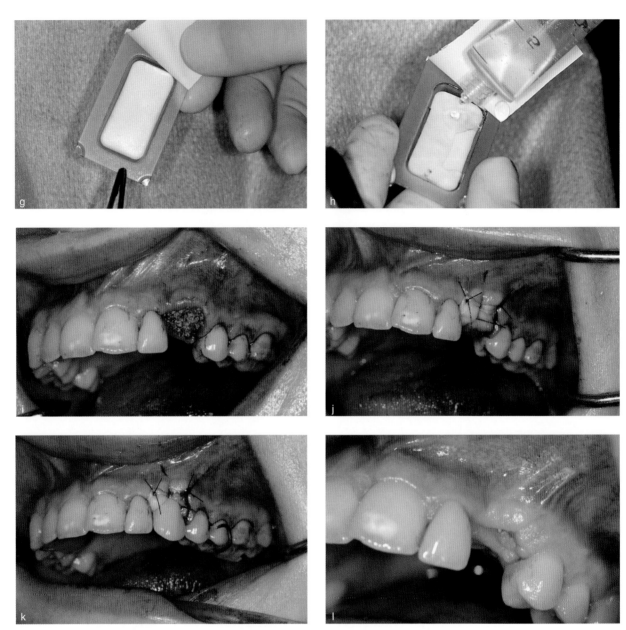

图10-4（续） g. 可吸收胶原蛋白海绵（Resorba）。h. 胶原蛋白海绵在口外稍微湿润，以防止粘在器械上。i. 牙槽窝填充超过骨水平及垂直向骨高度以进行过度补偿。j. 使用胶原蛋白海绵覆盖并缝合牙龈。k. 临时修复体带有一个略微突起到牙槽嵴水平的卵圆形义齿，临时支持龈乳头的形态。l. 4个月后，颊侧牙槽嵴轮廓保持不变，无明显凹陷，膜龈联合无明显腭侧移位。

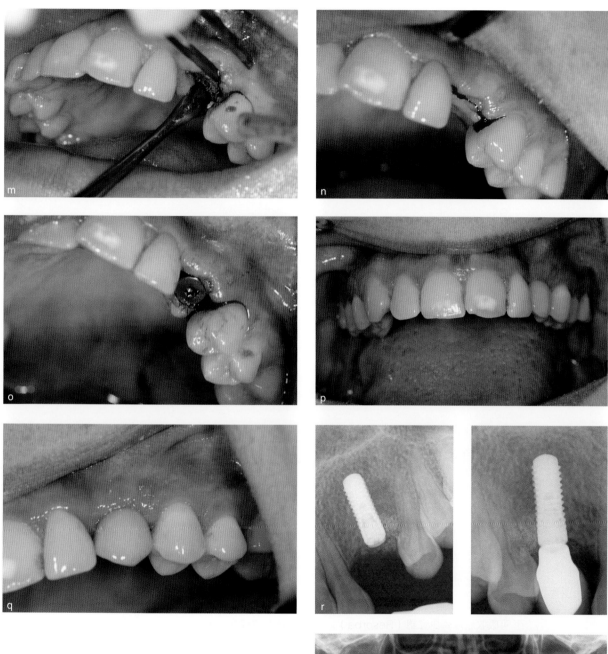

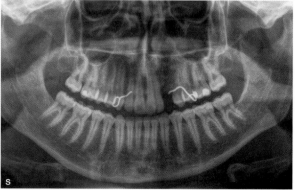

图10-4（续）　m. 开口时，可见坚硬的再生组织，为随后植入的种植体提供良好的初期支持。n. 3个月后，通过牙槽嵴正中切口和向颊腭侧移位的瓣打开种植区。o. 拧入牙龈成型器，自发地形成良好的附着龈，无须额外的软组织增量措施。p. 种植修复完成。q. 上颌尖牙即刻修复后。r. 种植体植入后（左侧）和放置后的冠（右侧）的根尖片影像。s. 牙槽位点保存后的全景片影像。

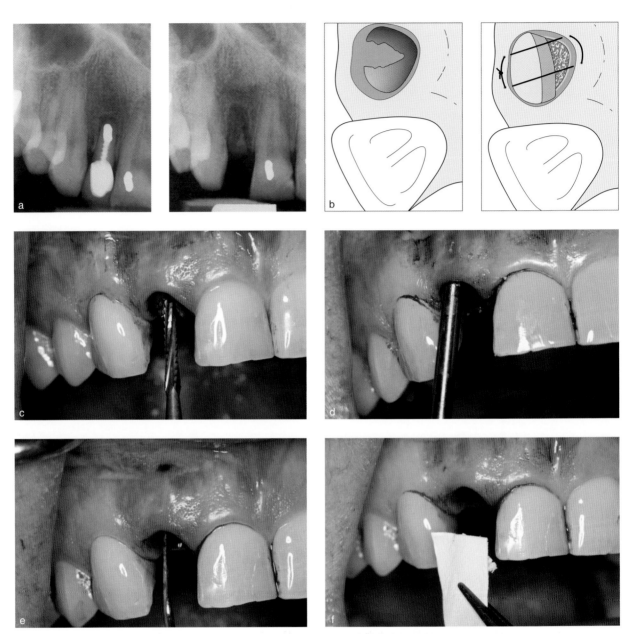

图10-5　牙槽嵴保留：使用软组织环钻进行腭侧结缔组织移植。a. 初始情况：全景片影像显示根尖切除术后根尖周炎再次发作。**b.** 示意图显示颊侧骨壁缺损情况下进行牙槽嵴保留，颊侧骨主壁重建（左）和辅助插入胶原膜（右）的情况。**c.** 用Lindemann钻在轴向上小心地将残根分离，避免触碰牙槽骨壁。**d.** 在牙根上进行种植备洞。颊侧瘘管可见。**e.** 用探针触诊颊侧骨缺损，可探及骨缺损大约有12mm深。**f.** 小心剥离骨缺损的骨膜边缘后，切割出一块胶原膜（Bio-Gide，Geistlich）并放置在黏骨膜瓣下方，以防止骨移植物在颊侧瓣下方发生移位。

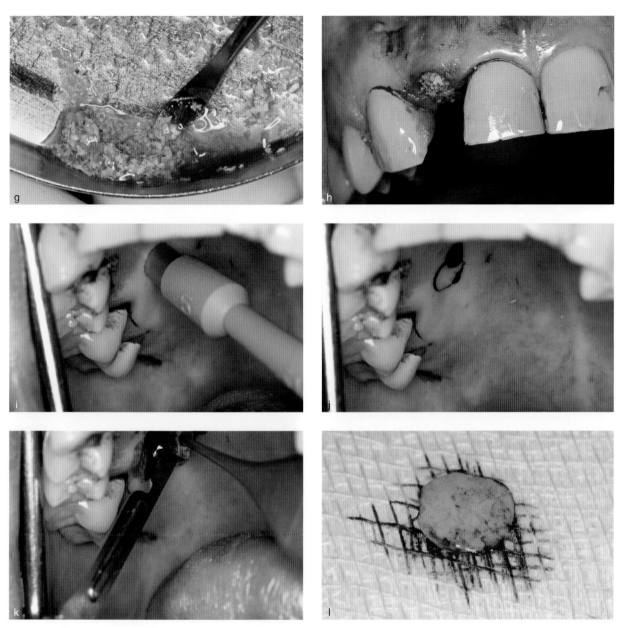

图10-5（续） g. 刮骨器获得的自体骨屑（来自外斜嵴）和牛骨骨移植替代物的混合移植物。h. 紧密地填充牙槽窝至边缘骨水平。i. 使用软组织环钻（Stiefel，GlaxoSmithKline）在上颌前磨牙腭侧的硬腭组织上获取5mm的牙龈组织。j. 可见圆形切口。k. 用手术刀将牙龈移植物周围切割到3~4mm的深度。l. 软组织环钻获取的牙龈移植物。

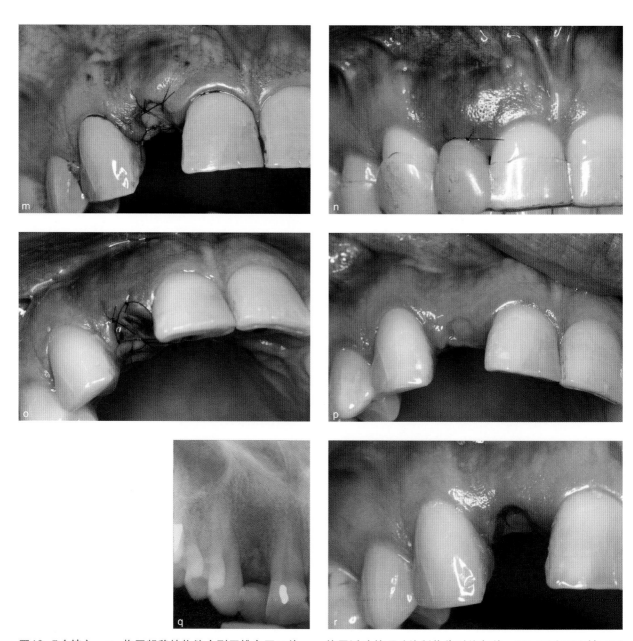

图10-5（续） m. 将牙龈移植物缝合到牙槽窝开口处。n. 使用活动的硬殆垫制作临时修复体，牙冠形态匹配缺牙区形态及牙槽嵴水平并支撑龈乳头。o. 当拆除缝线时，部分上皮由于暂时的营养不良而脱落，但软组织环钻获得的结缔组织已经愈合、成活且血管化。p. 牙槽位点保留后的4个月，牙槽窝开口处仍可见圆形的牙龈移植物形态。牙龈移植物阻止了拔牙窝边缘牙龈的向心性萎缩，从而保护了Feneis纤维（图10-2）的位置。q. 牙槽位点保留后的根尖片影像显示骨移植物逐渐愈合中。r. 经过4个月，牙龈移植物边缘进行微创切开。s. 使用数字化技术进行种植体植入，种植体愈合期即可制作修复牙冠（由Stefan Wolfart教授进行修复）。t. 种植体植入后，使用粘接固定的义齿作为临时美学修复体。u. 即使在软组织移植7个月后，牙龈移植物的轮廓仍然在牙槽黏膜中清晰可见。牙龈移植避免了龈乳头和边缘龈向中心收缩。龈乳头和拔牙前的高度不尽相同，但在血管化和结构方面得到保留。

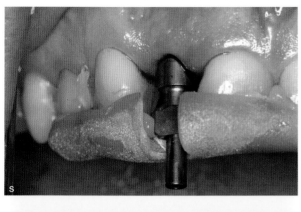
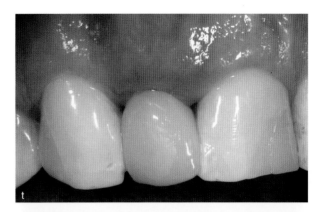
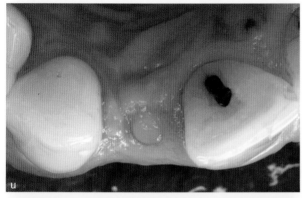
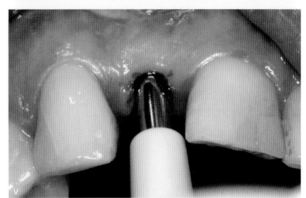
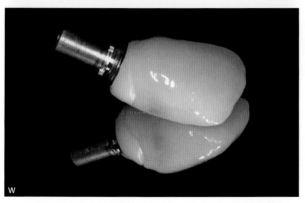
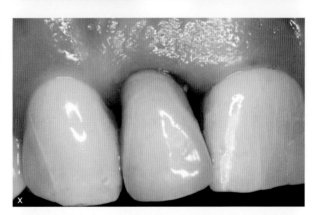
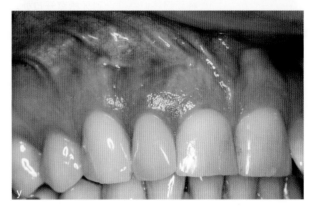

图10-5（续）　v. 使用软组织环钻进行的牙龈移植物最终应作为多余组织被切除，否则可能导致颊侧牙龈出现不美观的隆起。牙龈移植物在种植体二期暴露时可以考虑同期切除。w. 种植修复冠已经通过数字化技术提前预备完成。这意味着不再需要上牙龈成形器。x. 种植修复冠戴入。尽管先前采取了支持龈乳头的措施，但邻牙间"黑三角"仍然存在。y. 数周后的最终修复效果。牙龈在邻牙间自发再生到约5.5mm，这符合Tarnow规则。这个病例说明目前有可能在不损伤牙槽骨和软组织的情况下，将原有天然牙的边缘牙龈结构、形状和颜色转移到种植体修复体周围。

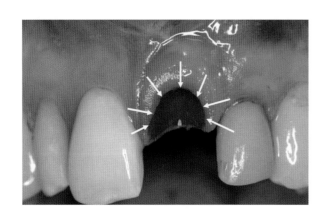

图10-6 天然牙被拔除后牙槽骨的自然愈合过程中出现边缘龈向箭头方向的向心性收缩。在这个过程中，原本垂直于天然牙的颊侧牙龈和腭侧牙龈会变平坦并水平移动。其次，龈乳头变平坦至原有高度的一半左右，组织也向水平面移动。

10.5 使用自体骨块进行拔牙窝骨壁的一期重建

使用自体骨块进行拔牙窝骨壁重建需要通过翻瓣、转瓣等进行安全地伤口覆盖。从颊侧来看，这种瓣具有美观和功能上的不利之处，与保存牙槽嵴的目标相矛盾——未尽可能地将无改变的牙龈边缘转移到种植边缘。不过在上颌前牙区，还有从腭侧形成轴向血管化黏膜瓣这一选择，可以安全地覆盖高质量的植骨材料。第7章中介绍了一个相应的病例（图7-24）。

10.6 牙槽窝封闭术

牙槽位点保存术侧重于立即建立骨结构，以支撑边缘龈的弯曲结构，包括牙尖乳头，以便后期恢复理想的外观轮廓。牙槽窝封闭术侧重于软组织，即保留附着龈结构及其弯曲形状，两者的目标基本相同。

快速的自然软组织牙槽窝封闭是通过向心性（烟袋状）收缩而发生的（图10-6）。在自然牙槽骨愈合过程中，覆盖牙槽骨的上皮表面起源于直立的龈乳头和直立的牙龈，随着牙齿拔除后变

平并向水平扩展，而非垂直扩展。这导致了龈乳头的丧失和牙间"黑三角"的形成。

牙槽窝封闭的目标是通过上皮移植来阻止牙龈萎缩。一般来说，阻止开放性伤口萎缩最安全的方式是通过真皮移植来调控。该块移植组织缺乏进一步瘢痕挛缩的动力。

多种黏膜移植都可以应用于拔牙窝。这种移植的最简单形式是从硬腭或上颌结节远中取出的软组织环。可以使用不同尺寸的一次性活检圆刀片（4mm、5mm、6mm、8mm；Stiefel；图10-7）从上颌结节处获得，并缝合到拔牙窝开口处。一些患者在结节处或第二磨牙的远中侧有自然形成的纤维瘤或黏膜增厚区域。一项研究显示，与自然愈合相比，上颌结节黏膜移植术后种植体的颊侧软组织高度平均增加0.6mm[12]。这些软组织环越厚，越有可能在边缘处生长血管，因此应优先选择较厚的上颌结节黏膜移植而不是来自腭部的软组织环。还可以将上颌结节处获取的软组织–结缔组织–骨环复合移植（三层移植；见第3章，图3-12）植入拔牙窝，以通过自体移植来治愈颊侧牙槽骨壁的骨缺损[13]。

与单纯的软组织环移植相比，有一种更复杂的手术是从硬腭获取具有角化上皮岛的结缔组织

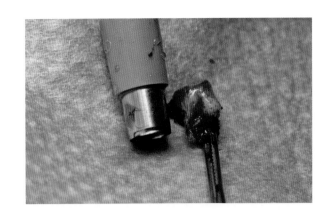

图10-7 软组织环钻获得的牙龈移植物应具有一定的厚度，因为新生血管通过这些接触表面生长到组织中，与现有的血管发生微观吻合。

移植。这种移植物是通过切割技巧从硬腭近中至前磨牙区获取的。这种手术适用于牙周组织非常薄的患者，以增厚牙周组织。因此，从拔牙开始就要注意牙周组织的类型。这是为了防止牙龈退缩和移植物吸收（图10-8）。

10.7 即刻种植的骨增量

即刻种植可能存在风险，因为骨重建的范围和速度无法预测。然而，即刻修复和制作临时牙冠可以避免风险，但必须要进行牙槽窝封闭术，并且牙冠的个性化穿龈轮廓优于旋转对称的牙龈成型器（愈合基台）[14]。临时冠可以消除对软组织的收缩刺激，因为基牙或牙冠材料上可以形成半桥粒，封闭下方的骨再生空间。骨增量材料和软组织移植物可以植入在这个空间中。将异种植骨材料植入颊侧间隙产生了不同的研究结果：有时有利[15]，而有时颊侧软组织高度的平均增量并不显著[16]。在颊侧牙龈下植入结缔组织移植物会导致轻微的骨吸收[17]。

如果由于牙龈退缩而导致颊侧骨板的暴露，会存在美学失败或因暴露的粗糙种植体表面而引发种植体周围炎的风险。因此，牙槽位点保存或等待早期种植体植入和轮廓骨增量是更安全的选择，可以更好地控制颊侧种植体颈部的骨覆盖。有研究明确表明：颊侧骨板的吸收并不能因即刻种植而产生积极或消极的影响[18]。

因此，在即刻种植的骨增量中，种植体应植入在腭侧或舌侧骨壁上，目的是在外侧牙槽骨壁吸收之前在颊侧间隙形成第二个骨壁（跳跃间隙）。因此，在即刻种植的骨增量中，应选择比牙槽骨尺寸小的小直径种植体。这是为了确保在颊侧至少保留2mm宽的跳跃间隙。在这个间隙填充植骨材料被认为能够永久替代被吸收的颊侧骨壁，作为软组织的支持。

即刻种植的骨增量常使用带有非常锐利螺纹的种植体类型，并以高扭矩拧入牙槽骨拔牙窝的腭侧壁。这旨在达到很高的初期稳定性。而反过来又允许使用适应于旧牙的穿龈轮廓的牙冠进行即刻修复。这种牙冠从内侧与牙槽窝中被拔除牙齿的内源上皮完全吻合，并导致半桥粒的形成。因此，在跳跃间隙内实现了对颊侧再生空间的抗菌密封覆盖，并且Feneis纤维结构[3]连同龈乳头隆起处可以以最佳支持方式转移到修复体中。

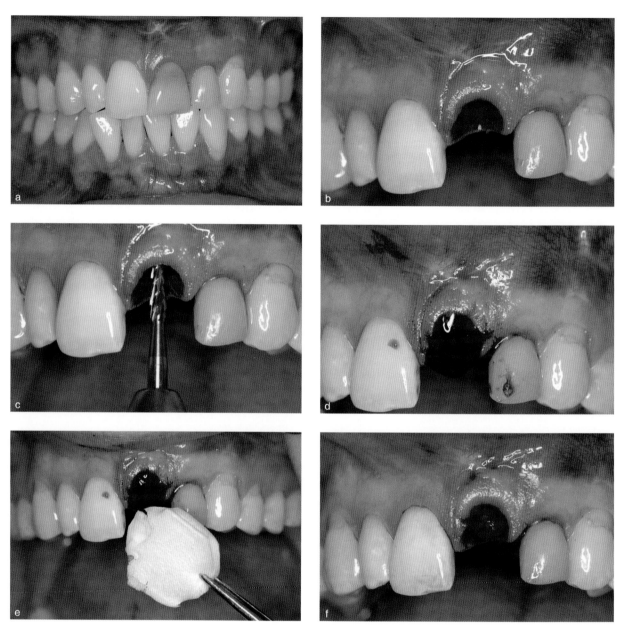

图10-8　使用角化结缔组织移植物进行拔牙窝封闭术。a. 上颌左侧中切牙创伤后准备拔除，患者牙周组织具有退缩倾向和薄龈生物型。b. 拔牙后牙槽窝大量出血。c. 在腭侧壁钻孔以刺激出血。d. 可见牙槽窝出血。e. 将胶原蛋白海绵塞入拔牙窝以稳定血凝块。f. 止血并稳定血凝块。

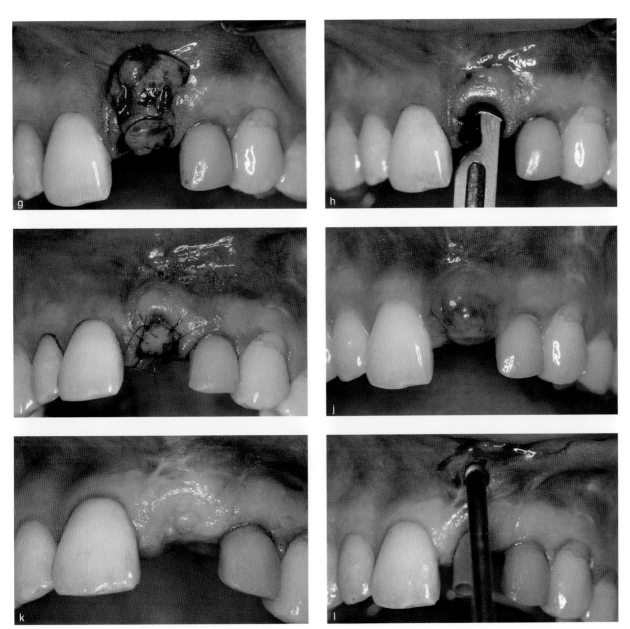

图10-8（续）　g. 从腭部获得游离结缔组织，用以增厚可能发生退缩的颊侧牙龈，同时保留一小部分边缘带有腭部牙龈上皮。h. 用手术刀制备扇形受植区牙龈龈下袋口。袋口尺寸应大于结缔组织移植物。i. 将带有上皮的边缘结缔组织移植物与拔牙窝洞口牙龈环形缝合，达到拔牙窝入口与结缔组织移植物良好的接触，以便快速形成血管桥。用可吸收的缝线［聚乙二醇酸（PGA）5-0，Resorba］将结缔组织移植物拉入袋口，并展平而不缝结。j. 软组织移植后2周，组织肿胀出现，这是由于快速血管化和肉芽组织形成。不必担心，这是移植物愈合良好的迹象。k. 4个月后，植入种植体，并同时进行骨块增高。在前期软组织移植物可靠的覆盖下，安全地进行了操作。角化上皮岛清晰可见。l. 微创取出骨块的固位螺钉时，无须再次从骨面上剥离骨膜，也无须重新切开软组织。

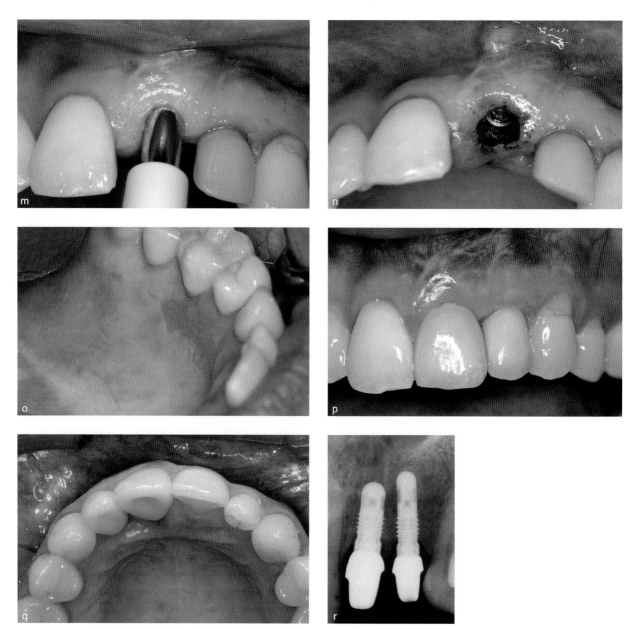

图10-8（续） m. 角化上皮岛已经达到了其目的，应该被切除以二期暴露种植体；否则，颊侧可能会出现牙龈隆起，影响美观。n. 二期暴露后的基台临床照片。软组织环钻切口中可见大约3mm厚的牙龈。这个数值是符合生物学宽度的，既不应该被减少也不应该被增加。o. 角化结缔组织供区部位无刺激地愈合。p. 修复完成。尽管为薄龈生物型，左侧中切牙种植修复体周围角化龈宽度足够，牙龈无退缩。邻近侧切牙种植修复周围几乎没有龈乳头。这是种植学中迄今尚未完全解决的难题。q. 临床咬合面观显示软组织与右侧中切种植牙周围相比有一定增厚。r. 修复后的根尖片影像显示骨重建。基台的边缘与生理性软组织高度一致。种植体颈部与邻牙的骨水平一致。

10.8　根盾技术

Hürzeler根盾技术[19]，也被称为部分拔牙[20]或根膜技术[21]，是一种牙槽位点保存的形式，是先前提到的植骨的替代方法。这种技术可以通过保留相应的根牙本质来保存颊侧薄骨壁的冠方边缘处的Sharpey纤维，从而避免拔牙后颊侧束状骨的吸收。该技术也在9.2节中进行了描述。牙槽骨的内壁由束状骨组成，其在相关的Sharpey纤维被撕裂后失去功能，并且退缩趋势不可逆，无论是否行即刻种植。这种程度的骨吸收会对颊侧骨壁造成相当大的风险，尤其是在薄牙槽骨壁（如薄龈生物型）的情况下，可能对颊侧骨板造成相当大的风险，在牙齿拔除后几乎无法通过治疗来影响，尤其是在薄骨壁（如薄牙周生物型）的情况下，在牙齿拔除后几乎无法通过治疗来改变吸收造成的影响。

根盾技术提出的解决方案是通过使用金刚砂钻磨除牙齿的根部大部分，保留根部的颊侧平坦部分，从而实现骨组织的保存，直到种植体愈合。然而，根据文献中先前的数据，大约有19.5%的病例发生了剩余牙齿碎片的外露以及化脓等并发症（另见图9-4）[22]。

C

临床挑战和治疗决策的制定

CLINICAL CHALLENGES AND DECISION MAKING

11

根据骨缺损阶段制定治疗决策

Decision Making According to Defect Stage

在当今这个人工智能、循证医学的时代，对某种治疗路径做出决策应该很容易，甚至可以交给机器来完成。但事实上，机器可能让决策变得更加困难。因为做出最优的决策需要协调大量信息，全面考虑影响患者的因素（局部、全身）。由于患者的遗传和表观遗传变异非常多样化，可能与现有方案存在生物学上的矛盾，因此个性化医学体现了与机器（系统）决策完全相悖的方向。在接下来的章节中，将尝试根据骨缺损阶段分级和适应证的标准来结构性地制定治疗决策。专用术语"决策制定"与医学术语"差异诊断"在这里可以互换使用。

11.1 以骨缺损为导向的概念用于骨增量手术方案的选择

临床上，医生的医嘱应始终基于患者及其个体临床状况，而不是基于医生的技术、材料和方法。这些内容在前一章中已经介绍，本章将按其

价值进行临床分类。关于骨增量手术的选择，应从不同骨缺损阶段来考虑其策略。在本章中，作者会介绍一种以骨缺损阶段为导向的概念，用于差异化指导骨增量手术，同时参考《ITI口腔种植临床指南7》中的参考文献进行进一步阐述[1]。随后的临床技术章节中将介绍一些特殊的、无法归类于该概念的临床指导。例如，无牙颌区需要大量植骨，而无法通过口内外斜嵴获取的骨块移植来处理的情况等。

分类系统

这里介绍分类系统的概念是基于颌骨吸收阶段的四分法分类原则（图11-1；见第1章）。该治疗方案适用于单牙缺失、游离端缺失，原则上也适用于无牙颌，不过需要指出的是在无牙颌中能增加的骨量非常有限。此外，在无牙颌中，通过修复体补偿垂直向骨缺损要比通过骨增量容易得多，因为作为参考的邻牙已经缺失。

缺损类型 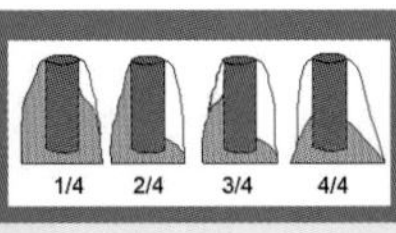	骨增量方法指导方案
1/4型骨缺损	使用植骨材料进行同期GBR和种植体植入术 备选方案：上颌前牙区自体骨块移植
2/4型骨缺损	自体骨块移植 同期或者分期种植体植入 备选方案：骨劈开（＞4～5mm）
3/4型骨缺损	"贝壳"技术 分期种植体植入 备选方案：旋转夹层骨移植
4/4型骨缺损 （完全骨壁缺损）	夹层骨移植颊舌侧双壁缺损 分期种植体植入 备选方案：牵张成骨，如在上颌前牙区

图11-1　根据骨缺损阶段进行骨增量手术的决策。GBR，引导骨再生技术。

主要技术和替代技术

对于骨缺损的每个阶段，都会推荐一种主要技术以及一种替代技术。图11-1中的4个阶段占据相等的空间。然而，在实际临床中，绝大多数情况都处于1/4型骨缺损阶段，因此通常可以用最简单的技术达到满意的疗效。

门诊治疗的可行性

这里介绍的所有骨增量手术原则上只要患者身体健康都可以在门诊进行手术，使用局部麻醉或必要时使用镇静剂。因此，这种理念也适用于私人诊所，并且对于患者来说，骨增量手术总体来说是经济实惠的，不需要住院治疗。

愈合时间

本章节提出的所有手术，愈合期为4个月，无论是到种植体二期暴露还是二期手术进行种植体植入。

11.2　1/4型骨缺损阶段

1/4型骨缺损，牙槽骨吸收的最早阶段，即在拔牙后数周颊侧骨壁大部分缺失。临床实践中的大部分患者通常会进行引导骨再生技术（GBR），因为大多数患者及其口腔医生在拔牙后不久就会寻求解决缺牙修复问题。在1/4型骨缺损阶段，基底部仍有足够的骨质以确保种植体的初期稳定性（图11-2）。GBR在较完整的邻牙牙周组织、骨壁包绕缺损区的单颗牙间隙中特别可靠地发挥着作用。缺损的牙位跨度越大、种植体位置越偏离牙槽嵴轮廓线、相邻牙越少，相比GBR来说骨块移植就越有优势。自体骨块具有更高的再生能力、更多的内在稳定性和增长效果，比GBR的成骨效果更佳。此外，骨块消除了颗粒状植骨材料需要过度成形的不足，并且该方法比GBR更精确。因为在1/4型骨缺损阶段，种植体通常是同期植入的，这对应于SAC（简单、高级，复杂）分类中的"高级"级别。

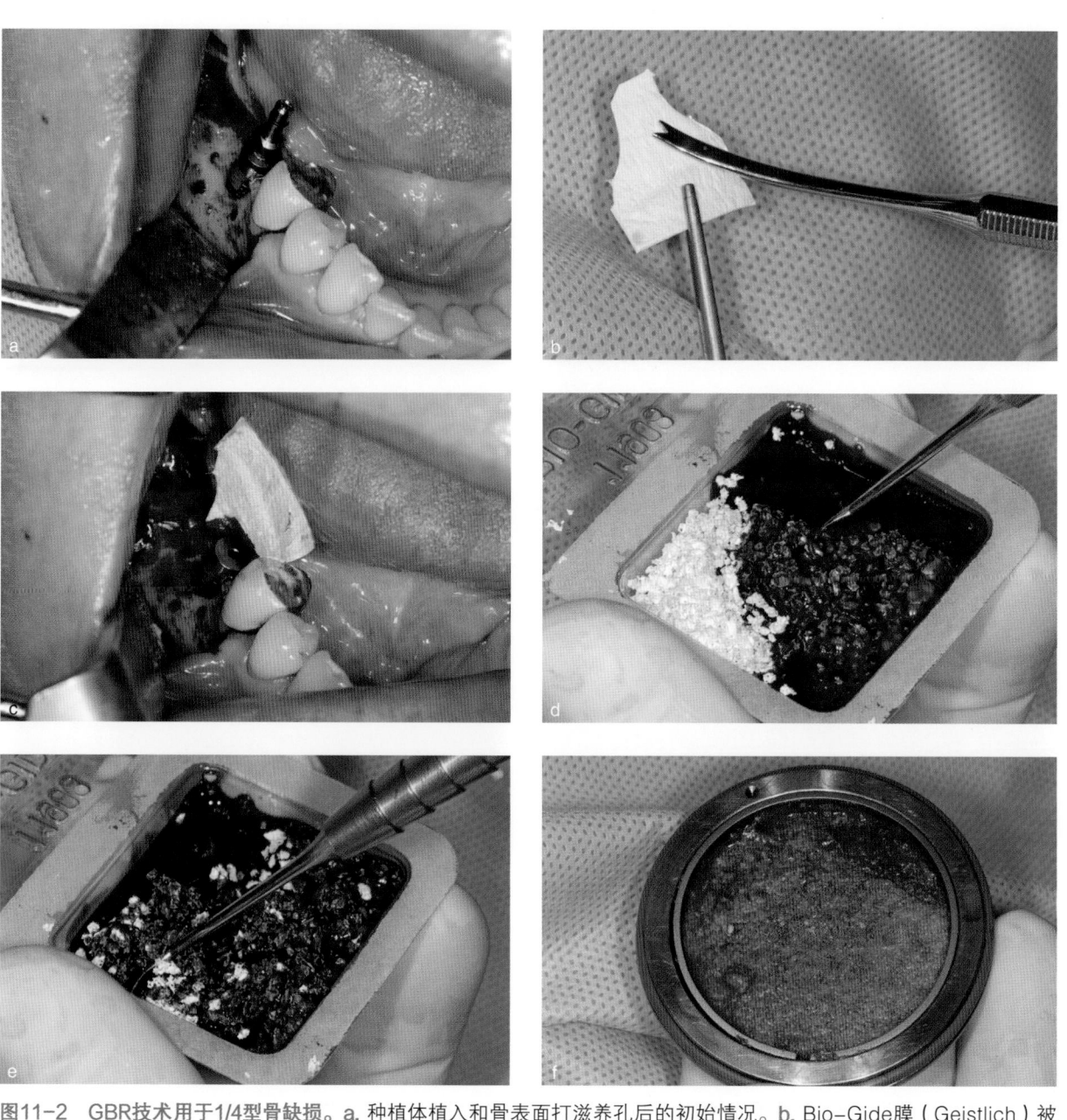

图11-2　GBR技术用于1/4型骨缺损。**a.** 种植体植入和骨表面打滋养孔后的初始情况。**b.** Bio-Gide膜（Geistlich）被修剪成舌形。**c.** 膜的小头固定放置在舌侧瓣边缘下方。**d.** 将无菌静脉血加入骨替代材料（Bio-Oss，Geistlich）中。**e.** 无菌血液应注入骨替代材料的所有腔隙，以防止其在口腔中吸附污染的唾液。**f.** 在所有涉及磨骨的步骤（皮质骨打孔、种植体备孔），滤骨器（Schlumbohm）每次都要插入吸引器中以收集骨碎片。

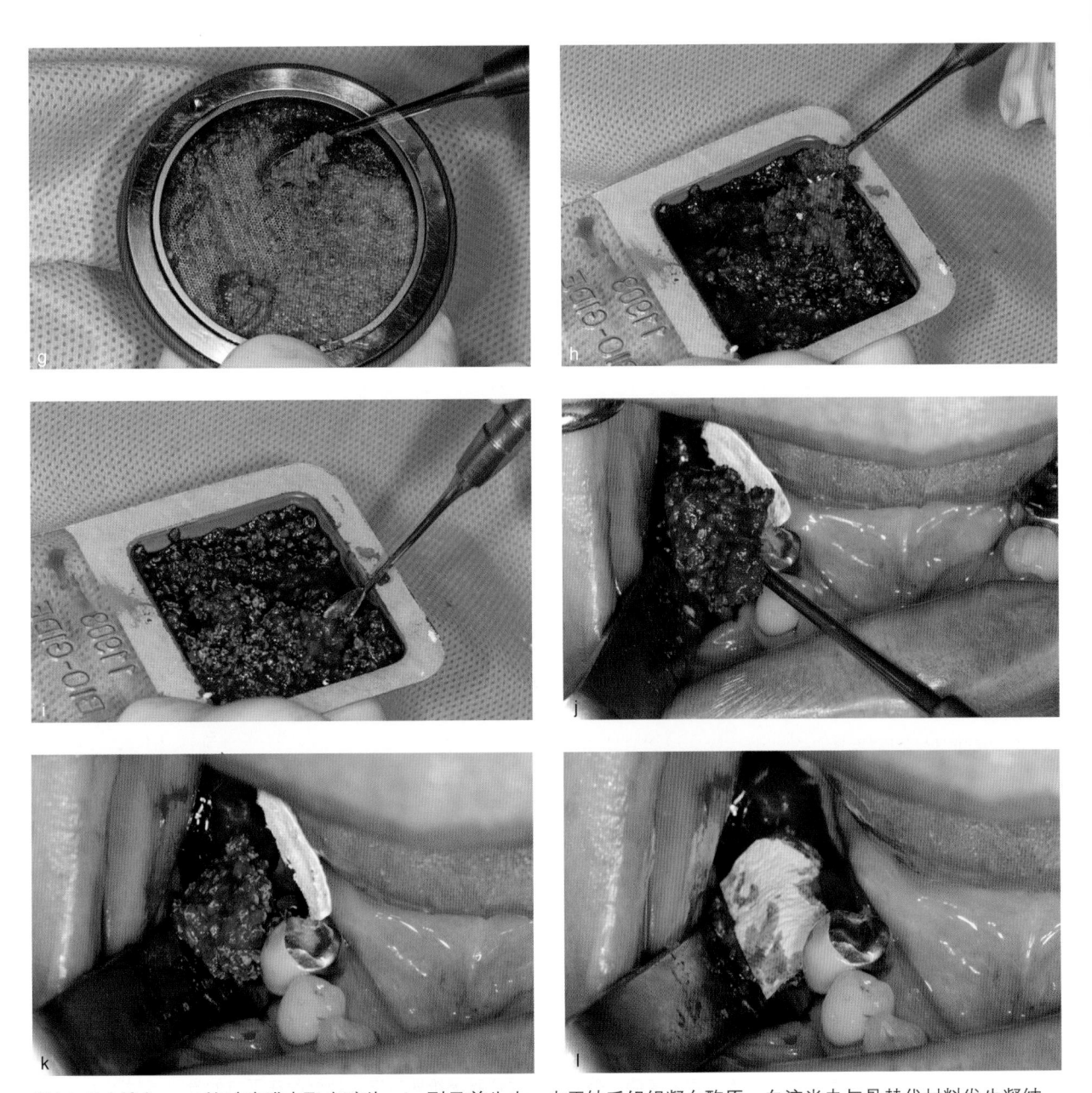

图11-2（续） g. 从过滤膜中取出碎片。h. 到目前为止，由于缺乏组织凝血酶原，血液尚未与骨替代材料发生凝结。现在按比例将过滤骨混合植骨材料（自体：植骨材料为25%：75%）。i. 混合自体骨后，血液凝固，形成易于操作的移植混合物，其具有适当的厚度。j. 骨屑碎片可以放置在骨缺损处。k. 骨移植材料可以在缺损处进行塑形。l. 仍然干燥的胶原膜被折叠在移植混合物上。

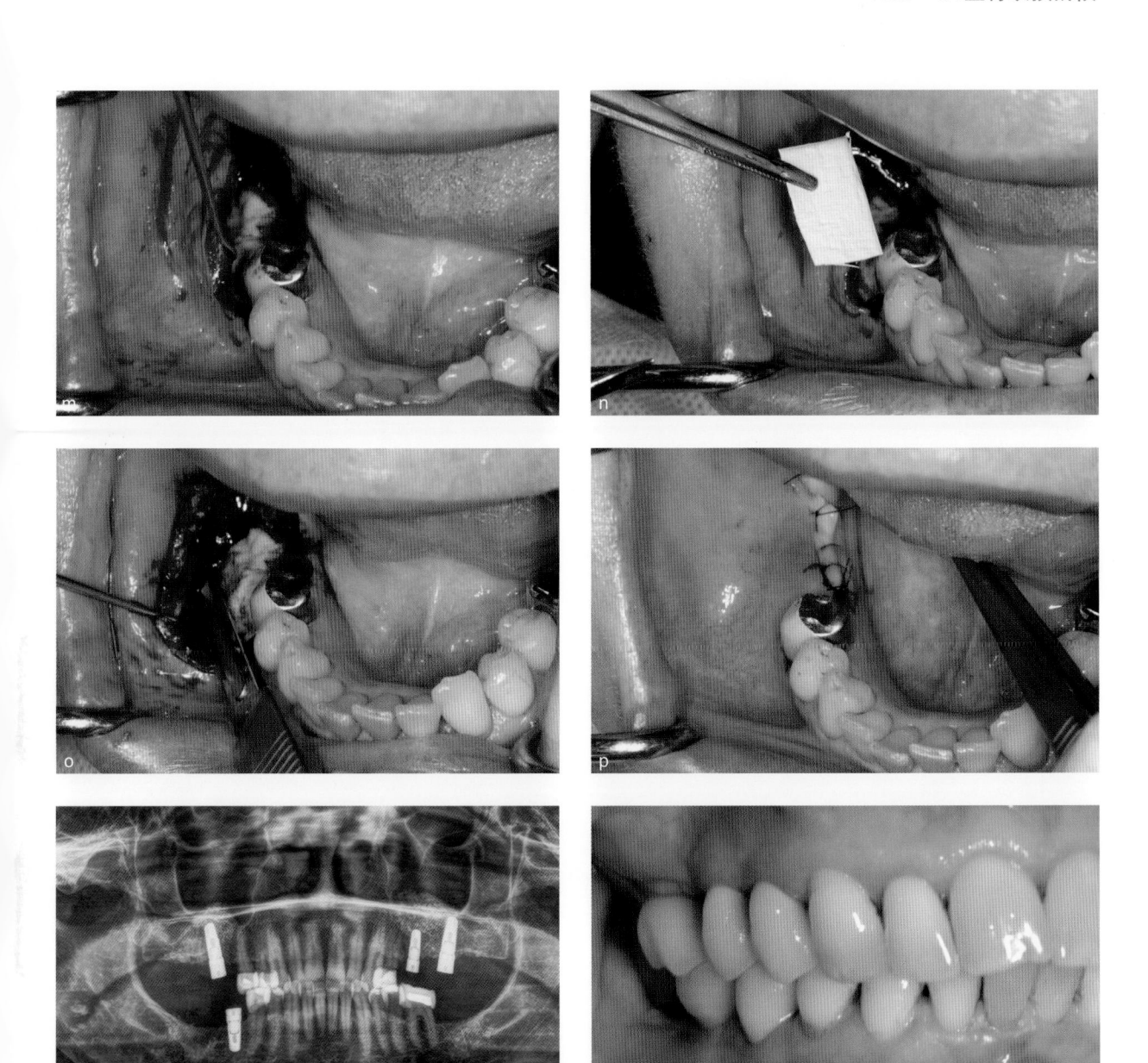

图11-2（续）　m. 使用生理盐水湿润胶原屏障膜，使其软化并似吸墨纸般较牢固地黏附在下方的骨移植材料上。用单钩检查软组织瓣能否严密缝合。n. 胶原屏障膜的一部分被折叠为双层。o. 在单钩和手术刀的帮助下，切开骨膜进一步松解使组织瓣活动性良好。p. 由于切口位于附着龈的中央，因此只需要间隔较大的距离进行少数几针缝合，即可紧紧闭合切口，同时保证了组织瓣边缘的血供。q. 全景片影像显示：当种植体二期暴露时，右侧下颌第一磨牙区的骨增量水平稳定。r. 义齿修复后临床情况稳定。

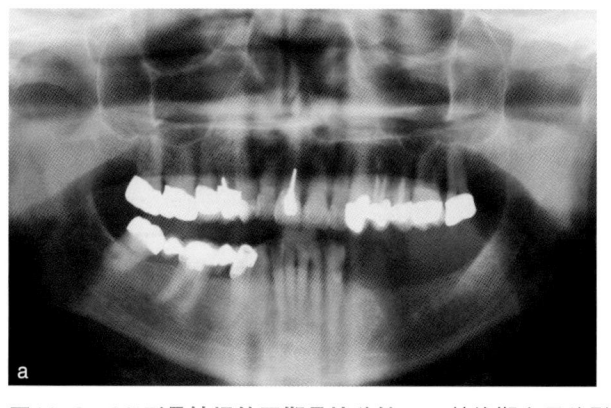
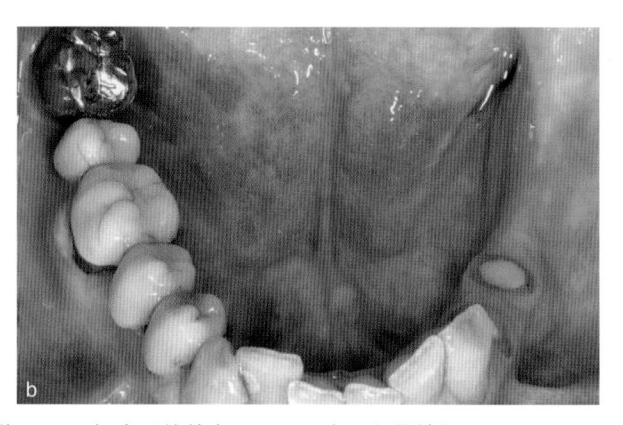

图11-3 2/4型骨缺损的同期骨块移植。a. 基线期全景片影像。b. 冠切术后的前磨牙,可见水平向骨缺损。

11.3 2/4型骨缺损阶段

2/4型骨缺损比前述阶段稍晚,最早出现在拔牙后几个月,尤其经常发生在根尖基底部非常狭窄的颌骨中。前述1/4型骨缺损阶段中,根尖基底部较宽的颌骨骨量保存时间更长。2/4型骨缺损阶段可能是先天性的,如先天缺牙,这种情况下相邻牙之间牙槽骨通常呈板状萎缩。而骨块移植是一种几乎适用于任何缺损形态的通用治疗方法,可以使用螺钉固定或者在骨片技术中使用定位螺钉(图11-3)。在2/4型骨缺损阶段中,种植体可以同期或二期植入。治疗决策的制定基于剩余牙槽骨是否仍具有足够的骨量以保证种植体的初期稳定性,这主要取决于根尖基底部的骨宽度和种植牙的修复轴线。一旦对治疗效果存在疑虑,最好采用分期进行。如果手术采用分期进行,应将其归类为SAC分类中的"复杂"级别。总体来说,分期手术是一种安全的措施,因为种植体可以在血供丰富重建后的骨床中进行二期植入;同时,如果建立体积足够的骨床,种植体的

轴线也可以根据修复要求更自由地放置,而无须像同期植入种植体时角度、位置受限。

在一些特殊情况下,骨劈开技术可以作为2/4型骨缺损阶段中的一种替代技术。这些情况包括:CBCT上显示两层可劈开的皮质骨板及种植体植入轴向受骨量所限。因为下颌骨的脆性更大,使得下颌后牙区手术的操控性变得更为困难。因此,在下颌骨中,骨劈开技术在下颌前牙颏孔间区域更容易成功,当然在无牙颌中同样如此。无牙颌的上颌骨也经常出现脆性增大,这时骨劈开可能不是最佳方案而夹层骨移植可能更加合适。骨劈开的缺点是难以控制颊侧骨板高度的吸收,这时可以通过将种植体植入深度增加来补偿这些骨吸收;但从美观的角度来看,这可能成为一个缺点,因为会导致牙冠过长而引起的美学风险。骨劈开扩大了颌骨的外形轮廓,同时植入的种植体将附着有软组织的骨板向外推动。此外,骨劈开多数能够达到良好的愈合,并且几乎不需要补充外来材料。这些都是该手术的重要优势,使整体治疗比骨块移植更可预测、更经济。

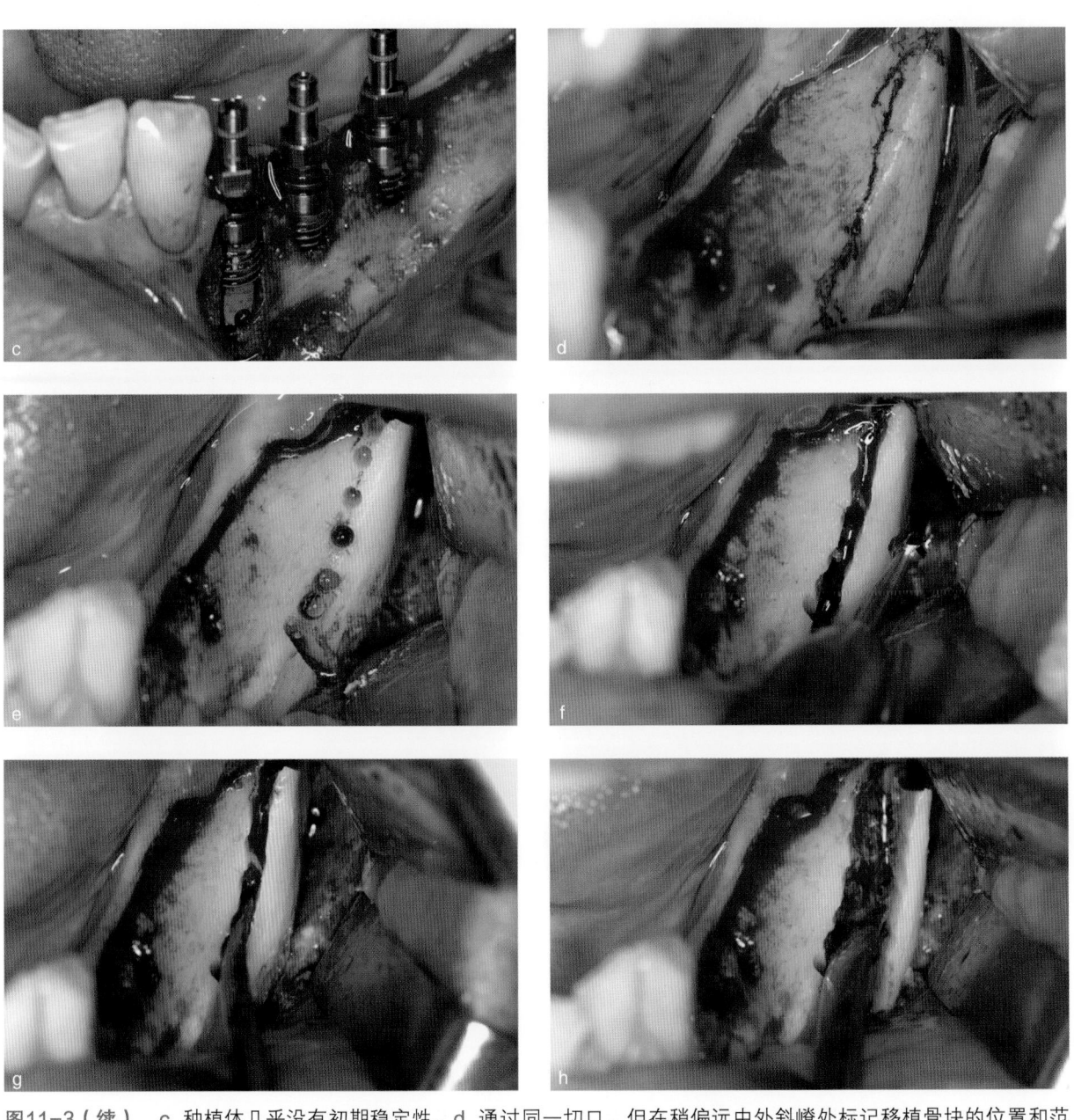

图11-3（续） c. 种植体几乎没有初期稳定性。d. 通过同一切口，但在稍偏远中外斜嵴处标记移植骨块的位置和范围。e. 严格地在单层皮质骨中切开直到看到出血（到达松质骨）。在预先标记的纵向切割线上做标记点。f. 完成纵向切口后，通过球钻向根方深入继续切骨。g. 将骨剥离器插入纵向切割槽中。h. 通过扭转骨剥离器将皮质骨与内部松质骨分离。

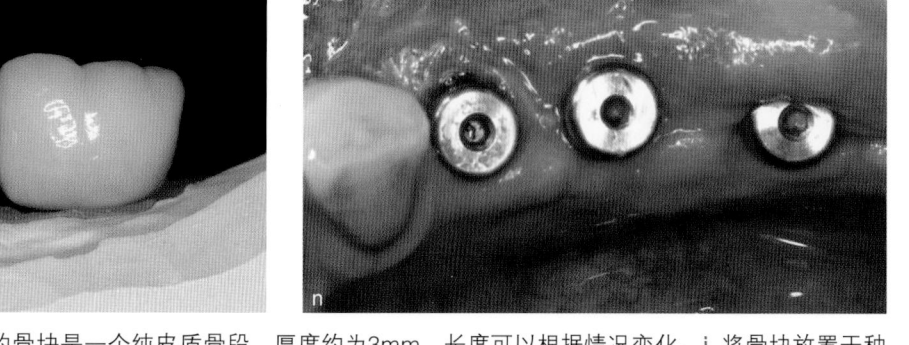
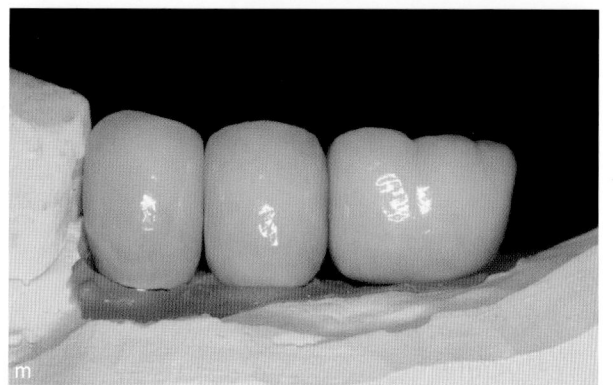

图11-3（续） i. 外斜嵴取得的骨块是一个纯皮质骨段，厚度约为3mm，长度可以根据情况变化。j. 将骨块放置于种植体的颊侧，并使用拉力螺钉进一步稳定。由于骨固位螺钉的力量，骨块移植物非常稳定。k. 由于切口位于附着龈中央，因此只需几针即可实现紧密缝合，并留出间隙以便血液循环。l. 种植体植入和骨增量后的全景片影像。m. 制作单冠修复体。n. 颊侧附着龈不足。

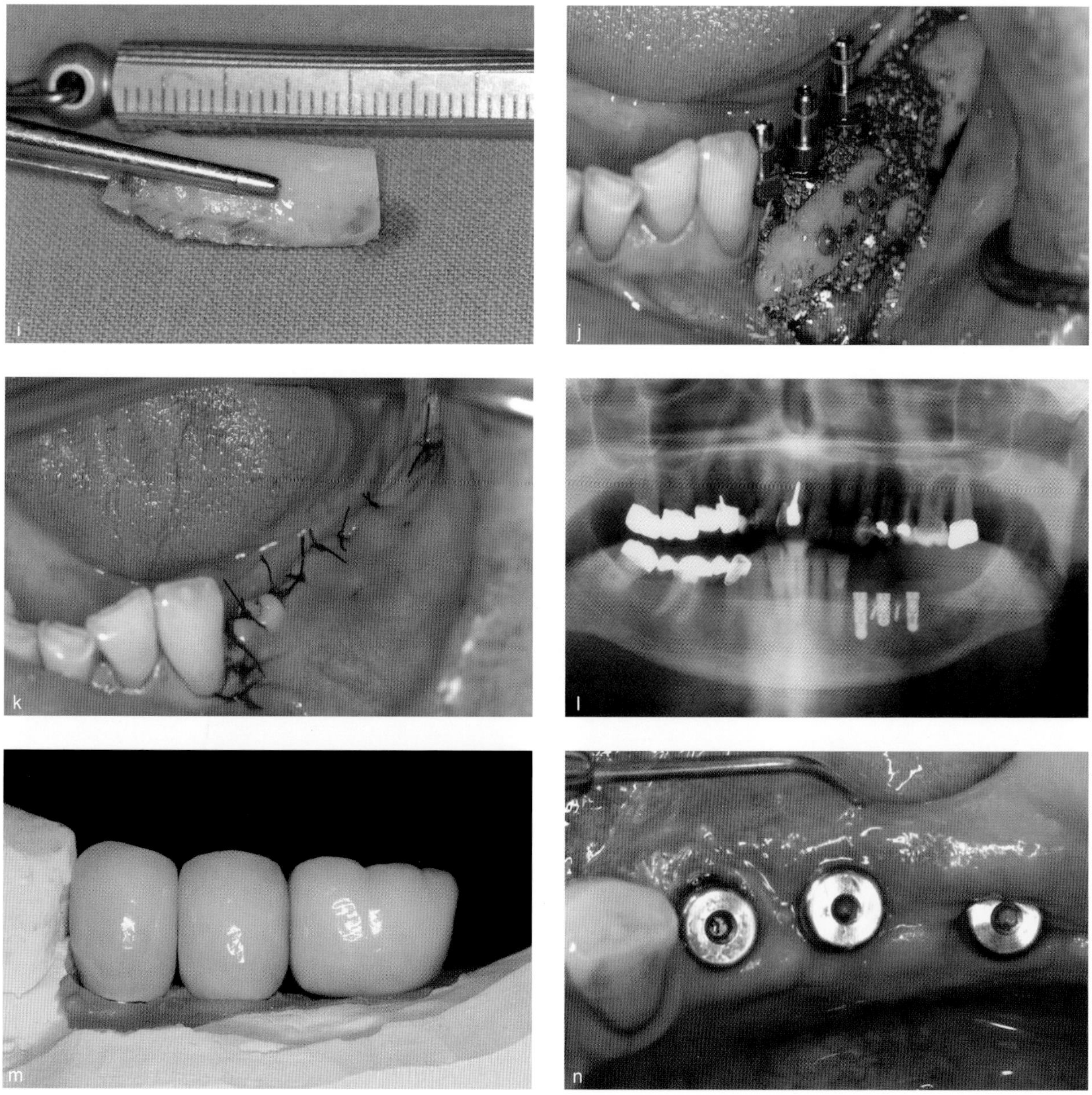

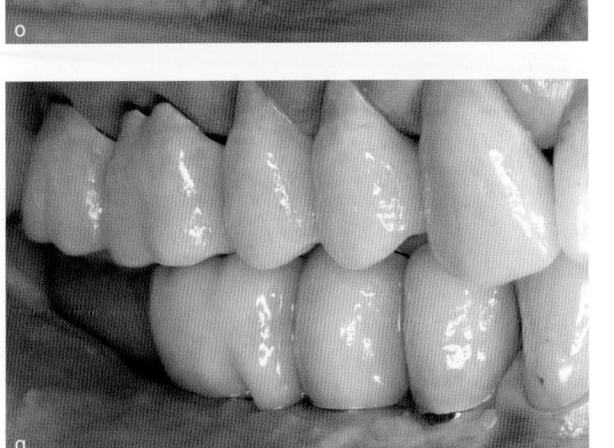

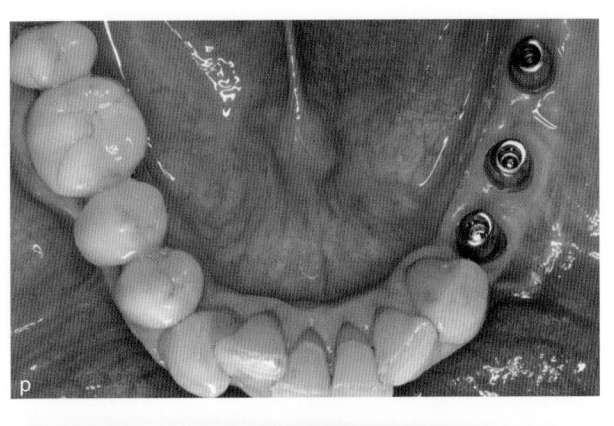

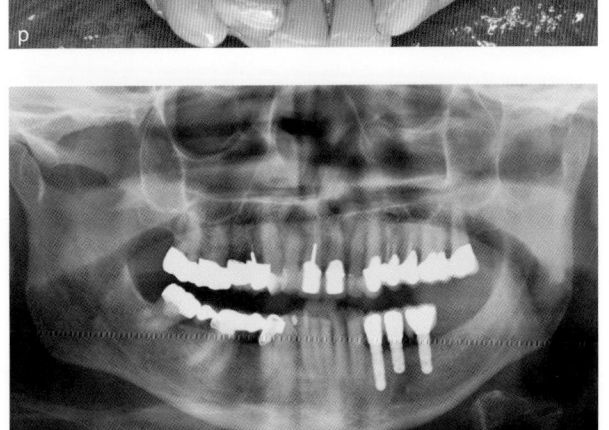

图11-3（续）　o. 通过从腭侧移植牙龈进行附着龈增宽术。p. 软组织情况改善。q. 修复体的镜像观。r. 治疗完成后的全景片影像。

11.4　3/4型骨缺损阶段

3/4型骨缺损通常在牙齿拔除多年后发生。然而，它也可能是严重的边缘性牙周炎、事故、外科拔牙手术或种植体拔除术导致。缺牙间隙越小，恢复的机会越大。如果下颌前牙区剩余牙列没有明显垂直向骨吸收，后牙区牙槽骨也会有很好的愈合机会。

该骨缺损阶段的基本修复也是通过骨块移植这一常规通用方法完成的（图11-4）。"贝壳"技术这一改良的自体骨块移植更适用于该阶段。将骨块（骨片）插入残余下颌骨颊侧（残余骨表面打开滋养孔、槽），使用定位螺钉垂直重叠固定在牙槽嵴颊侧。骨块的冠向边缘通常就是未来种植体颊侧颈部边缘，因此应从修复学角度进行骨块定位。在下颌后牙区，使用"贝壳"技术桥接修复大跨度缺损区是一种合理的方案，骨片可以与凹陷极限处的残余牙槽骨有良好的重叠。在上颌后牙区，应预备隧道防止伤口裂开[2]。

特别是在下颌后牙区骨缺损较长且相对较浅的情况下，可选择骨切开旋转夹层骨移植，比嵴顶外置法植骨效果更佳。尽管这种方法在技术上难度更高，但作为一种自体骨移植物，它更可靠且不易感染（图11-5）。

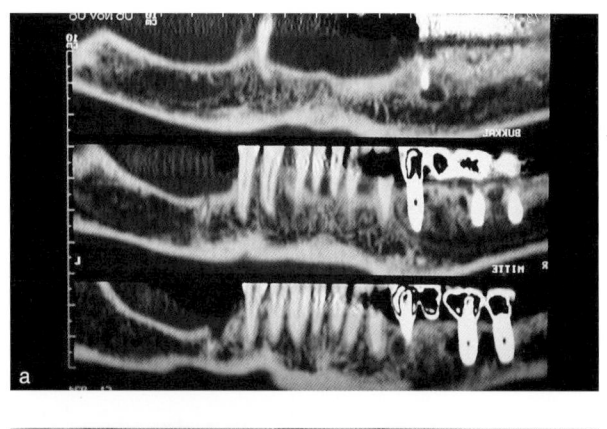
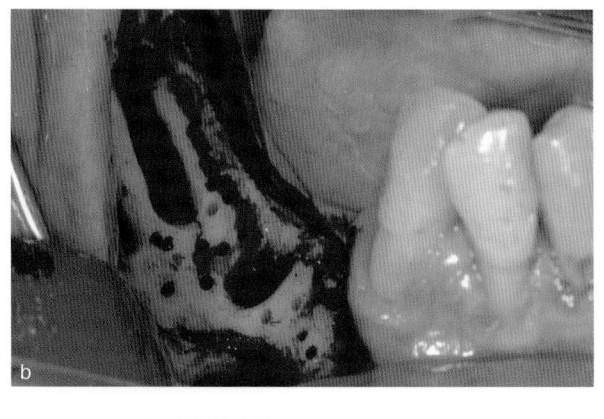
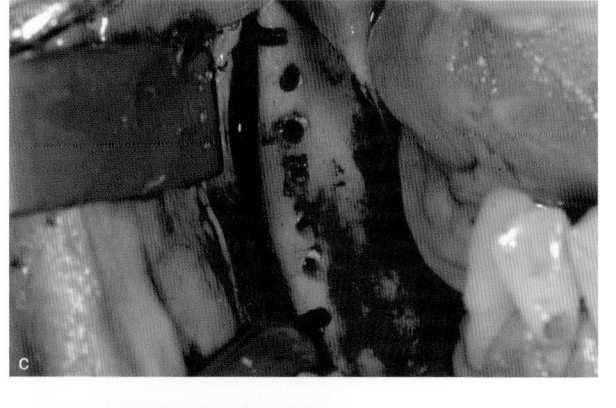
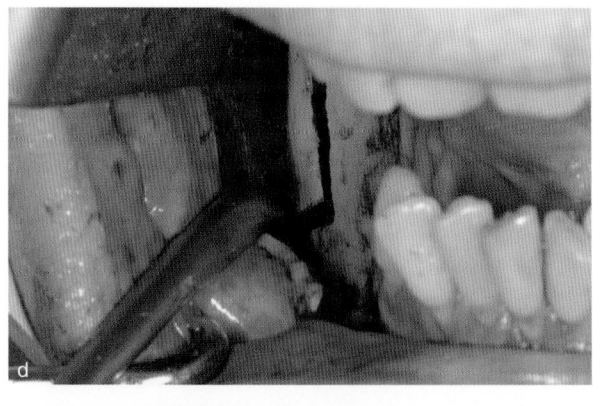
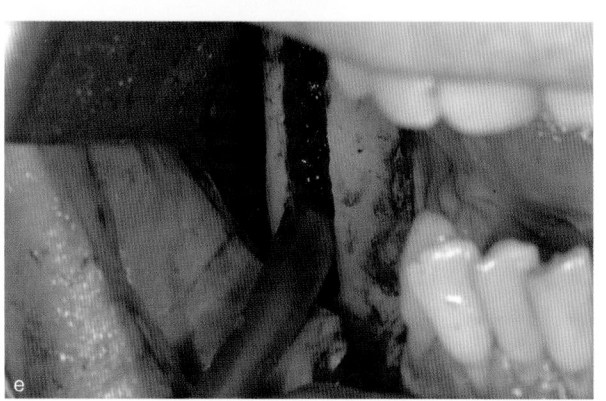
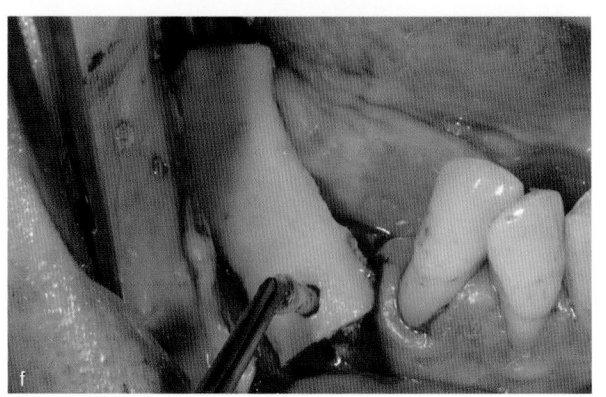

图11-4　3/4型骨缺损的分期骨块移植。a. 初始情况：计算机断层扫描显示颊侧和舌侧骨高度丧失。b. 切开牙龈后暴露骨缺损，在骨表面开槽和皮质骨打孔。c. 在同一切口稍微向后继续分离牙龈，拟从外斜嵴上获取骨块。此处，前后向皮质骨切开完成，并且通过圆钻打点标记纵向切开部分。d. 完成纵向骨切开。e. 将骨剥离器插入纵向裂缝中并扭转以松动皮质骨。f. 接着，使用由可吸收的聚（D，L）-乳酸制成的Resorb X钉（KLS Martin）进行骨内固定。g. 借助超声探头，用超声波使可吸收定位螺钉变形，然后上移到最终位置并融合。h. 如同前述拉力螺钉骨内固定进行预备钻孔。i. 可吸收骨内固定螺钉的强度值低于钛螺钉。骨块垂直地覆盖缺损，因此起到颊侧覆盖的作用。j. 根据修复要求，略微修整骨块的高度，留下约10mm的咬合间隙（软组织高度3mm和牙冠高度7mm）。k. 大尺寸胶原膜被修剪，以便舌侧插入舌侧瓣下。l. 在所有骨钻孔及其他操作期间，颗粒骨被收集在滤骨器中，并与植骨材料和静脉血混合。m. 如果可能，移植骨块和膜之间的空隙填充自体骨碎片，在本病例中使用混合移植物。n. 生物膜被混合移植物的血液浸润，形成纤维蛋白桥，从而稳定生物膜。

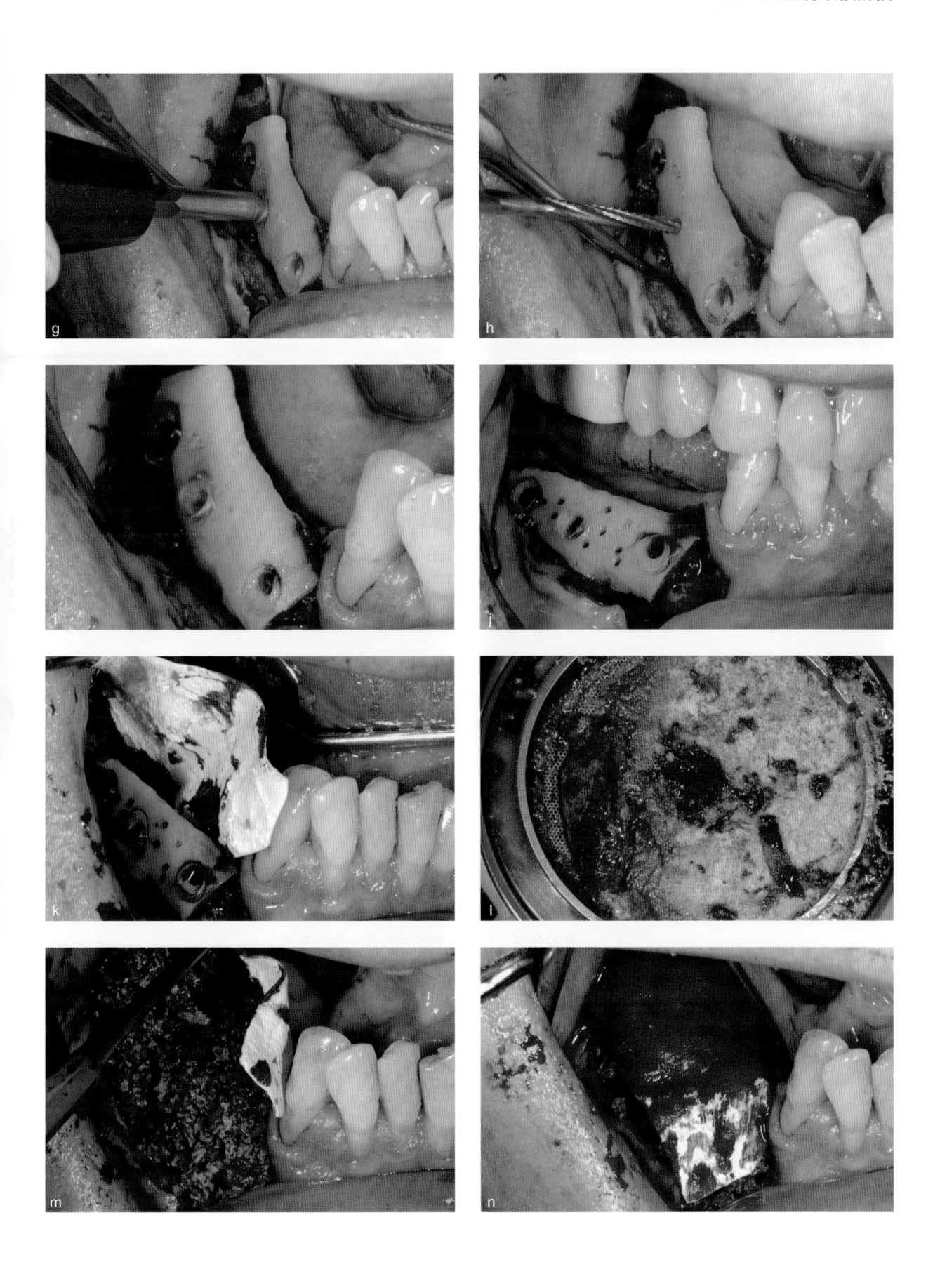

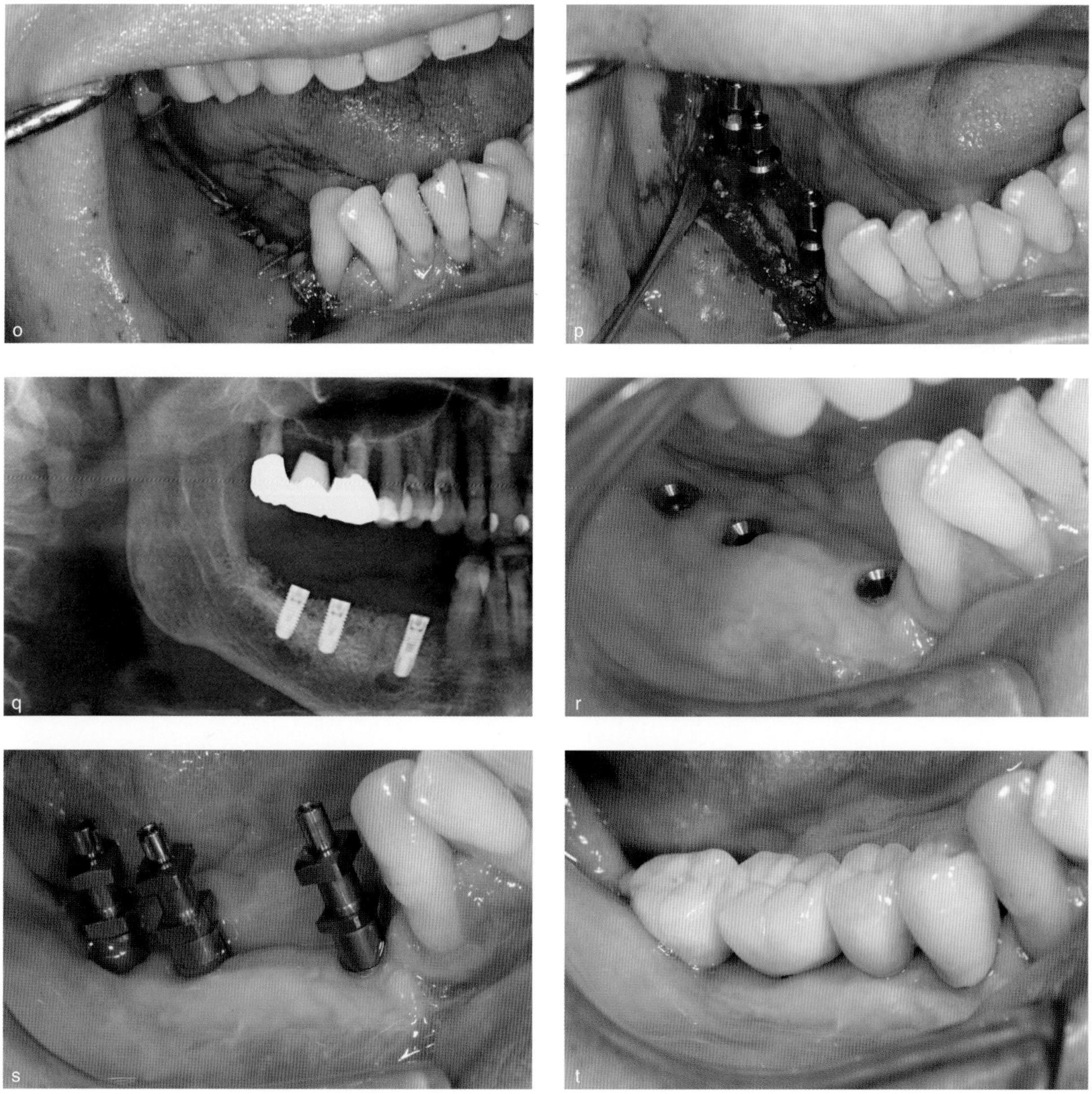

图11-4（续） o. 在牙槽嵴中央的附着龈处缝合。p. 4个月后，种植体植入已经重新骨整合的骨组织中。q. 全景片影像的细节显示再生骨和种植牙的位置。r. 可以发现仅通过骨增量后附着龈宽度自发地增加。s. 修复取模。t. 修复完成（Preusse医生，Mölln）。

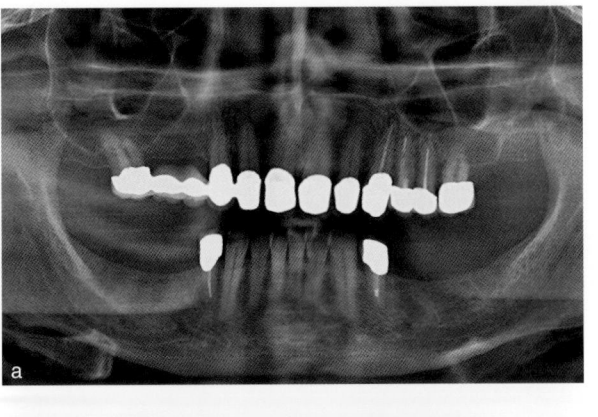
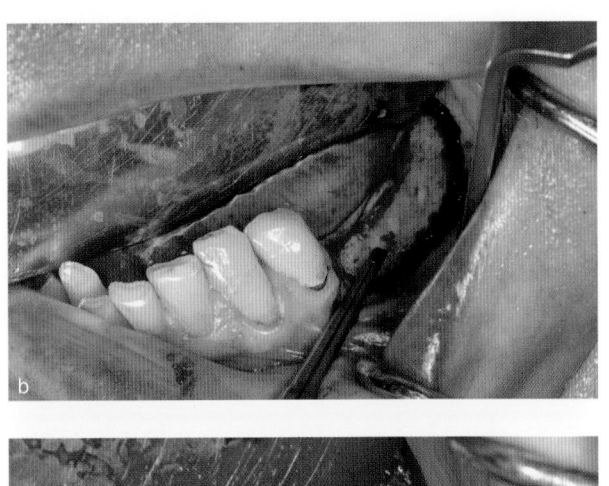
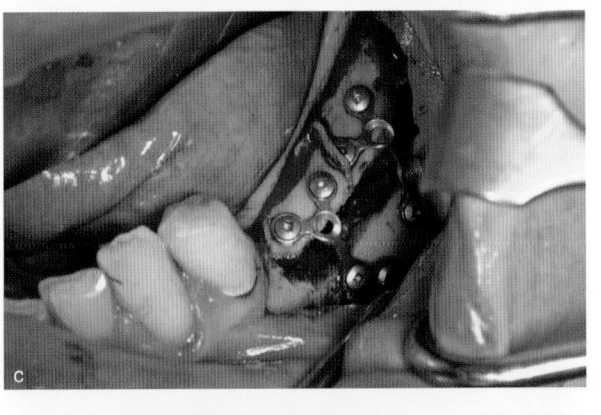
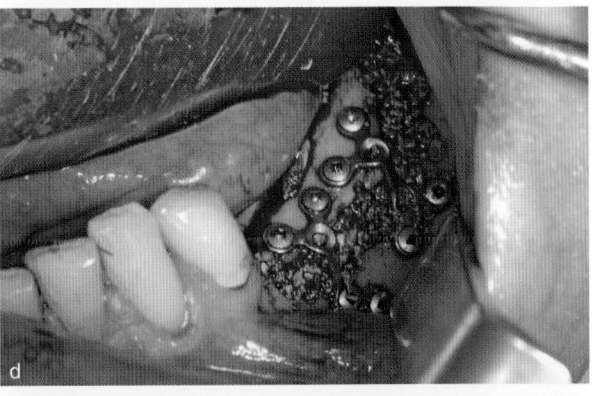
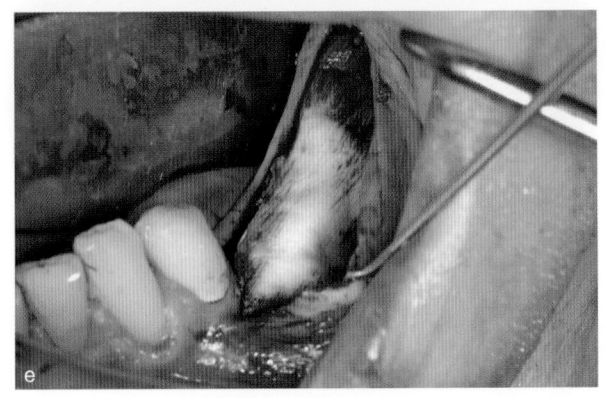
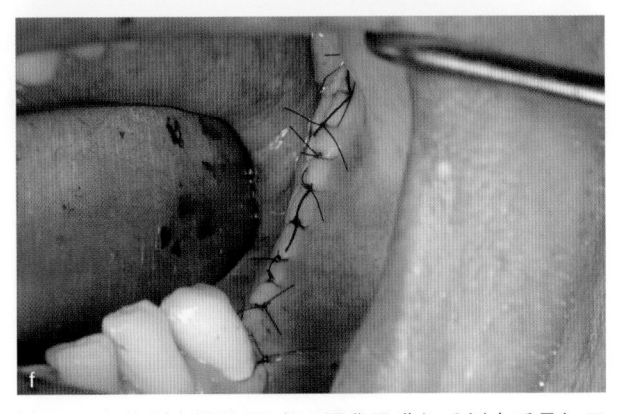

图11-5　骨切开旋转固定治疗3/4型骨缺损。a. 基线全景片影像。b. 颊侧皮质骨切开术。用凿子进行舌侧皮质骨切开术。c. 抬高的骨段与舌侧软组织附着和保持血供。d. 骨替代材料填充到夹心间隙中。e. 胶原膜覆盖在自体骨块和植骨材料上。f. 通过间断缝合来实现伤口关闭，因为附着龈可以很容易地缝合在牙槽嵴的中央，所以缝线间距可以留有相对较宽间隔。

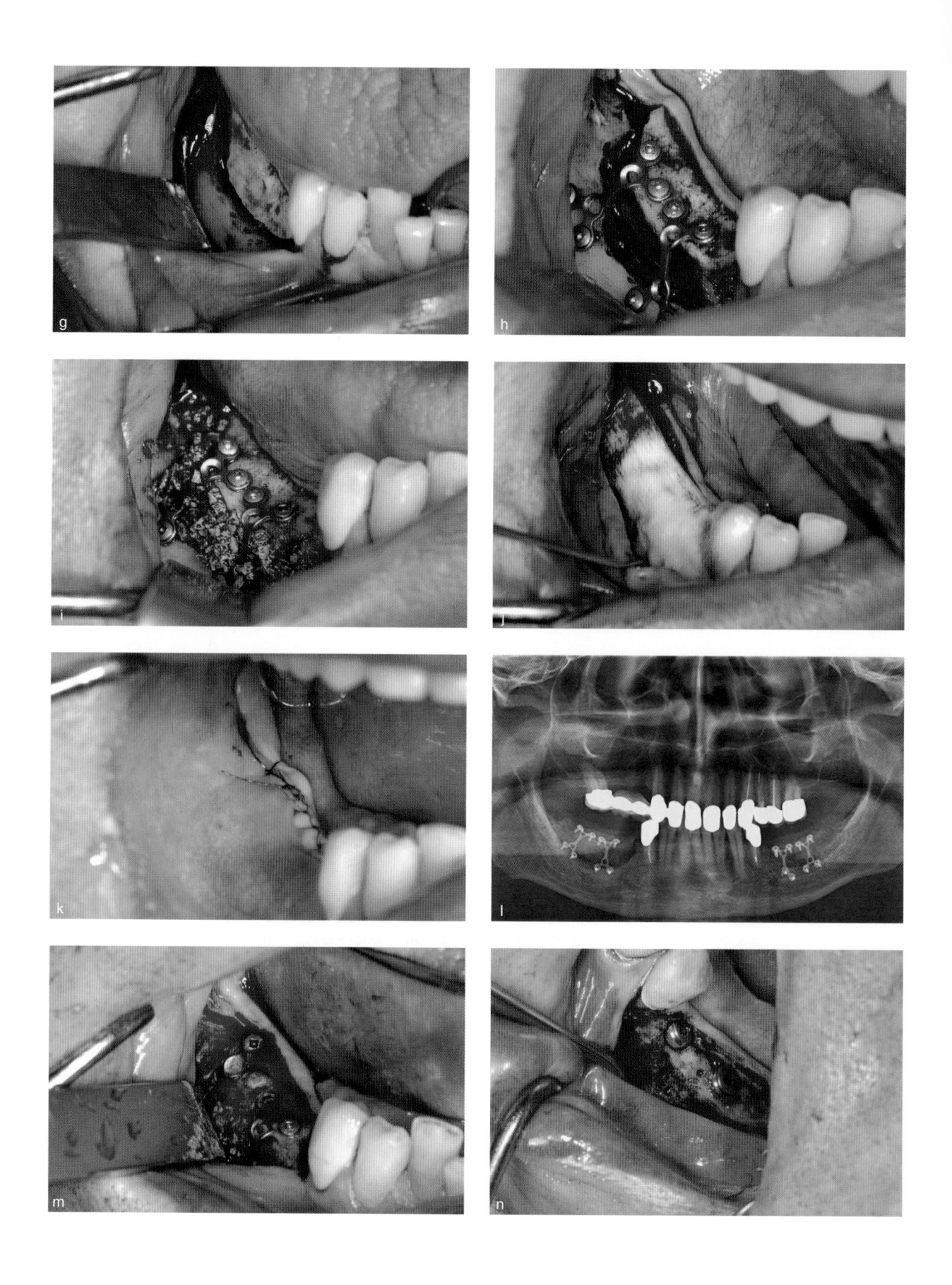

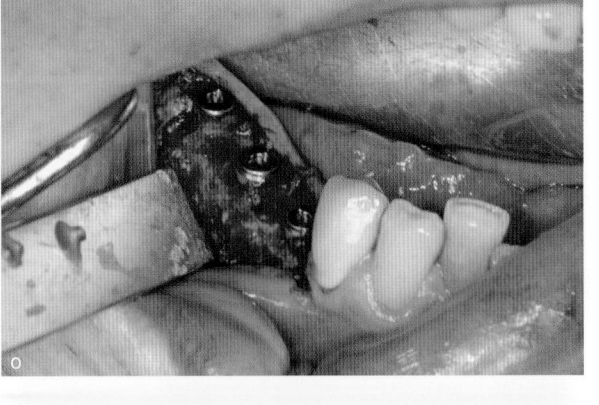

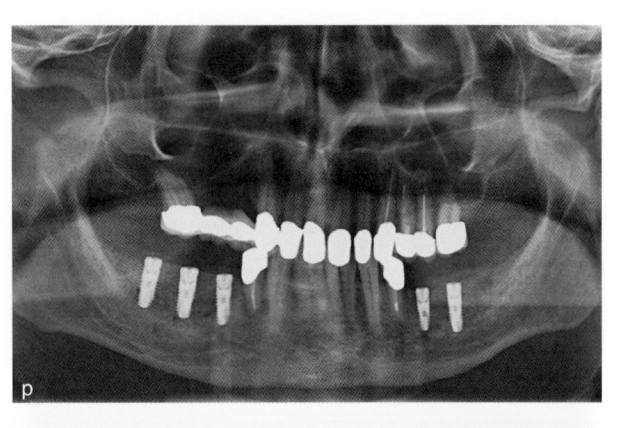

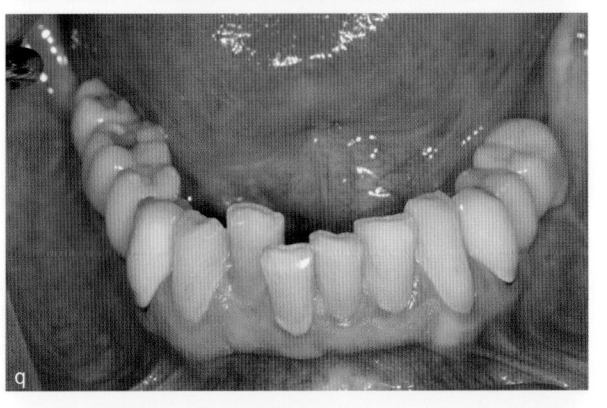

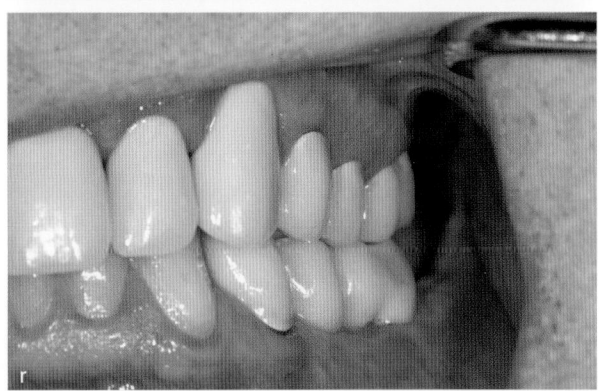

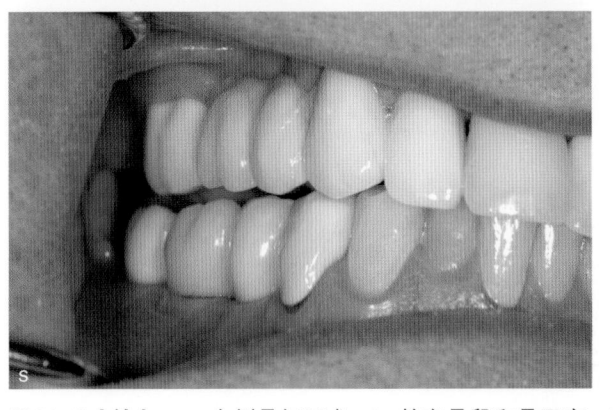

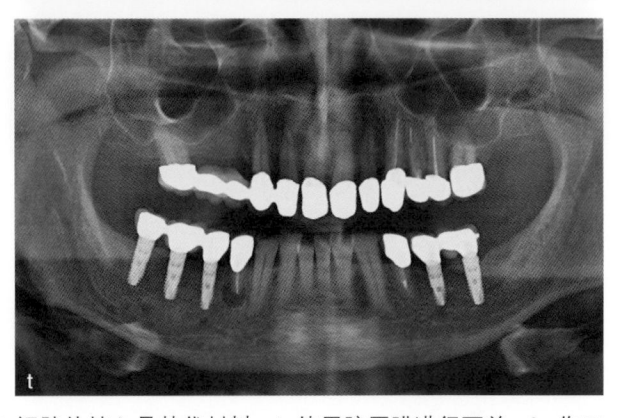

图11-5（续）　g. 右侧骨切开术。h. 抬高骨段和骨固定。i. 间隙处植入骨替代材料。j. 使用胶原膜进行覆盖。k. 伤口关闭。l. 三明治式植骨后的全景片影像。m. 4个月后拆除固定材料，部分固定板长入骨内。n. 左侧下颌种植体植入。由于抬高骨段的不规则形状，在前牙区种植体颈部处有轻微骨开裂。使用骨屑进行补偿充填。o. 右侧下颌种植体植入。p. 种植体植入后的全景片影像。q. 修复体的咬合图。r. 左侧的修复体。s. 右侧的修复体。t 修复体的全景片影像。

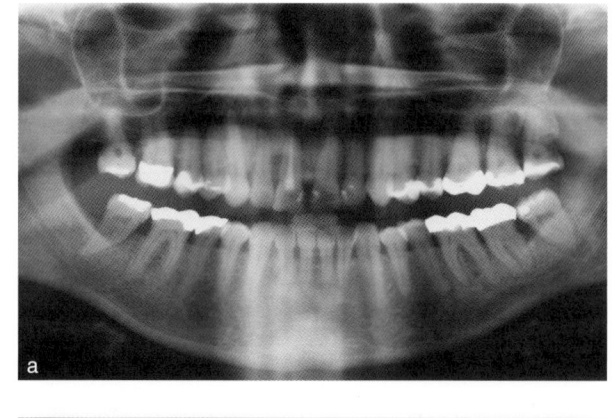

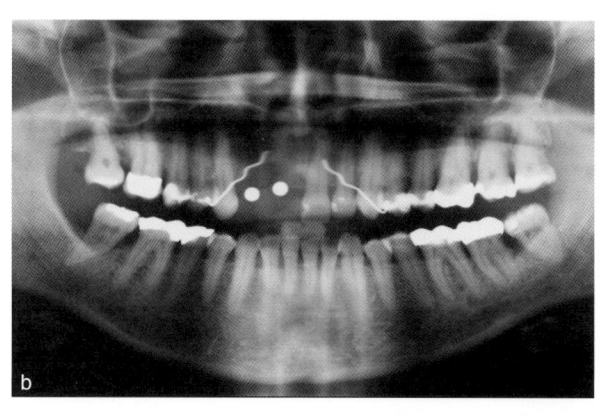

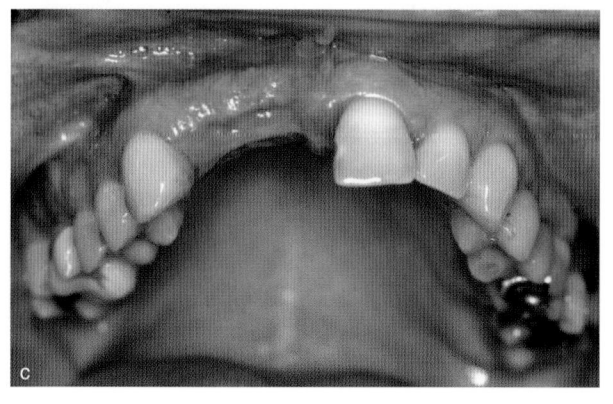

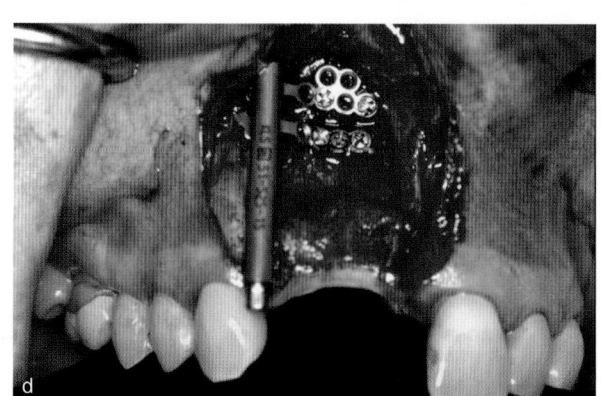

11.5 4/4型骨缺损阶段

4/4型骨缺损是一种几乎完全丧失牙槽突的情况。由于骨高度严重不足，简单的骨块（片）移植已无法达到骨重建的效果，因为这些植骨技术垂直向成骨的效果只能达到约3.7mm。这时，三明治式植骨技术可以至少将这个高度增加1倍[3]。三明治式植骨技术主要用于下颌骨，因为口底具有相当柔软的舌侧软组织，可以承受垂直方向软组织移动而不干扰血供。不过，在下颌后牙区需要避开下牙槽神经。通常情况下，切开骨

段下方还应保留至少5mm的骨才能保证神经安全不受损伤。在下颌前牙区，由于切牙神经是颏神经的向前延伸，因此该处存在解剖限制。

在上颌前牙区，由于腭侧血管神经束比较坚韧而无法垂直抬起，前述方法通常不适用于修复该区的垂直向骨缺损。在这种情况下，牵张成骨（DO）技术是一种有效的替代方法（图11-6）。通过牵张成骨，软组织连同骨组织会一起被逐渐拉伸数周。当下颌软组织由于瘢痕而缺乏弹性时，牵张成骨也非常适用于下颌病例。

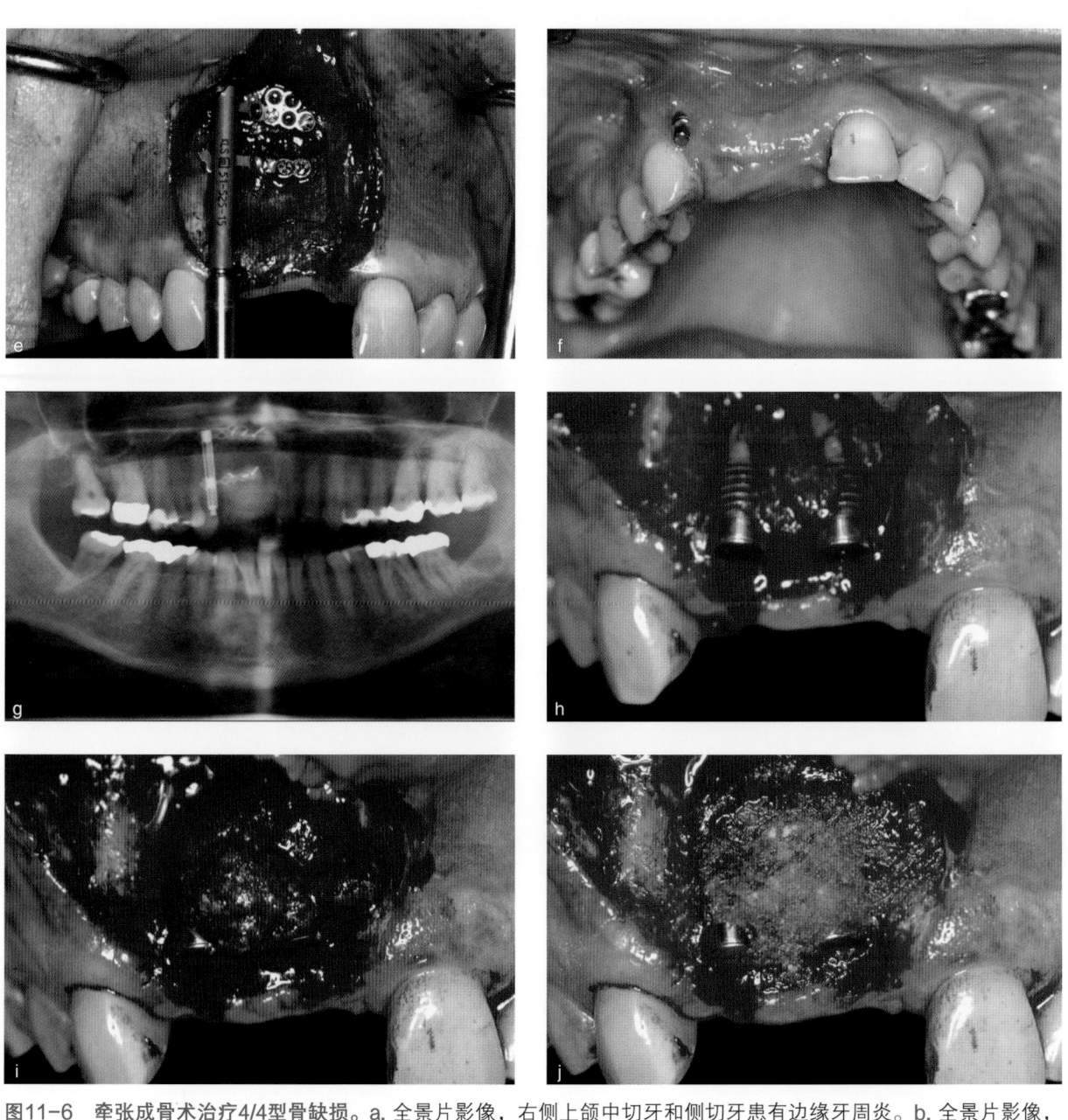

图11-6 牵张成骨术治疗4/4型骨缺损。a. 全景片影像，右侧上颌中切牙和侧切牙患有边缘牙周炎。b. 全景片影像，拔牙后同一区域发生垂直向骨缺损。c. 软组织掩盖牙槽骨约12mm的垂直向骨缺损。d. 试着拧入牵引器，然后再次取出。将牵引骨段进行截骨。随后重新将牵引器安装在现有的螺孔中。e. 拧紧螺钉后，试着激活牵引器，以检查截骨段的完整性和机械动度。f. 将带有激活螺钉的牵引器柱从牙龈中伸出一点。患者每天将螺丝刀放在这里，然后将牵引器旋转一圈，根据牵引器的大小，可以增加0.3~0.5mm。g. 激活牵引器后的全景片影像。h. 牵引器可以在垂直方向上增加骨量，但无法增加牙槽嵴的宽度。i. 将过滤收集的骨屑覆盖在种植体表面。j. 用湿润的棉签压实骨颗粒。

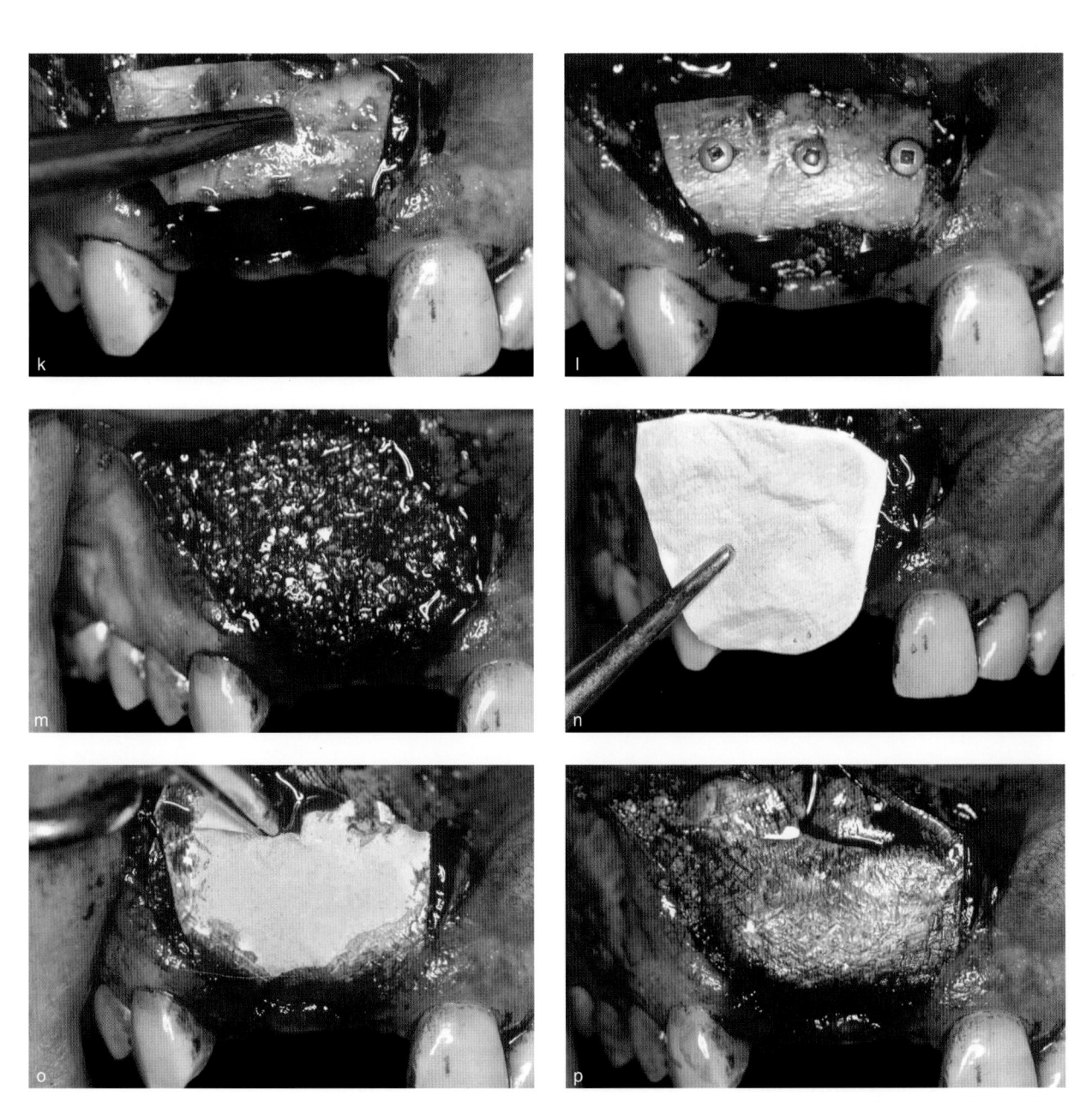

图11-6（续）　k. 来自外斜嵴的骨块移植物。将其高度与邻牙的骨水平一致，作为新的颊侧骨轮廓，在预期种植体颈部龈下3mm处进行微调。l. 植骨区表面固定。m. 为了补偿骨吸收并保证美学区的美学效果，在骨块上覆盖植骨材料颗粒。n. 修剪成一定大小的胶原膜。o. 将胶原膜夹在腭瓣下。p. 湿润后胶原膜变得柔韧，并与骨移植物紧密贴合。q. 种植体植入后关闭伤口。r. 用粘接桥进行临时固定修复。s. 为了暴露种植体，重新打开多次切开的牙槽嵴切口。t. 拧紧牙龈成型器（愈合基台）。u. 最初，修复体的龈缘平坦，邻牙间有"黑三角"。v. 几周后，牙龈向冠方生长到骨面上方约3mm处。牙间隙的牙龈甚至长到了6mm。至此，预计的牙龈修复在骨块正确的定位下自然实现。w. 治疗后的临床图像（修复由德国亚琛的Wolfart医生完成）。x. 12年后拍摄的X线片，显示软组织附着重塑后边缘骨位置稳定。

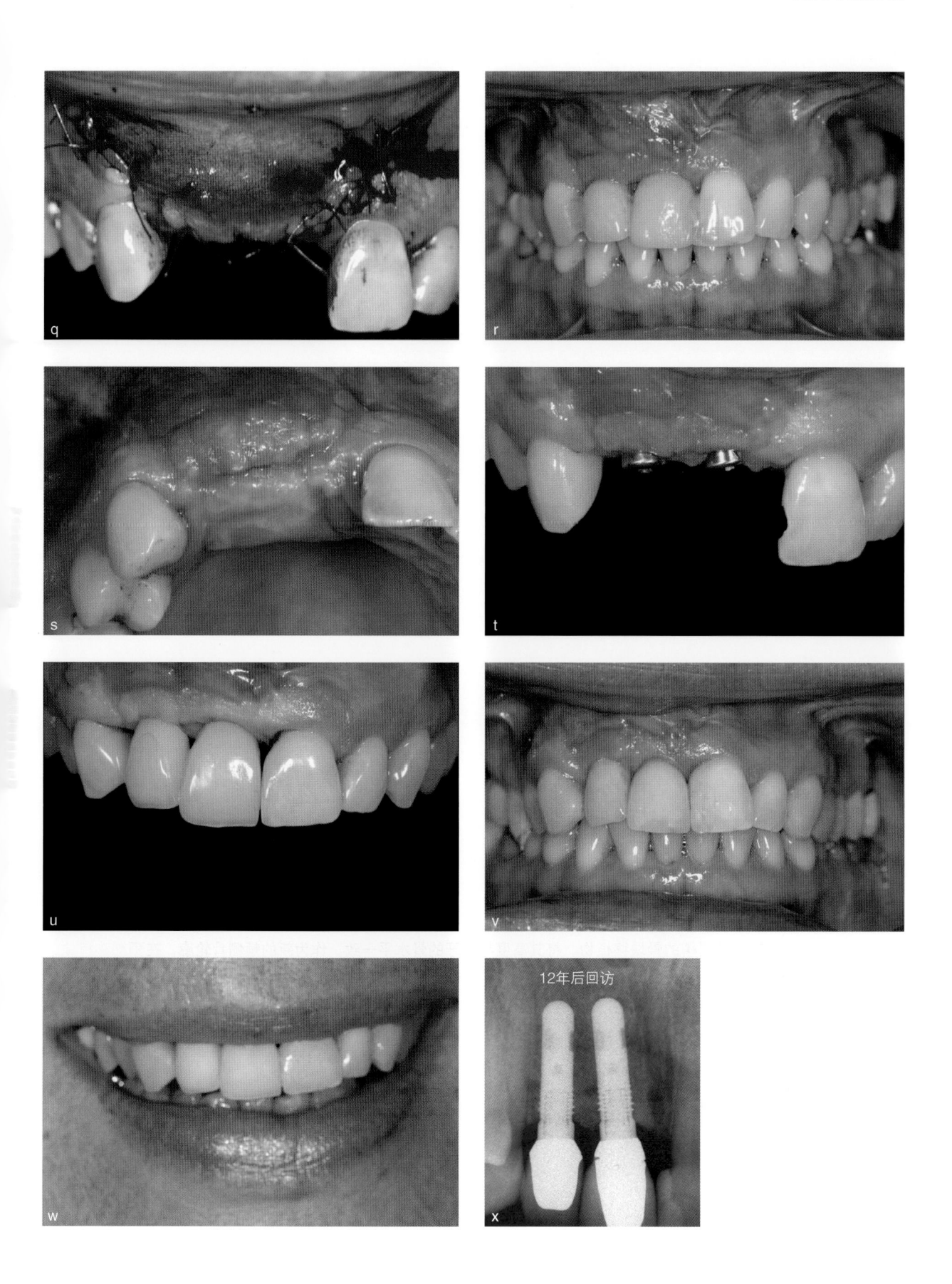

12年后回访

前牙美学区治疗决策的制定

Decision Making in the Anterior Esthetic Region

与标准方案相比，美学区种植体植入需要更高的精确度，以及在长时间内对增量厚度和高度的可预测性，以便为后续的软组织附着和粉红美学提供可靠的基础。我们需要在种植体颈部处永久保持1~2mm厚度的唇侧骨壁，以避免钛金属的灰色透过牙龈显露出来。由于骨移植物吸收而引起的牙龈退缩反而会使美学效果适得其反。虽然作为牙龈替代物的人工牙龈（即粉色陶瓷）或丙烯酸基托也可以作为一种修复选择，但通常可以通过正确的骨增量来避免使用。下颌前牙的龈缘通常不容易被他人直视，但由于患者可以直接在镜子中看到自己的下颌前牙及牙龈，因此也应该通过美学修复来尽量提高患者的满意度。

12.1   上颌前牙区的解剖特征

上颌牙槽突的倾斜常会带来一些后果（图12-1）。如果种植体轴向与牙槽骨方向一致时，通常会在唇侧表面形成修复螺丝开口，或者需要修复体进行补偿。如果以修复为导向放置种植体，那么螺丝通道位于牙冠的腭侧表面，则需要进行骨增量治疗。由于牙槽突的位置倾斜，垂直向骨萎缩总是在矢状面上向根方腭侧吸收，从而导致萎缩的牙槽嵴相对后退。为了对咬合进行补偿，种植体轴向和义齿往往呈扇形向前倾斜，导致修复体的机械性能下降（与牙槽嵴角度连接设计）。这种补偿导致种植体负载角度偏斜。因此，应在垂直向和水平向上对牙槽骨进行增量，以同时达到美观和功能恢复的效果。一般来说，假性颌骨畸形和真性颌骨畸形等矢状向不调是无

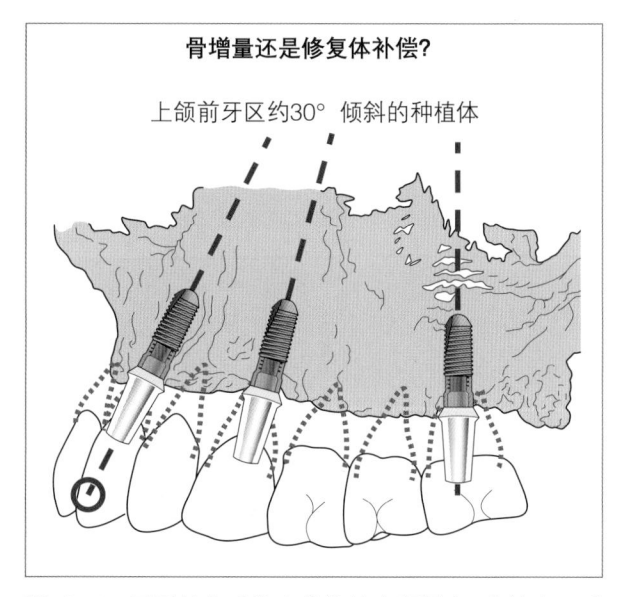

图12-1 牙列缺失后发生萎缩的上颌骨有2个缺点：垂直向骨缺损和牙槽嵴后退导致向前倾斜角。如果没有认识到这些问题，就会导致前牙临床冠过长突出（即马牙）。

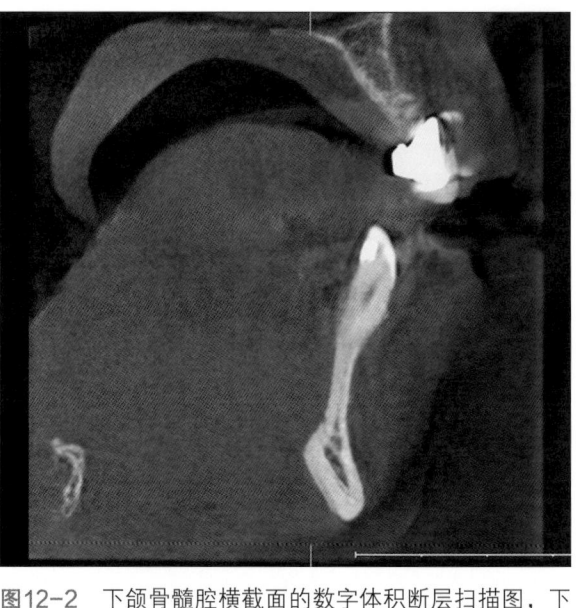

图12-2 下颌骨髓腔横截面的数字体积断层扫描图，下颌骨前牙区根尖部有一处凹陷。

法通过义齿修复来进行弥补的，即使进行种植牙治疗也无法改变。对于健康的患者来说，最好的选择是通过外科手术进行骨增量矫正，必要时还需要进行正颌。此外，与后牙区不同，垂直方向的缺失不能简单地通过加长牙冠来弥补。如果不考虑后者，结果就会出现马牙：前牙临床牙冠很长，从上颌骨较为狭窄的根尖部区域开始，呈扇形向前倾斜。

12.2　下颌前牙区的解剖特征

部分缺牙的下颌骨前部常常表现为极窄的根尖区，基底骨的矢状切面呈球状。在后牙区，通常可以将种植体轴线向颊舌侧倾斜以适应对颌牙列，但在下颌骨前牙区，由于根尖区狭窄，这种情况很少发生。由于下颌前牙区缺牙间隙狭窄，

CBCT诊断和必要时导航种植体植入也很有优势（图12-2）。下颌切牙神经非常突出有时会造成术中及术后的并发症，应避免损伤切牙神经，因为该区域已有报道与种植牙相关的神经性疼痛（图12-3）[1]。

12.3　牙龈生物型

根据临床经验，厚龈生物型和薄龈生物型[2]主要影响唇/颊侧薄骨板厚度和牙龈的退缩倾向[3-4]，尽管目前尚不能在种植体上根据科学数据得到证实[5]。第7章中给出的软组织厚度数据没有考虑牙龈类型，因此必须进行个性化的调整[6]。与薄龈生物型相比，厚龈生物型对于骨增量过程中的不足耐受性更佳。在较短的缺牙间隙中，厚龈生物型的牙龈就像一块坚硬的幕布，紧

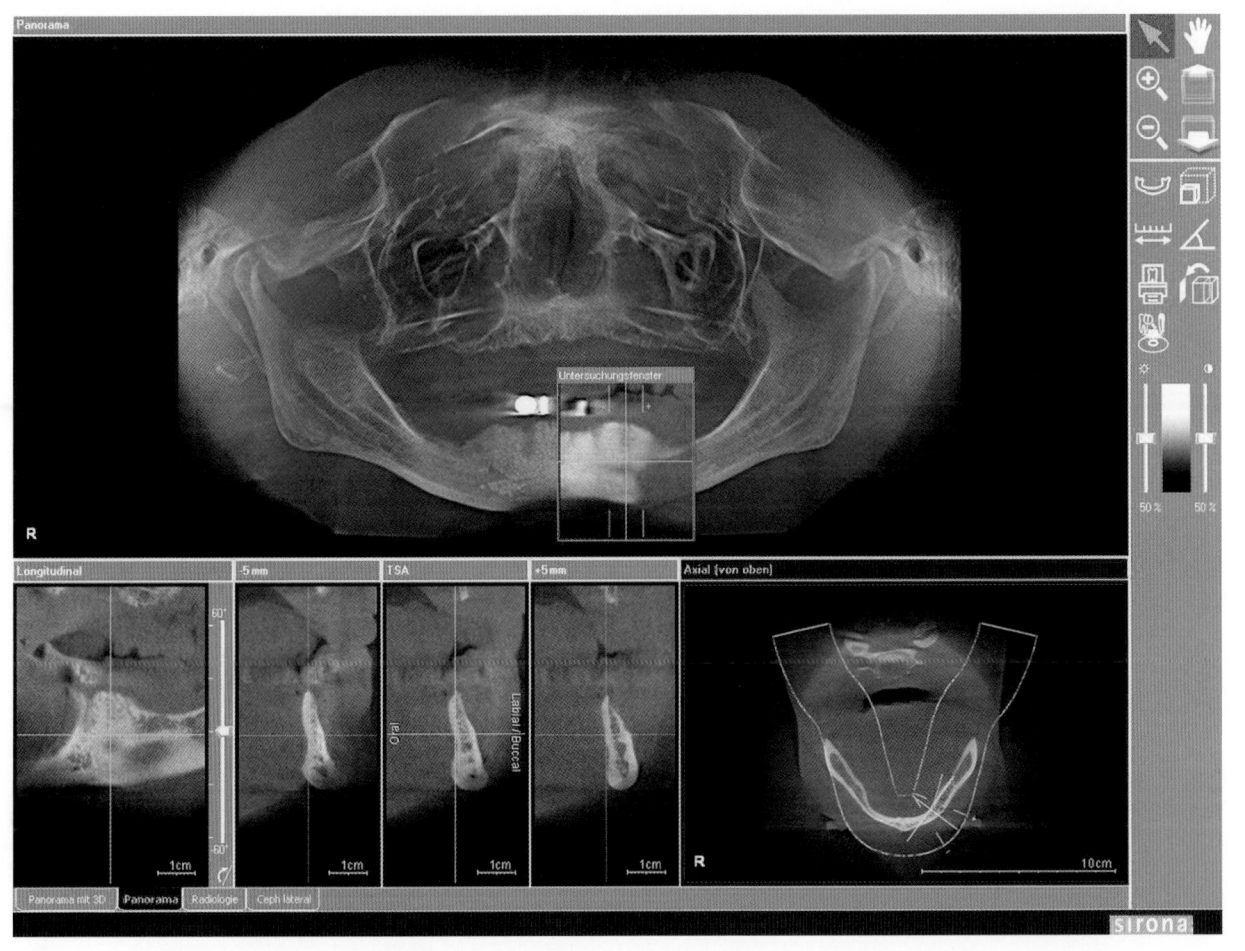

图12-3 数字体积断层扫描图。可以看到下颌切牙神经位于下颌骨的前部，如果植入种植体，切牙神经存在损伤的风险。

贴着邻牙的牙周。不过厚龈生物型的问题是容易在龈缘切口处形成瘢痕，从而形成种植体周围深龈袋，并伴有种植体周围炎的发生风险，这种情况可能会持续很长时间而不被察觉。薄龈生物型则会因骨量不足而出现软组织退缩和种植体边缘暴露的现象。此外，金属种植体也可能出现美观不佳的灰色暴露。因此，更有必要通过骨和软组织增量来加固这种生物学类型的牙龈。另外，反而种植体周围炎的风险较低，因为牙龈会"远

离"感染，不会很早就形成带有病理菌群的种植体龈袋。

12.4 牙龈高度和逆向规划

前牙区种植修复的美学和牙龈高度应通过数字化或诊断蜡型预测最终结果并与患者讨论来明确治疗计划（图12-4a和b）。逆向规划是从这个治疗目标反向计算的。换句话说，首先在蜡型中

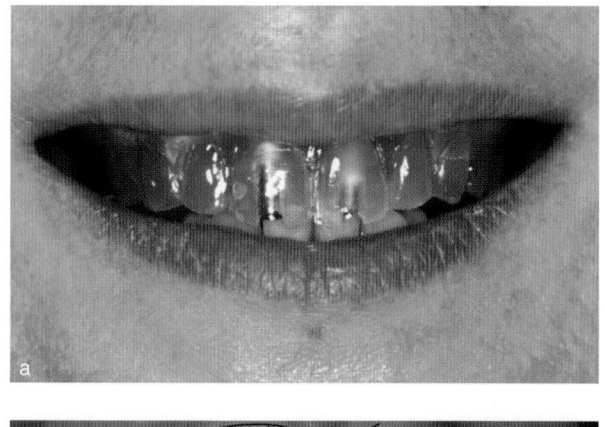

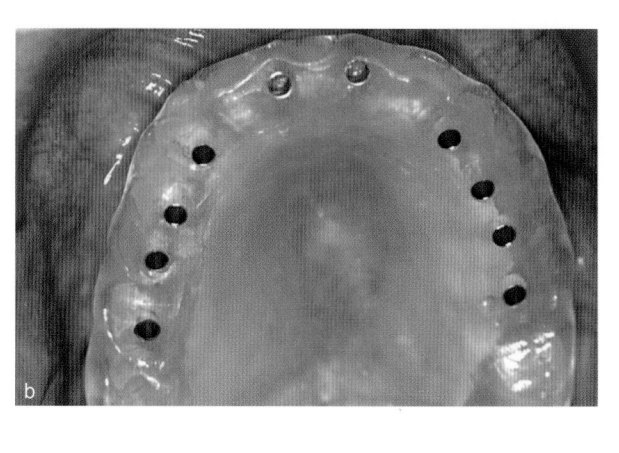

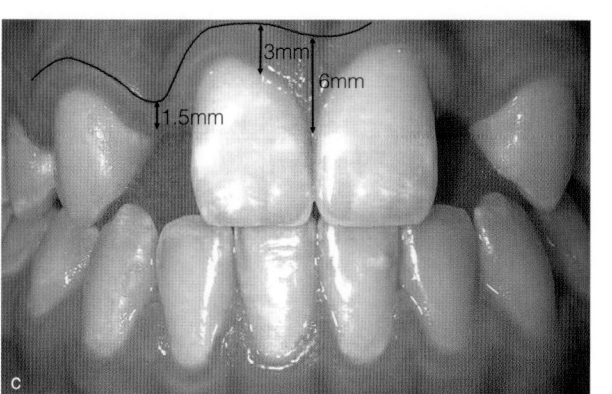

图12-4　a. 上颌前牙模型诊断试戴。b. 通过在透明丙烯酸树脂中复制，转移到种植导板上。c. 从种植导板开始，可以使用此处显示的平均值来预先计算所需的骨高度，然后通过骨增量来生成所需要的骨高度。

根据美学比例和邻牙的牙龈高度确定预期的软组织形态。牙龈的附着和形态的决定性因素是牙槽骨，因为软组织是被动跟随牙槽骨改变的。

根据经验，缺牙区的软组织高度（第7章）为1.5mm。如果牙龈一侧倚靠着唇侧的牙冠，那么它的高度就会上升到3mm，这相当于生物学宽度的平均值（图12-4c）。如果牙龈两侧都有牙齿可以支撑，那么95%的概率牙龈会在牙槽骨冠状面上升高约6mm[7]。但是，在两颗相邻的种植体之间，软组织的高度预计只有3~4mm，这就是为什么在前牙区应该通过运用修复桥体或桥体附件来尽可能避免这种情况的原因。因此，从指定的前牙高度中减去这些尺寸，就得到了重建所需的骨水平高度[8]。在引导骨再生技术（GBR）等有骨吸收倾向的骨增量手术中，必须将骨吸收量考虑在内，并通过过度植骨进行补偿。

12.5　避免骨吸收实现精准骨增量

特别是在植入种植体的同期进行骨增量时，需要对骨增量进行精准和低吸收的愈合管理，能够运用骨块准确调整唇侧软组织的高度。第2章讨论了骨块移植的吸收保护，包括使用皮质骨移植类型，如外斜嵴骨块、生物膜和骨移植替代材料，如异种骨移植替代材料来覆盖骨块移植物。与前几种方法相比，在伤口处额外使用骨移植替代材料也有其缺点，因为这会增加外来材料的数量，并且由于缝合线下可能直接形成生物膜的界面而产生感染风险。

12.6　种植体定位

垂直向

通常情况下，美学区建议使用具有凸起的粗糙-光滑颈缘和平台转移的种植体，即骨水平种植体。不过，这个名称并不表示种植体是在现有骨水平上植入的，而是在骨增量后的预期骨水平上植入的。因此，在规划种植体的位置时，要在垂直面上将其粗糙-光滑边界放置在与预期牙龈高度相对应的预期骨高度处。垂直方向的误差很小。通常牙科技师喜欢将种植体植入在更靠根方的位置（更深），因为较长的修复体隆起外形轮廓可以更好地补偿种植体的错位。但是，如果种植体植入过深，就会破坏生物学宽度。在单颗牙缺牙间隙中，牙龈与健康的邻牙牙周相连，如果种植体植入过深，就会形成假性牙周袋，失去与邻牙牙周的附着，因为人体会努力遵守生物学宽度法则。因此，在单颗牙间隙中，如果种植体植入过深，就会对邻牙造成治疗性损伤。在较大的缺牙间隙中，如果种植体植入过深，整个龈缘就会更向根方萎缩，导致牙间"黑三角"和食物嵌塞。

近远中向

在选择种植体直径时，应使其与间隙中的邻牙保持1.5~2mm的距离。如果将种植体放置在离邻牙更近的地方，软组织附着就没有足够的空间扩展。生物学宽度实际上应该被称为生物学高度，但这种结构在宽度上也有空间要求。如果在近远中向上没有满足这一空间要求，就会因失去与邻牙的附着而无法形成健康的龈乳头，从而造成治疗性损伤。如果两颗种植体之间没有达到最小水平距离，龈乳头也会失去高度，形成牙间隙"黑三角"。在非常狭窄的间隙中，例如下颌前牙和一些上颌侧切牙，有时需要略小于这些最小间隙。如果使用了至少一个平台转移种植体，则可以将平台转移的间距加到水平生物学宽度上。例如，对于2.9mm直径种植体和2.2mm直径基台，最小间隙宽度为5mm。如果间隙更小，则应考虑修复一个树脂粘接固位的单冠修复体。

唇颊向

骨增量的成功以及牙槽突长期稳定的保存要求是其要在外形轮廓中实现。有部分骨增量技术可以忽略外形轮廓的因素，如骨劈开技术或长骨块植骨。但对于单颗种植体的位置，植骨的目标应该是始终位于牙槽突的颊侧轮廓线内。如果对颌牙列提示不同的种植体位置，如骀畸形或假性骀畸形，那么应该记住，骀畸形不应该通过修复来补偿，而应该通过适当的手术从骨骼上补偿。如果是假性前牙反骀，那么必须矫正的是咬合高度，而不是口腔种植体的位置（见第14章）。基本上，这里有一个简单的规则同时适用于上下颌的种植体唇颊方向位置：即将种植体尽量向腭侧骨壁靠近。前提条件是通过软组织剥离可以清楚地看到腭侧骨壁，并且可以在术中进行评估。如果腭侧骨壁缺失，则应通过骨增量的方式将其补偿（见第11章第11.4节"3/4型骨缺损阶段"）。

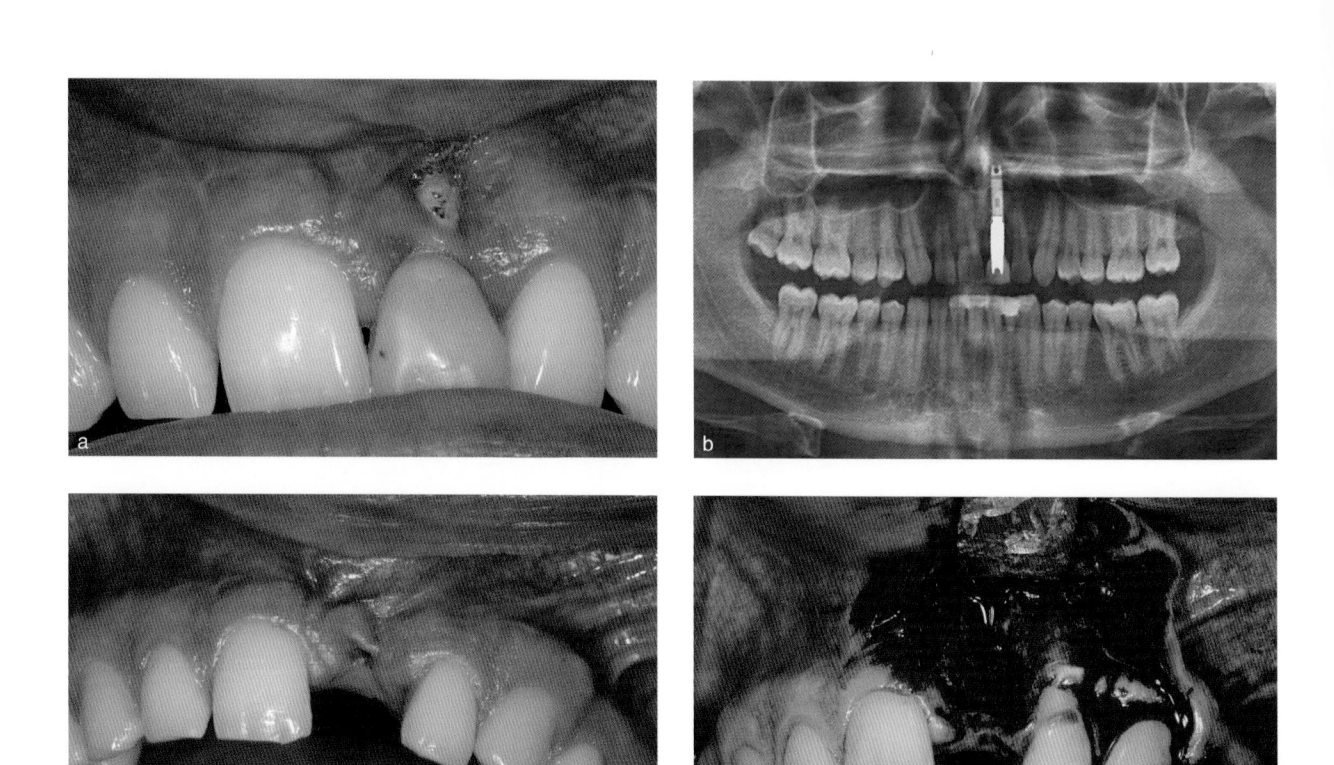

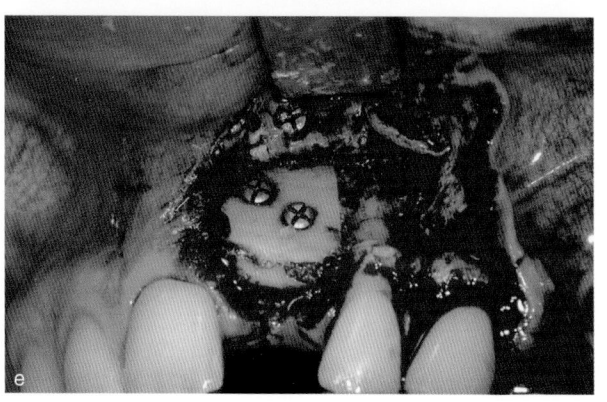

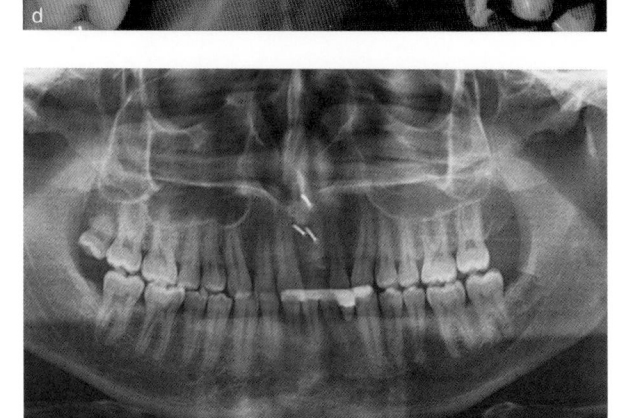

图12-5　美学区并发症管理。a. 在青春期发育高峰前植入种植体，导致咬合紊乱，前庭沟瘘管发生。b. 全景片影像，大约7mm的深覆盖，试图用过长的基台进行补偿。c. 种植体取出后的骨缺损大部分被软组织掩盖。d. 切开软组织后，可以看到骨缺损的范围。e. 使用外斜嵴自体骨块治疗骨缺损。f. 全景片影像，显示骨块固位螺钉。

12.7　先天性缺牙和青少年的骨增量

在人的一生中，牙槽突会随着牙齿的进一步萌出而生长。随着时间的推移，前牙种植体与相邻牙的咬合关系会发生变化，尤其是垂直生长模式的患者（图12-5）。

腭弓的加深（牙槽骨生长）和上颌骨在面中部垂直发育（颅面生长）过程中的骨生长[9-10]（表12-1）导致了儿童期至12岁时的生长高峰，垂直方向生长可达23.7mm。刚性连接的种植体不会跟随这种骨生长漂移，因此相对于咬合平面会有一定程度的深覆盖。在12～18岁的青春期，牙

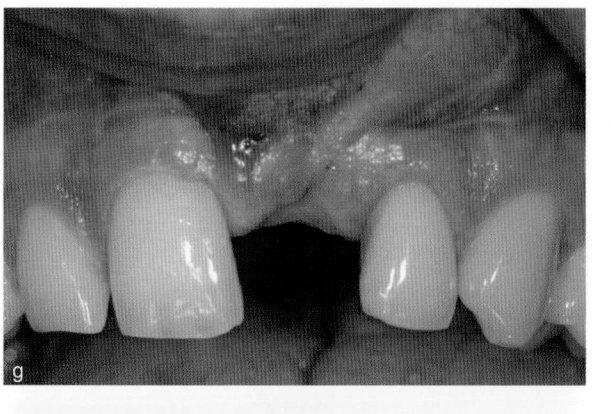

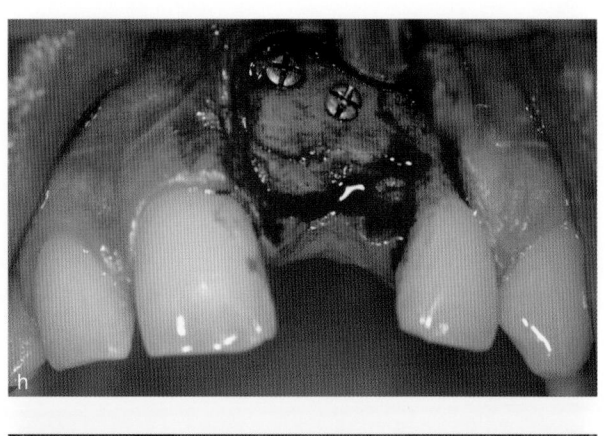

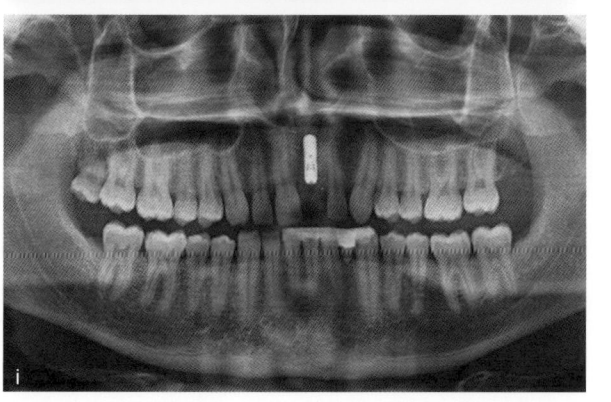

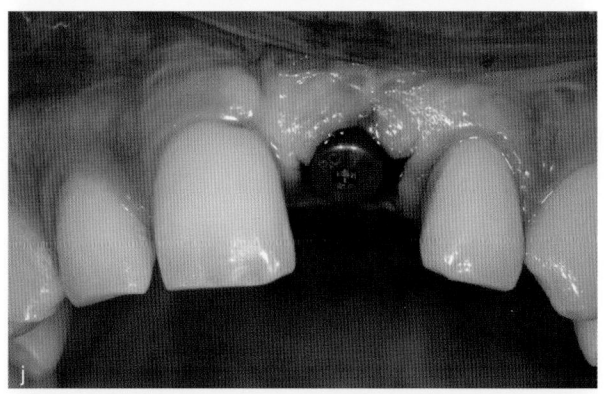

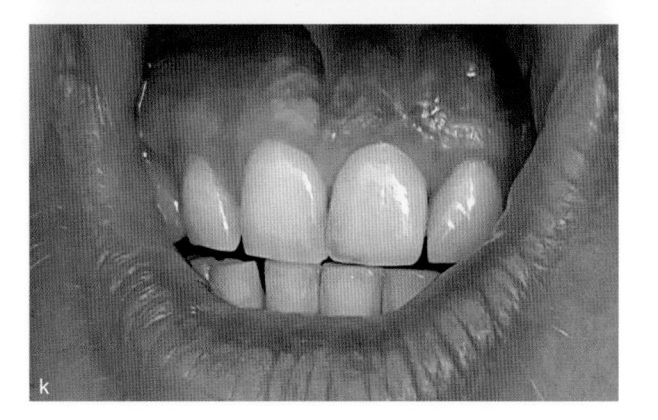

图12-5（续）　g. 骨块愈合后的软组织轮廓。h. 重新切开软组织。4个月后，骨块部分愈合。i. 将种植体植入骨块后的全景片影像。j. 作为中期治疗成果的种植体二期暴露。k. 7年后的稳定记录。患者已经搬到了另一个地方，该图为患者用手机或相机拍摄。

表12-1　生长发育期种植体植入后上颌前牙区的平均和最大深覆𬌗以及种植体存活率[14,16]

	平均深覆𬌗（mm）	最大深覆𬌗（mm）	种植体存活率（%）
12岁以下儿童	M 17.4, F 14.0	M 23.7, F 20.3	72.4
青少年（12~18岁）	3.1	7.9	93
青年（18~31岁）	1.7	5.8	97.4
成人（31岁以上）	0.3	> 1	≈100

M，男性；F，女性

槽骨和颅面的生长会导致在青春期植入的种植体平均深覆盖约为3.1mm。在最差的个别情况下，考虑到观察的数据分布，深覆盖可达7.9mm[11]。18岁以后，颅面不再生长，但由于牙齿的萌出，牙槽突仍有垂直发育，种植体的深覆盖平均为1.7mm、最大为5.8mm。有数据显示，在31岁以后，平均会出现0.3mm的进一步深覆盖，这在临床上有时是可以接受的。然而，在个别病例中，有6.25%的患者由于深覆盖严重，不得不重新制作牙冠。研究中没有确切的数值[12-13]，但作者认为，当咬合内收＞1mm时，就需要重新制作牙冠，这被认为是老年人群的最大值。

与最初的预期相反，随着年龄的增长，种植体的预后会有所改善，这可能与骨供的改善以及老年人对异物的免疫反应减弱有关[14]。

女孩在大约13岁时经历青春期生长高峰，以月经初潮为标志，而男孩则稍晚，大约在15岁时。随后，牙槽骨生长逐渐减缓。如果计划进行种植体修复，则等待青春期生长高峰后是尽量减少日后种植修复体咬合距离短和缓解心理压力之间的最佳折中方案[15]。考虑到个体缺牙后会带来心理压力，根据德国科学医学协会（AWMF）的指南，18岁之前也可以进行骨增量和种植体植入，如果需要，可以在牙冠咬合面留1~2mm的空间作为额外的安全保证，因为相邻牙齿的进一步生长预计到30岁以后才能彻底停止[16]。在牙齿发育不全的情况下，为了避免由于缺乏功能性咬合而导致的水平向骨萎缩并引发更大的骨增量需

求，应当在种植体恢复咬合之前立即进行正畸间隙开放。在青少年患者中，解决这些骨缺损最温和的方式是利用青少年骨的弹性进行软组织覆盖的骨劈开。然而，必须考虑到有时由于唇/颊侧与舌/腭侧致密骨发生融合，无法进行骨劈开。在这种情况下，通常首选分期手术的自体骨块移植。

12.8 垂直向骨增量保护邻牙

从外形轮廓的概念可以看出，骨膜的存在使得骨骼轮廓平整，突出部分最终会被重塑。例如，在脱位粉碎性骨折中，骨膜促进的重塑有利于骨折的恢复。然而，当天然牙发生垂直向骨缺损时，这种趋势会造成对邻牙的严重损害（图12-6）。如果垂直向骨萎缩或天然牙的垂直向骨缺损没有进行引导骨再生技术，并且种植体因此被植入得更深，那么邻牙的骨吸收和附着丧失将会发生[17]。最终，这些邻牙会出现牙龈退缩、根龋或松动。因此，在创伤引起垂直向骨缺损的情况下，最初未受影响的邻牙往往会因骨量修复不足而受到继发威胁，并最终导致拔牙。

根据作者的经验，在这些病例中，垂直向骨增量可以支持邻牙的牙周组织，在某些情况下，牙周组织会在几个月的时间内慢慢爬回牙根（爬行附着）。如果骨增量不是一次性进行的，而是在数周内通过牵引成骨逐渐进行的，这种效果会特别好。

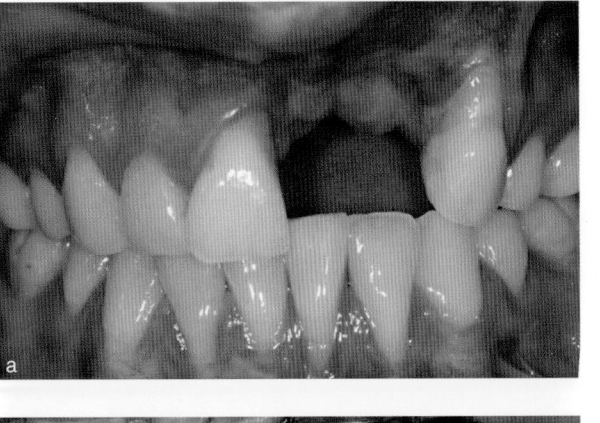
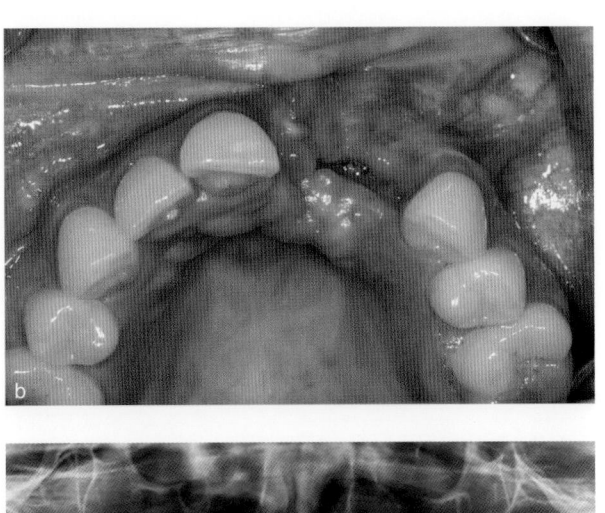
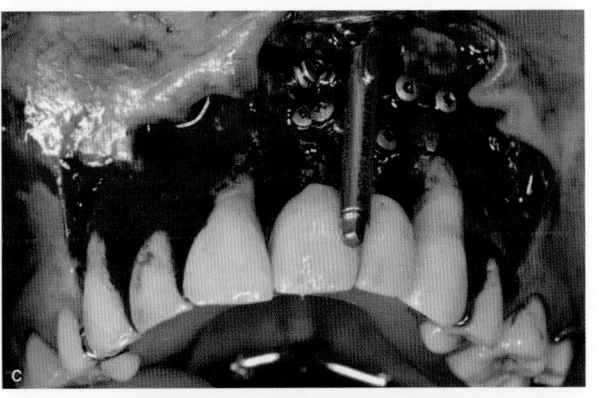
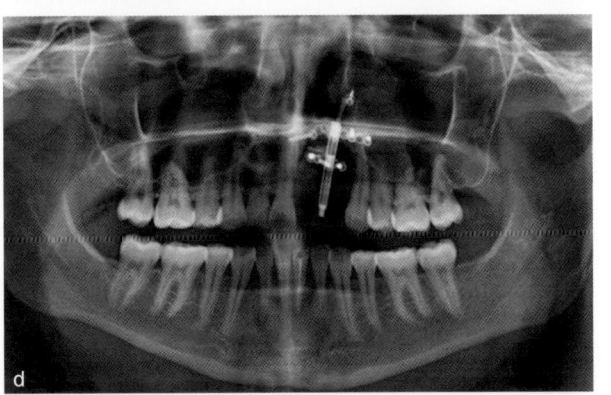
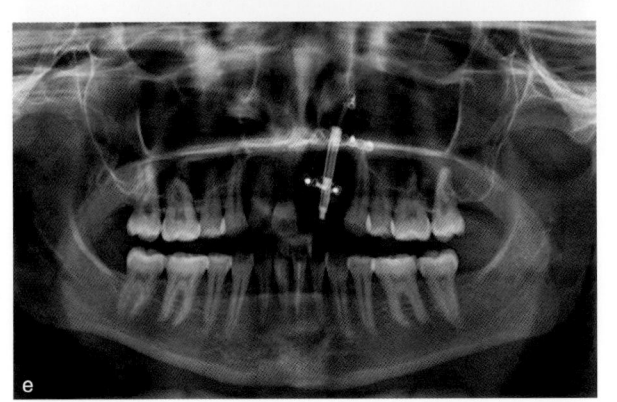
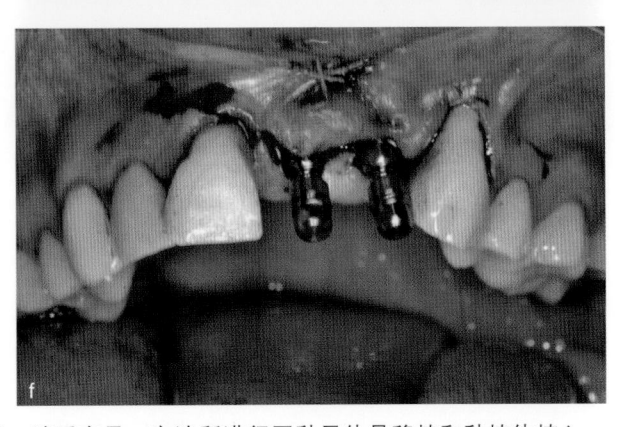

图12-6 美学区并发症管理。a. 自行车事故造成的骨缺损，随后在另一家诊所进行同种异体骨移植和种植体植入，最终导致种植体和植骨高度的丧失。相邻的右侧中切牙和左侧尖牙出现牙龈退缩情况，并计划由另一位医生拔除。b. 同种异体骨移植后的瘘管和伤口不愈。c. 节段骨切开术和安装TRACK 1.0扩张器（KLS Martin）。d. 激活前的全景片影像。e. 激活约10天后的全景片影像。f. 牵张成骨开始后3个月进行种植体植入，等待骨固化期。

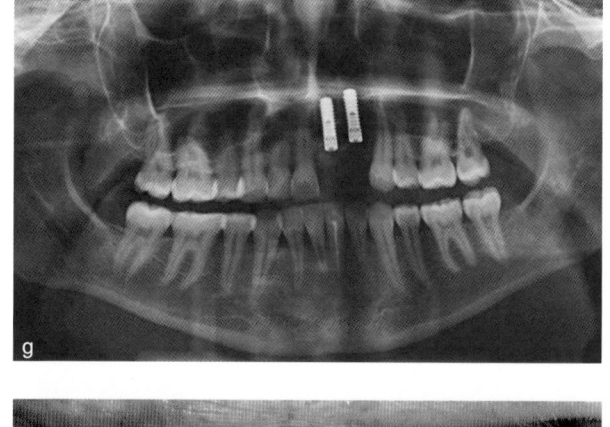

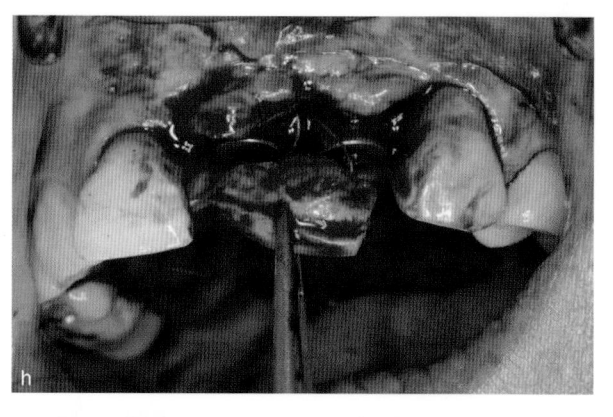

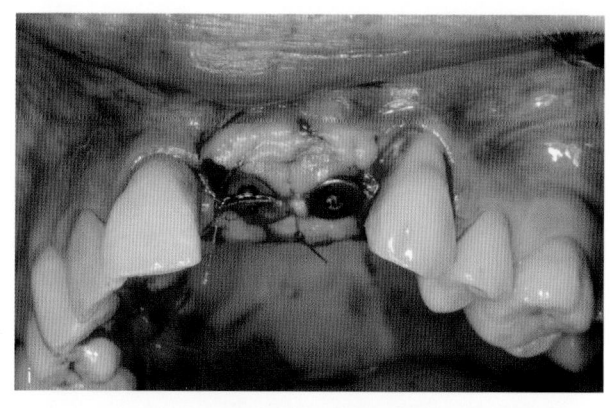

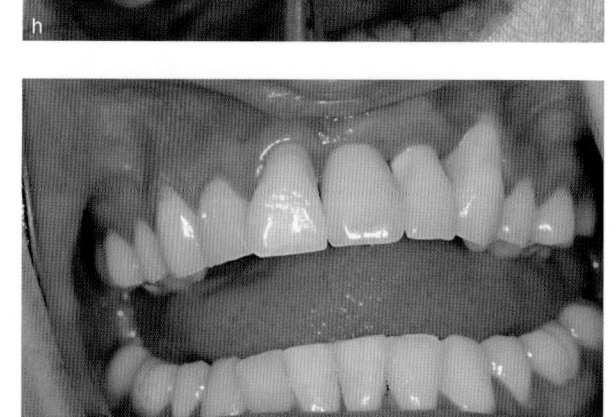

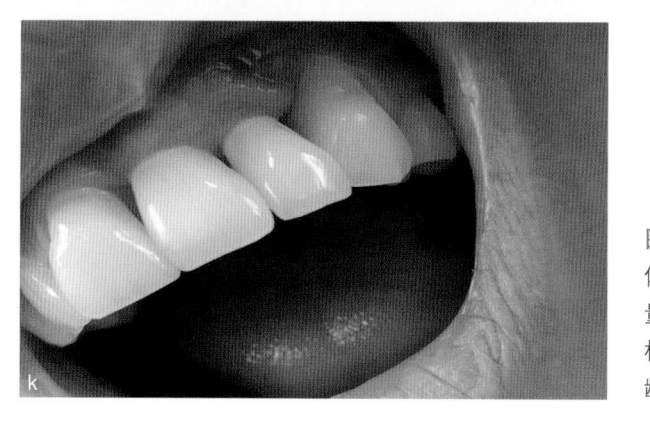

图12-6（续） g. 种植体植入后的全景片影像。h. 种植体二期暴露时进行结缔组织移植。i. 唇侧牙龈软组织增量。j. 牙冠戴入。k. 患者几个月后自己拍摄的照片（用手机或相机拍摄）显示右侧中切牙和左侧尖牙逐渐有一些牙龈附着。k. 邻牙稳定且完全可保留。

12.9 牙周病造成垂直向骨缺损的种植治疗

只有在牙周炎症消除后才能植入种植体。然而，即使经过康复和支持性治疗，边缘性牙周炎仍有复发和种植失败的风险。

对于在牙周受损的缺牙区进行种植治疗存在不同的意见。除了会增加种植体周围炎的风险外，牙周骨质丧失后，种植体不可避免地会在缺牙间隙中相对于邻牙的位置过于靠根方，从而导致牙槽骨高度不均。如果牙周炎继续发展，更多的天然牙脱落后，最终的结果往往是在牙槽骨内或多或少地分布着来自不同制造商的种植体，从修复的角度来看，这很难达到理想的功能效果。鉴于此，在这种缺牙区进行传统义齿修复更为合理。在因牙周病缺损的牙列中，使用传统基台技术很难在小的缺牙间隙中进行垂直向骨增量，因为受损的邻牙牙周组织不会提供任何愈合支持

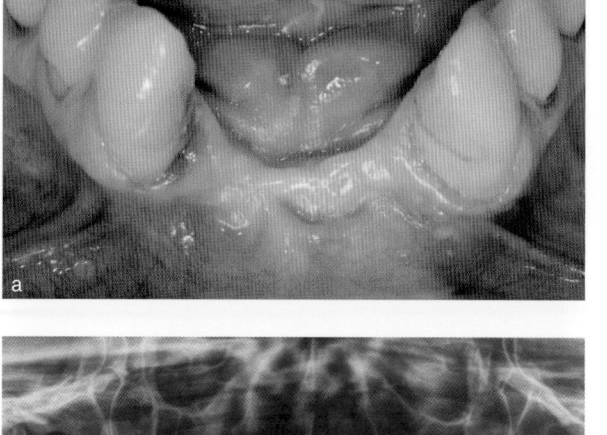

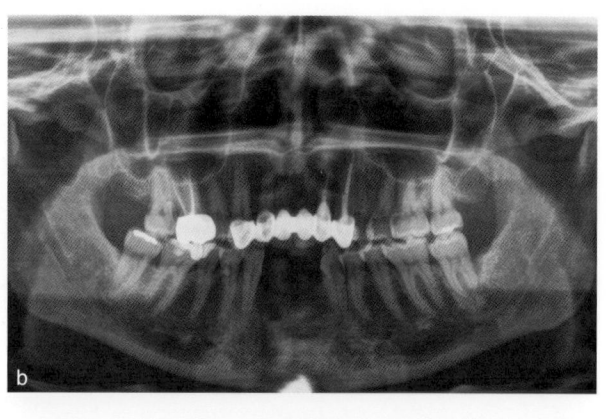

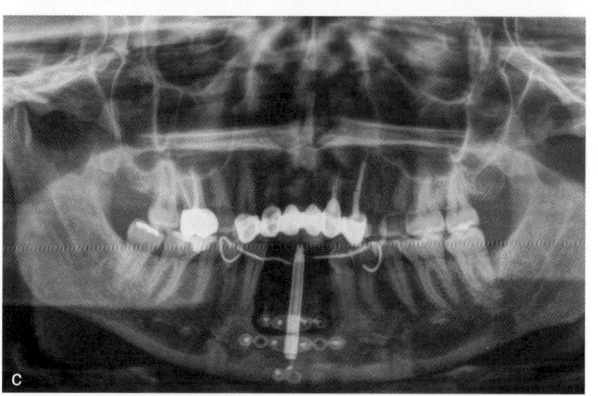

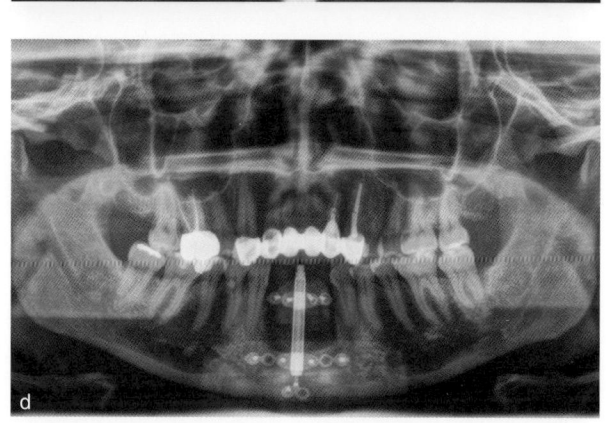

图12-7　牙周组织受损的牙列进行垂直向骨增量。a. 下颌前牙区牙周炎患牙缺失后的垂直向骨缺损。b. 初始位置的全景片影像，显示骨缺损。c. 骨切开和安装TRACK 1.5牵引器（KLS Martin）。d. 激活牵引器后的全景片影像。

（如骨壁厚度），反而会带来感染风险。

　　另外，种植牙可以为剩余的牙列提供周围稳定，因此在良好的口腔卫生和持续的牙周支持治疗下，天然牙会变得更加坚固，并能长期保存。可以用栅栏的形象来解释这一点，即个别受损的栅栏被更换，但栅栏本身将一直存在。在牙周损伤的区域进行种植修复的适应证取决于牙齿的预后和患者的配合程度。

　　如果上颌或下颌前牙缺失后，尖牙看起来还比较好，那么在间隙中植入两颗种植体以制作2-2的前牙局部种植义齿就会有比较大的意义。不过这往往会导致修复体临床冠过长。在这种情况下，建议采用牵张成骨术（图12-7）或三明治植骨术（图12-8）进行垂直向骨增量，以提高骨的垂直高度，使其与其他牙列相匹配。

12.10　上颌骨前牙区骨缺损的治疗

　　上颌美学区的修复并不偏离第11章中的治疗决策。但是，它应该扩展到包括间隙长度、骨壁（健康的邻牙牙周）以及在外形轮廓中的位置等方面（图12-9）。

　　吸收阶段越早、缺牙间隙越短、周围的牙列越完整、牙周越完整、骨缺损越位于外形轮廓内，则越有可能首选GBR进行骨增量。因此，在单颗牙间隙2/4型骨缺损的情况下，GBR就足够

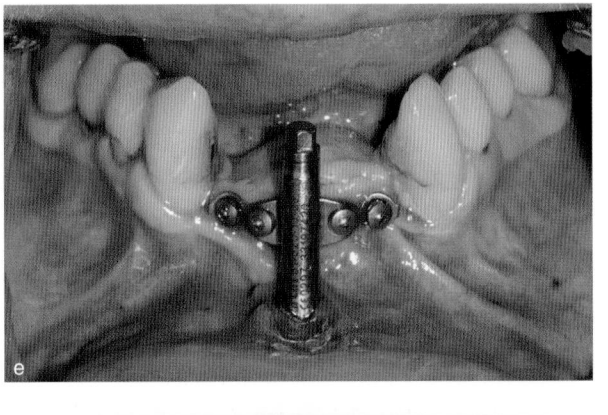

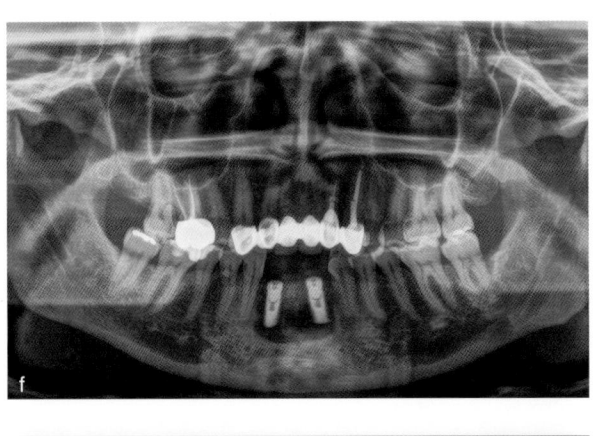

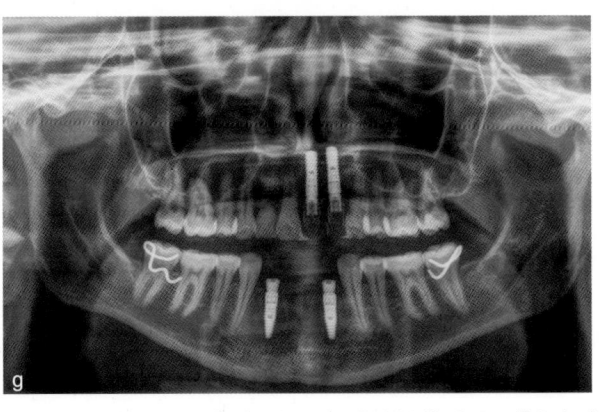

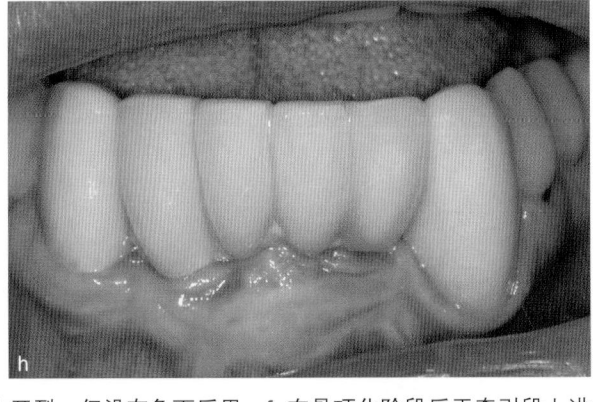

图12-7（续）　e.牵引器的上部附件板激活后，软组织发生开裂，但没有负面后果。f.在骨硬化阶段后于牵引段上进行种植体植入。g.种植体二期手术后3个月的全景片影像显示骨已硬化。h.修复完成（由德国巴特瑙海姆的Merk医生完成）。

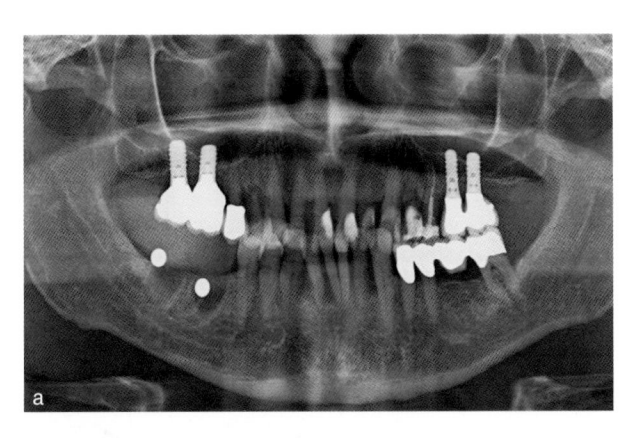

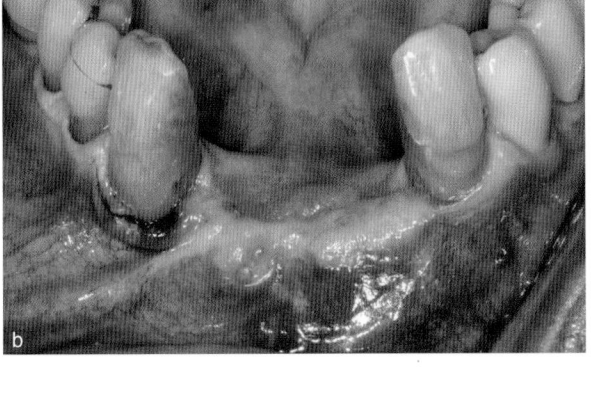

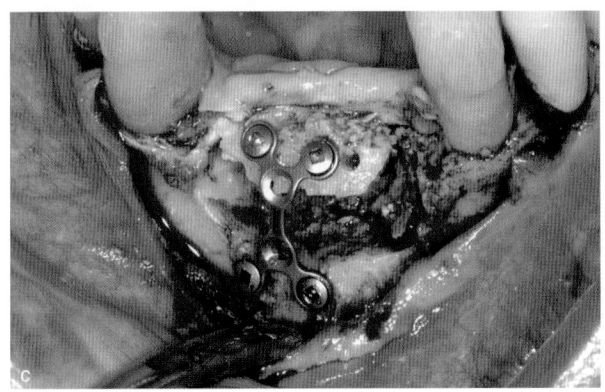

图12-8　牙周组织受损的牙列进行垂直向骨增量。a.牙周组织受损的下颌前牙全景片影像。b.拔除所有4颗下颌切牙后出现垂直向骨缺损。c.垂直向上提升的三明治植骨术。

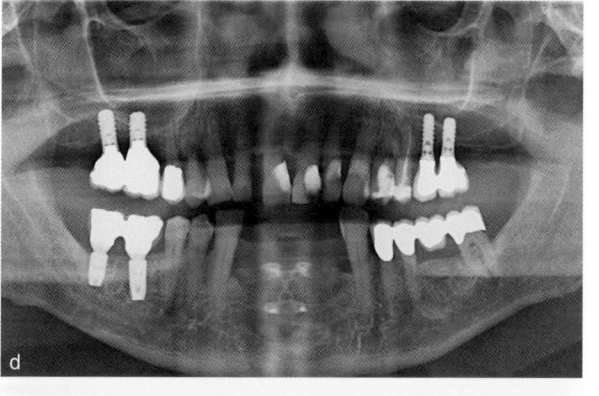
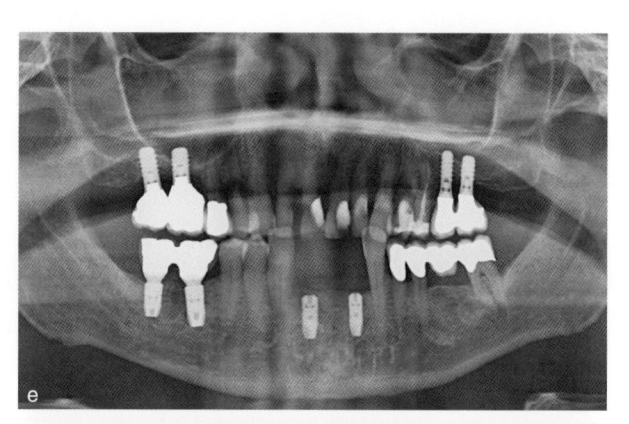
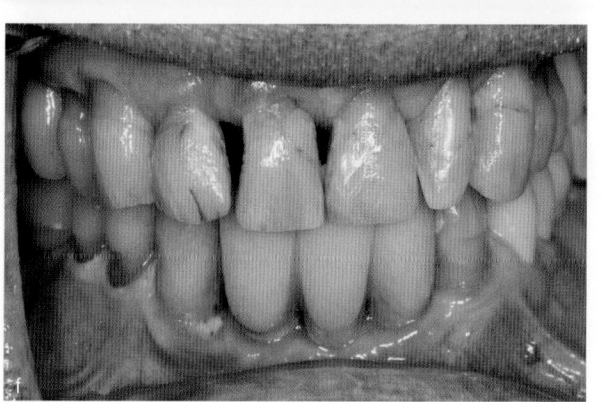
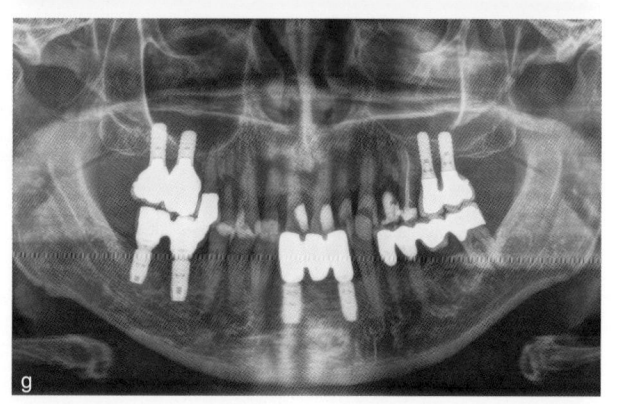

图12-8（续） d. 三明治式植骨术后的全景片影像。e. 4个月后种植体植入。f. 修复完成。g. 修复后的全景片影像。

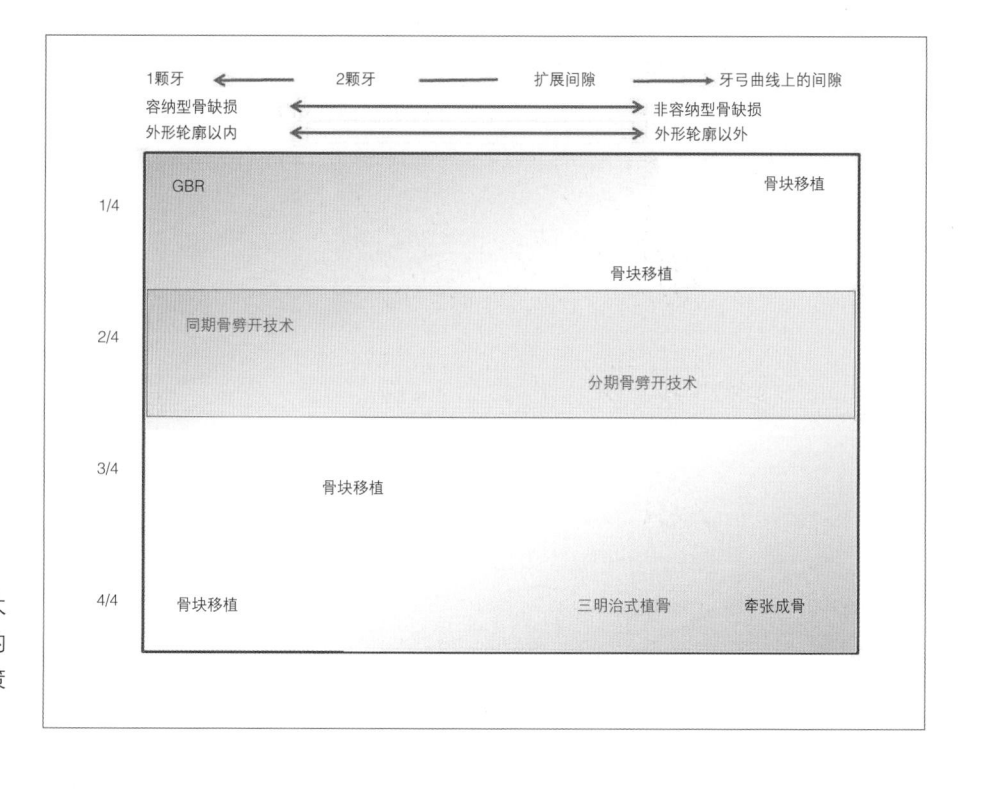

图12-9 根据缺牙间隙大小、缺损骨壁和外形轮廓的因素，将第11章的治疗决策过程扩展到美学区域。

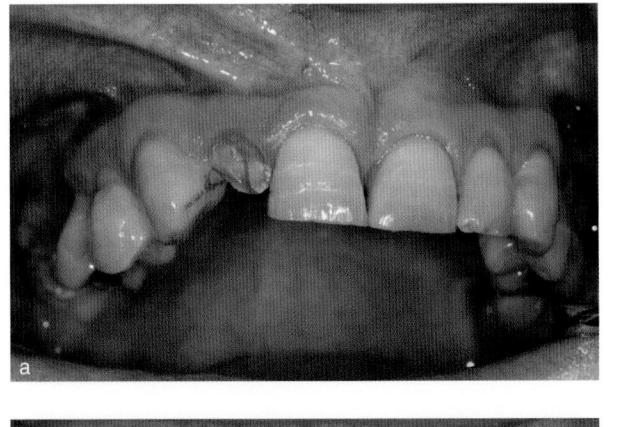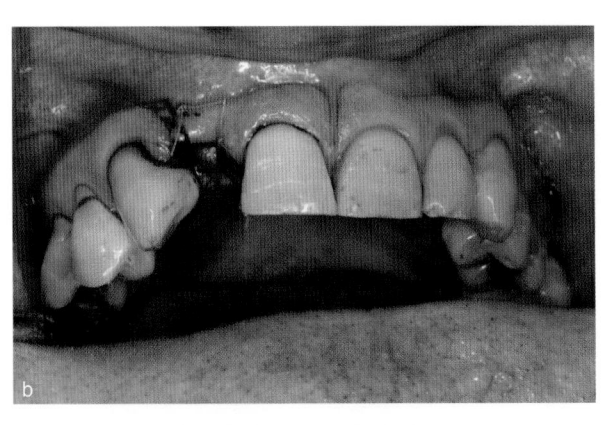

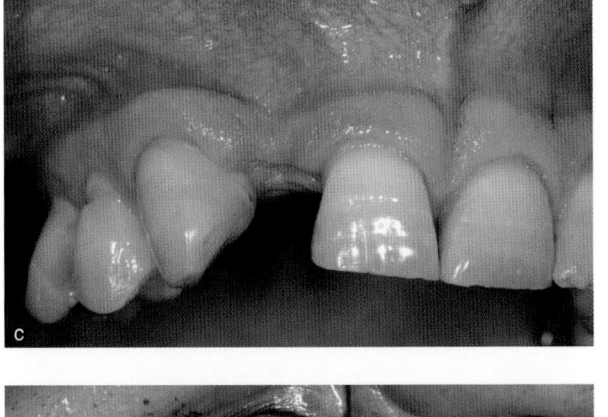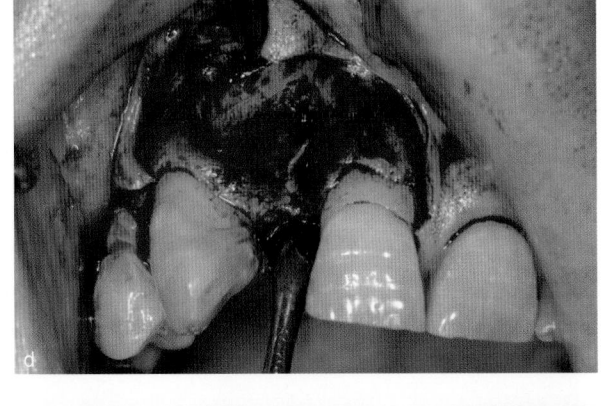

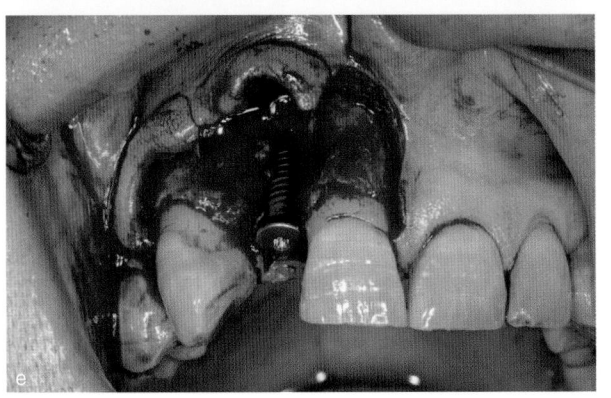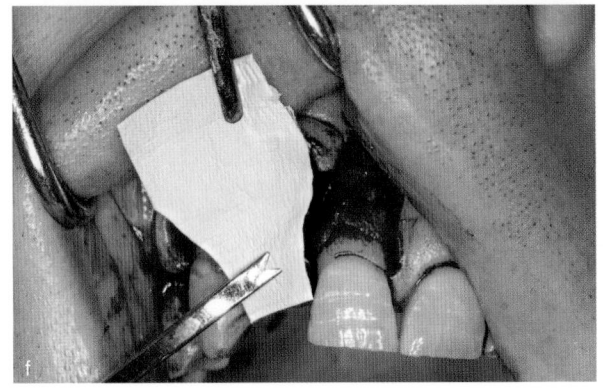

了，与前述的整体治疗概念有一定差异（图12-10）。在单颗牙间隙中，即使是严重垂直向骨缺损（4/4型骨缺损），也可以使用钛网（图12-11）或骨块（图12-12）达到很好的效果。这是因为在健康的邻牙牙周中，距离缺损骨壁3.7mm的血管生成距离也可以当作水平维度的骨缺损。

吸收阶段越高（4/4型骨缺损）、缺牙间隙越大、被完整牙周膜包绕的程度越低、缺损越远离外形轮廓，则越有可能采用牵张成骨（DO）技术。在上颌骨前牙区，由于硬腭软组织较硬，简单的无牵引夹层骨移植的最大骨增量极限值为3~4mm，因此并不适合采用这种方法，因为这一高度可以通过更简单的手术（如钛网GBR技术）达到治疗效果。因此，GBR和牵张成骨代表了适应证范围的两个极端，自体骨块移植可以填补两个极端之间的空白，因此通常普遍适用。

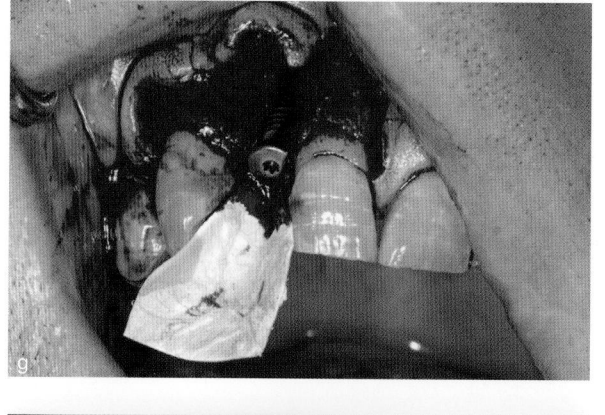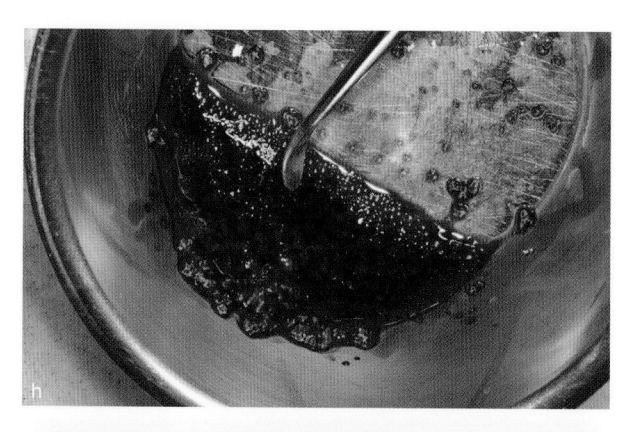

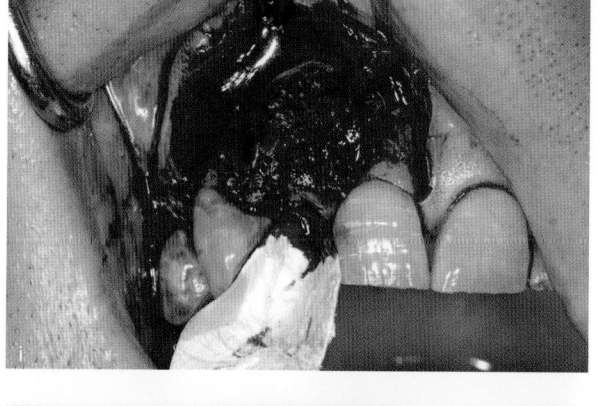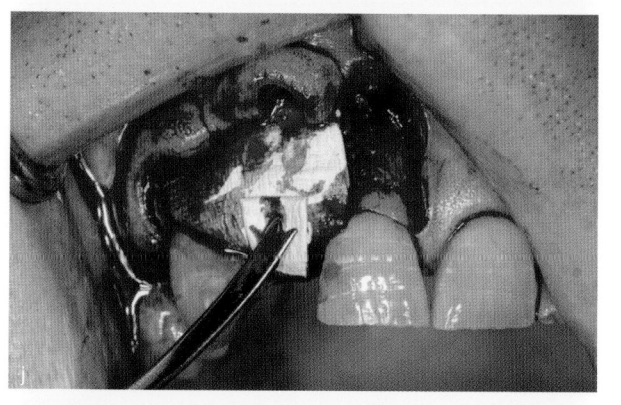

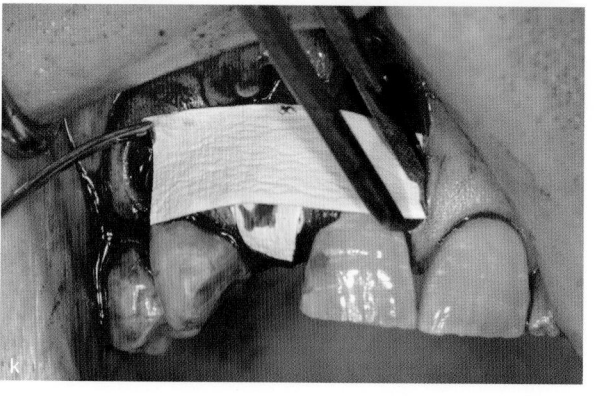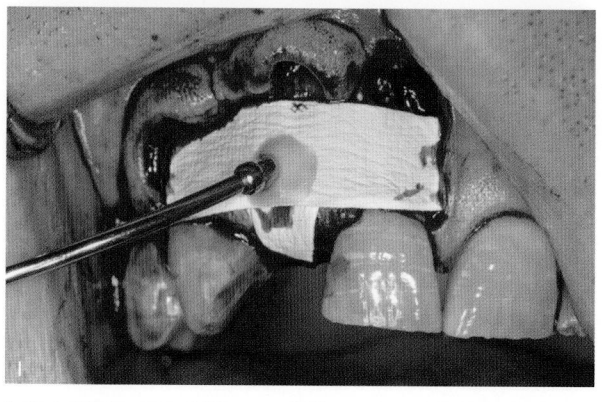

图12-10　特殊情况下治疗决策：上颌侧切牙的骨增量。a. 右侧上颌侧切牙的创伤。b. 创伤后几天手术拔除残留的牙根。在牙槽窝中使用胶原纤维蛋白进行牙槽嵴保存。c. 6个月后的缺损情况。d. 种植备洞时的2/4型骨缺损初期，骨缺损位于牙弓外形轮廓内。e. 在2/4型骨缺损处植入种植体（靠近腭侧）。f. 修剪成舌形的Bio-Gide膜（Geistlich）。g. 将生物膜的舌形部分压在腭侧瓣下。h. Bio-Oss骨粉（Geistlich）、钻孔获得的骨屑和凝固后的静脉血混合骨移植物。i. 水平向骨增量，由于自体血液的凝固，混合物可塑形成任意需要的形状。j. 使用Luniatschek海绵填充器填塞进行覆盖。k. 双层生物膜覆盖。l. 湿润生物膜，使其像吸墨纸一样具有黏附性。

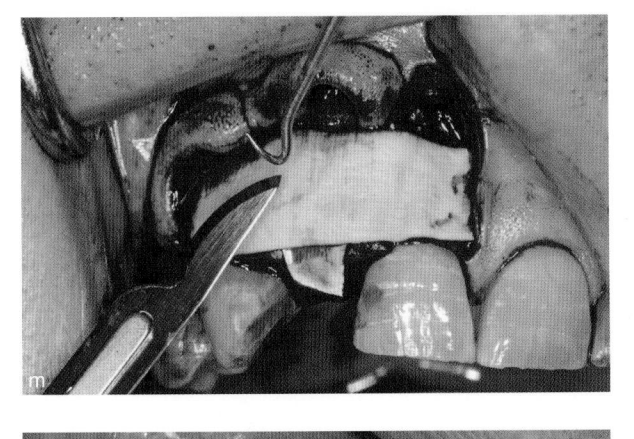

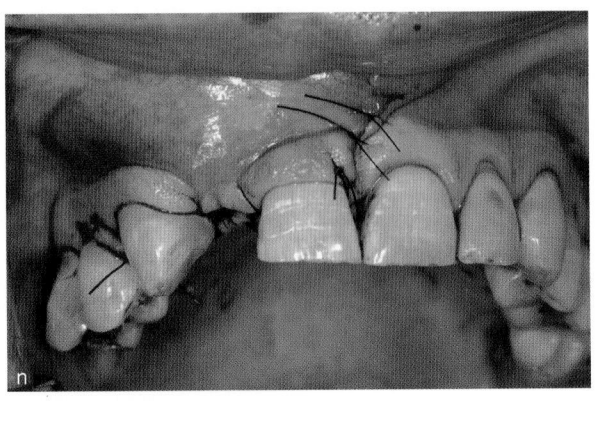

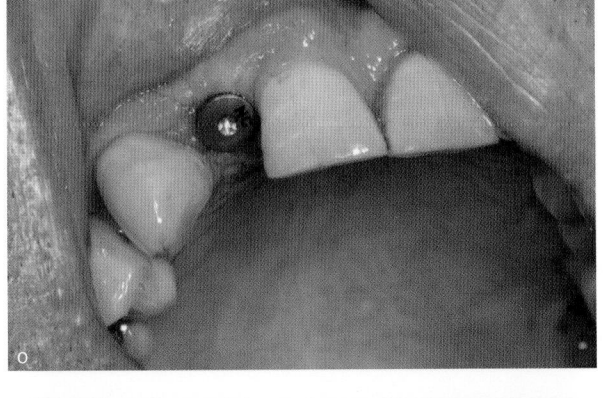

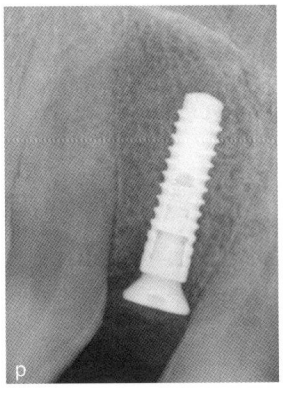

图12-10（续）　m. 在骨膜下切口使用Gillies单钩牵引器和新的15c手术刀进行皮瓣减张松弛。n. 由于切口位于牙槽嵴正中，伤口缝合（Supramid 5-0，Resorba）只需相对较少的缝线。o. 种植体二期切开。p. 种植体二期手术后的根尖片影像。q. 修复后中期结果。

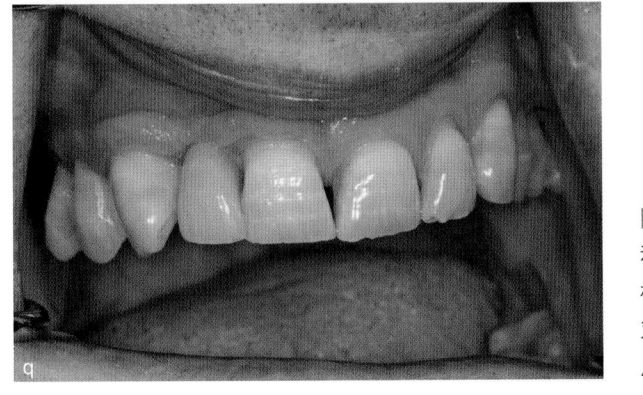

图12-11　特殊情况下治疗决策：用GBR钛网技术治疗垂直向骨缺损。a. 左侧上颌第二前磨牙垂直向骨缺损的全景片影像。由于骨缺损，相邻的第二磨牙和第三磨牙计划拔除。b. 定制个性化Yxoss钛网（ReOss）。c. 黏膜瓣翻开后可见骨缺损。d. 上颌窦侧壁开窗提升术时暴露的窦膜。e. 抬高松解窦膜后，在左侧上颌第一磨牙区全景片影像中可见小间隔处意外地发生窦膜穿孔。f. 湿润的胶原纤维海绵（Kollagen Resorb，Resorba）。g. 使用Luniatschek海绵填充器将胶原纤维海绵置入窦腔，以覆盖膜穿孔部位。h. 胶原纤维海绵就位。

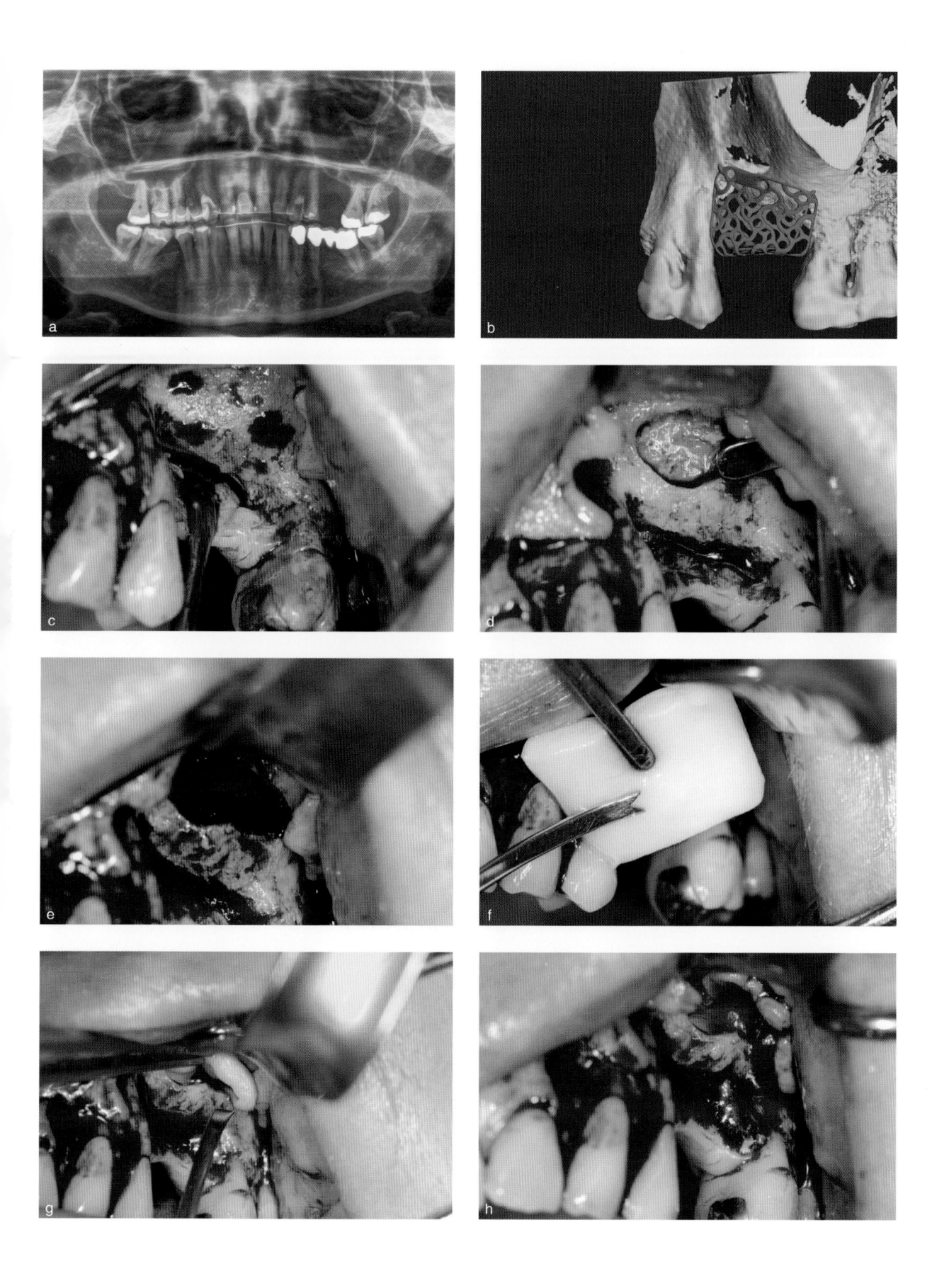

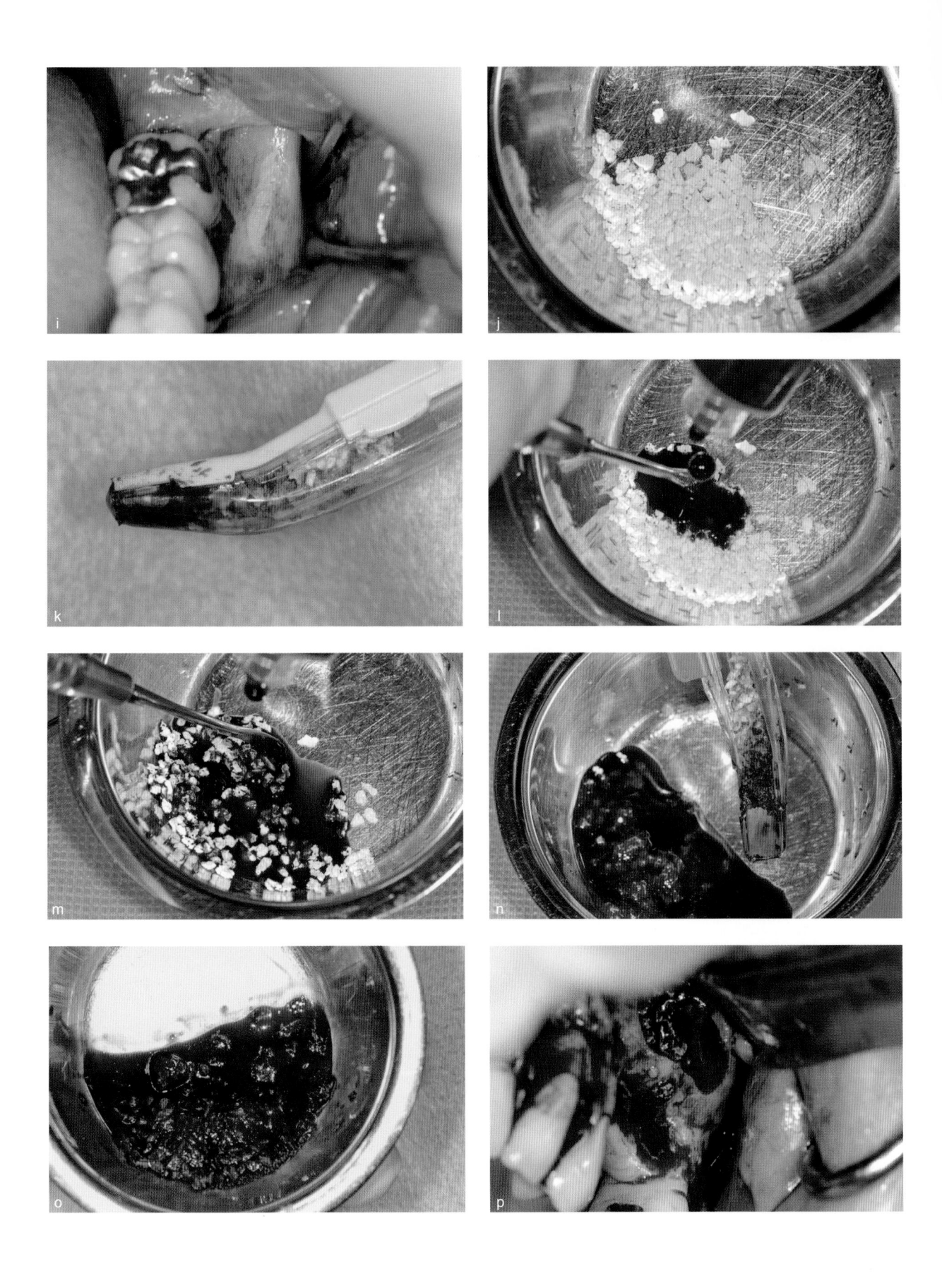

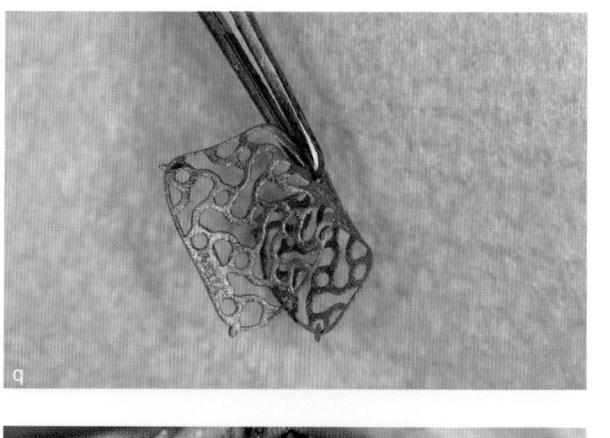

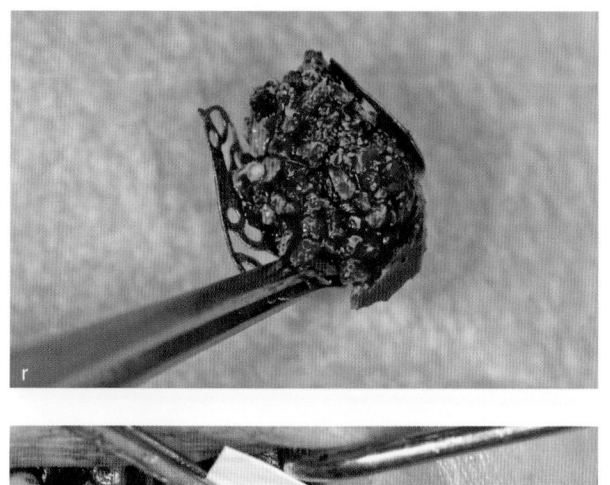

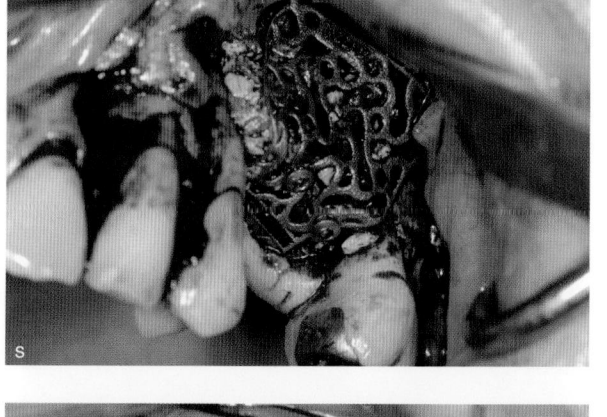

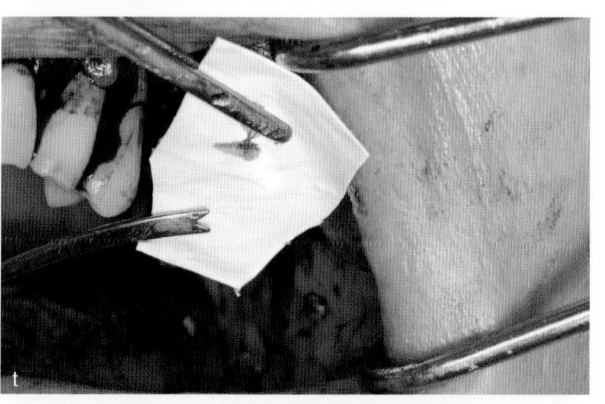

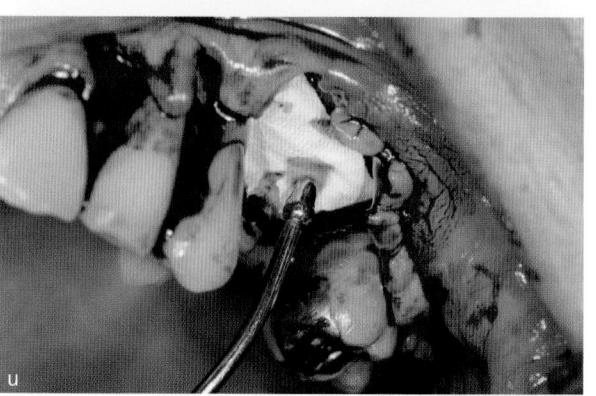

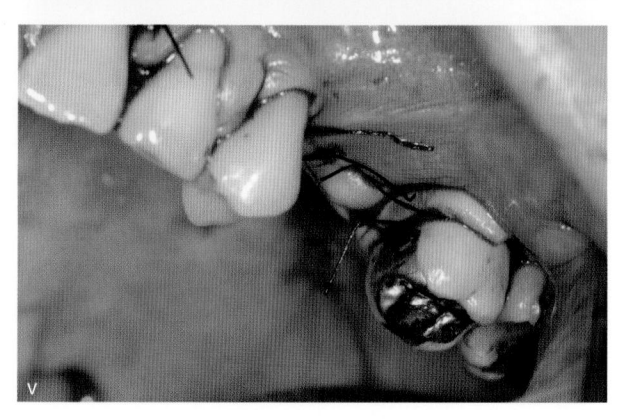

图12-11（续）　i. 翻瓣后外斜嵴骨面可见，刮骨采集自体骨屑留下的痕迹。j. Bio-Oss骨粉。k. SafeScraper（Geistlich）带有填充容器。l. 用新鲜静脉血填充，作为安全无菌液体。m. 用无菌液体湿润多孔材料的所有腔隙，以防止在口腔中使用时被唾液浸湿。n. 按25%自体骨（刮骨所得）和75%骨粉的比例混合；血液尚未凝固。o. 混合物由于骨组织中凝血酶原而凝固。p. 将部分混合骨粉填充到窦底。由于凝固作用，个别颗粒通过窦膜穿孔进入窦腔的穿孔风险很小。q. 灭菌后的钛网。r. 钛网下方填充骨粉混合物。凝固的血液将所有颗粒牢牢固定在一起。s. 由于采用个性化定制打印技术，置入的钛网贴合良好。t. 将Bio-Gide膜修剪成舌形。u. 用生理盐水溶液在原位湿润生物膜。v. 使用4-0缝合线单独间断缝合和牙间缝合进行伤口的关闭。

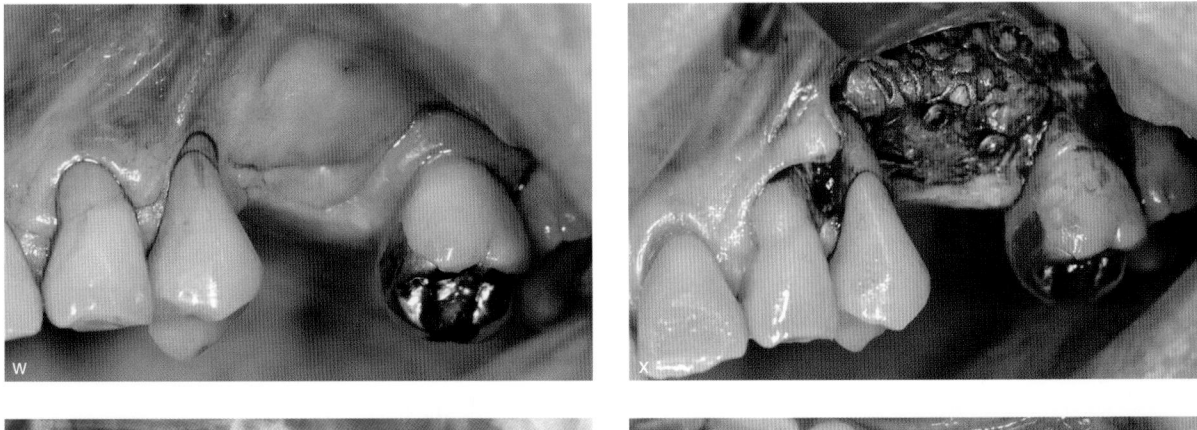

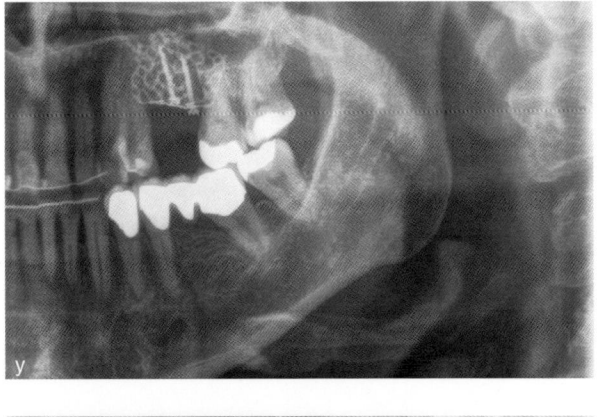

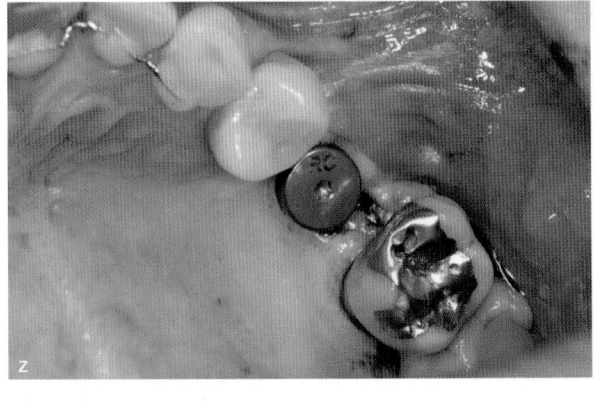

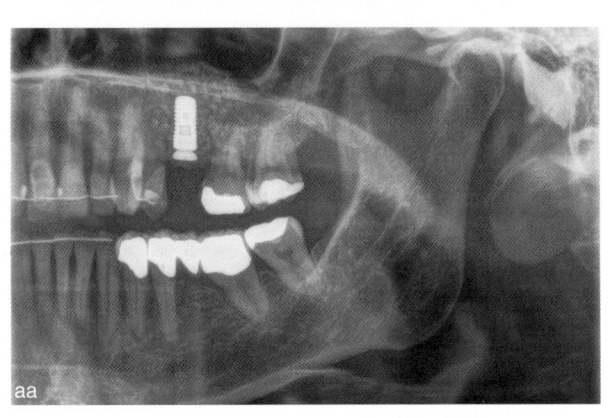

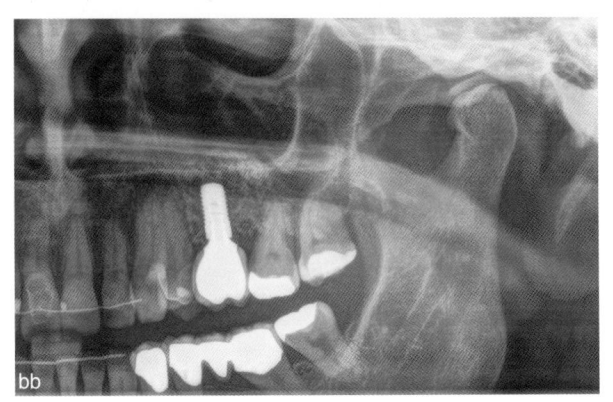

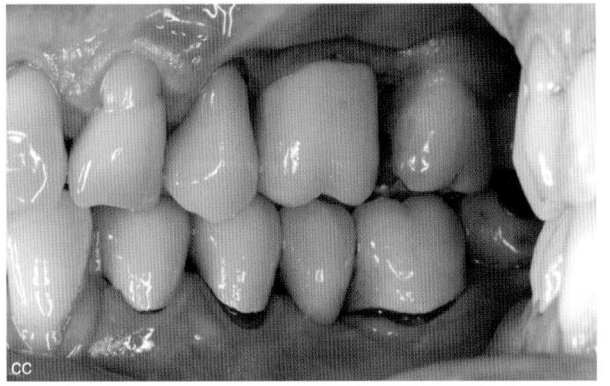

图12-11（续） w. 愈合后未过早暴露的钛网。x. 4个月后，再次打开术区暴露钛网以便取出。y. 置入钛网后的部分全景片影像。z. 种植体植入再生骨中。aa. 植入种植体的部分全景片影像；由全科口腔医生完成的种植修复。bb. 修复后的部分全景片影像。cc. 修复完成（K. Schlichter博士，Offenbach an der Queich）。

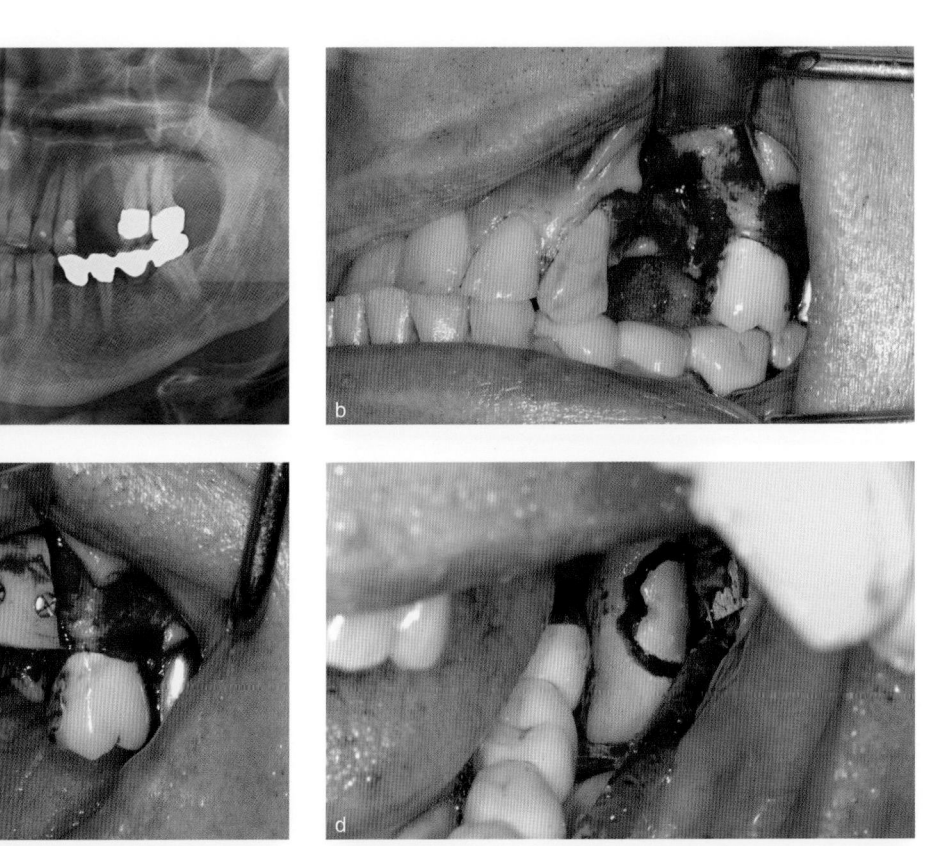

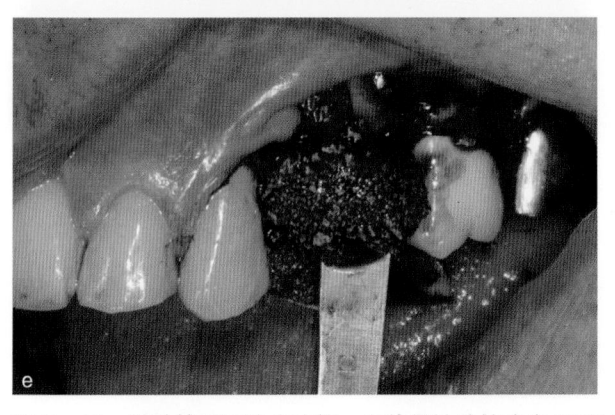

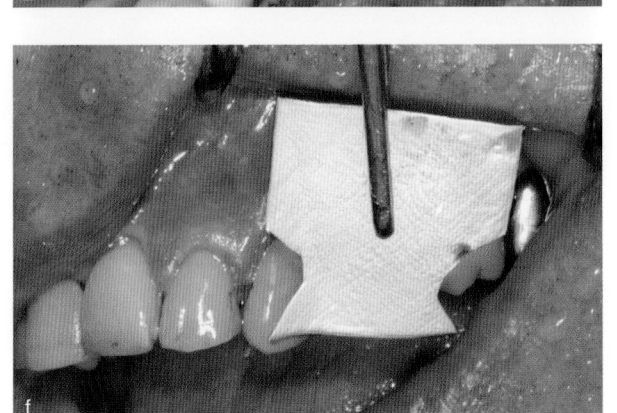

图12-12 特殊情况下治疗决策：自体骨块移植治疗4/4型垂直向骨缺损。a. 左侧上颌前磨牙垂直向骨缺损的全景片影像。b. 翻瓣暴露骨缺损。c. 从外斜嵴获得的与缺损相匹配的自体骨块。d. 固定骨块。e. 植骨区表面覆盖颗粒状混合物（骨粉、静脉血和25%过滤骨屑的混合物）以保护植骨区尽量减少吸收和修复外形轮廓。f. 舌形膜压在后牙黏膜瓣下。

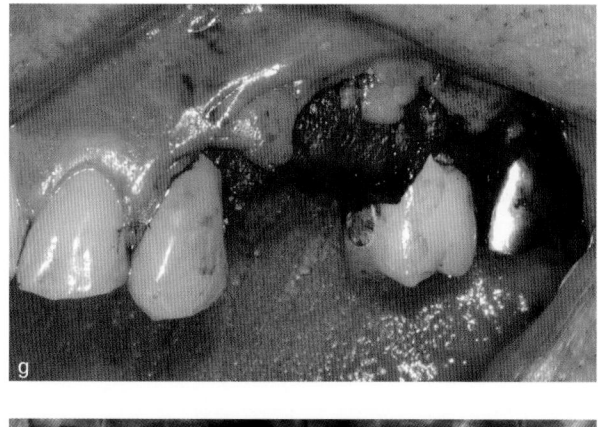
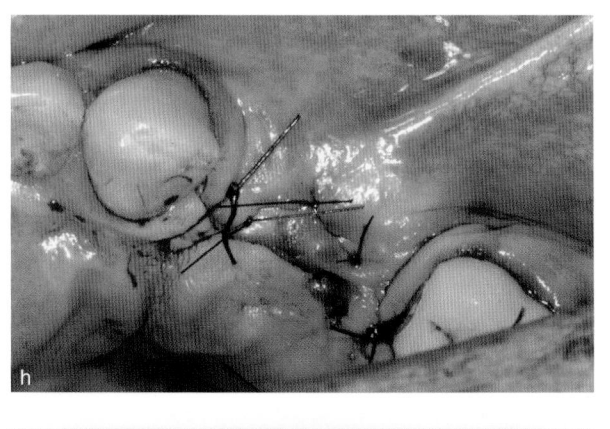
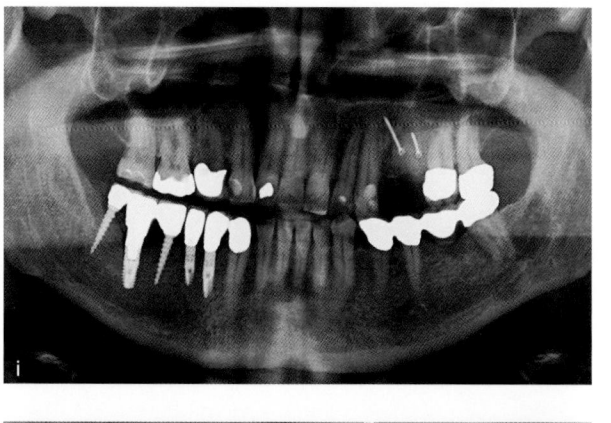
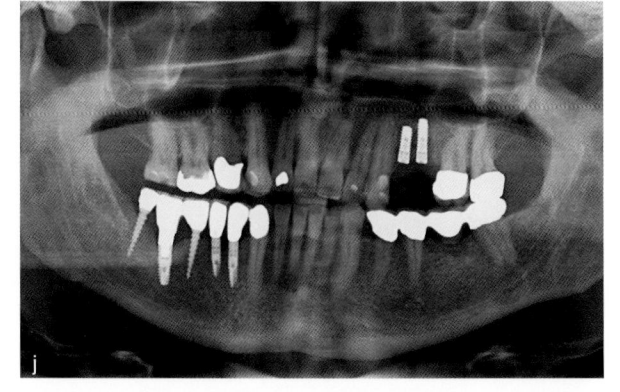
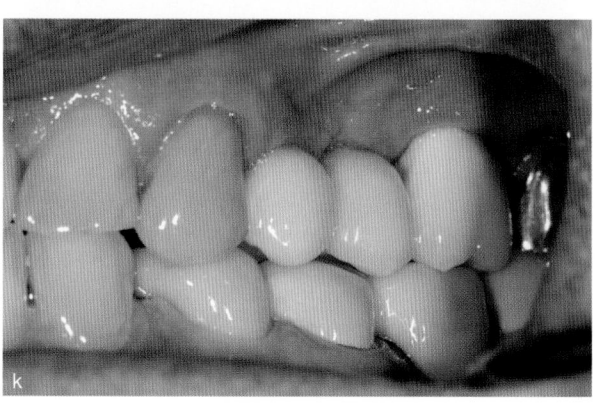
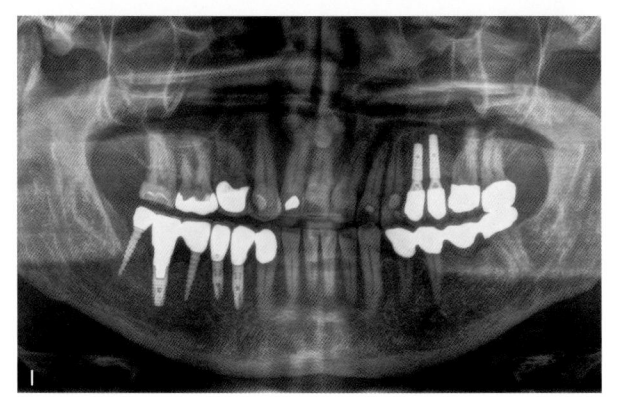

图12-12（续）　g. 由于液体的毛细作用（表面张力），生物膜会自动保持贴合。h. 因为切口做在附着牙龈正中的部位，所以尽管缝线较少，但仍能紧密缝合伤口，并留下了足够的空间供皮瓣边缘灌注。i. 移植骨块固定后的全景片影像。j. 4个月后植入种植体。k. 修复义齿。l. 4年后的全景片影像显示左侧上颌前磨牙区骨水平稳定。

骨劈开技术是治疗2/4型骨缺损的一种特殊的选择，与一些特定情况有关（可劈开的薄骨片、轴向偏差和颊侧薄骨片高度吸收的风险；图12-13）。由于颊侧骨板在骨劈开过程中会发生高度吸收，因此建议对上颌骨前部的较长缺牙间隙进行骨劈开后分期种植，并等待4个月进行骨重塑（图12-14）。

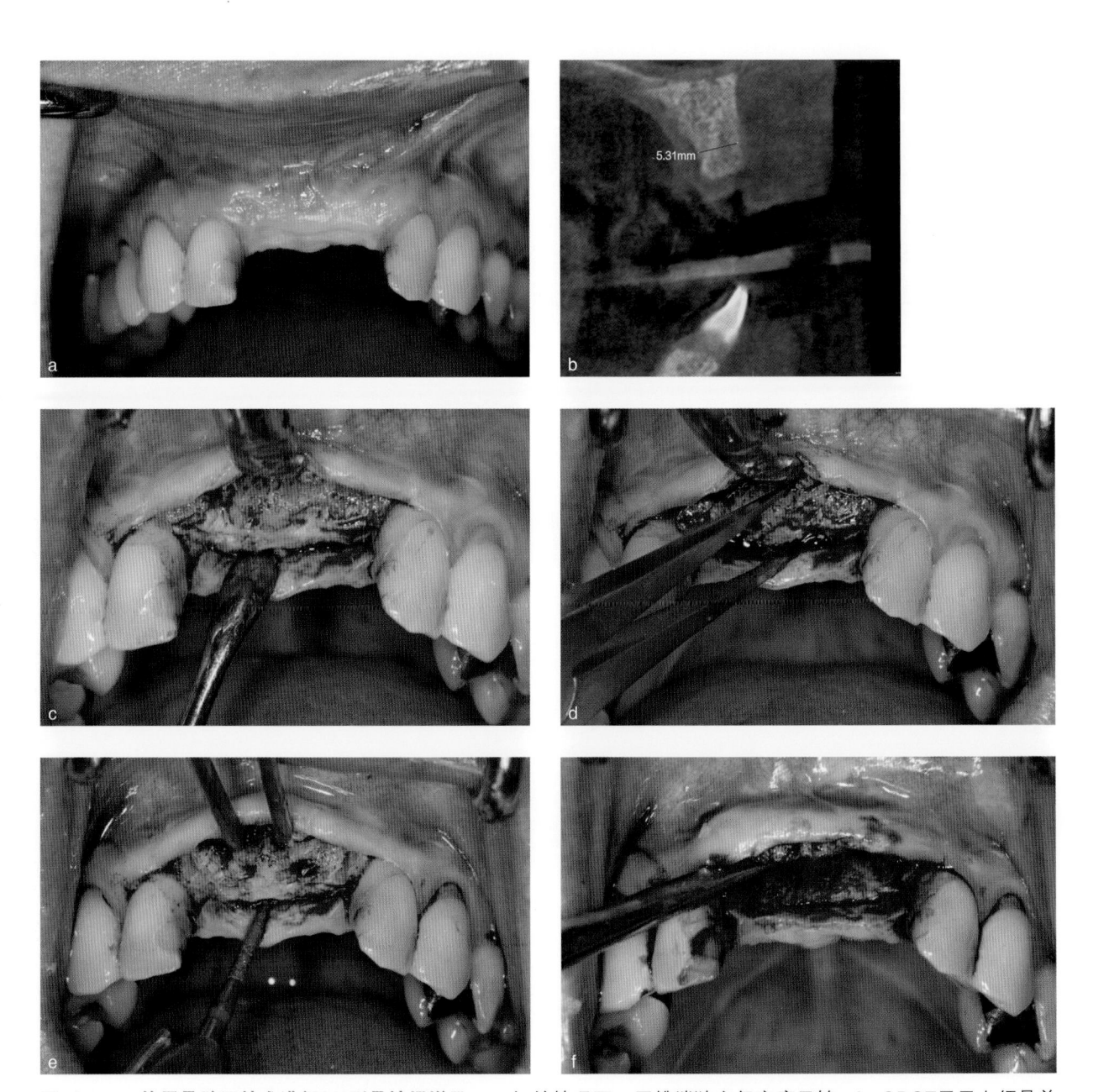

图12-13　使用骨劈开技术进行2/4型骨缺损增量。a. 初始情况下，牙槽嵴狭窄但高度足够。b. CBCT显示上颌骨前牙区为海绵状骨结构，残留宽度为5mm，皮质化较少。不过该处牙槽骨不是很倾斜，而是垂直的，这是进行骨劈开的良好条件。c. 通过牙槽嵴正中切口暴露缺损处，使牙槽嵴顶暴露而颊侧骨不暴露。d. 使用卡尺测量牙槽骨的宽度：5mm。e. 使用金刚砂钻做牙槽嵴的正中切骨线。从切口开始，向外侧进行骨膜下垂直分离，以便唇侧骨段可以可控地移动。f. 刃状凿子插入到鼻底水平深度，将唇侧骨段向唇侧摆动。

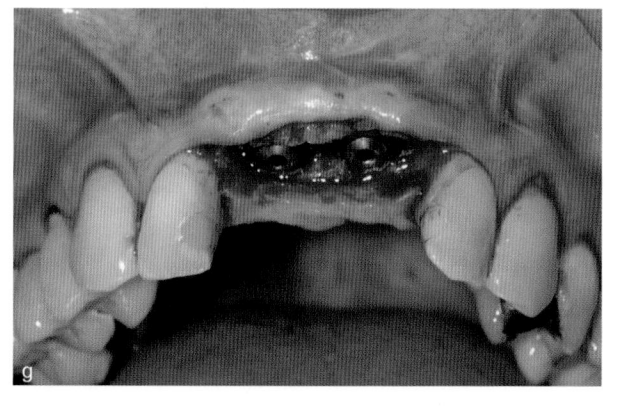

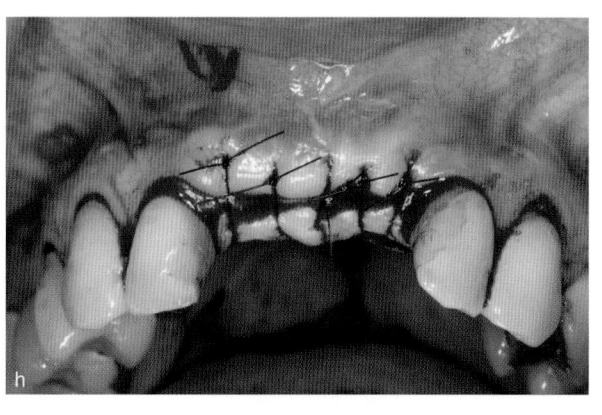

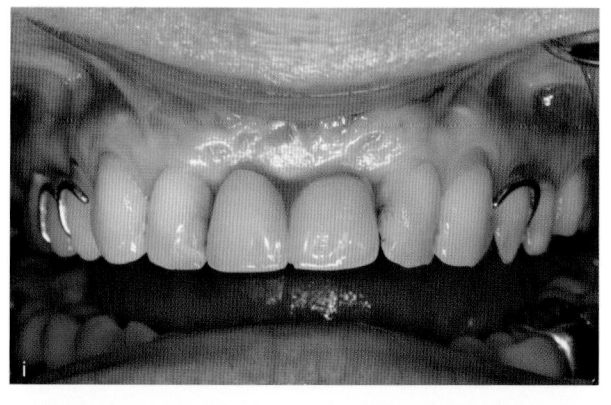

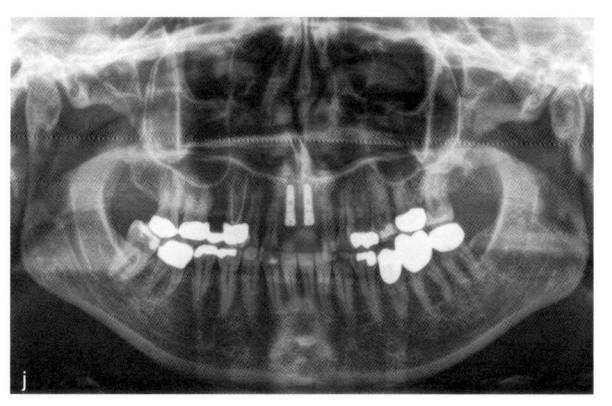

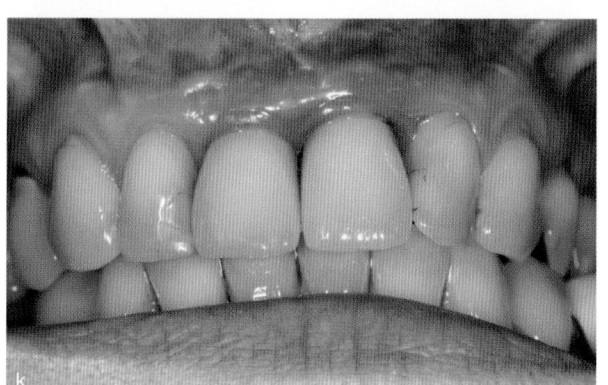

图12-13（续） g. 种植体植入骨劈开间隙中，由于唇侧骨壁具有活动度，几乎没有任何初期稳定性。由于预期中颈部牙槽骨的吸收，种植体往往需要比正常情况下更靠近根方植入。h. 关闭伤口只能适量，由于没有移动皮瓣以避免留下瘢痕并保持骨块的固定，因此会留下一条软组织缝隙。i. 可摘临时义齿可以继续佩戴，但由于骨劈开后体积增大，唇颊侧凸出处必须磨除或大大缩小其范围避免压迫。j. 种植体植入后的全景片影像。k. 修复完成。

图12-14　骨劈开和自体骨块移植结合。a. 接近无牙颌的上颌骨。b. 头颅侧位影像显示：治疗中困难是发生了严重的双颌前突。c. 通过切牙区的骨劈开和在尖牙-第一前磨牙区两侧进行自体骨块移植的分期骨增量。d. 骨增量愈合和临时种植体（Nobel Biocare IPI）。e. 骨增量后的全景片影像，可见IPI种植体。f. 头颅侧位影像显示增量效果。g. 4个月后，植入种植体。h. 种植体植入后的全景片影像。

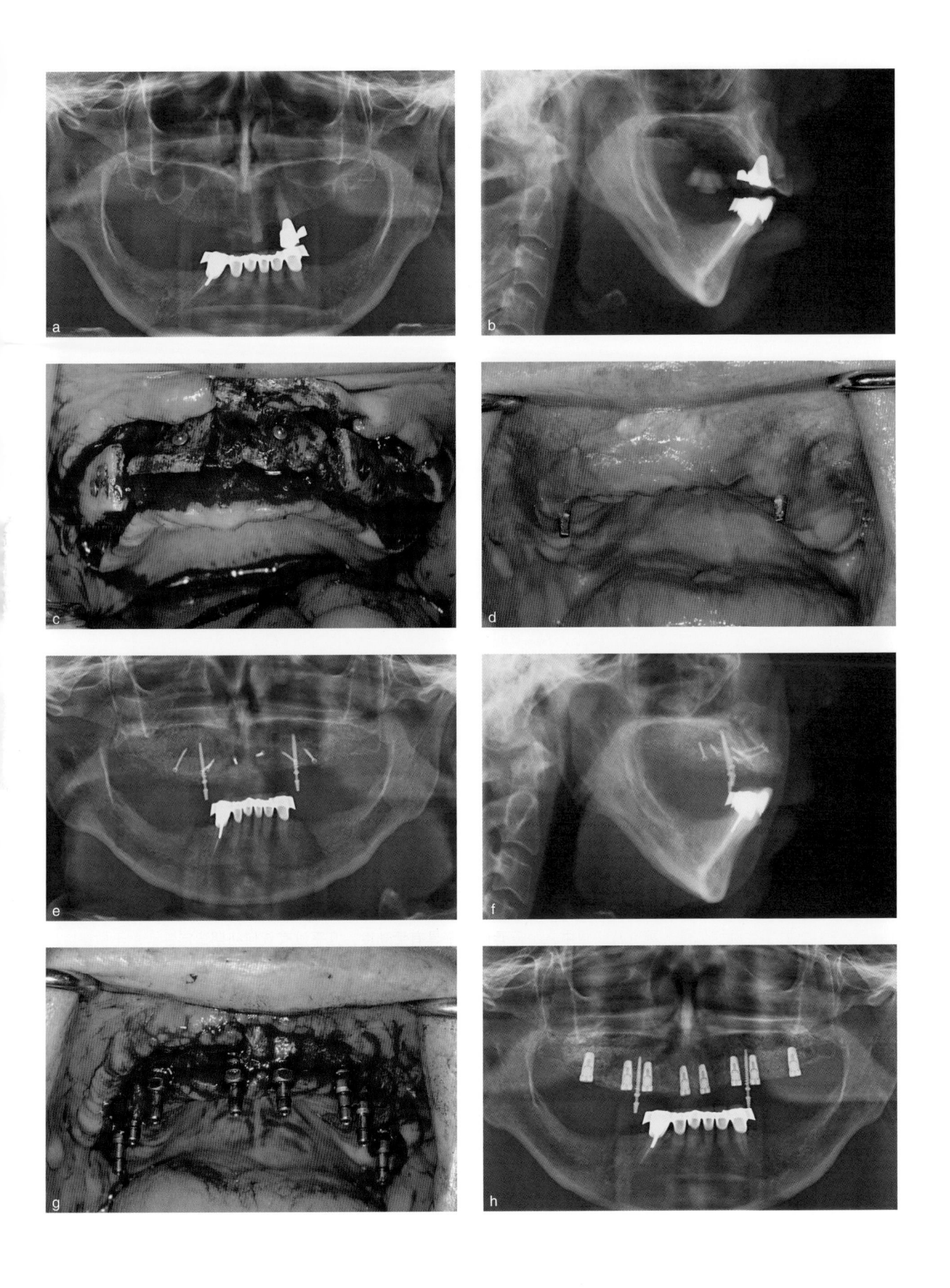

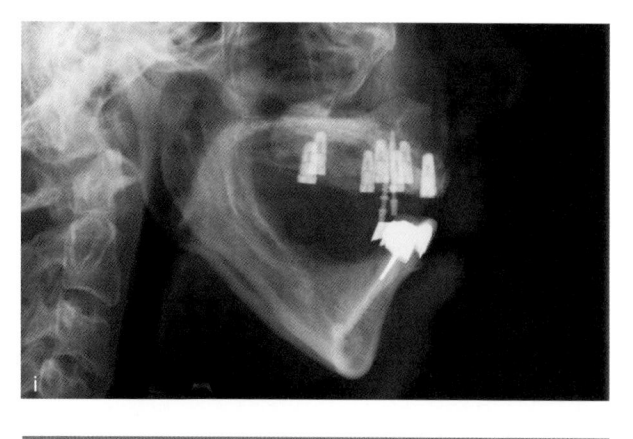

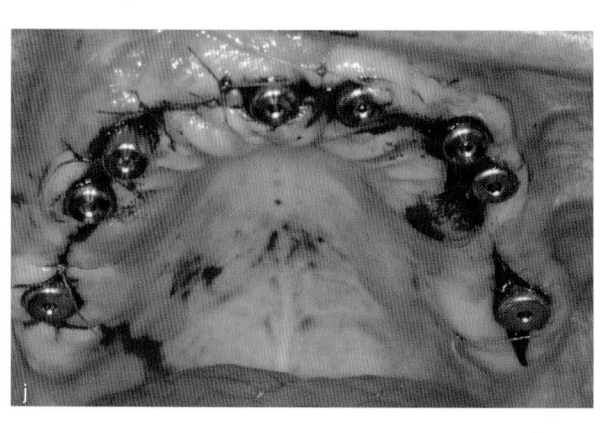

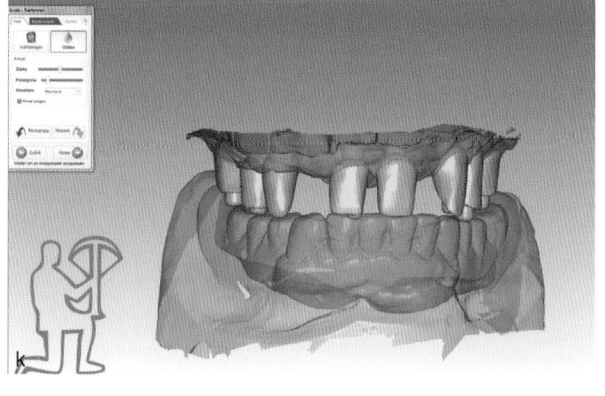

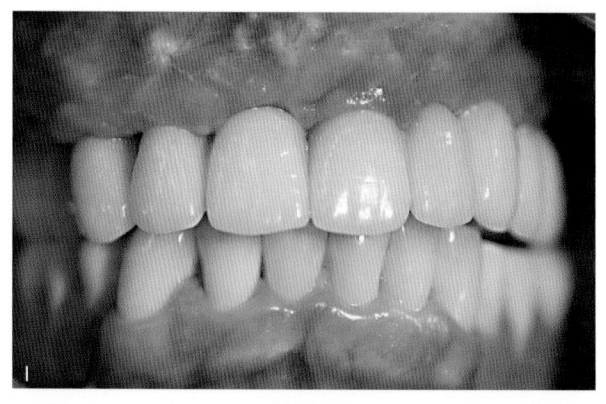

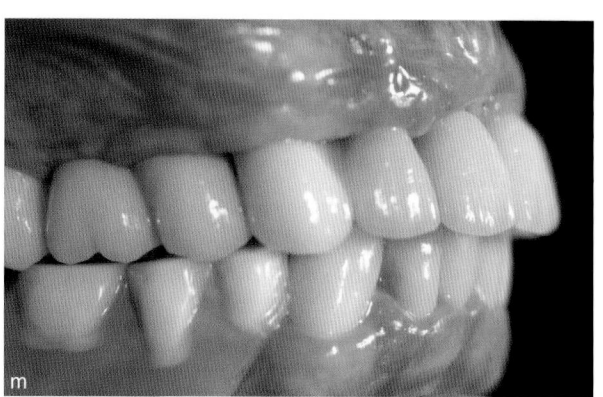

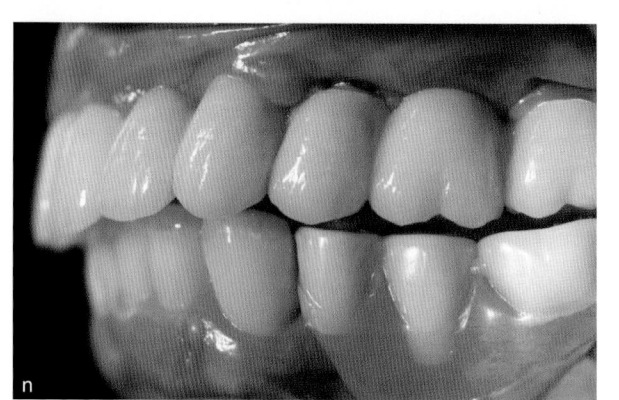

图12-14（续）　i. 头颅侧位影像测量图，种植体轴线平行；与图12-14b相比，自体骨块移植骨增量可实现矫正骨轴向。j. 种植体二期暴露。因为切口总是做在牙龈正中线处，种植体周围可自动形成一圈牢固附着的牙龈，无须进行额外的龈瓣移植或其他复杂的软组织管理。k. 种植义齿的数字化设计。l~n. 修复完成（Dr Volmar，Espenau）。

关于美学区域的GBR与自体骨块移植不同适应证的注意事项

由于颗粒状骨移植物有明显吸收的倾向，平均只能达到80%的缺损覆盖率，因此在所有方向上都应至少多增加2mm。为此，总体应多增加4mm的厚度。此外，还应该在垂直方向上多增加2mm，例如，用短的牙龈愈合基台代替扁平的种植体覆盖螺丝。在洋葱皮技术中，骨增量是逐层进行的。首先将重要的自体骨屑材料（来自刮骨刀）直接覆盖在种植体表面。在冠状面上放置自体骨与骨替代材料的混合物以填充缺损，在唇侧面放置纯骨替代材料以覆盖缺损。替代率低的材料（如Bio-Oss）可在数年内保持所获得的体积[18]。也可以使用加厚的胶原蛋白膜（Bio-Gide Compressed）或使用寿命更长的胶原蛋白膜，甚至是聚四氟乙烯（PTFE，即特氟龙）膜与胶原蛋白膜的组合，以延长使用寿命，提高组织相容性。最后一层是未受损的全厚皮瓣骨膜。这里的缝合必须非常小心，因为如果种植体唇面的部分植骨材料丧失，就会导致软组织开裂，造成美观上的失败。

在一项随机试验的直接比较中，同期自体骨骨块移植在增量效果上优于GBR[19]。在美容牙科领域，自体材料在提高骨增量的可预测性方面具有很高的价值。骨块可以用来非常精确地调整牙龈高度，甚至是较大的缺牙间隙（图12-14）。如果邻牙的牙周已经受损，则更有利于骨块移植，而不利于GBR技术。骨块、种植体和剩余骨壁之间的轮廓间隙由微粒自体材料（刮削骨）充填，而相对于GBR技术的结果无法预测骨块移植的效果更明确。重新修整瘢痕的情况更有利于骨块移植（图12-15）。同样，轮廓边缘或轮廓外暴露的牙齿也可以用骨块移植法来治疗（图12-16）。不过，骨块移植比GBR技术更复杂，可能会导致更严重的并发症。

关于较大间隙的垂直向骨缺损注意事项

上颌骨和下颌骨前部的垂直向骨缺损多发生在创伤和边缘性牙周炎之后。与后牙相比，垂直增高修复在美学区最重要的一点是避免使用长牙冠（俗称"马牙"）。这种牙冠会让患者看起来更老，给他人留下慢性牙周炎的印象。对于美学区垂直向骨缺损的治疗，在间隙宽度较小的情况下，骨片技术中的附着植骨已被证明是成功的（见第11章第11.4节"3/4型骨缺损阶段"）。

在垂直向骨缺损较大的情况下，应考虑住院进行髂骨移植。然而，这种技术的缺点是术后吸收有时难以预测。如果鼻底仍能形成牵引骨段，则可选择牵张成骨术。这种方法可以缓慢地逐渐拉伸较硬的腭部组织。建议垂直向上过度牵引约为预测成骨高度的20%。通常还必须辅以侧方骨增量术来加宽牙槽嵴（图12-17）。在治疗前对牙齿进行试戴有助于以修复为导向的治疗计划，明确骨增量的确切值。

12.11　下颌骨前牙区骨缺损的治疗

在较小缺牙间隙的1/4～3/4型骨缺损的早期阶段可以通过GBR得到很好的治疗。下颌前牙区部分缺牙的患者很少采用骨块移植，因为涉及的距离较小，而且尖牙通常仍在原位。小的垂直向骨缺损可以通过加长牙冠来弥补。对于2/4型骨缺损，通常可以进行骨劈开技术。对于涉及整个下颌骨前牙区的大面积垂直4/4型骨缺损，如肿瘤造成的缺损或外伤后的缺损，牙槽骨增量的首选方法是三明治式植骨术（图12-18）。如果存在瘢痕，则更适合采用牵张成骨术（图12-19）。

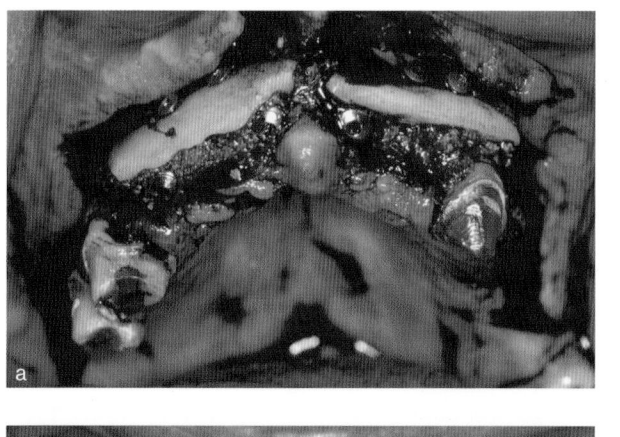

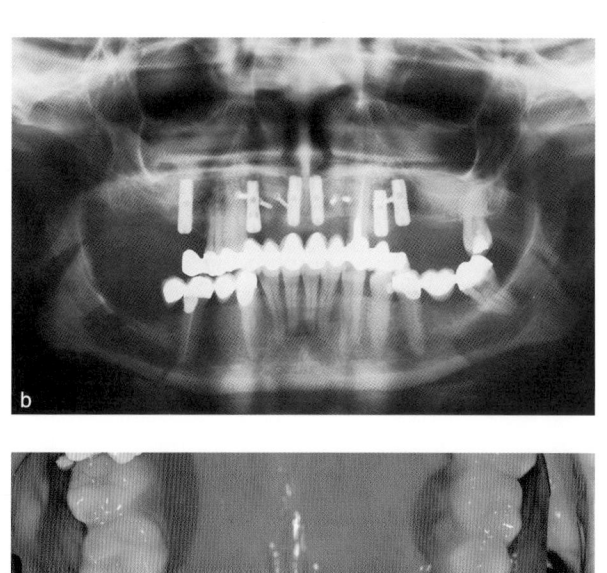

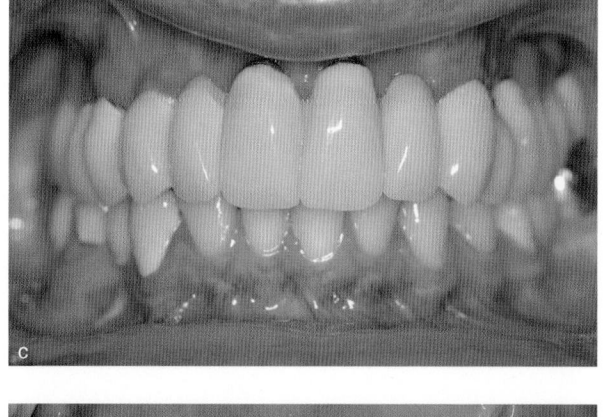

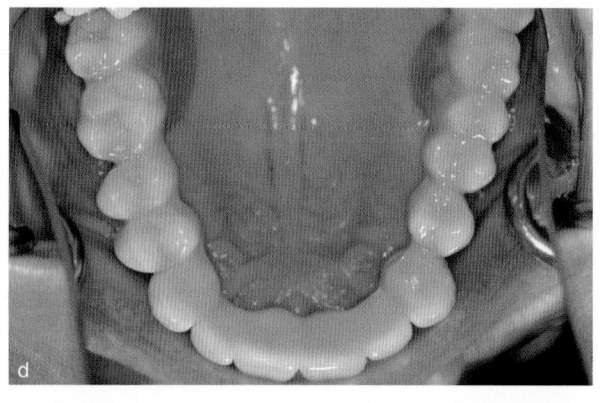

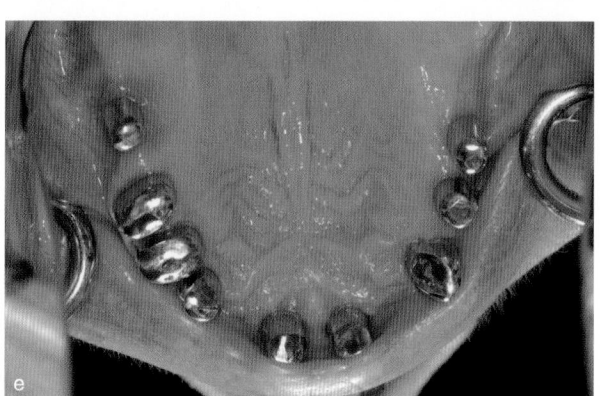

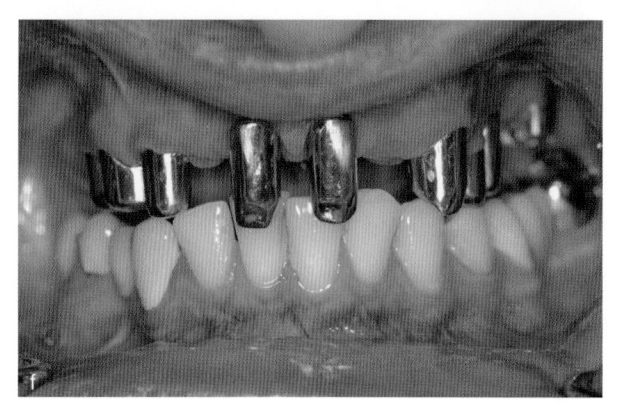

图12-15　上颌骨前部水平向骨缺损。a. 特殊情况下治疗决策：同期骨增量及种植体植入治疗1/2骨缺损。通过从外斜嵴获得的自体骨块移植物进行骨增量，双侧都进行移植。纯自体骨技术中的骨片技术。b. 同期骨增量全景片影像。c. 可拆卸的义齿修复，金沉积套筒冠修复。d. 镜像观。e. 套筒冠的镜像观。f. 套筒冠的正面观。

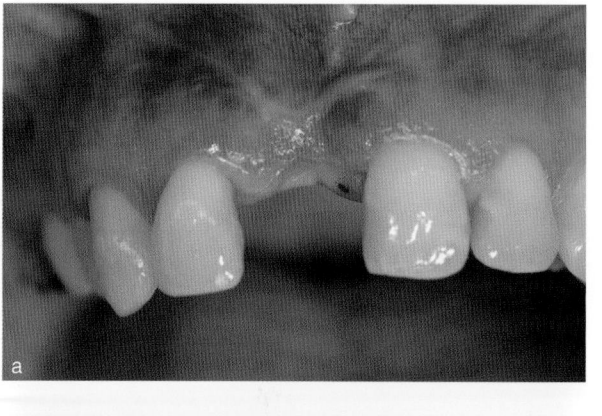
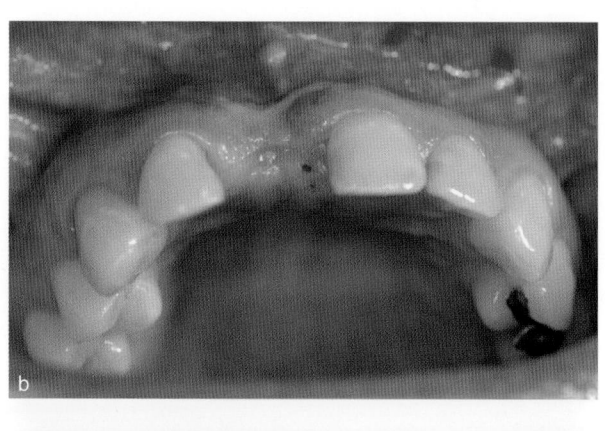
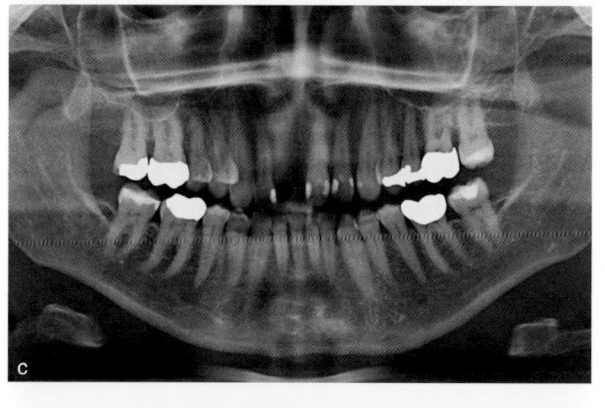
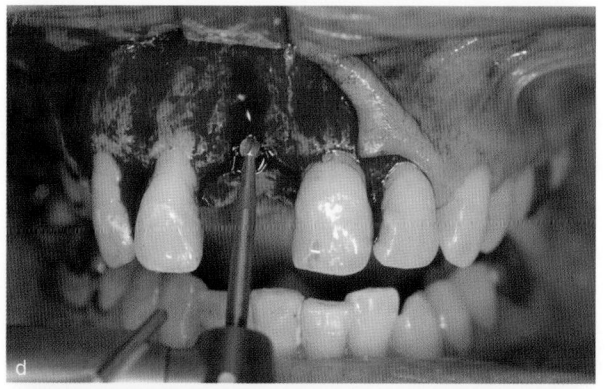
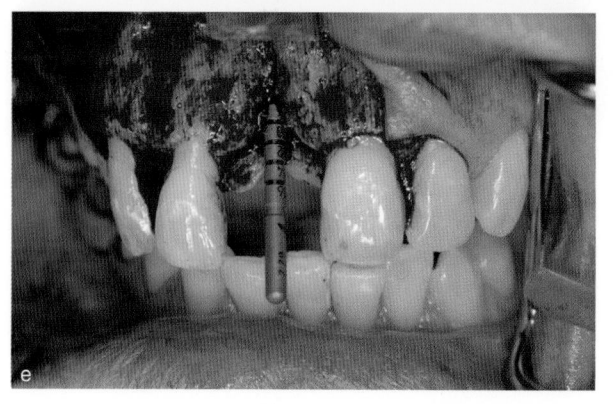
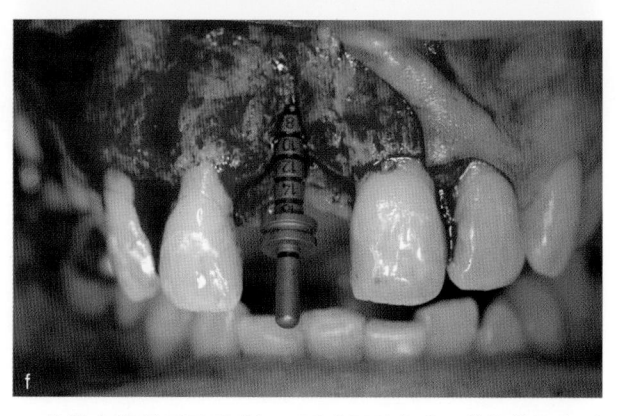

图12-16 手术治疗史瘢痕化后同期骨块移植治疗1/2骨缺损。a. 外院上颌前牙区手术切口形成严重瘢痕，种植体取出后的情况。b. 牙槽骨水平向骨缺损。c. 初始的全景片影像。d. 进行牙槽嵴的龈缘和牙槽嵴正中切口后翻瓣。由于颊侧骨缺失，种植备洞变得复杂。e. 尝试插入种植体指示杆显示植入种植体后颊侧骨缺损。f. Straumann BL系统的最后一级种植体指示杆放入。

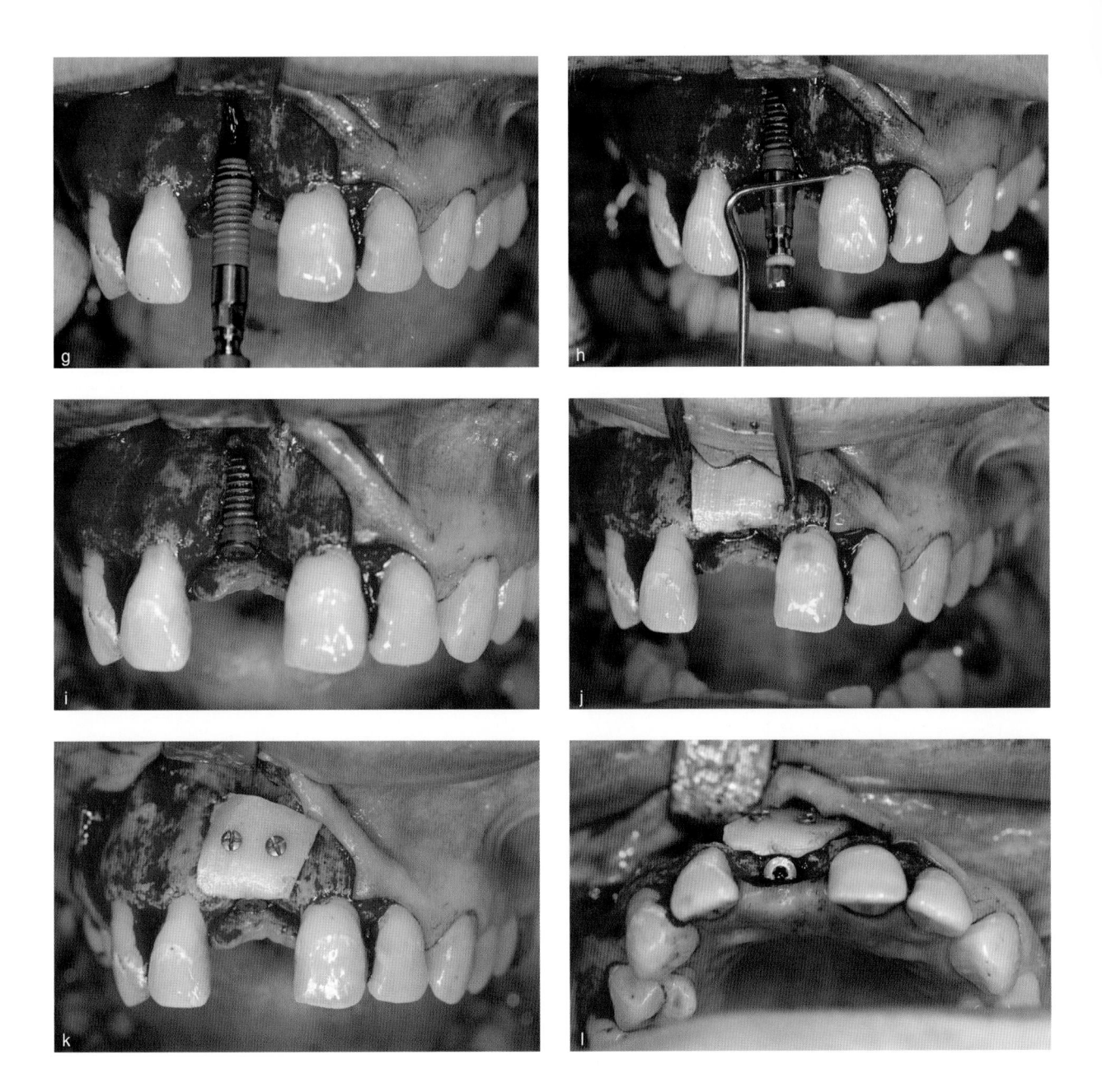

图12-16（续）　g. 使用机用携带器植入种植体，避免滑丝。h. 骨水平种植体的植入深度应参考邻牙的骨肩水平。i. 可见该处为1/2骨缺损，种植体>50%在骨组织外。j. 从外斜嵴取自体骨块后放置在缺损区。k. 固定骨块。外斜嵴取得骨块的曲线端应置在牙槽嵴顶上。移植骨块位于预计恢复的牙龈高度根方3mm处。由于其吸收极少或甚至完全不吸收，因此可以精确地预判随后的美学效果。l. 骨块与植骨床之间无缝连接固定，以便骨切割锥能够无干扰地进入骨块中，快速地发生骨整合。m. 混合骨移植物可用于进一步的轮廓填充。n. Bio-Gide膜被修剪成舌形。o. 使用Luniatschek海绵填充器将生物膜压到腭侧瓣下方。p. 生物膜可以在腭侧瓣下方保持固定，不需要进一步固定措施。q. 血液凝固使混合骨移植物能够被整体转移。r. 首先将混合物塞入缺损处的轮廓间隙。s. 将自体静脉血分离压制的膜覆盖在颊侧，可协助下方骨移植物减少吸收。t. 将生物膜折叠并湿润。

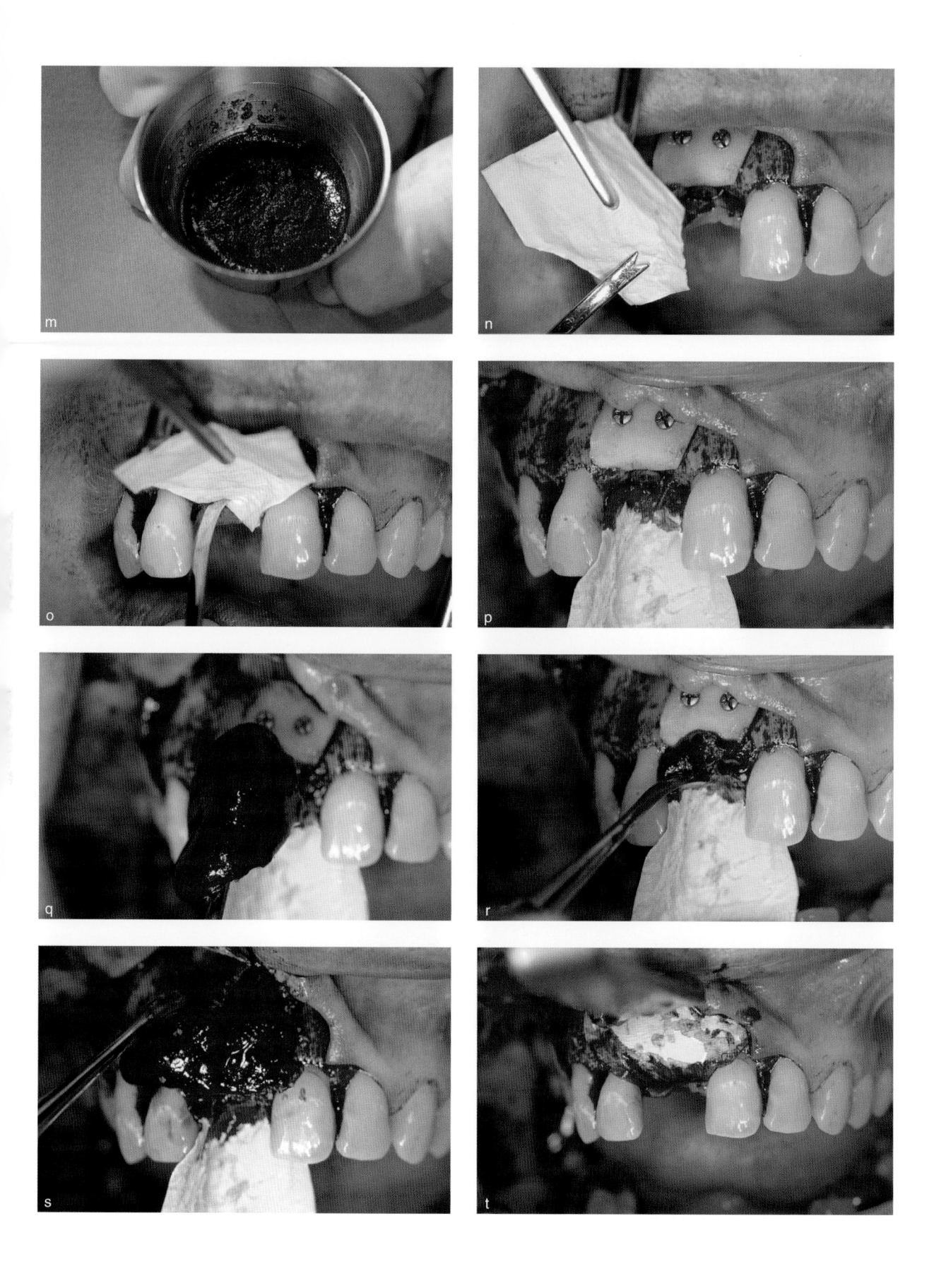

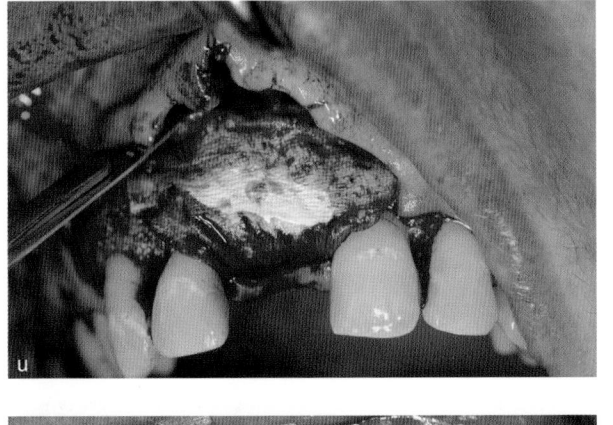

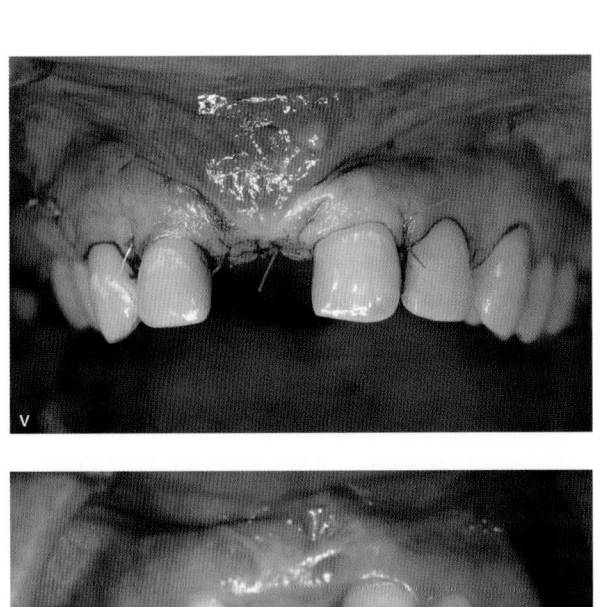

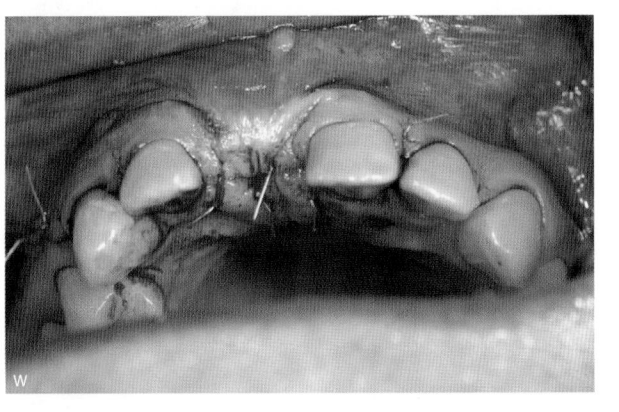

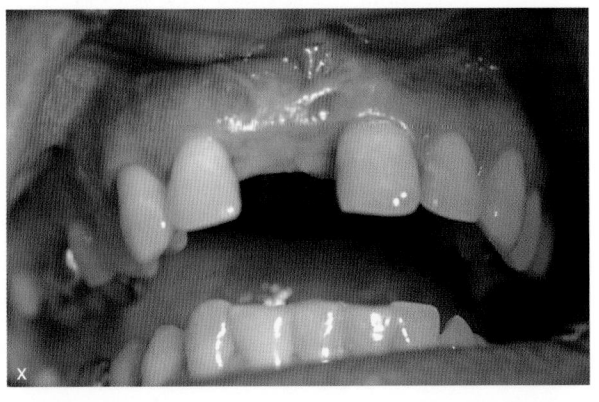

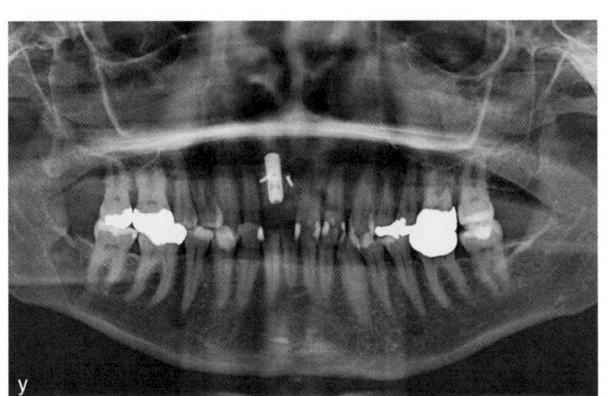

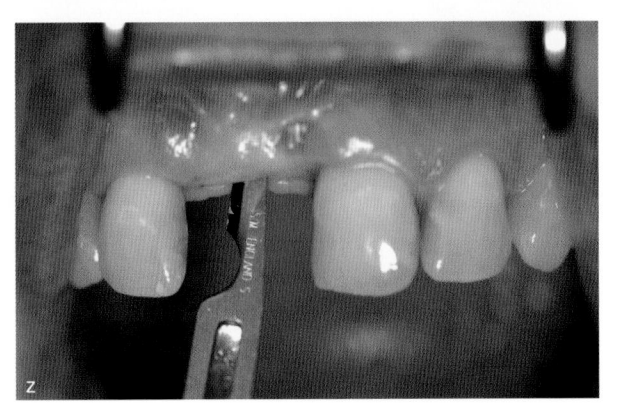

图12-16（续） u. 使用单钩牵引器和手术刀进行皮瓣减张松解，由于既往手术史、不佳的切口位置和瘢痕形成使得减张瓣膜变得复杂。v. 由于瘢痕形成，颊侧软组织的形态发生了明显的变形，皮瓣失去了其自然弹性。w. 软组织减张覆盖后的咬合面观，采用原位瓣减张关闭伤口。x. 经过4个月，颊侧前庭沟已经自发加深，无须进一步的软组织管理。y. 种植体的垂直方向位置与邻牙高度一致的全景片影像。z. 在牙槽嵴中线切口重新切开暴露种植体，将牙龈稍向颊侧和根方推进。

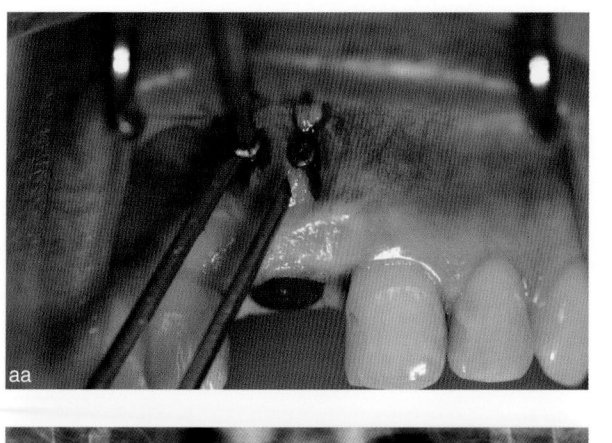
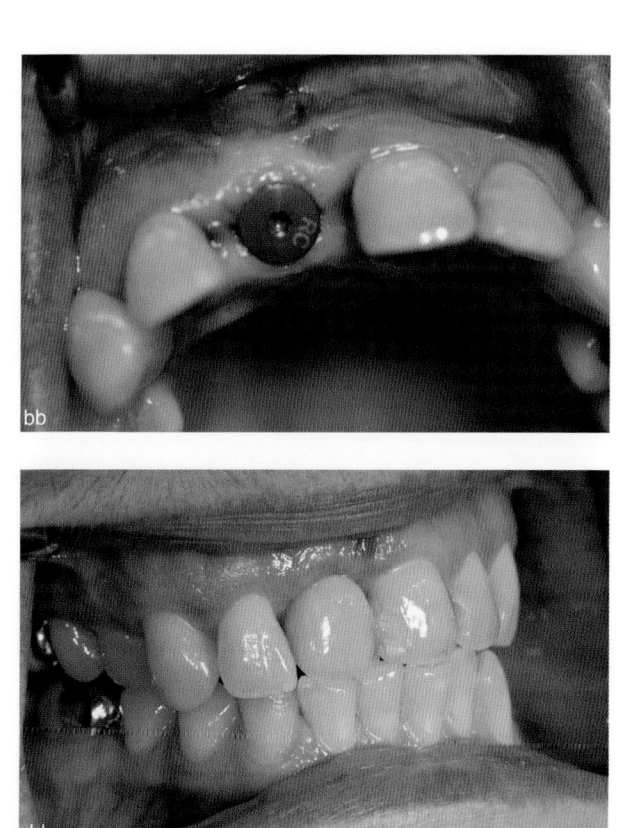
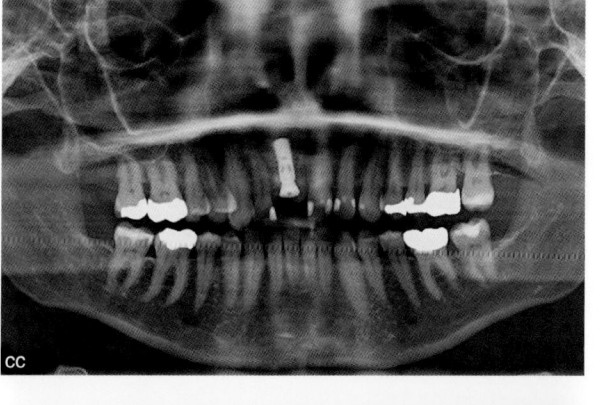
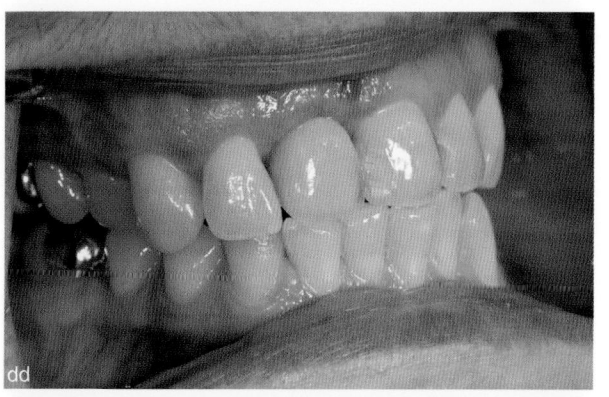
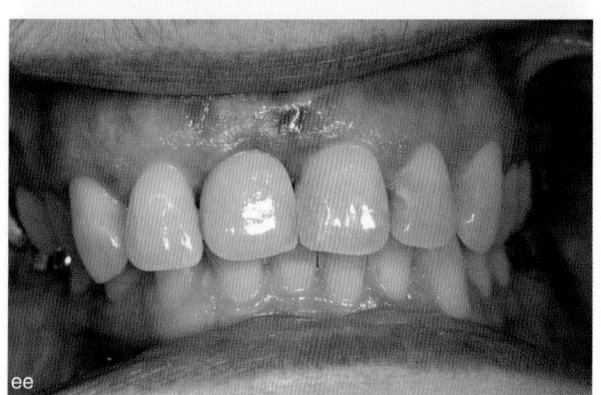
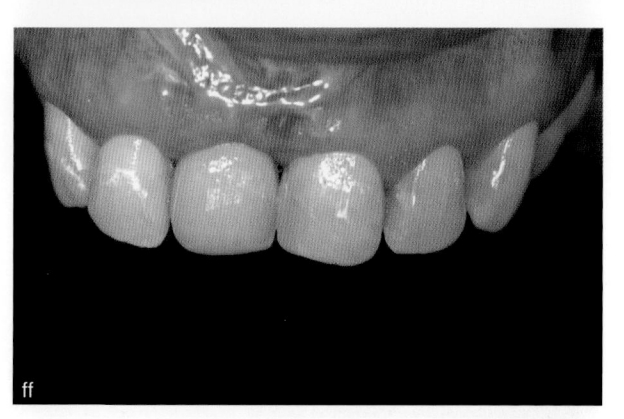

图12-16（续）　aa. 因为剥离骨膜会引起骨表面吸收，所以通过定位切口进行微创的植骨固定材料去除，能够避免牙龈退缩和美观受损。bb. 拧入牙龈成型器（愈合基台）。牙龈轻微发白，几分钟后会改善。若无改善，牙龈成型器必须更换更小型号的，使得黏膜瓣颈部活动性更佳。cc. 种植体二期暴露后的全景片影像，种植体的骨水平位置正确。dd. 修复完成（Kassel博士，Klatt医生）。ee. 正面观，由于瘢痕而导致的美观受损。ff. 通过自体骨块移植精确纠正牙龈的高度。

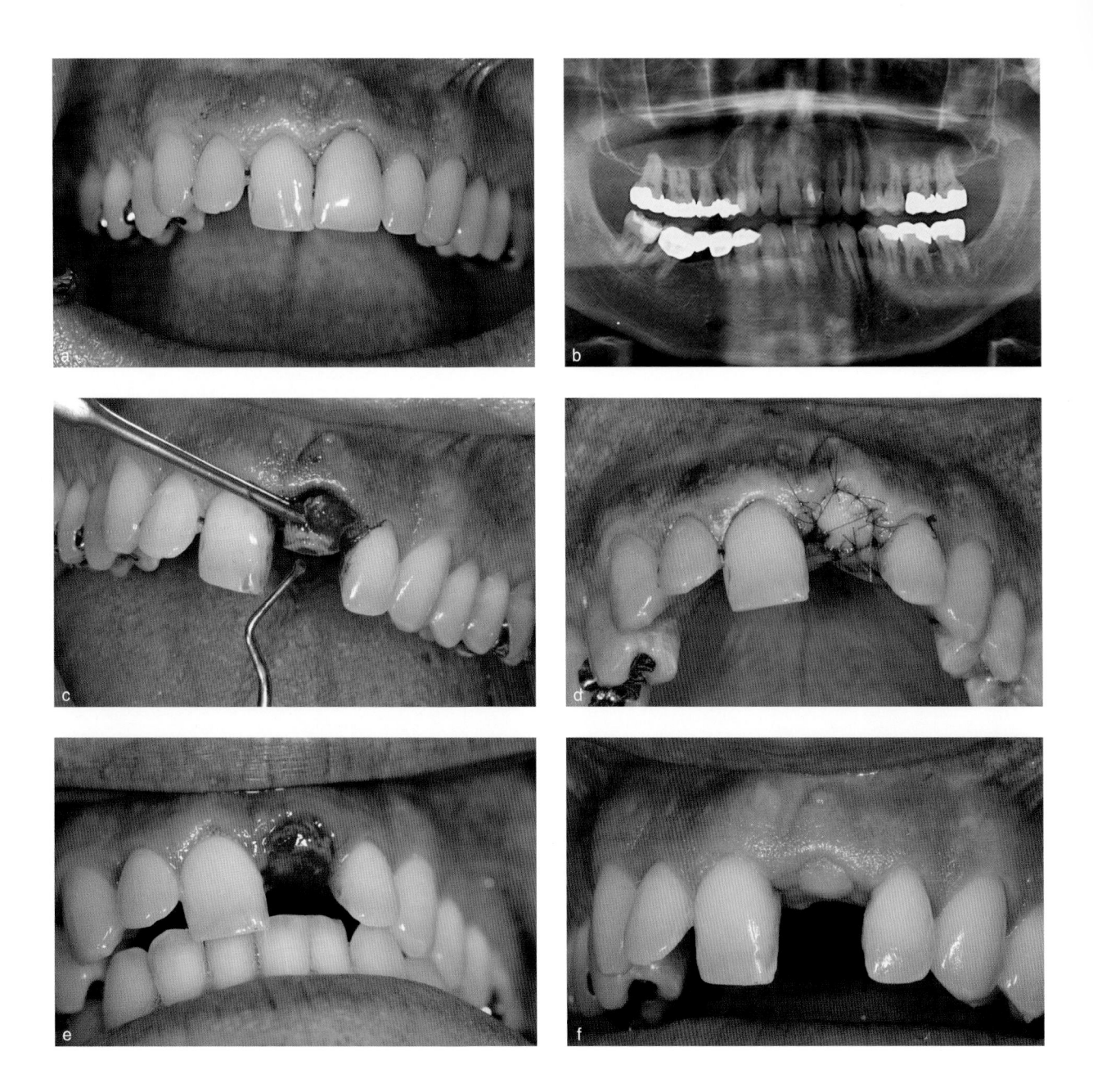

图12-17　自体骨块移植治疗1/4型骨缺损。a. 初始情况：左侧上颌中切牙明显位于外形轮廓线外。b. 全景片影像显示左侧上颌中切牙根尖周慢性炎症及根充不完全。c. 拔除左侧上颌中切牙后，使用环钻取自腭部的牙龈组织进行牙槽位点保存。d. 缝合环钻获得的牙龈组织。e. 经过1周快速血管化后，环钻获得的牙龈组织愈合活跃。f. 牙龈组织植入几周后的结果。g. 全景片影像显示骨增量术前的初始情况。h. 通过牙龈缘和牙槽嵴切口翻瓣暴露骨缺损区。i. 可见种植体颈部1/4型骨缺损。j. 使用取自外斜嵴的自体骨块固定于预期牙龈高度的下方3mm处，并覆盖胶原膜。k. 只使用自体滤骨进行轮廓填充。l. 在双层植骨上面再覆盖一层屏障生物膜，用Luniatschek海绵填充器塞紧。m. 在可能出现黏膜裂开的情况下，这种双层结构应该能够最大限度地防止菌斑生物膜在骨面上形成。n. 只需用几根缝线就可以关闭伤口，以便为龈瓣的边缘灌注提供充足的空间。

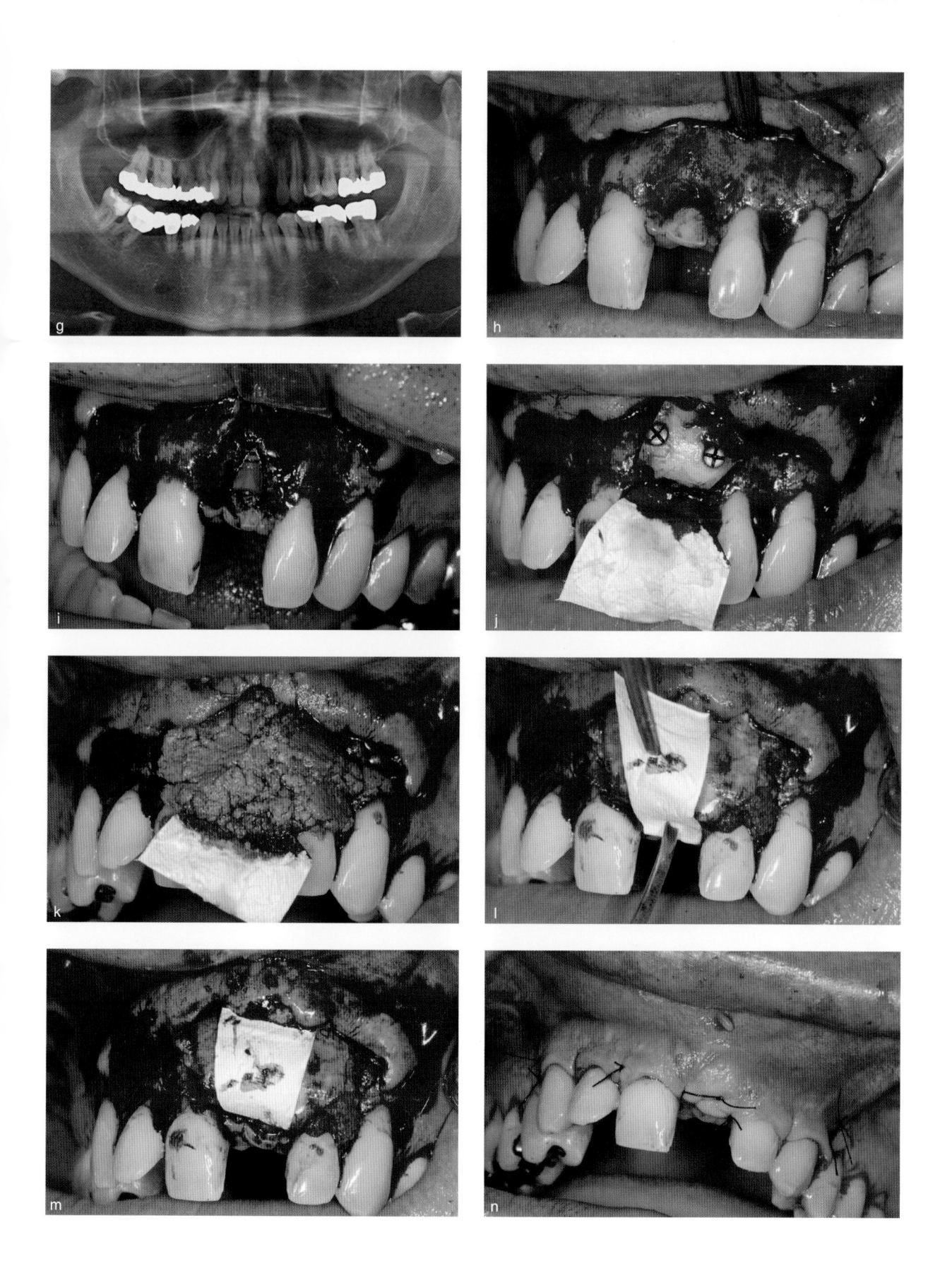

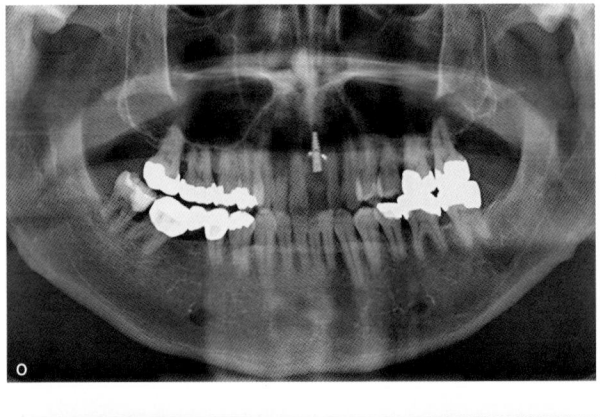
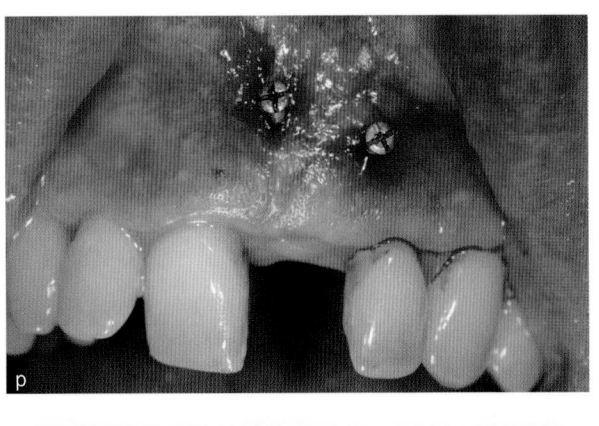
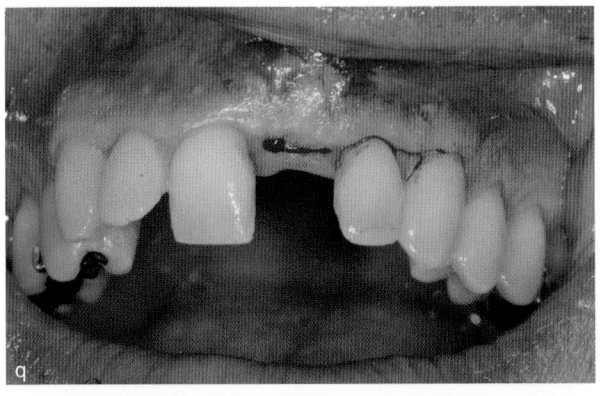
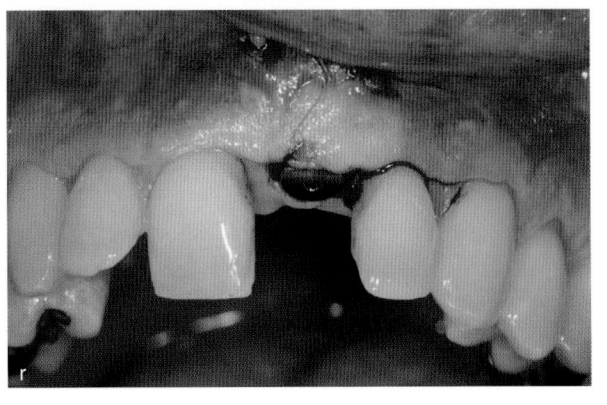
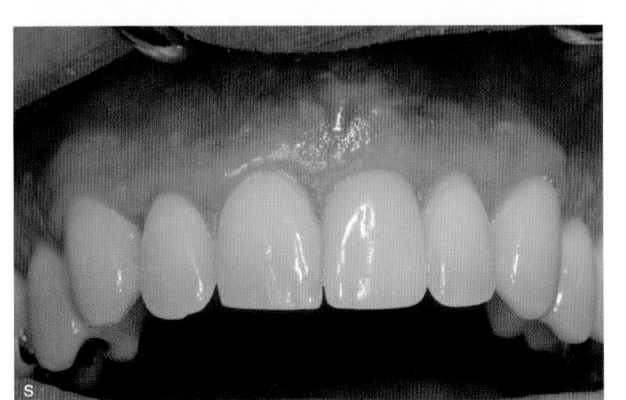

图12-17（续） o. 同期种植后的全景片影像。p. 为了避免骨块表面吸收的风险，微创地在4个月后取出骨块固定材料。q. 为了暴露种植体，只需重新打开之前的牙槽嵴切口，无须进行大创伤的软组织处理。r. 在牙龈成型器处，稍微向颊侧建立一个3mm高度的表皮下瓣（对应生物宽度）。s. 修复完成（由德国法兰克福的Pindur医生完成）。

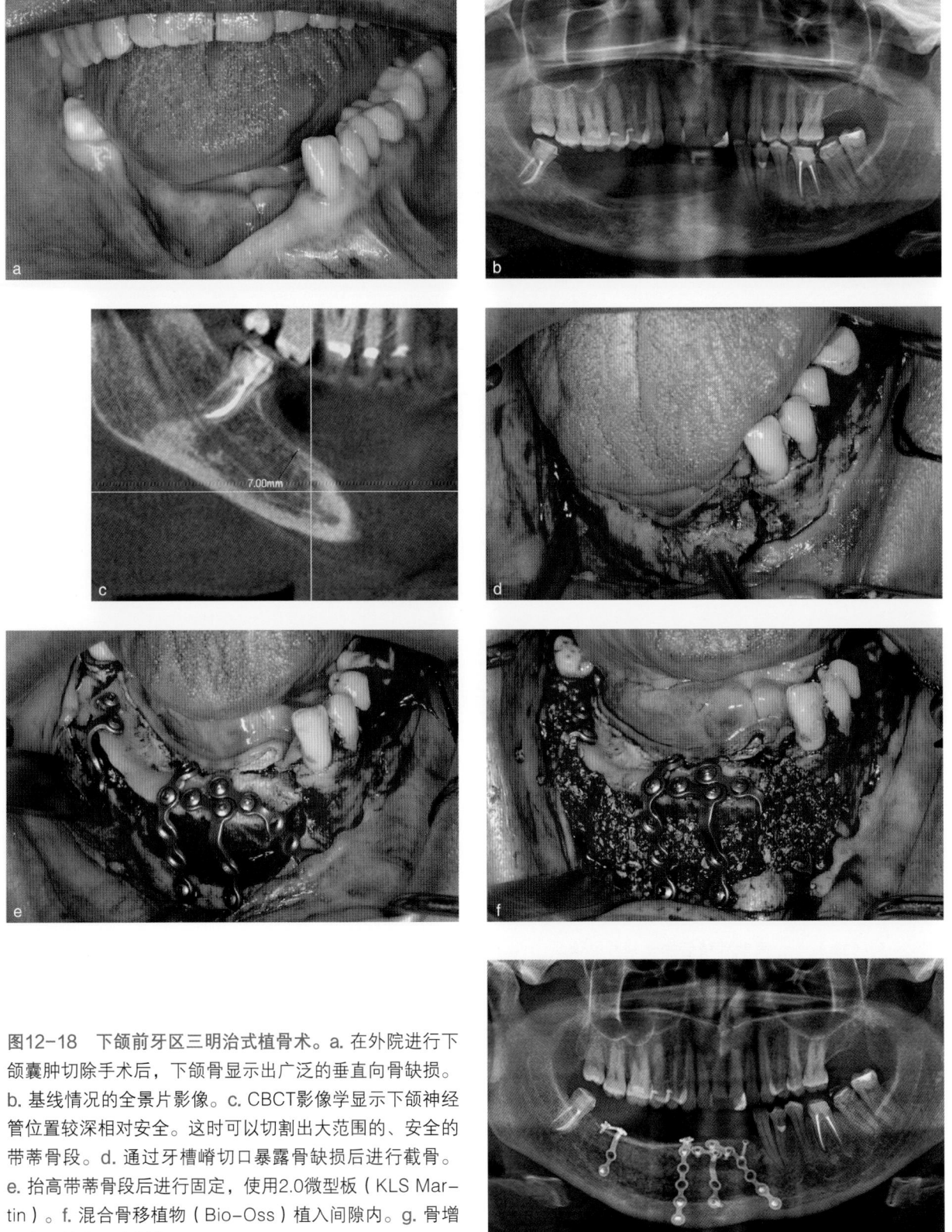

图12-18　下颌前牙区三明治式植骨术。a. 在外院进行下颌囊肿切除手术后，下颌骨显示出广泛的垂直向骨缺损。b. 基线情况的全景片影像。c. CBCT影像学显示下颌神经管位置较深相对安全。这时可以切割出大范围的、安全的带蒂骨段。d. 通过牙槽嵴切口暴露骨缺损后进行截骨。e. 抬高带蒂骨段后进行固定，使用2.0微型板（KLS Martin）。f. 混合骨移植物（Bio-Oss）植入间隙内。g. 骨增量术后的全景片影像。

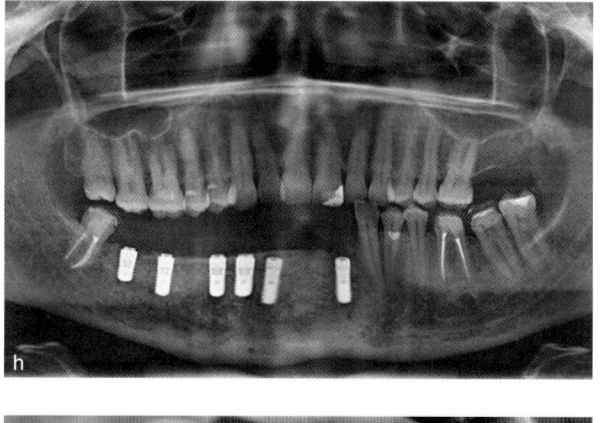

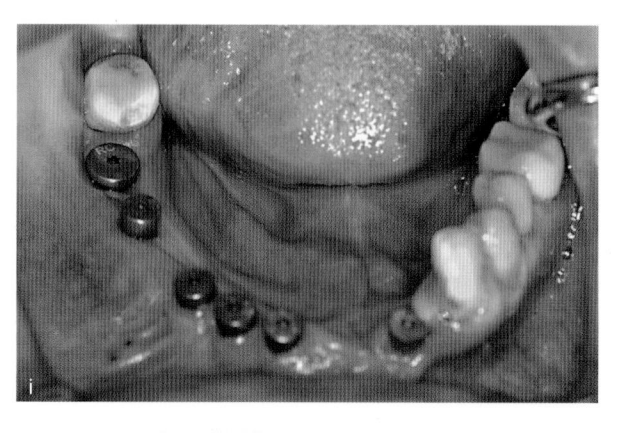

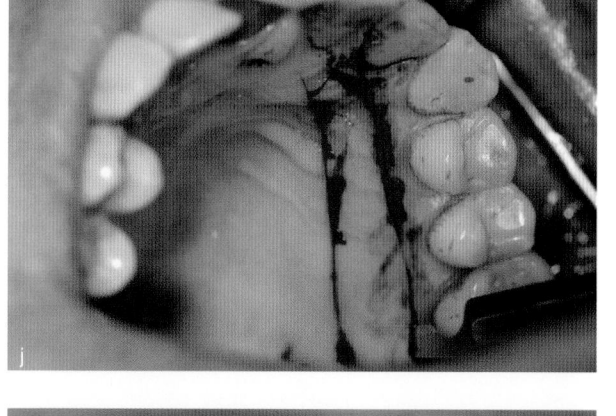

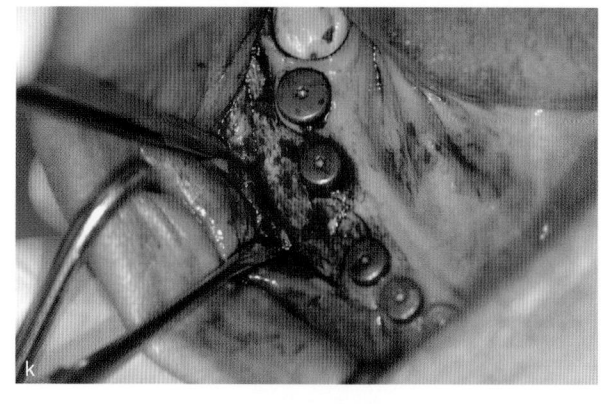

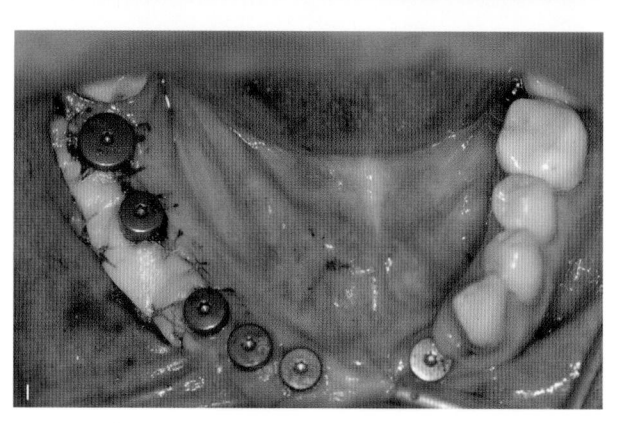

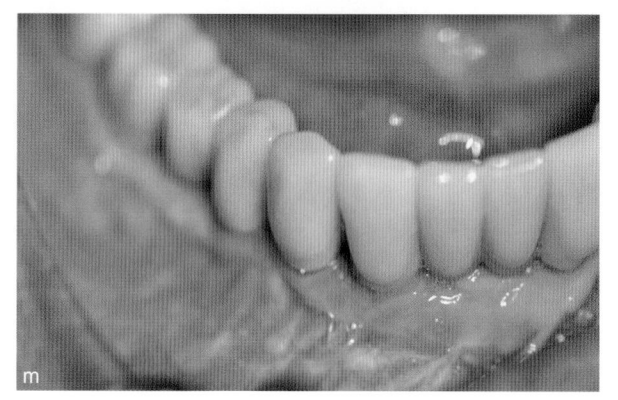

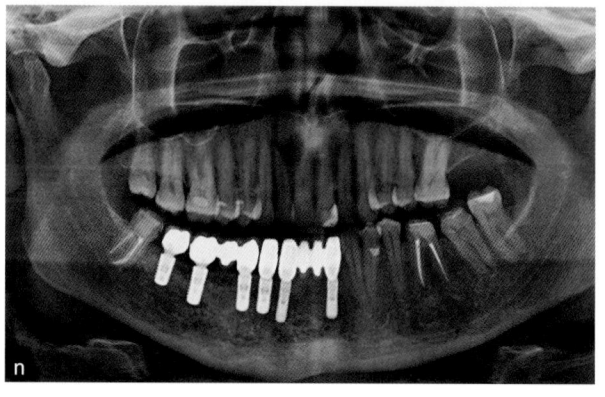

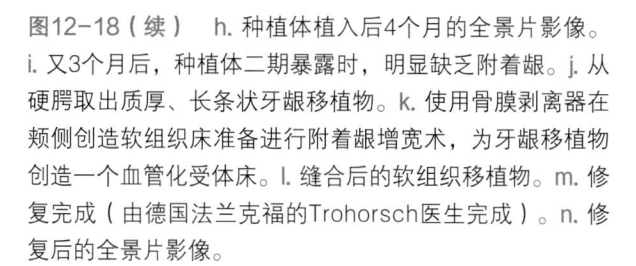

图12-18（续） h. 种植体植入后4个月的全景片影像。i. 又3个月后，种植体二期暴露时，明显缺乏附着龈。j. 从硬腭取出质厚、长条状牙龈移植物。k. 使用骨膜剥离器在颊侧创造软组织床准备进行附着龈增宽术，为牙龈移植物创造一个血管化受体床。l. 缝合后的软组织移植物。m. 修复完成（由德国法兰克福的Trohorsch医生完成）。n. 修复后的全景片影像。

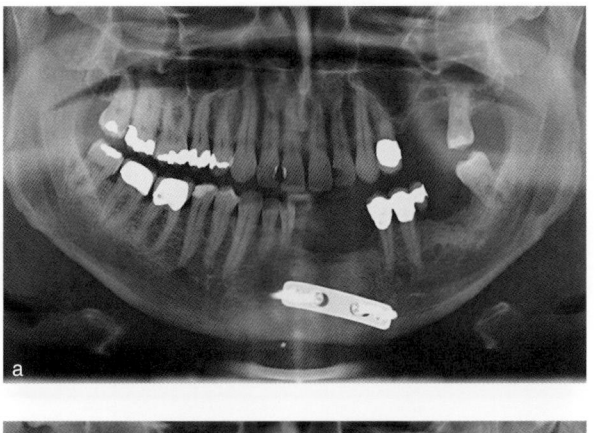
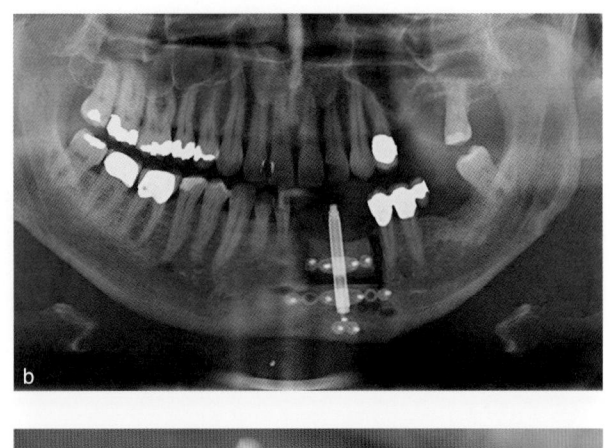

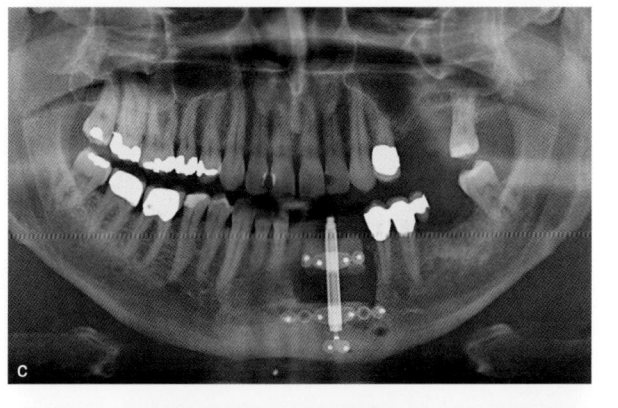
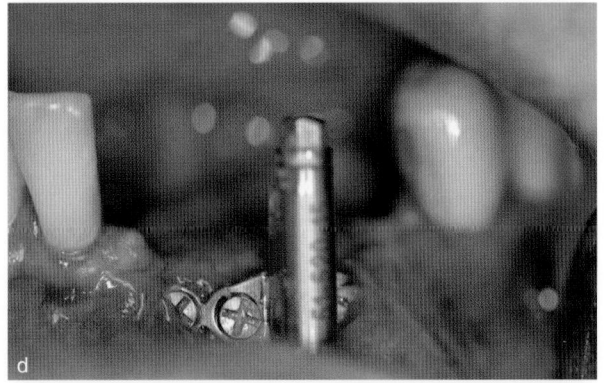

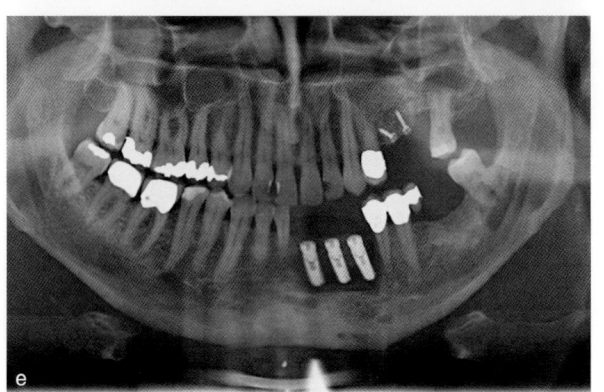
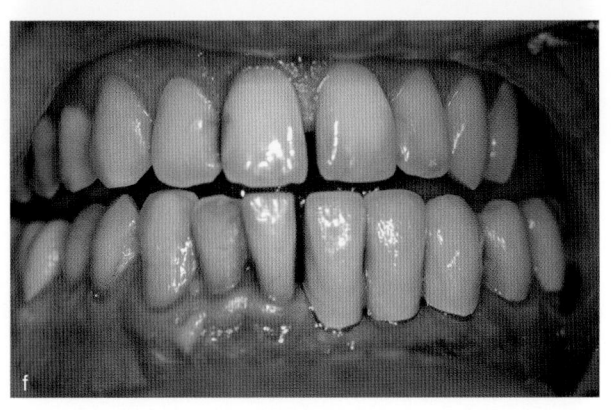

图12-19 下颌前牙区牵张成骨术。a. 摩托车事故后的垂直向骨缺损初始情况，在外院进行治疗。b. 骨切开并形成带蒂牵拉骨段并用牵引器固定（TRACK 1.5，KLS Martin）。c. 大约3周后激活的牵引器。d. 在牵张术末期，软组织常常在上部附着板上发生裂开，但没有不良后果。e. 在骨硬化阶段完成种植体植入后的全景片影像。f. 修复完成（由德国卡塞尔的Kuhlmann医生完成）。

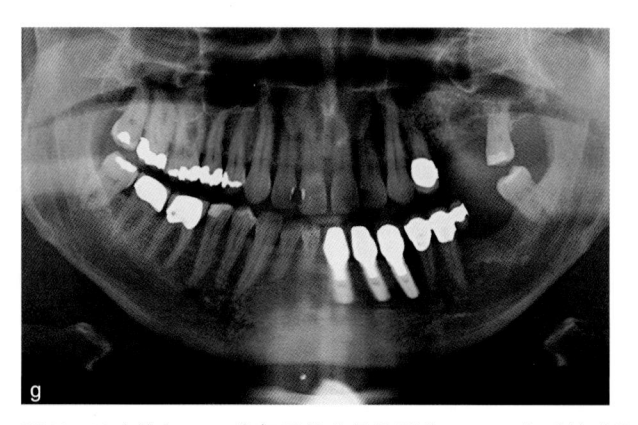

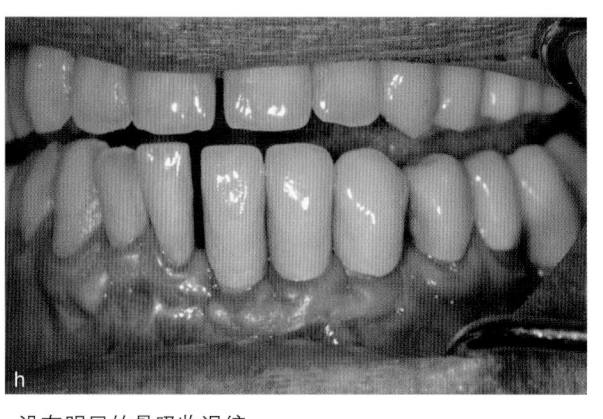

图12-19（续） g. 修复后的全景片影像。h. 10年后的随访，没有明显的骨吸收退缩。

13

后牙区骨增量：末端游离缺失的状况

The Posterior Regions: Free-End Situations

在后牙区，骨增量手术的决策过程也遵循第11章中的治疗决策。因此，在后牙区也可以在水平向和垂直向上可靠地增加骨量。本章的主题是骨增量替代方法的不同适应证。在后牙区，必须权衡骨再生方法和修复体补偿缺损组织的替代方法。例如，在下颌后牙区，垂直向的骨缺损通常可以通过短种植体和长牙冠增加修复体临床牙冠高度来弥补，而不会对美观造成很大影响。又例如，在上颌后牙区，可以尽量避免上颌窦底提升术。

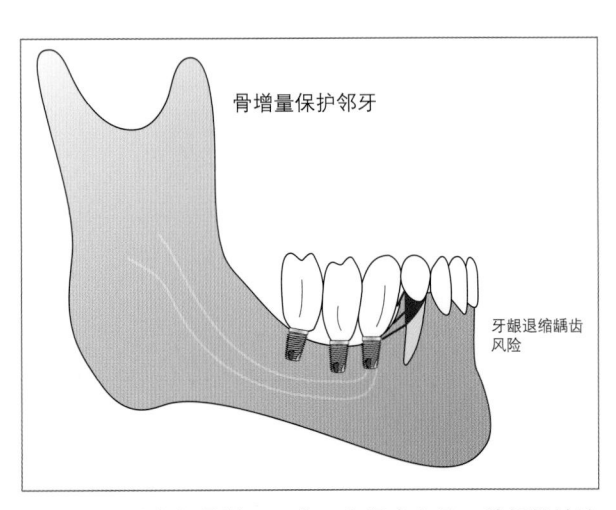

图13-1　垂直向骨增量，在一定程度上是一种保护性治疗。垂直向骨缺损附近的重建会导致牙龈退缩和远端牙齿根部龋坏。骨增量术可以消除对远中牙齿骨吸收的刺激。这样可以防止牙根龋坏和附着丧失。

13.1　末端游离缺失的临床考虑

本章介绍的基本方法是对部分无牙颌末端游离缺失的患者骨缺损进行骨增量，为种植牙修复和其他义齿修复方式创造类似天然骨的条件。这也是对牙周萎缩的邻牙进行预防的最佳措施，否则容易造成牙周负荷过重、牙龈退缩和牙根龋坏（图13-1）。一般来说，对末端游离缺失情况

进行适当修复在某种程度上是一种保守治疗，因为对咬合支持区的修复可以保护颞下颌关节，并防止或通过𬌗板对颞下颌关节问题进行功能性治疗的先决条件。此外，还应注意的是，通过种植

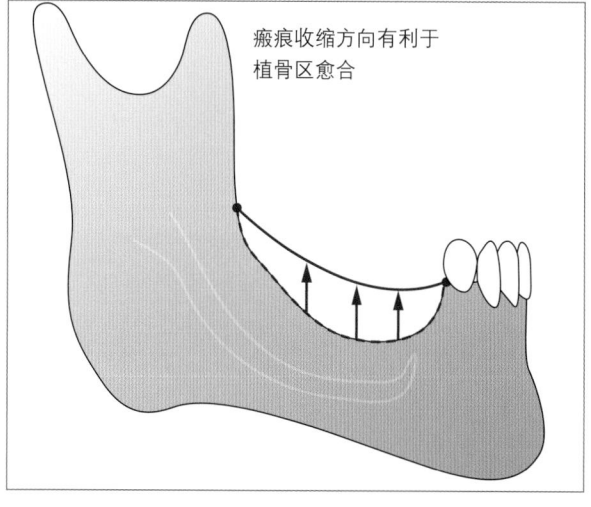

瘢痕收缩方向有利于植骨区愈合

图13-2　解释说明为什么下颌后牙区的骨增量通常愈合良好的原因。附着在下颌升支和最远端天然牙牙周组织上的瘢痕组织往往会在收缩过程中向牙槽嵴顶方向迁徙，从而覆盖骨增量区域。

修复末端游离缺失可以稳定余留牙（特别是相邻余留牙）的牙周情况。如果前牙区的剩余牙列必须承受与缺牙前相同的14组上下颌牙对应咬合的咀嚼力，那么就有可能因过度负载而导致牙周创伤，最终造成牙齿移位和牙齿松动。通过骨增量和种植牙修复支持区可以防止这种趋势，从而保护牙周受损的牙齿。最后，需要提到的是，因为在末端游离缺失情况下，由于磨损和牙齿移位咬合距离通常会减小，通过骨增量和种植牙重建支持区可以增加咬合高度恢复其美观和功能（如改善口角炎）。在理想的情况下，即通过骨增量和种植牙，患者可以恢复到全口牙的年轻状态。当然，这种再生方法需要耗费不少费用和进行手术才能完成。本章大部分内容涉及治疗目标的调整以及向着这一理想目标进行妥协的过程。

13.2　上颌骨和下颌骨末端游离缺失软组织愈合的比较

在下颌后牙区，软组织愈合的条件比上颌更有利。因为瘢痕总是有收缩的趋势，而皮瓣有回缩的倾向。上颌作为一个整体，因为上颌结节后方的软组织附着在相对较远的颅骨上，而且相对于狭窄的根尖基底突出的凸弓形状往往会在软组织瓣中产生张力，因此皮瓣的回缩趋势与骨增量区裂开暴露方向是一致的。而下颌后牙区存在更有利的条件。此处，软组织附着在下颌升支上，并与颅骨的翼突下颌缝连接。因此，伴随着前牙区余留牙的伸长，瘢痕会将软组织拉到下颌后牙区凹陷的颌骨上，并倾向于用皮瓣张力覆盖骨增量区（图13-2）。另外，下颌的颊侧前庭沟也没有上颌那么深。骨移植愈合的条件更有利，这支持了引导骨再生技术（GBR）可以形成3~4mm骨的报告[1]。在下颌后牙区，可以通过隧道技术解决瓣膜牵拉的问题，这样就根本不用做牙槽嵴正中切口，而是通过尖牙区的垂直辅助切口进行骨膜下向后牙区黏膜瓣预备[2]。

13.3　关于短种植体和常规种植体的基本信息

长期以来，天然牙根的长度为10~14mm，一直被视为种植体长度的参考模型。这忽略了一个事实，即牙根包裹在牙周韧带中与种植体相比连接是活动的。咀嚼力通过种植体传导到牙槽骨的较浅位置就足以实现骨整合固定。对于经验丰富的临床医生来说，这也许有点奇怪，但根据前瞻性研究，下颌磨牙的较长单冠修复体可以固定在4mm长的种植体上，而骨整合长度仅需要3mm[3]。根据前瞻性研究数据，即使是上颌骨的皮质骨结构比下颌骨薄，也可以在4mm的种植体上成功完成正常高度单冠修复体的修复[4]。值得注意的是，有关4mm超短种植体的前瞻性数据迄今只覆盖了最多2年的短期随访[5]。目前有关长度在6~8mm的短种植体的前瞻性数据，随访时间最长可达8年[6]。总结上述文献回顾的结果，现在认为8mm长的种植体是正常长度，而小于8mm的种植体被视为短种植体。

当上颌骨种植体长度较短时使用连冠式夹板作为修复补偿[7]是从牙周夹板固定牙齿的经验中吸取的修复理念。这一原则是否也适用于种植牙还有待观察，因为下颌短种植体上仅用单冠进行修复的存活率也非常高[8]。

短种植体和窄直径种植体的承重能力和基台连接类型

如果重建咬合功能被认为是一种可持续的整体医疗过程，且一些研究也表明种植体周围的骨水平可能终身保持稳定，那么种植体基台连接的力学特性也应该适应这种终身功能。

当两个先后加载的部分连接在一起时，会发生微小运动和弹性变形。从机械角度来看，这一规律也适用于锥形连接，同时锥形连接被认为是一种最佳的种植体–基台连接配对方式。但在咀嚼过程中的持续负载下，少量磨耗后内部锥形结构可以随着时间的推移进一步滑入基台连接处的外部锥形结构，然后围绕基台螺丝旋转并有一定动度。通过对种植体连接处在高负载下的详细同步放射学研究，我们还了解到基台连接处的弹性变形[9]，特别是在小直径的种植体中[10]。那么，

配件损毁或基台螺丝断裂也就不远了。一个已经达到骨整合的磨损种植体发生基台连接的机械并发症会后，只有在付出巨大代价（包括软硬组织损失）后才能将其取出。

因此，为了保护患者，临床医生应该更倾向于使用更厚、更稳定的种植体，并在必要时进行骨增量以适应它们，使其在遵守与邻牙的生物学宽度规则的前提下被植入。

短种植体通常通过平坦的连接部与外部六角连接，其机械性能比常规锥形内部连接差[11]。不同长度的内部连接种植体有不同的可用选择：Camlog最短9mm，Straumann BL最短8mm，Conelog（Camlog）最短7mm，Astra EV（Dentaply Sirona）最短6mm。螺丝、抗旋装置和锥体所需的垂直空间不允许使用更短的尺寸。其中一个例外是超短的4mm Straumann TL种植体，它的内部大部分是空心的，但由于其穿龈部分呈郁金香形状，因此仍然保持了TL种植体的正常连接方式（图13-3）。另一个例外是Bicon种植体，其连接方式是楔入一个非常陡峭的锥形，没有螺钉，也没有防旋转元件，而且从最短的5mm种植体开始，所有种植体都使用相同的内部连接方式。避免基台连接风险的折中方案即可以避免使用短种植体，而在垂直方向上增加骨量并使用普通长度的种植体。

种植体周围炎和短种植体

前瞻性研究中，在类似的条件下短种植体的骨吸收通常要比常规种植体少约1mm[12-13]。但是对于短种植体来说，即使是小的骨吸收在总骨整合长度上的百分比也比常规种植体高。特别对于超短种植体来说，即使是微小的骨吸收也可能成

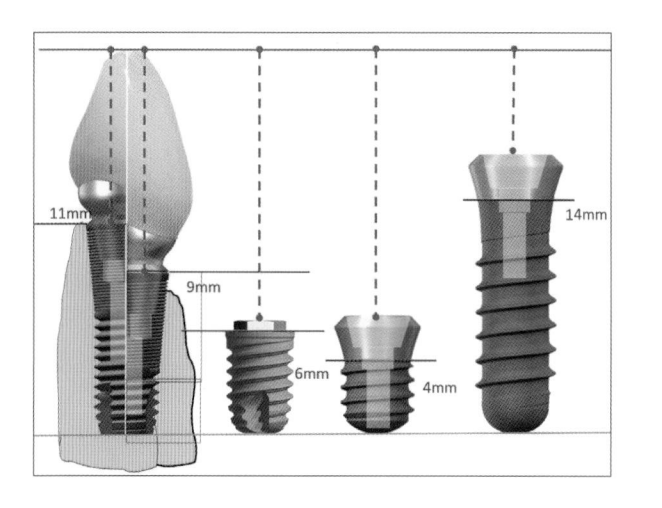

图13-3 种植体的最小长度取决于内部锥形连接、防旋转装置和螺纹所需的空间。大多数非常短的种植体只能通过后退到外部六角连接来解决这个问题。但4mm的Straumann TL种植体是个例外，它的郁金香形状可以满足内部锥形连接的需要，因此与14mm种植体的连接方式相同。

为导致最终失败的关键因素。

这时如果同时发生炎性骨吸收，短种植体很快就会失败脱落。通常情况下，种植体周围病变导致致病菌群形成的种植龈袋深度为6~8mm。在这个深度上，短种植体早已丧失功能，无法承受任何程度的种植体周围炎。但是，如果种植体根端保留4mm的骨整合长度，则功能仍然稳定。

因此，对于常规种植体来说，通过外科手段进行种植体周围炎治疗对种植体"抢救"还是值得的。通过种植体周围炎手术治疗短期消除感染的成功率几乎是100%，超过2/3的感染种植体在种植体周围炎治疗后可以长期保留（见第15章）。这就为垂直向骨增量和使用常规长度的种植体提供了论据。

13.4 窄直径种植体与普通直径种植体的基本信息

直径小于3.5mm的种植体被定义为窄直径种植体[14]。这主要是因为种植体需要负载[15]，在具有内部连接的种植体中，由于整体直径变窄，种植体壁的厚度会降至临界范围以下，引发折断的风险。带有内部连接和/或平台转移设计的种植体内部必须是空心的，继以容纳连接、防旋转装置和螺丝等元件。锥形内部连接会进一步加剧薄壁的风险，因为锥形作为楔子会对种植体产生爆炸效应。直径小于3mm的种植体被称为微型种植体。由于空间的原因，许多这类型的种植体不再有基台连接，而是本身带有基台作为整体使用。2.9mm Straumann BL种植体是一个例外，它有一个锥形的内部连接。

使用窄径种植体主要的问题在于种植体断裂的风险。在超过10000颗混合（各种直径）种植体的大样本中，骨折发生率为0.44%（约每200颗种植体中就有1颗发生骨折），主要发生在植入后的2~8年。与标准直径相比，直径缩小1mm，骨折风险就会增加96.7%。硬度较高的钛合金可以弥补这一影响，降低72.9%的风险。如果存在磨牙症，风险会增加20倍[16]。

在磨牙进行种植修复时，窄直径的种植体不仅达到了承载能力的极限，而且由于磨牙牙冠的直径较大（约10mm），这种小直径的种植体还会造成扁平的外形，从而影响口腔卫生（图13-4）。在此前提下，磨牙应使用直径更大（宽平台）的种植体进行修复，直径约为5mm。此外，软组织水平种植体（如Straumann TL种植体）还

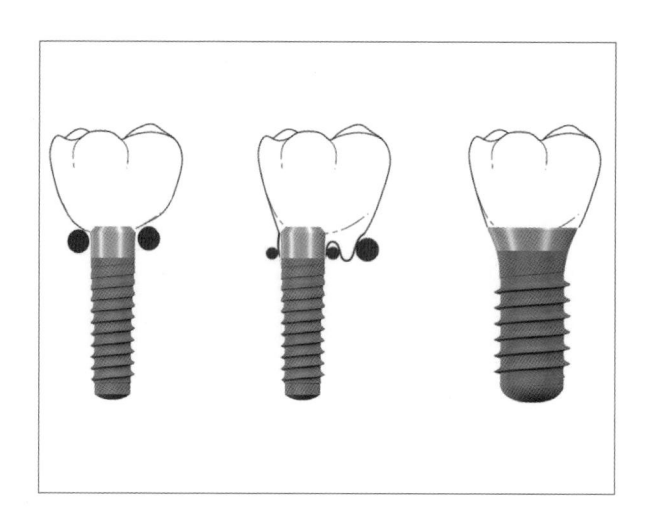

图13-4　在临床牙冠过长且紧邻牙龈轮廓不一致的情况下，应设计间隙刷通道（卫生通道，红色）。有时，将种植体故意偏向一侧地放置在一个非常宽的间隙中，并用桥体创建卫生通道会更卫生。最有利的解决方案是种植体的直径与牙冠相适应（牙冠直接向下连接基台的概念，最右边）（改编自Wolfart[17]）。

具有向平台连接方向逐渐变宽的结构（郁金香形状）的额外优势，从而使宽平台种植体具有良好的负载值及和谐的穿龈轮廓。5mm的种植体需要至少1mm（最好是2mm）的唇（颊）侧和舌（腭）侧骨量，这意味着需要7~9mm的牙槽嵴宽度才能安全植入。如果植入部位达不到这样的骨量，可以通过骨增量来补充。

13.5　下颌骨后牙区垂直向骨增量的利与弊

在骨量充足的情况下，前瞻性数据显示：短种植体的存活率与普通种植体的存活率相当，在某些情况下甚至更高[12]。作者最近对下颌后牙区短种植体与垂直向骨增量后常规种植体的随机前瞻性研究进行了荟萃分析[13]，结果显示了同样的情况：短种植体最初在种植体存活率、边缘骨吸收和并发症发生率方面表现较好，但随着功能时间的延长，有倾向于常规种植体的趋势（图13-5）。下颌骨垂直向骨增量的代价不仅在于治疗时间、不适感和费用，还在于并发症。与下颌后牙区的垂直向骨增量相比，短种植体植入术的并发症发生率要低得多。但5年后，甚至更明显

的是8年后，短种植体比普通种植体的失败率更高，而短种植体的存活率约为90%。

与垂直向骨增量和常规种植体相比，短种植体是患者接受固定义齿修复的一种可预测的治疗手段——成本低、压力小、就诊次数少、并发症风险低。不过，可以预见的是，常规种植体和垂直向骨增量可能是更可持续的途径。我们必须关注未来几年的研究数据，不过需要注意的是即使种植体周围骨质有轻微流失，短种植体也很可能会失败而脱落。如果发生种植体周围炎，常规种植体可以保持较长时间的骨整合，这样就可以成功地进行清洁治疗并长期保存。

如今许多消费品的使用寿命有缩短的趋势，这与可持续经济做法背道而驰。一些技术设备的使用寿命只比保修期稍长，然后就必须被处理和更换，从而消耗资源。消费品世界的这种战略被称为"有计划的淘汰"，受到了广泛批评，因为它虽然有利于经济，但是却损害了环境，也伤害了消费者的利益。

然而，人体不是一个技术对象，咀嚼功能康复也不是一种消费品，而是一种医疗手段。患者应该了解这两种手术的优缺点：短种植体的并发症发生率低、手术负担小，但寿命短；而常规

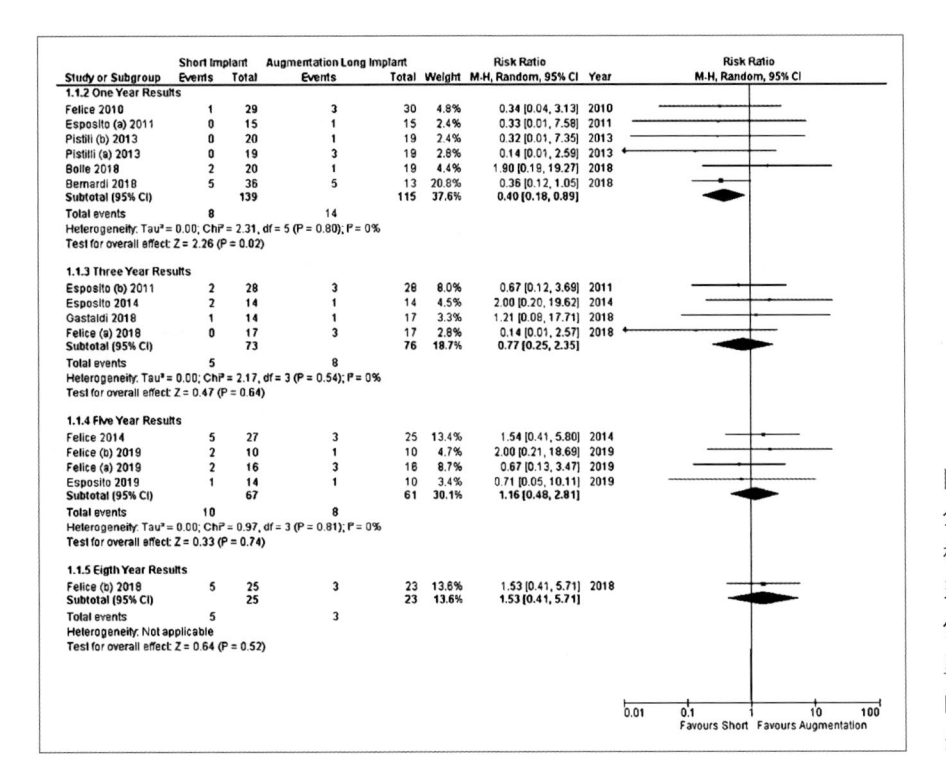

图13-5 原作者的一项荟萃分析，对随机研究进行了分析，比较了在萎缩的下颌骨后牙区使用常规种植体与短种植体进行垂直增高的情况。在这里，我们可以看到随着研究时间的延长，短种植体会造成更多的种植体失败脱落。

种植体在骨增量获得的牙槽骨中的并发症发生率高，手术负担大，但寿命长。短寿命种植体的问题在于，它们会在已经接受过手术的部位留下手术瘢痕和骨缺损。根据回顾性数据可知，在同一部位重复植入种植体会逐渐恶化后续种植体的预后。在最近一项对5000多颗种植体进行的研究中，首次种植体植入的存活率为95.4%[18]。与可替换的工程设备不同，种植体脱落后，种植部位组织的生物有效性会受到影响[19]，这可能是由于金属颗粒反应或软组织瘢痕等因素造成的。另外，在同一部位反复进行手术会给患者带来心理负担，降低他们日后再接受种植手术的意愿。因此，即使出现炎症并发症，也要在首次植入时做好一切准备，为种植体的存活而努力。与技术和消费品行业的发展相比，医生应努力实现可持续发展，使种植治疗具有治愈性和终生性。这意味着种植体的长度和直径更倾向于恢复到天然牙根的模型，这就需要适当的骨增量。这种方式就像生活中常见的那样，虽然烦琐一些，但最终可能更健康。对于全科口腔医生和患者来说，骨增量便意味着需要转诊到专业的同行那里进行共同治疗。

13.6 上颌骨后牙区上颌窦底提升的利弊

在上颌骨，关于短种植体和垂直向骨增量后运用常规种植体之间不同适应证的讨论还有一些争议。我们知道，通过上颌窦底提升进行垂直向骨增量在技术上要比在下颌进行三明治式植骨容

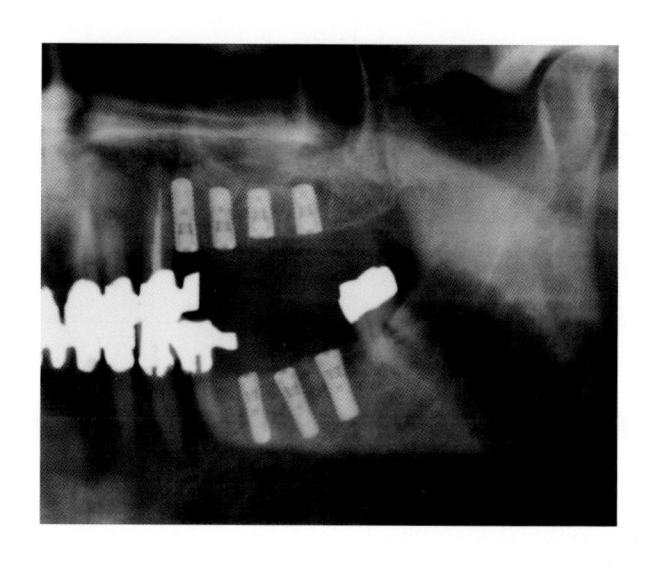

图13-6　在剩余骨高度为6～7mm的上颌骨后牙区双皮质固定8mm种植体。

易得多；此外，上颌骨后牙区附近也没有神经。因此，考虑到上颌窦底提升术的良好愈合趋势和较低的并发症发生率，在上颌决定使用常规种植体还是短种植体要比在下颌更容易。

　　首先，在𬭶架上进行模型分析时，应使用咬合间距来明确骨量不足是由于牙槽嵴顶这种外部萎缩造成的，还是由于上颌窦窦腔扩张内部萎缩造成的（图8-4）。

　　上颌骨没有下颌骨那样坚固的皮质骨结构，因此为避免上颌窦底提升而使用超短种植体的理由不如下颌后牙区那么充分[19]。因此，如果上颌窦底的剩余骨高度为5～7mm，那么在植入6mm种植体时，上颌窦底提升的利弊可能会引发讨论；但是，如果上颌窦底的残余骨高度为4mm或更低，如果不选择其他疗法，上颌窦底提升的适应证是无可争议的。但是，如果对骨质进行了增量，则至少应植入10mm的种植体[20]。

　　拔牙后，上颌窦牙槽骨气化导致的颌骨吸收相对较快，因此许多患者甚至不会出现剩余骨量为5～7mm的阶段，而是直接出现骨量减少到

不足2mm的情况。因此，在末端游离缺失的情况下，通过短种植体避免上颌窦底提升已不再是一种选择。

　　避免上颌窦底提升的策略包括将种植体植入蝶骨翼突或翼上颌区非萎缩的上颌骨中[21]。这些解决方案往往是修复效果的一种折中方案，例如，这些种植体并不在咀嚼功能负载的中心，而且在第三磨牙区域的种植体容易食物嵌塞并不便于患者在口腔卫生过程中清洁。近年来，这些免于上颌窦底提升的技术通过"All-on-4"概念得到了复兴，这种概念将种植体植入双侧上颌窦间可用骨，并稍稍向后倾斜（即倾斜种植体），在某些合适的病例中，可以支撑牙弓延伸到第二前磨牙区域。

　　研究表明，短种植体（≥5mm和＜8mm）在上颌窦底的愈合是可靠的[22]，特别是在双皮质锚定的情况下，即在牙槽嵴皮质骨和根尖皮质骨（图13-6）双层固位的情况下。此外，与种植体植入手术的花费相比，上颌窦底提升产生的额外费用非常小。即使骨高度在5～8mm，上颌窦底

提升后也可以植入10~12mm的种植体。对于大跨度末端游离缺失情况下的高负载端修复基台来说这样的常规种植体更为有利。其优点将在下一章中介绍。上颌窦底增量术不仅用于在上颌骨后牙区骨高度较低的末端游离情况下实现骨整合，在上颌骨极度萎缩无牙颌的情况下，上颌窦底提升也是一种建立骨支持的最简单方法。一般来说，上颌窦底提升适用于上颌窦气化导致的上颌窦萎缩。如果外侧牙槽嵴轮廓缩小，或上下牙槽嵴间的咬合距离过大，则可能需要进行Le Fort Ⅰ型夹层骨移植。下一章将讨论通过倾斜种植体避免上颌窦底提升的问题。

13.7 关于后牙区牙槽骨增量与改良种植体植入的不同适应证的比较结果

决定是否进行骨增量手术以及选择短、窄或倾斜（SNT）种植体植入的前提条件是：患者在医学上有能力接受种植体植入手术，并且费用已经明确。如果牙科诊所没有能力进行骨增量手术，则有义务提供有关骨增量手术风险和益处的信息，并在必要时将患者转诊到专业中心。义齿修复和后续治疗通常在转诊诊所进行。

13.8 下颌骨后牙区骨增量的不同适应证

骨量狭窄的下颌骨后牙区骨增量

对于下颌骨后牙区，同期GBR对于单颗牙间隙的1/4型骨缺损以及整个后牙区的缺牙区牙位跨度较大的情况非常有效。由于软组织的原始情况，GBR在下颌后牙区的效果比上颌更好。对于

较高的骨缺损阶段（2/4型和3/4型），更推荐使用分期自体骨块移植。直径较小的种植体对下颌骨水平萎缩没有实际帮助，因为即使是直径3.3mm的种植体也需要至少5.3mm的骨量，而大多数下颌骨萎缩牙槽骨较窄、较薄，甚至薄如刀片。因此，增加足够的骨量以支持常规种植体才是合理的。对于全口无牙颌萎缩日益严重的老年患者，下颌牙槽突骨质非常脆弱，骨劈开技术会导致微裂和碎裂，因此不建议采用这种方法。对于较年轻的患者，如果牙槽突有足够的松质骨，在末端游离情况下，骨劈开技术通常是可行的（图13-7）。

下颌骨骨缺损的形态学

下颌后牙区的骨缺损越短、越陡，就越有可能通过使用骨片技术从外斜嵴骨块移植来弥补缺损，而不费吹灰之力（图13-8）。经此治疗后，该缺损完全位于外形轮廓内，两侧被健康的骨壁包围。只有涉及2个或2个以上牙位跨度且缺牙时间较长时，才需要更复杂的手术措施。

在下颌骨后牙区进行三明治式植骨，下牙槽神经上方的残余骨量少于3mm

如果下牙槽神经上方至少有5mm的剩余骨量，则可以在与下牙槽神经保持2mm安全距离的情况下进行三明治式植骨。如果下牙槽神经上方仅有3mm的剩余骨量，则可以尝试在暴露神经管的情况下抬起截骨段（类似于骨瓣），形成夹层骨移植的运输段。这种方法风险较大，可能会对下牙槽神经造成暂时性或永久性损伤。不过，与下牙槽神经侧方移位术中将神经从神经管中完全移位相比，这种方法对神经的创伤仍然较小。

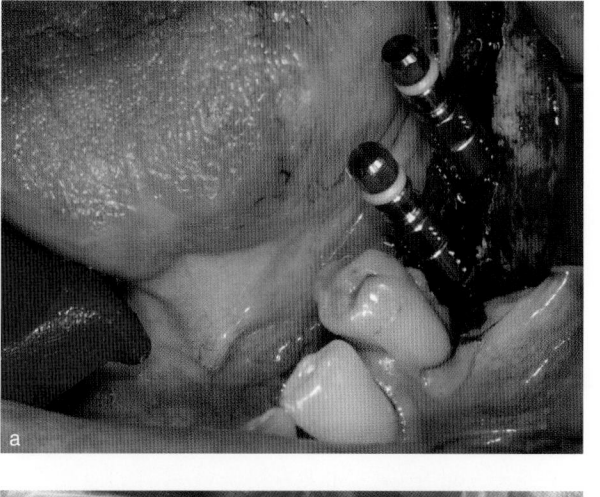
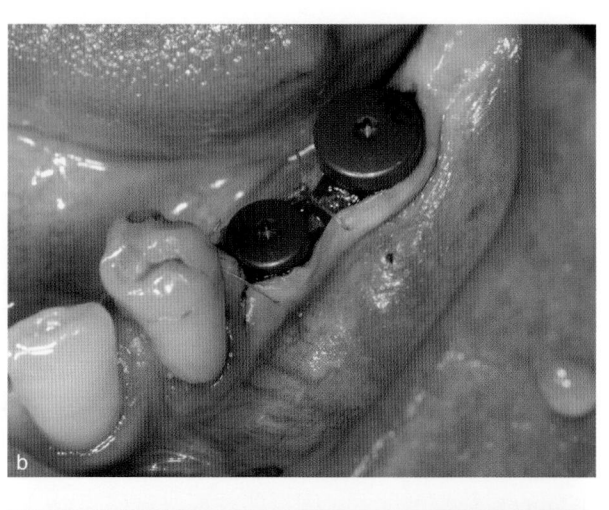
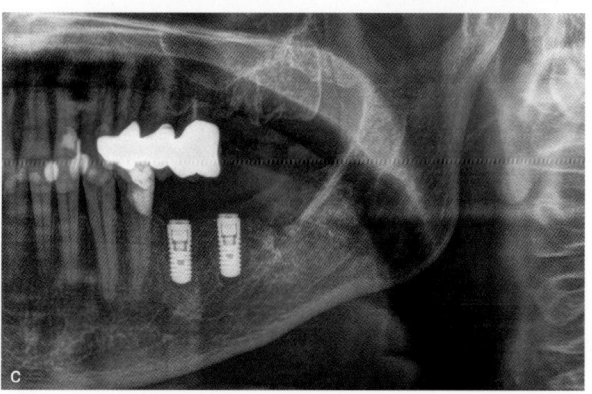
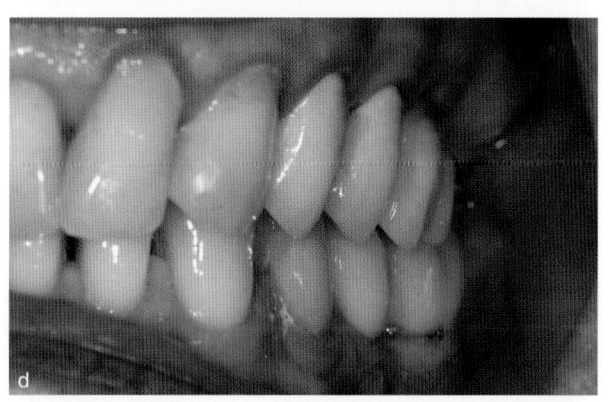

图13-7　a. 下颌骨后牙区的骨劈开因该处骨的脆性而变得复杂。这里的缝隙中植入了2颗常规种植体。b. 通过牙槽嵴正中切口暴露种植体，在种植体周围形成一个漂亮的软组织袖口。c. 种植体愈合后，颊侧密质骨的高度没有降低。d. 修复体完成。

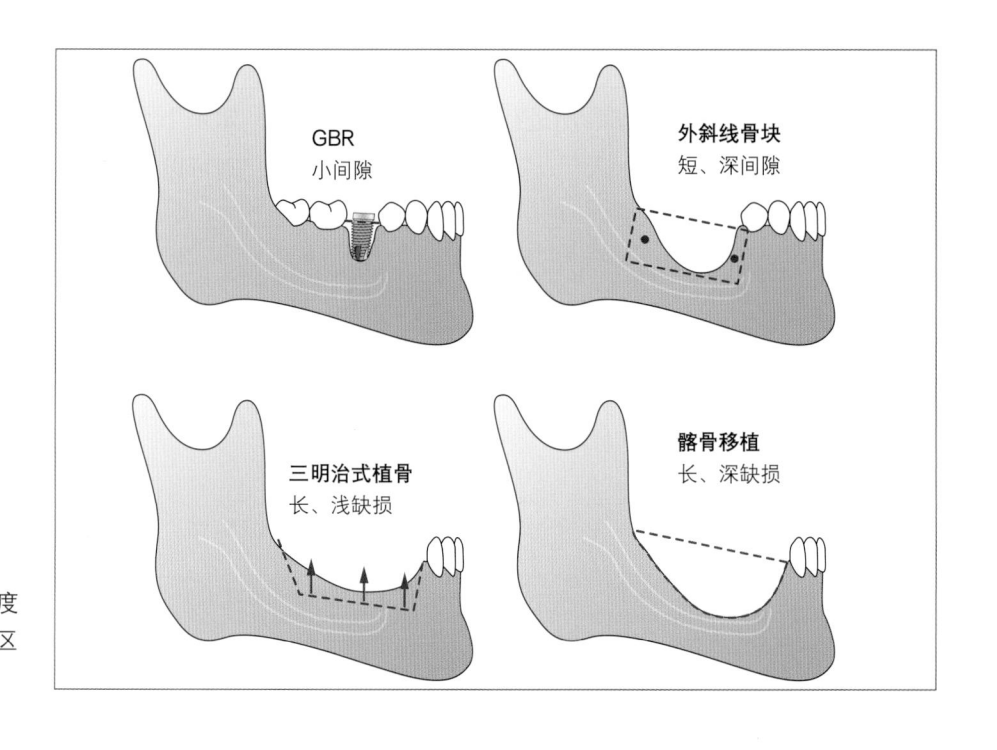

图13-8　根据缺牙间隙长度和缺损深度，下颌骨后牙区骨增量手术的不同适应证。

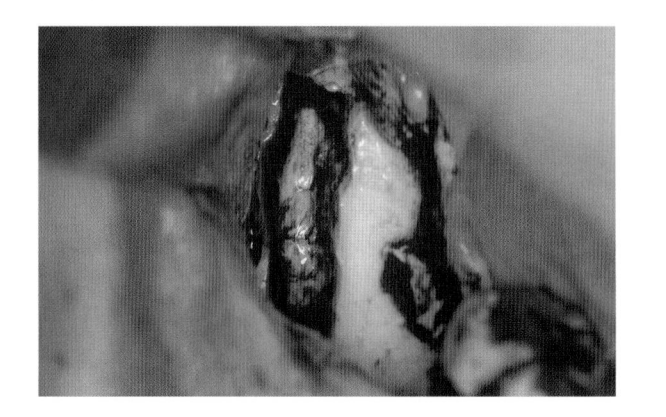

图13-9　下牙槽神经侧方移位术。首先掀开下颌骨后牙区下颌神经管颊侧的骨板，在不损伤骨骼的情况下暴露神经。

下牙槽神经侧方移位术的适应证

　　下牙槽神经侧方移位术的主要问题是几乎100%发生暂时性感觉丧失[23]以及由于切除中央血管导致的下颌骨营养障碍（图13-9）。营养障碍被认为是经常发生延迟性自发性骨折的原因[24-25]。从技术上讲，下牙槽神经侧方移位（或内侧移位[26]）有别于下牙槽神经移位术。在侧方移位术中，需要将长长的皮质骨盖从神经管侧方抬起，将神经从其床上移出，植入种植体，然后重新定位神经。这种方法导致唇部永久性失去知觉的发生率为1.56%[26]。在下牙槽神经移位术中，暴露神经管，从颏孔开始向后方分离神经。下牙槽神经延伸至下颌骨前部的切迹神经被切断。这就使颏孔远端化。这种方法比下牙槽神经侧切术创伤更大，12.12%的患者会永久失去知觉[27]。作者认为，与下牙槽神经侧方移位术相比，骨增量治疗方案更简单，引起并发症的可能性也更小。因此，作者仅在极少数特殊病例中使用下牙槽神经侧方移位术。

下颌后牙区髂骨移植的适应证

　　如果由于下牙槽神经上方的骨高度不足而无法进行三明治式植骨，那么就需要从髂嵴取骨并移植单层皮质骨块（图13-10）。这种技术通常可以通过隧道进行，以避免伤口裂开。

下颌后牙区可吸收（Vicryl）网袋植骨

　　如果无法进行髂骨移植，可以使用Vicryl网袋（Ethicon）的古老技术（图13-11）[28]。这种技术也被称为"基尔香肠"或英国香肠技术。在这种技术中，可吸收的Vicryl网袋被缝合在一次性注射器上，形成一个袋子。然后剪掉注射器的前部，抽出活塞，在注射器中注入微粒骨增量材料。其中应含有较高比例的自体骨［如自体骨：骨粉（25%：75%）的混合物］，然后将针尖插入网袋并挤出。下颌后牙区的准备工作是通过尖牙区的垂直辅助切口进行的，同时要小心保护神经，在骨膜下向后部穿行隧道。必须拉伸减张舌侧和颊侧骨膜以创造足够的空间。在第三磨牙区域使用长持针器用可吸收的拉力线缝合。然后，这根线将填充好的网袋拉到牙槽嵴上的位置。由于微粒骨移植材料的吸收程度较高，因此网袋的厚度以及增高高度必须是以后所需骨高度的2倍左右。

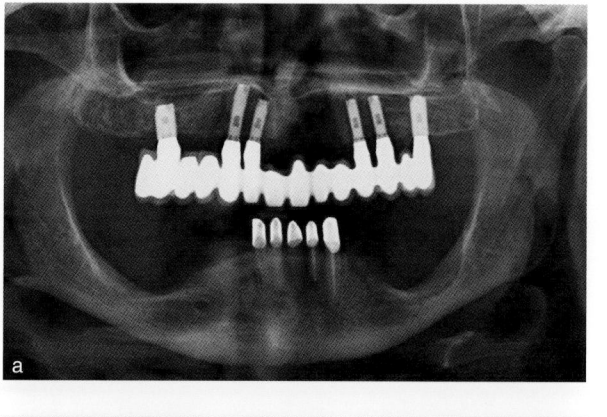
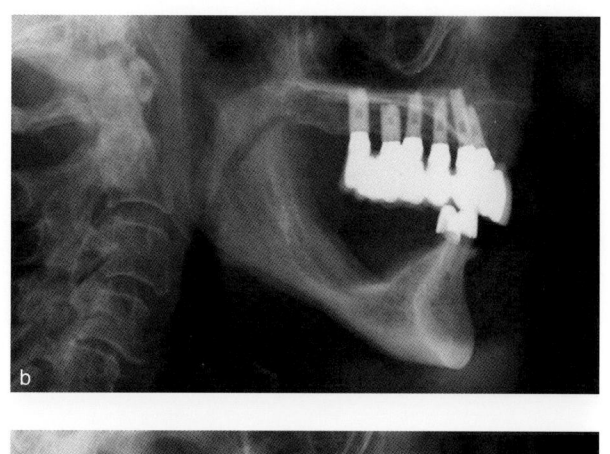
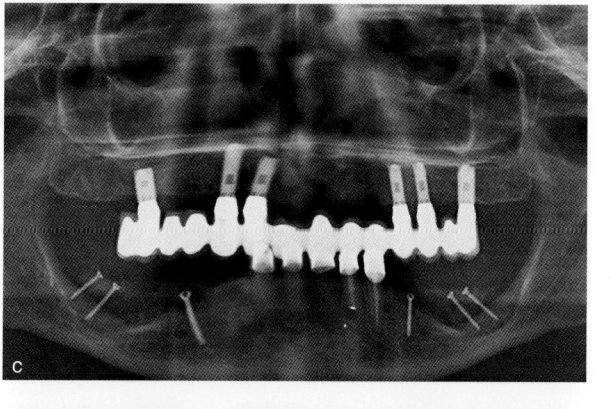
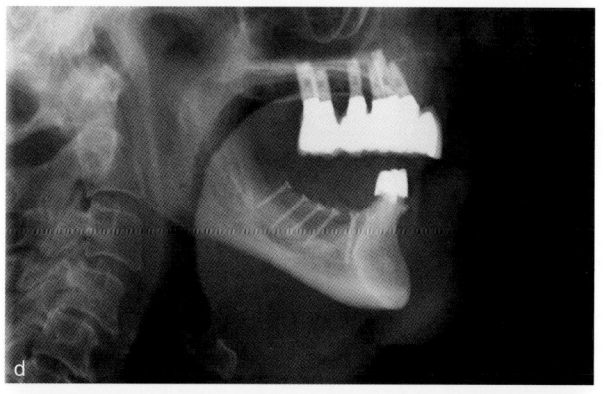
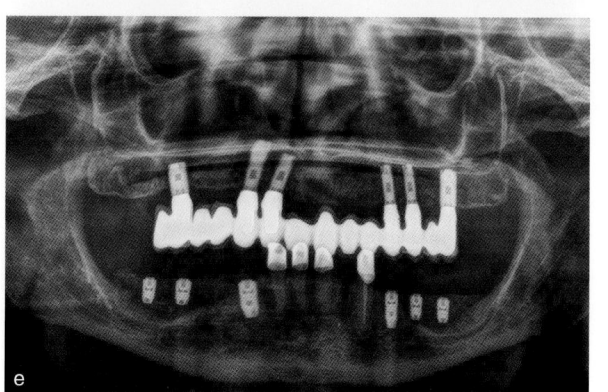
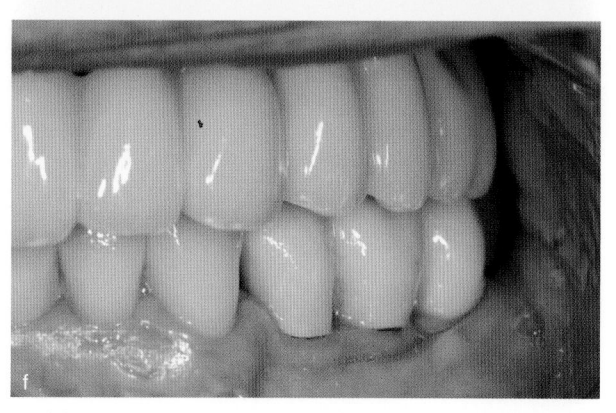

图13-10 髂骨移植。a. 两侧下颌神经上方剩余骨高度小于3mm的末端游离缺失情况的全景片影像。**b.** 头颅侧位影像显示需要用短种植体上较长的临床牙冠来填补巨大的咬合间距。**c.** 使用钛钉固定髂骨后的全景片影像。**d.** 头颅侧位影像，显示咬合间距的矫正情况。**e.** 种植体修复。**f.** 修复完成。

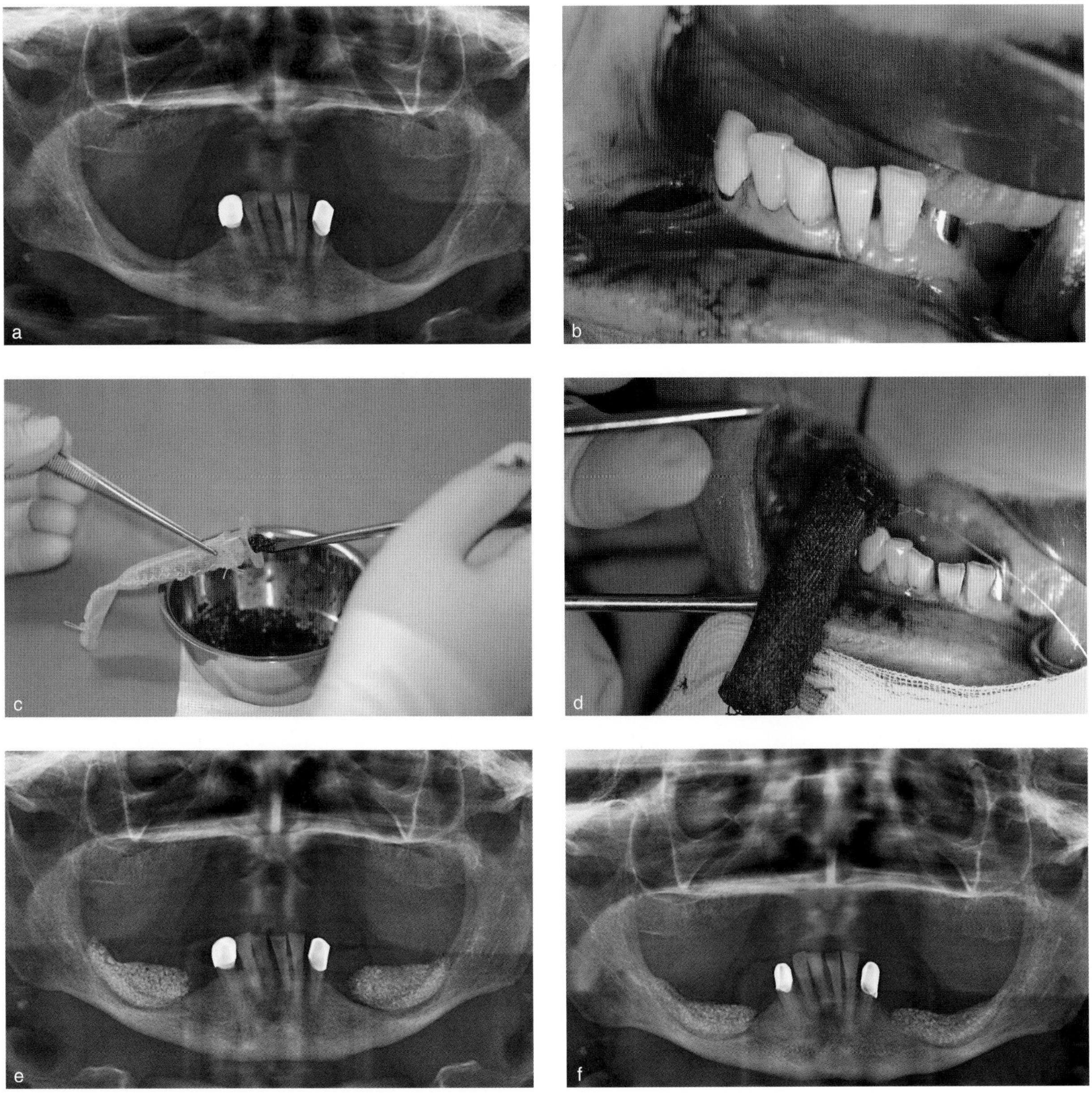

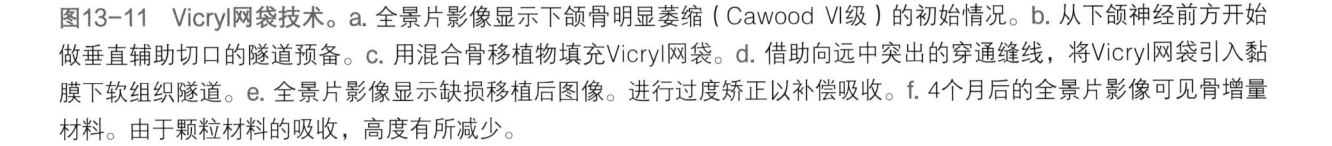

图13-11 Vicryl网袋技术。a. 全景片影像显示下颌骨明显萎缩（Cawood Ⅵ级）的初始情况。b. 从下颌神经前方开始做垂直辅助切口的隧道预备。c. 用混合骨移植物填充Vicryl网袋。d. 借助向远中突出的穿通缝线，将Vicryl网袋引入黏膜下软组织隧道。e. 全景片影像显示缺损移植后图像。进行过度矫正以补偿吸收。f. 4个月后的全景片影像可见骨增量材料。由于颗粒材料的吸收，高度有所减少。

13.9　上颌骨后牙区骨增量的不同适应证

咬合关系变化时侧壁和牙槽嵴顶萎缩

由于上颌后牙区的向颅内方向变窄，顶端基底变窄，因此在牙槽突高度降低的情况下会出现对刃𬌗，这也被称为上颌骨向心性萎缩。仔细分析咬合间隙，必要时进行模型分析，有助于识别这种情况。然而，即使没有垂直向牙槽骨萎缩，上下颌的关系也会发生变化，因为拔牙后狭窄的根尖基底很快就会导致水平向牙槽骨萎缩，尤其是在上颌窦前方的前磨牙区，这也被称为上颌骨梨状缘。在这些病例中，如果要使种植体支持的修复体达到正确的咬合状态，就必须在水平向和垂直向上进行牙槽骨增量，无论上颌窦底提升的效果多么明显和快速，都应辅之以水平向和垂直向的牙槽骨增量。

上颌骨侧方的水平向骨增量

在上颌窦侧壁开窗提升之前，前磨牙区域的水平向骨缺损相当于2/4型骨缺损的情况，因此应根据第11章中介绍的治疗规划概念应进行自体骨块移植治疗（图13-12）。当然，这通常可以与种植体植入同期完成，同时进行上颌窦底提升。根据治疗规划理念和临床经验，对于上颌后牙区的2/4型骨缺损，仅使用骨替代材料是不够的。另外，还应该考虑在前磨牙区域进行骨劈开技术（图13-13）。这是否可行取决于上颌窦底的陡峭程度。如果上颌窦向前方延伸至第一前磨牙范围，则应采用骨块移植。如果上颌窦底在第二前磨牙处已经向上隆起，则可以通过骨劈开技术来增大其近中区域的水平向骨量。

上颌骨后牙区的垂直向骨增量

由于软组织容易裂开，使用外斜嵴骨块进行上颌后牙区的垂直向骨增量是困难的。因此可以通过隧道预备来预防黏膜裂开，但这会使同期进行的上颌窦底提升更加困难。

在上颌后牙区，使用个性化钛网填充颗粒材料是一个很好的选择，它能够提供了良好的外形轮廓和稳定性。如果由于软组织裂开而部分丢失颗粒状骨移植材料，也并不是一个大问题，因为较长的临床牙冠也可以弥补部分垂直距离。因此，在上颌后牙区中，如果可以接受部分增量丧失，由于美学的要求较低，使用钛网可以超过单使用颗粒材料所能达到增高高度的极限。

上颌骨后牙区髂骨移植的适应证

对于长期存在的缺损，如垂直缺损约1cm或以上的完全游离端缺损，应该考虑放置自体单层皮质髂嵴块的指征。同种异体骨块移植在上颌后牙区末端游离情况下是有风险的，因为在如此大的增高高度下，同种异体骨块移植容易发生开裂和感染。而自体髂骨块即使出现开裂，通常也可以二次愈合。

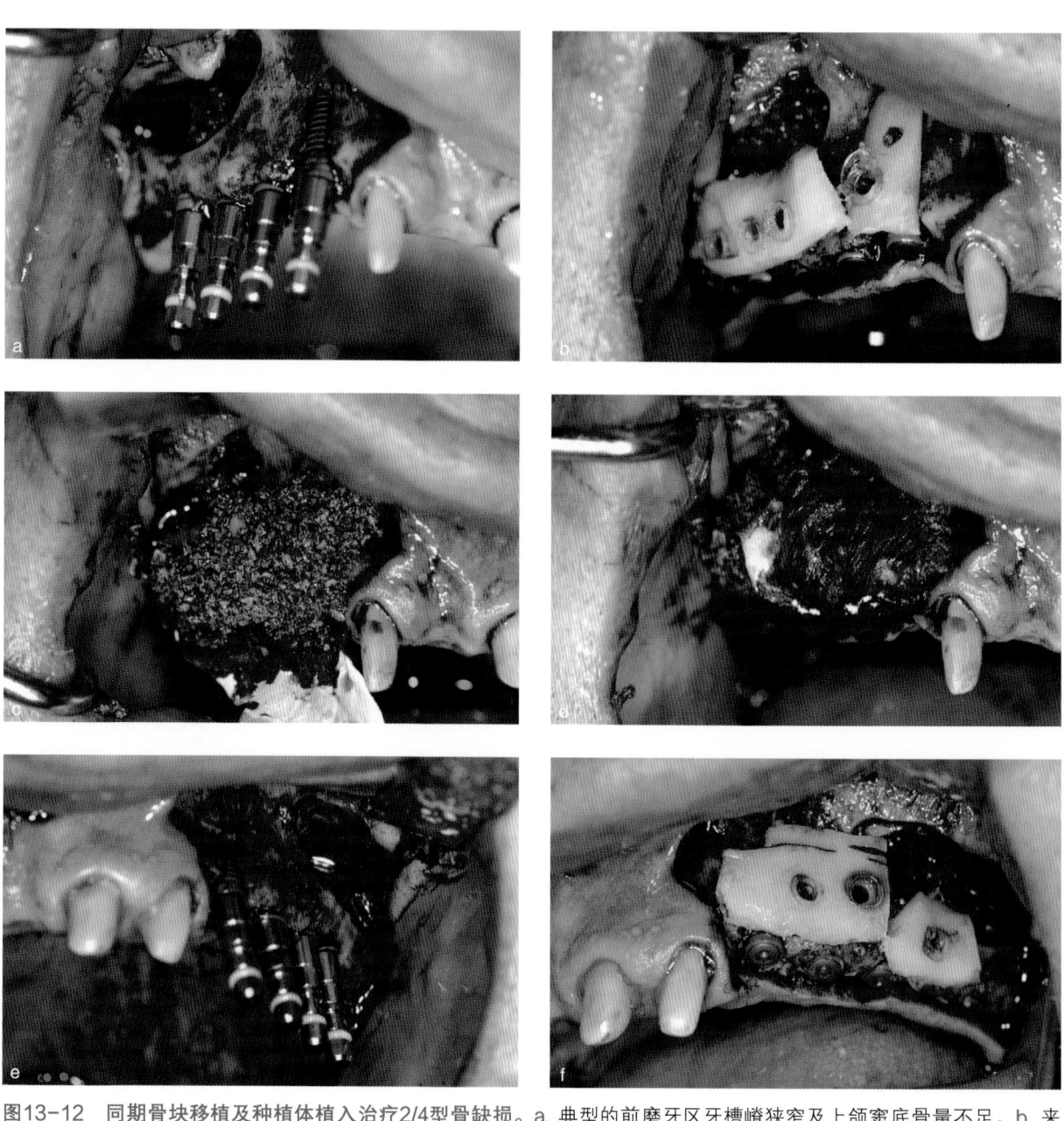

图13-12 同期骨块移植及种植体植入治疗2/4型骨缺损。a. 典型的前磨牙区牙槽嵴狭窄及上颌窦底骨量不足。b. 来自外斜嵴的自体骨块用可吸收材料进行固定（Resorb X，KLS Martin）。c. 使用混合骨移植增强轮廓塑形和抵抗吸收。d. 使用胶原膜进行覆盖。e. 对侧出现类似的初始情况。f. 自体骨块用可吸收材料进行固定。g. 使用混合骨移植进行轮廓增强和抗吸收保护。h. 使用胶原膜进行覆盖。i. 术后全景片影像。j. 完成制作固定修复体（Prof Wolfart，Aachen）。k. 修复体戴入。上颌前磨牙区的骨增量使得上颌前磨牙能够在上下牙弓咬合时覆盖下颌前磨牙，避免对刃骀或种植体倾斜。l. 12年后正面观。m. 12年后右侧观。n. 12年后的左侧观。

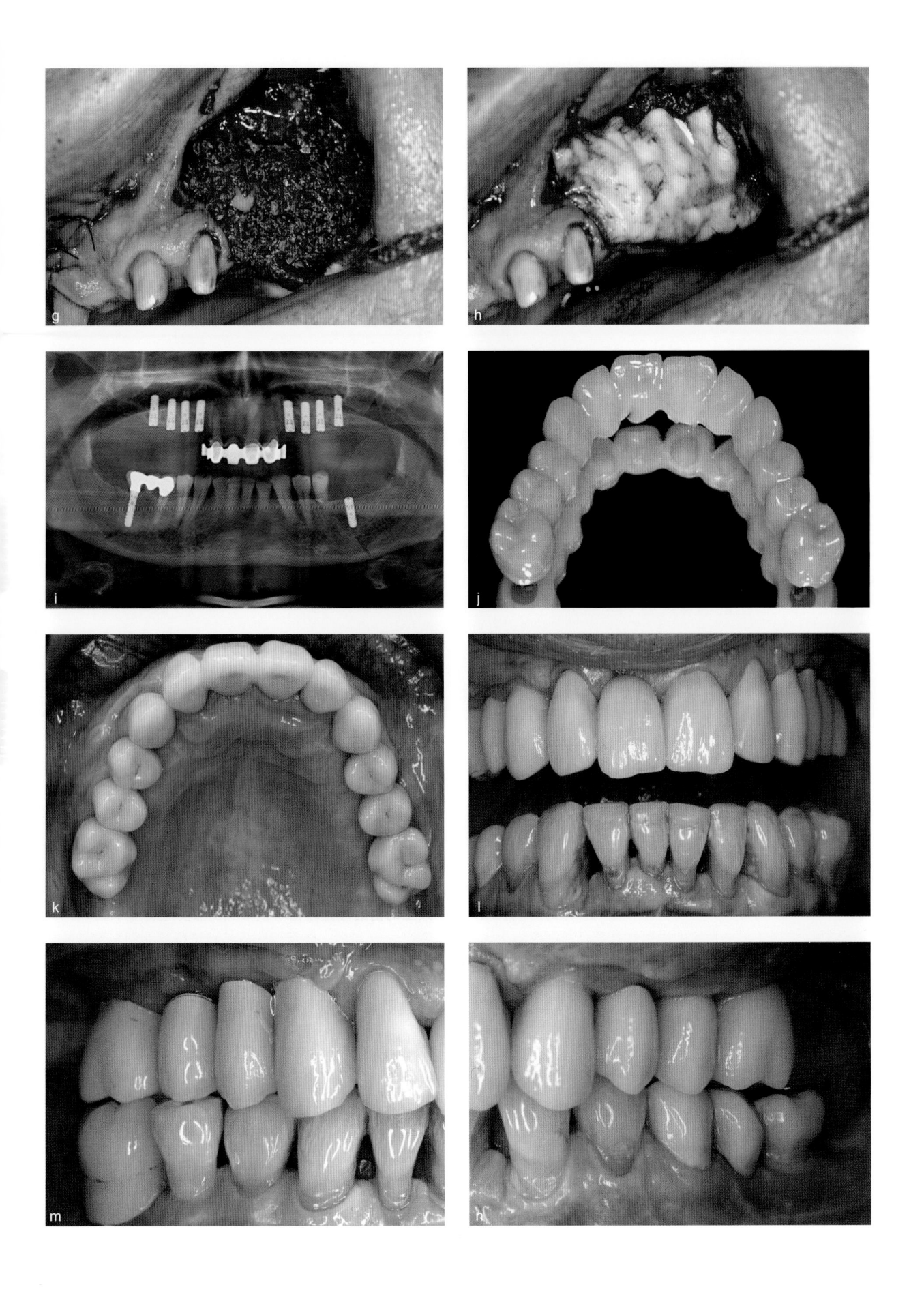

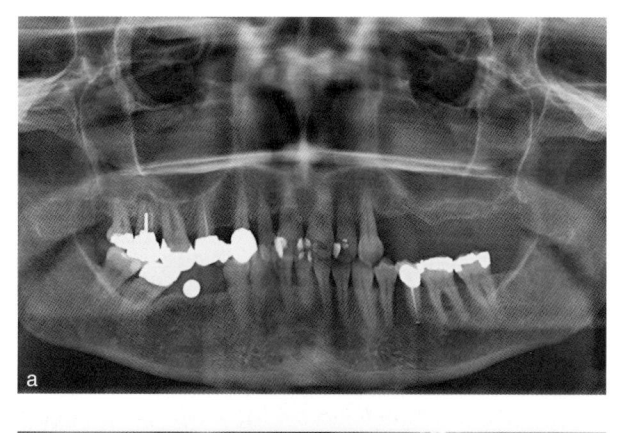
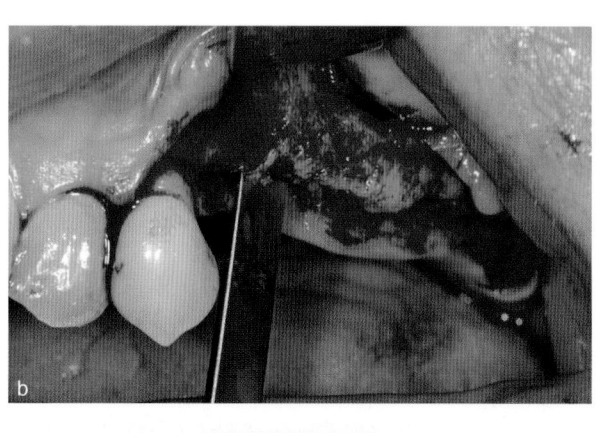

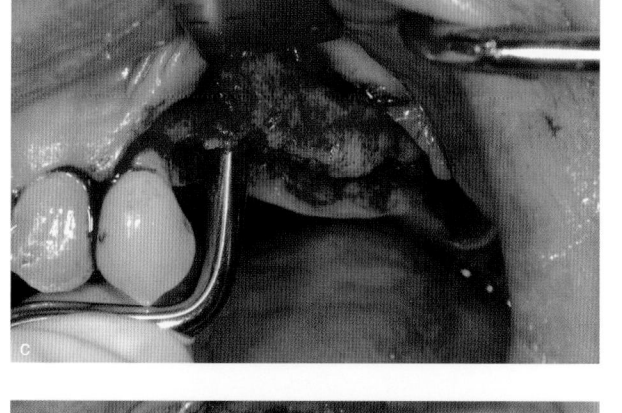
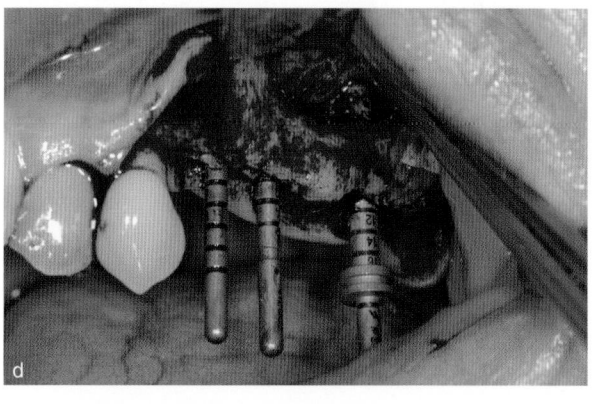

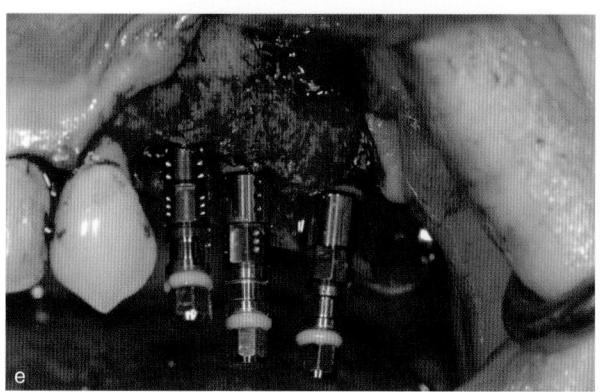
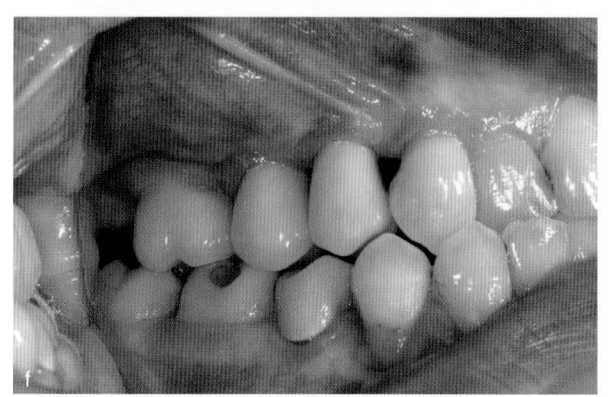

图13-13 同期骨劈开技术及种植体植入治疗2/4型骨缺损。a. 上颌窦底提升和第一前磨牙区域骨劈开空间的全景片影像。b. 在牙槽嵴垂直线上纵向切开后，用薄刃凿进入上颌窦底。在此之前，窦膜已经预备好并抬起。c. 利用骨的弹性，使用Flohr提升器小心扩大骨劈开间隙。d. 种植体备洞后插入指示杆。e. 在骨劈开间隙和窦底植入种植体。在劈开间隙中使用了直径减小的3.3mm种植体。在上颌窦底提升过程中，用颗粒骨粉充填。f. 修复后的镜像观（Schaumburg 医生，Baunatal）。

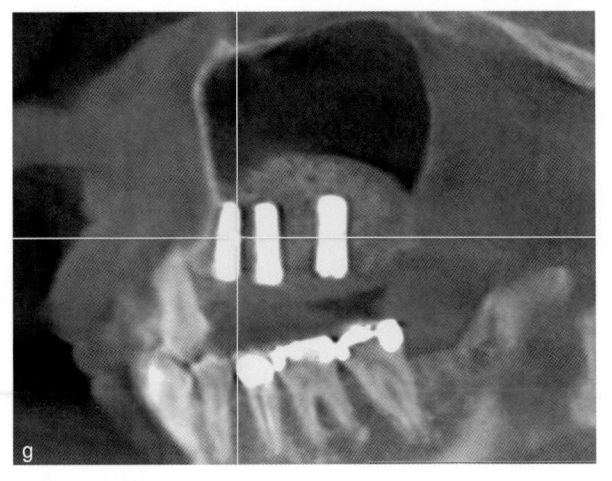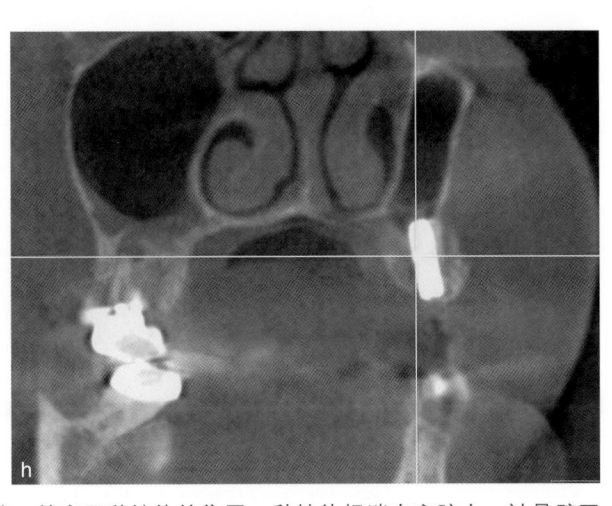

图13-13（续）　g. 上颌窦底提升术后2个月的CBCT。h. 第一前磨牙种植体的位置，种植体根端在窦腔内，被骨劈开间隙和颗粒骨粉的边缘覆盖。

牙槽骨严重萎缩无牙颌的骨增量

The Atrophic Edentulous Jaw

14

与第11章中的治疗决策概念相比，在萎缩的无牙颌牙槽嵴上进行骨增量手术存在一些特殊性。骨增量和修复手术不仅会影响牙齿美观，还会影响整个面部和口周皮肤。骨缺损的大小与骨移植量有时需要口外供区和具备全身麻醉的住院条件。从天然牙到义齿的过渡是患者心理上的一个重要转折点，因此需要仔细考虑传统修复、进行骨增量修复和不进行骨增量种植体支持的修复方案。急于求成和给患者"几小时就能换上新牙"的承诺与此相悖。

14.1 功能（咀嚼和言语）与牙槽骨萎缩

牙槽骨萎缩的过程是生理性的，因此从这个意义上说这并不是一种疾病；然而，牙槽嵴吸收和无牙颌患者咀嚼能力下降这一结果使其必须被视为一种严重的器官损伤，这里指的是咀嚼器官的损伤。试想一下，当一个人在喝茶时，下颌义齿滑落到茶杯中，那是多么令人不快的经历；当一个人在社交场合进食时，由于不好意思而试图吞下未嚼碎的食物，结果导致呼吸困难并可能窒息，这又会带来怎样的危险。一项对测试食物咀嚼能力的研究显示，在萎缩性牙槽嵴上制作覆盖义齿的患者恢复的咀嚼能力只占据天然牙患者或固定义齿患者的20%左右（图14-1）。种植体支持覆盖义齿的咀嚼能力（40%）也并不比全口吸附性义齿高出多少，只是比全口吸附性义齿的位置稳定而已[1]。事实已经清楚地证明，无论是单颗牙间隙[2]还是种植体支持的全口义齿，足够数量的种植体都能增加咀嚼力量和咀嚼效率[3]。另外对于牙槽骨萎缩的患者，种植体修复和恢复咀嚼功能也能改善患者的语言功能与发音[4]。

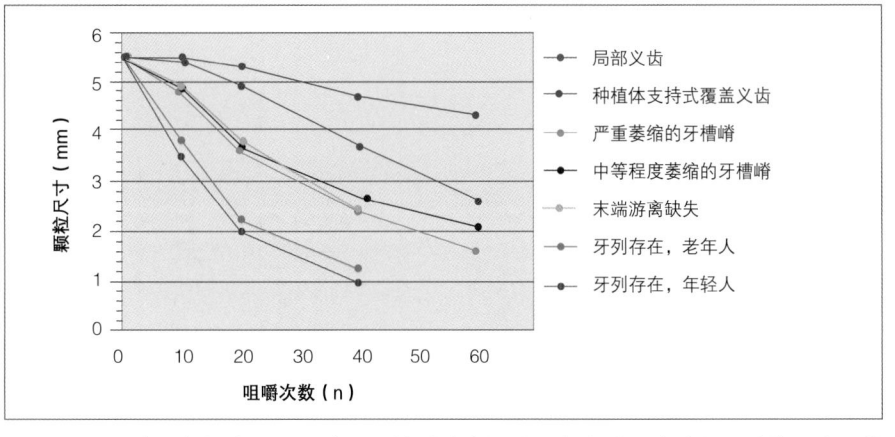

图14-1　通过让参与者咀嚼一种坚硬的测试食物（固化印膜硅橡胶），并使用分级筛子记录咀嚼周期和产生的颗粒大小，确定咀嚼能力。研究表明，在下颌使用2颗种植体上的覆盖义齿（种植体支持式覆盖义齿）与萎缩牙槽嵴进行全口义齿修复相比，颗粒大小只有轻微差异，并且在咀嚼持续时间上没有任何优势。因此，为了能够像有牙的患者一样咀嚼，无牙颌患者需要更复杂的义齿，需要使用2颗以上的种植体（改编自Fontijn-Tekamp[1]）。

14.2　营养摄取和牙槽骨萎缩

　　大多数牙槽骨萎缩的义齿佩戴者在回答"能否很好地咀嚼"这个问题时，都会直截了当地回答，他们可以吃任何东西，几乎没有任何限制。这只能说明人们的适应能力很强，而且咀嚼功能的丧失是逐渐发生的。再仔细观察就会发现，以前食物在盘子里被分成一小块一小块的，或多或少都是"囫囵吞枣"，而且整个饮食结构都是以碳水化合物为主。与一般公众的认知相反，咀嚼功能差的患者通常并不表现为体重过轻，反而会由于营养不均衡而超重。人类需要一定量的矿物质（如钙和铁）和维生素，并能直观地感觉到是否缺乏这些必要矿物质。如果由于缺乏咀嚼能力，食物的种类会发生变化[5]，如果饮食中的新鲜蔬菜和肉类较少，而土豆泥和奶油汤较多；如果吃了更多的香蕉而不是苹果和胡萝卜，那么为了从营养提供不足的饮食中摄取每日所需的营养，人们就必须吃更多的食物。总体而言，摄入过多是机体为了摄取所需的每日营养物质而采取的措施。此外，缺乏运动进一步加剧了这一问题，因为在过去，由于体力劳动需要更多能量可以从每天摄入的3000cal中提取营养物质。而在今天的现代社会中，由于缺乏运动，每天只需摄入1500cal的食物。这种方法并不完全有效，同时也是骨质疏松症高发的原因之一。营养物质供应不足会导致热量过剩是现代社会肥胖的原因之一。当食物无法充分分解和食物谱系发生变化时，整体营养受到咀嚼能力不足的影响[6]。在一项比较研究中指出，22%的佩戴义齿者患有营养不良，而牙列完整的参与者中营养不良率低至0[7]。

　　无牙颌患者的饮食逐渐发生变化，通常以碳水化合物的摄入为主，这增加了2型糖尿病的发病风险或加重病情。因此，及时恢复咀嚼功能可以预防营养紊乱并有助于身体健康。

14.3 痴呆症和牙槽骨萎缩

咀嚼能力并不是年龄问题，而是牙齿状况问题[8]。长期以来已知痴呆症的发病与咀嚼能力的丧失有统计学关联[9]，因此学界经常讨论其与神经肌肉的因果关系[10]。总而言之，牙槽骨萎缩导致咀嚼功能差的人可能无法进食，从而可能会变得回避社交，最终导致认知退化。因此，及时恢复咀嚼功能可能有助于预防痴呆症。

14.4 生活质量和牙槽骨萎缩

有明确的证据表明，种植体支持的修复方式可以改善牙槽骨萎缩的无牙颌患者的生活质量[11]。最近的一项研究显示，口腔健康影响指数（OHIP）得分从15.89提高到6.18，种植牙不仅改善了口腔相关的生活质量，同时也改善了整体健康相关的生活质量[12]。髂骨移植后生活质量得到提升并达到良好水平，这突显了骨增量法在牙槽骨萎缩的无牙颌患者中具有良好的耐受性[13]。

14.5 面部美学和牙槽骨萎缩

垂直方向：咬合和面下（1/3）高度

生活中有许多因素会导致垂直咬合距离的减小。这些因素包括磨损和磨耗、牙齿压低和移动，以及正畸和拔牙等。降低的咬合高度会产生一些后果：面下1/3高度降低，面部显得更宽。原本对应的皮下骨框架结构的面下1/3软组织，会在薄唇以及尖锐的上唇褶皱和加深的鼻唇沟中压缩。收缩的嘴唇还会导致轻微的口唇向下弯曲（比如，☹）。

在无牙颌患者的下颌义齿上放置棉球，并在治疗计划咨询期间将咬合抬高1~2cm，可以在初始咨询期间模拟咬合提升的正面效果。此外，可以使用一点Flexaponal蜡（Dentaurum）从内部支撑嘴唇，模拟修复治疗后的功能和美学效果（图14-2）。可以观察到嘴唇变得更丰满，口唇弯曲变得更好（比如，☺）。

水平方向：假性前突

通过以上的方法，还可以检查是真性前突还是在咬合抬高时消失的假性前突（图14-3）。这是因为最后一颗牙齿的脱落和随后的牙槽骨萎缩导致了最终的咬合降低。下颌骨围绕颞下颌关节的旋转轴旋转。这导致颏部和下颌骨牙槽嵴向上颌骨前方移动，造成颏部前突和第三类咬合：即假性下颌前突。面部表情肌通常被称为模仿肌（Mimic Muscles），在静止状态下会失去张力。这最终可能会发展成唾液分泌不受控制，并伴有口角炎和念珠菌病。

模仿肌

牙缺失后牙槽嵴的萎缩导致模仿肌（面部表情肌）的附着点减少。颏肌通常附着于下颌前牙根部的唇侧牙槽嵴上，颏肌的丧失会导致颏部软组织下垂，这就是颏下坠、颏下垂或巫婆颏。这种畸形无法通过义齿修复措施来矫正，因为肌肉的附着无法通过义齿的丙烯酸基托来恢复。颏下垂的初期表现为下颌牙暴露较多，这在许多老年人身上都能看到，原因是嘴唇张力下降。上唇的微笑肌也失去了附着力和张力，因此嘴唇噘起的现象消失了，嘴唇变得狭窄和塌陷。由于牙槽骨和牙缺失，嘴唇缺乏支撑力导致早期上唇皮肤出现细小的垂直皱纹，晚期颊部软组织下垂到口内。这反过来又导致鼻子相对突出、鼻尖降低，

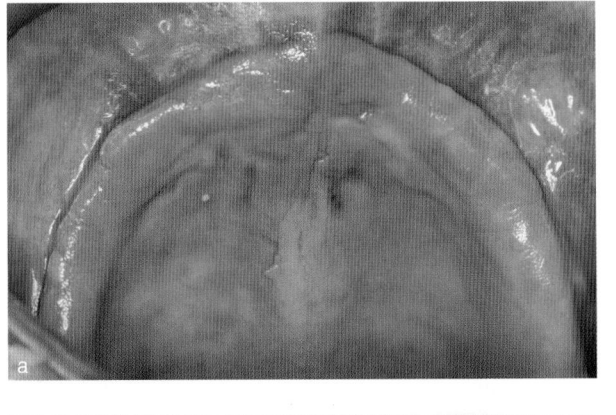
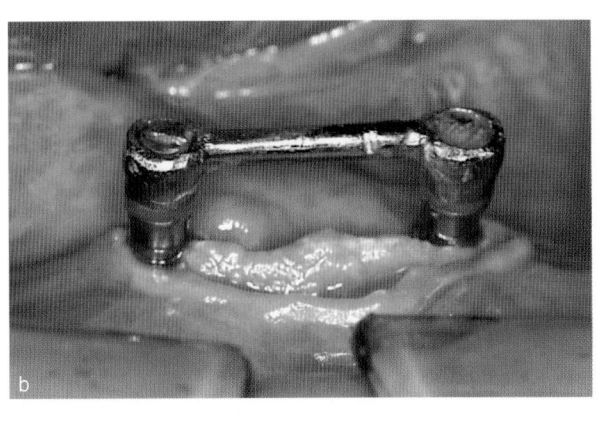
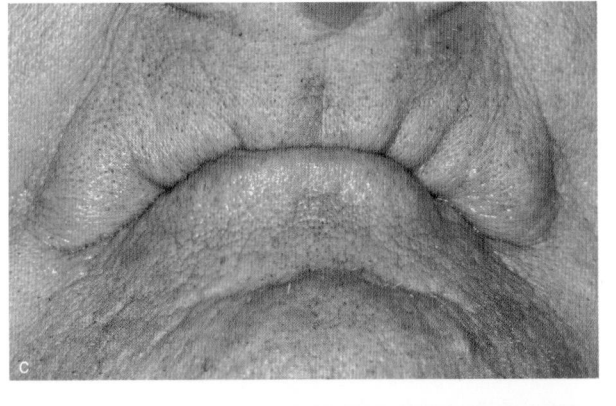
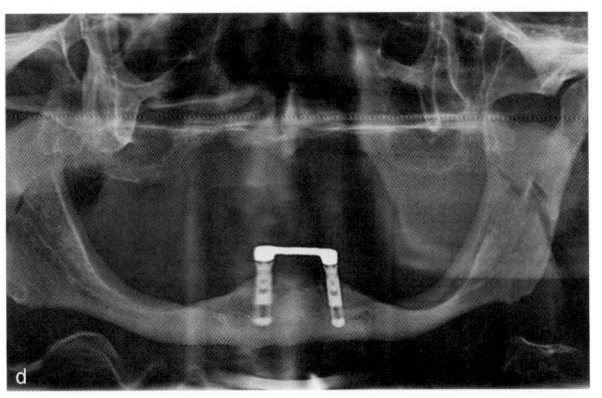
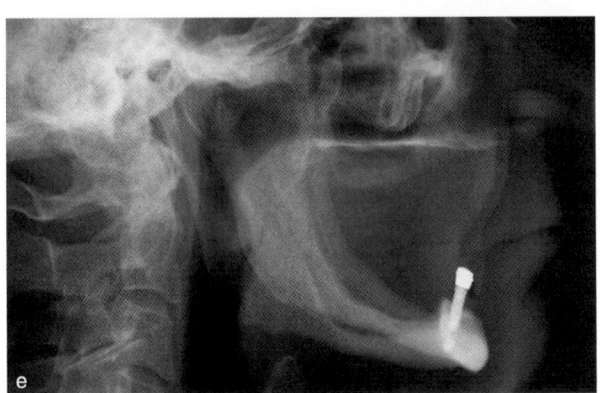
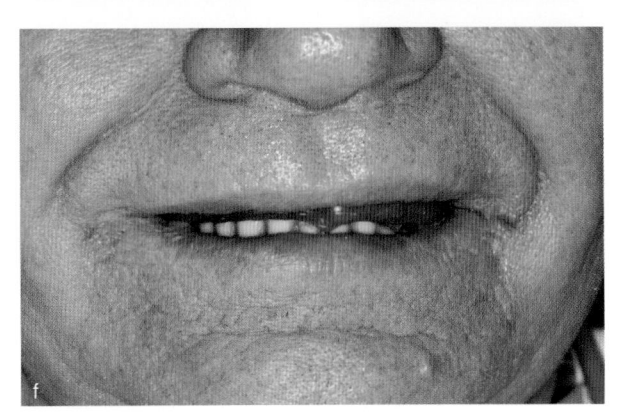

图14-2　通过增加种植体的数量来改善咀嚼功能。a. 67岁患者牙槽骨萎缩和松软牙槽嵴的初始情况。b. 下颌已有修复和2颗种植体。c. 由于缺少牙齿和牙槽嵴的唇部支撑，初始情况下嘴唇卷曲和软组织塌陷。口角唾液潴留，易患义齿口角炎。口周皮肤皱褶加深，口裂呈负圆形。d. 全景片影像显示Cawood Ⅴ级萎缩。e. 头颅侧位影像显示严重萎缩的前牙牙槽嵴，由于下颌2颗种植体的前牙咬合较重而导致的综合征。以上导致上颌义齿持续倾斜，将牙槽骨转化为松弛组织。在规划2颗下颌种植体时，可以将上颌纳入种植计划中，以防止综合征的发生。f. 使用棉球在义齿上进行咬合抬高和骨增量的规划模拟，并使用Flexaponal蜡条在义齿上进行唇部修整。使得嘴唇的红唇向外膨隆，口周皱纹消失，嘴巴呈正圆形。

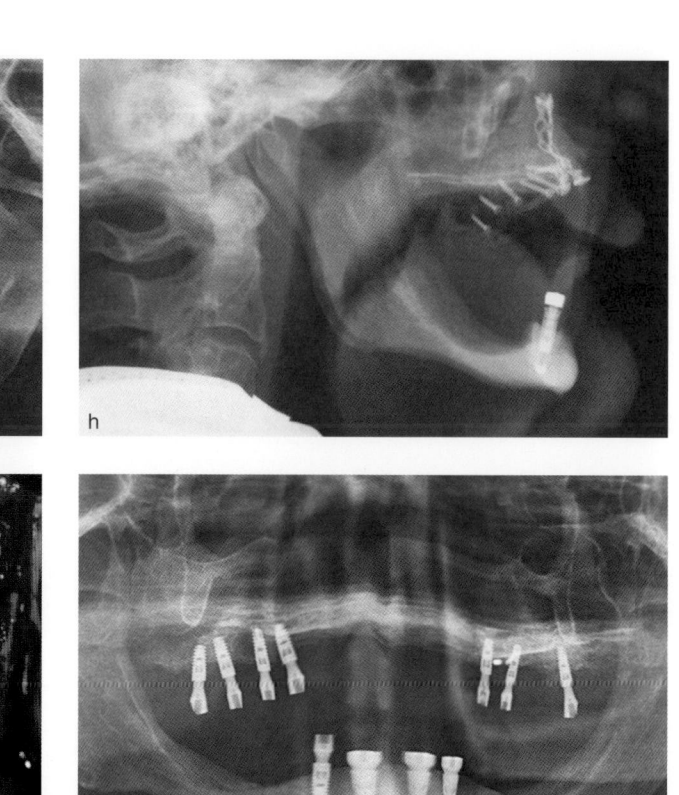

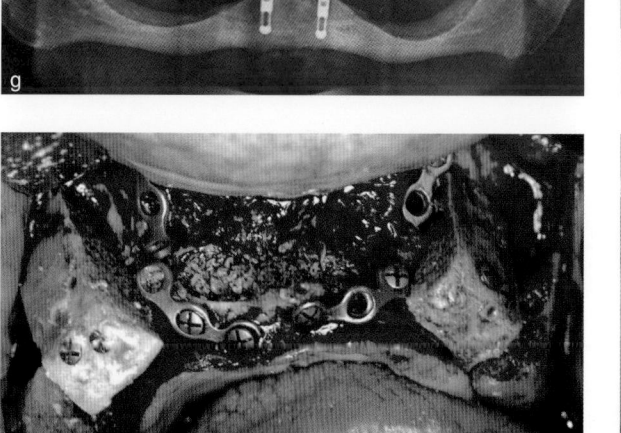

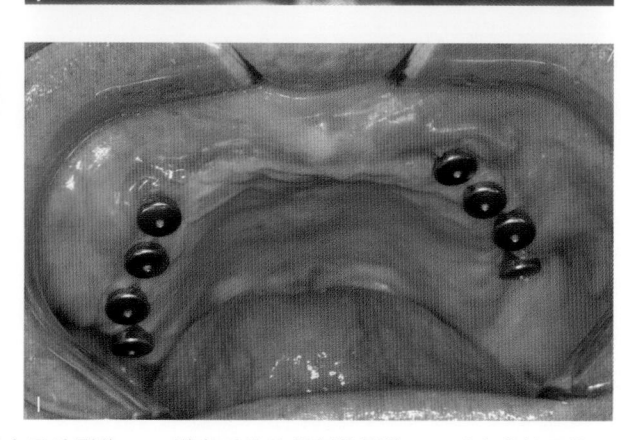

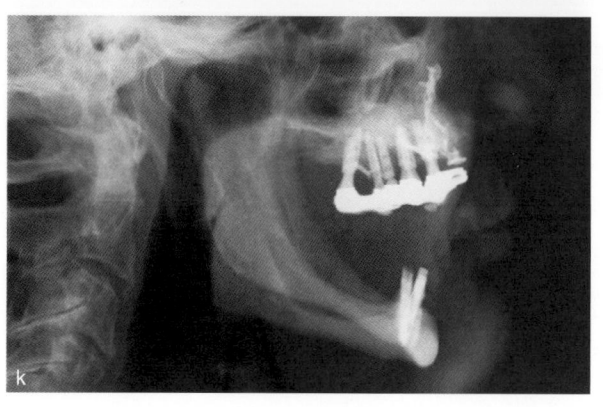

图14-2（续） g. Le Fort间隙植骨后上颌骨牙槽嵴增高的全景片影像。h. 增高后的头颅侧位影像。i. 手术中的图像：Le Fort I夹层骨移植，骨替代材料的夹层和额外的侧向单层皮质骨植骨。j. 种植修复后的全景片影像。k. 种植修复后的头颅侧位影像。l. 修复前的二期切开暴露种植体。

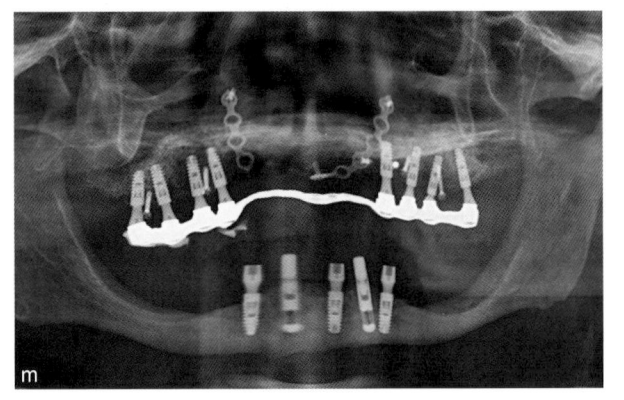
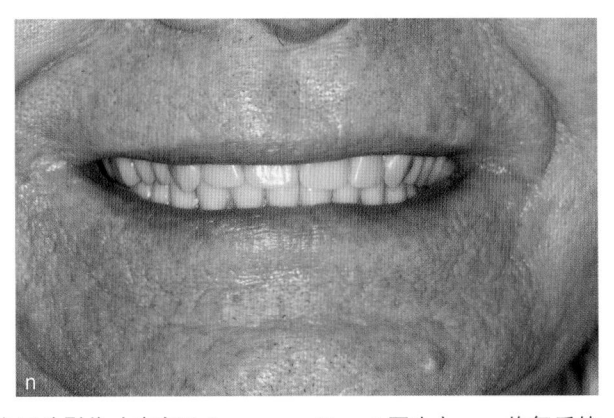

图14-2（续） m.上颌使用杆卡支持式种植义齿修复后的全景片影像（来自Melsungen，Rauch医生）。n.修复后的口外观。

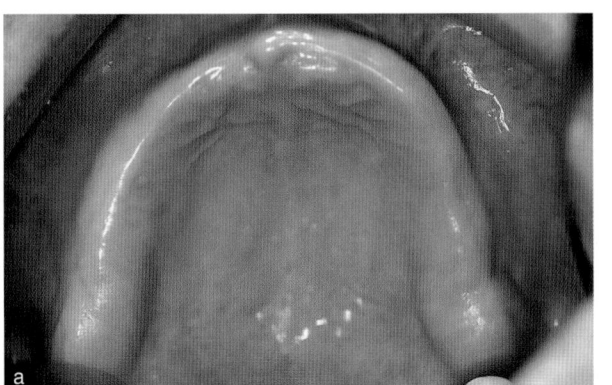
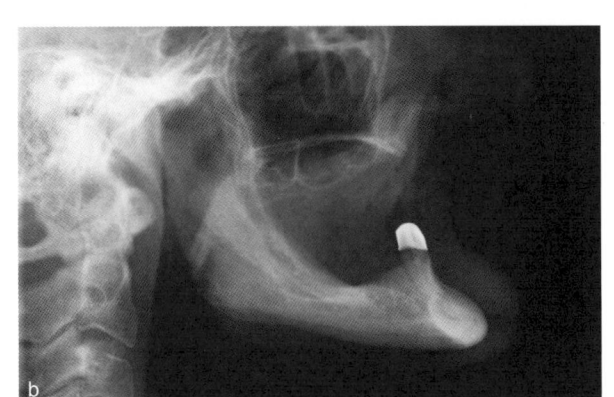

图14-3 通过骨增量改善功能和面部美学。a.初始情况：55岁女性患者的萎缩性上颌骨–下颌骨前突，义齿固位力不足。b.头颅侧位影像显示下颌假性前突。

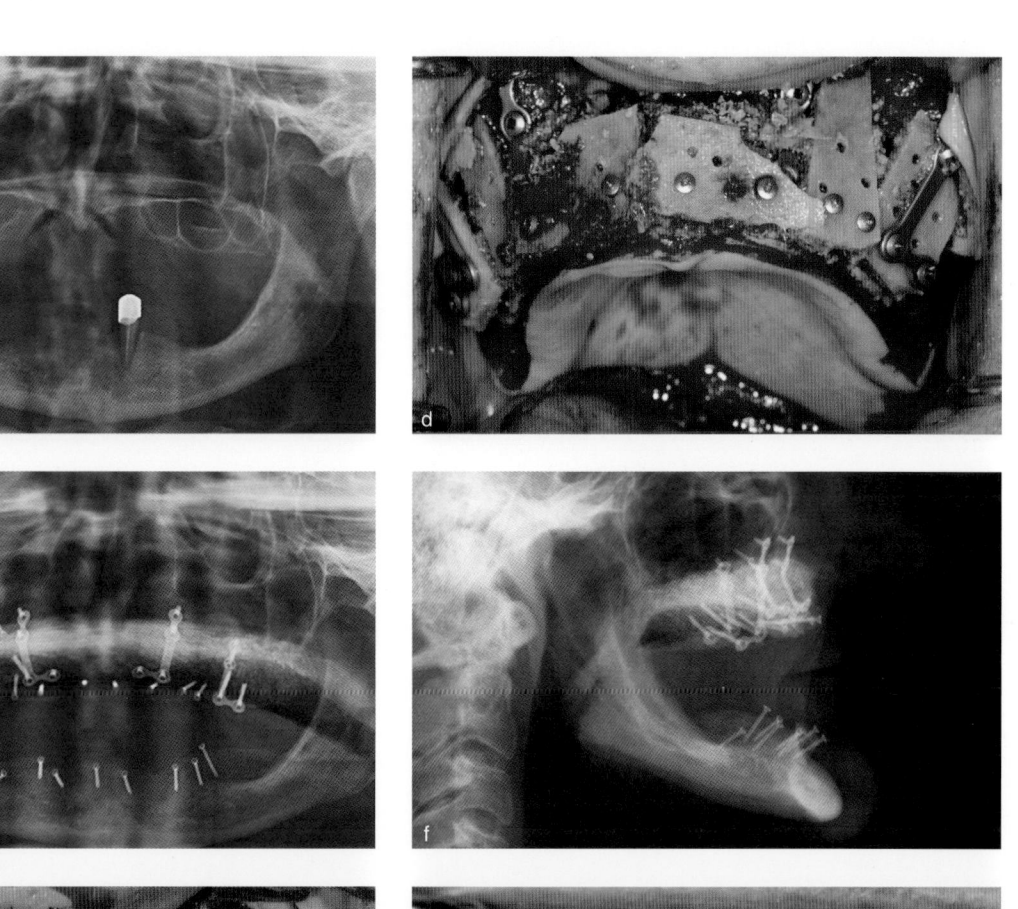

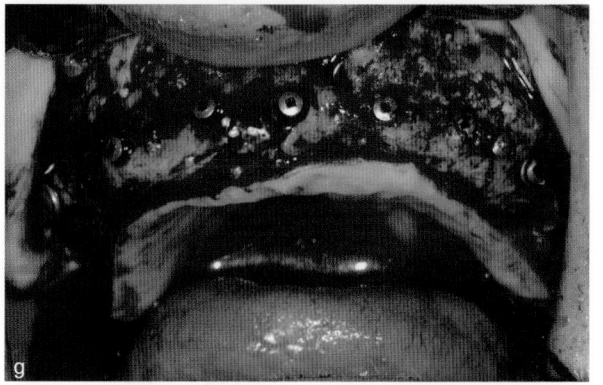

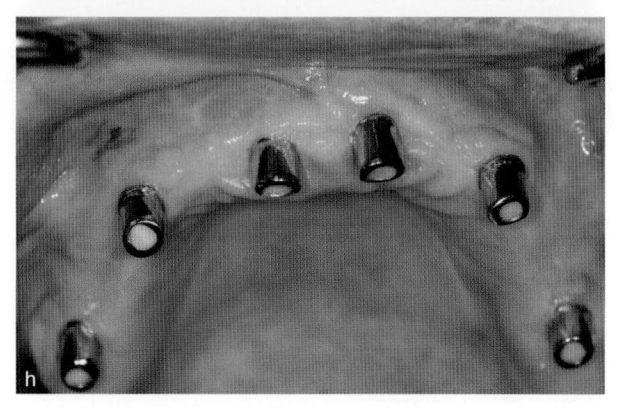

图14-3（续）　c. 上颌骨Cawood Ⅴ级萎缩和下颌骨Cawood Ⅳ级萎缩的全景片影像。d. 术中图像：Le Fort Ⅰ型截骨术，植骨材料植入截骨间隙和同期的头颅侧位影像与前牙区骨片移植，单层皮质骨自体髂骨移植。e. Le Fort三明治式植骨后的上颌骨突增高的全景片影像。f. 骨增量术后的头颅侧位影像。由于垂直咬合高度改善，假性下颌前突已经减少。g. 显示移植骨块边缘圆滑，表面吸收正常吸收率较低，通过暴露的螺丝头可识别。4个月后拆除固定材料。h. 骨增量术使上颌种植牙能够与修复体协调、牙体长轴一致且平行对齐，以便后期能够轴向负荷而无须使用角度基台。

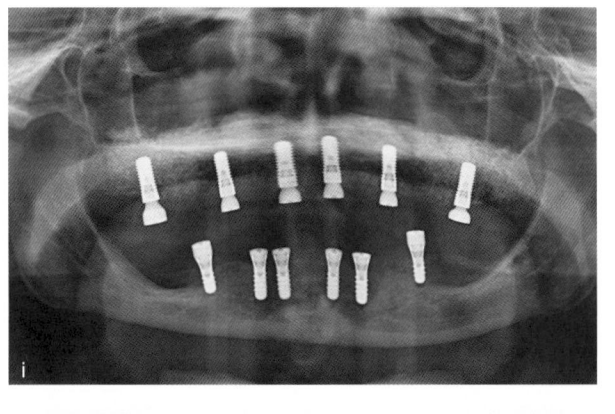

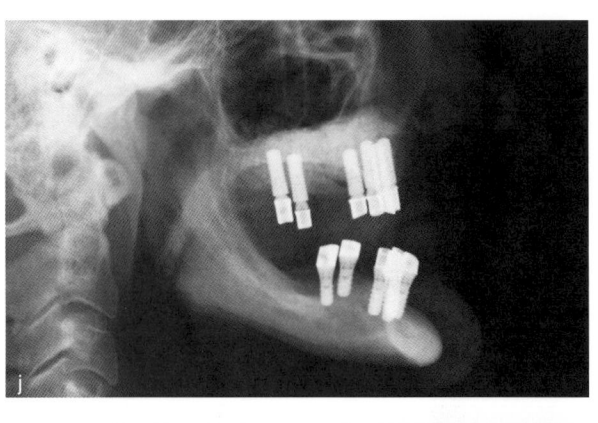

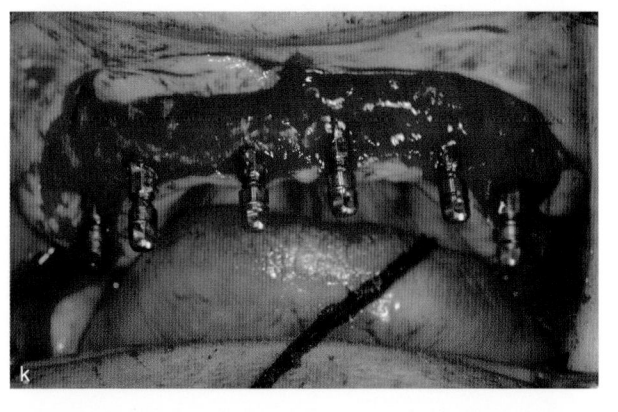

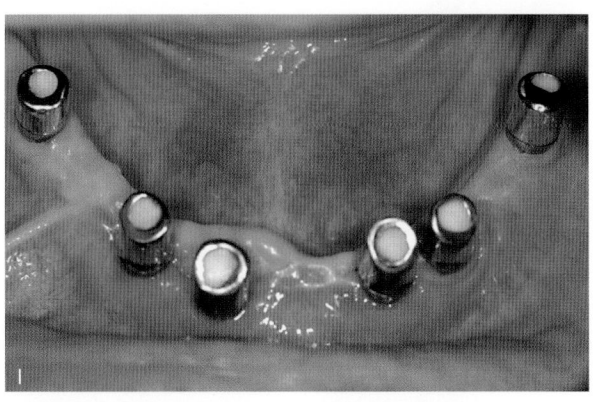

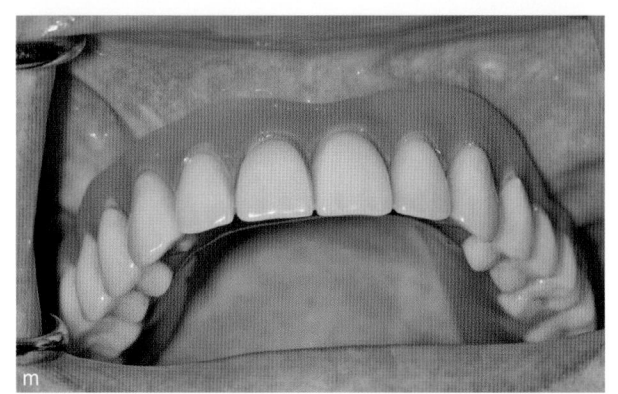

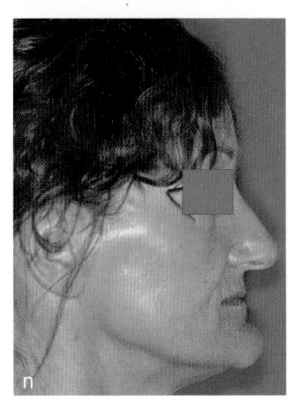

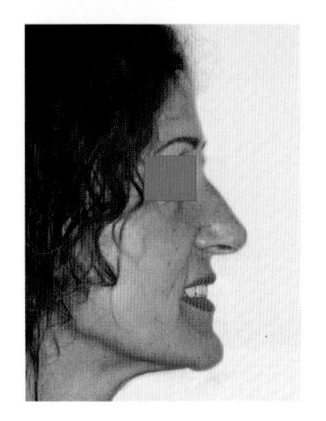

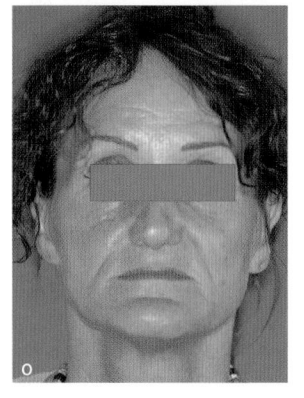

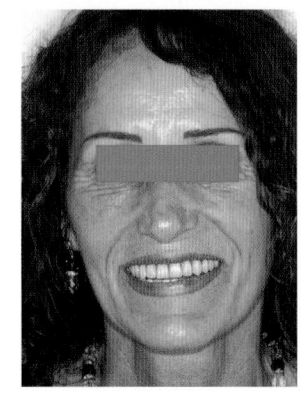

图14-3（续） i. 种植体植入术后3个月的全景片影像，口内情况为图14-3 。j. 种植体二期放置基台后的头颅侧位影像。k. 锥形内外冠作为上颌修复体的固位体。l. 下颌使用相同的固位体。m. 全科口腔医生M. Braun在上颌进行了过渡义齿修复。n. 术前和术后的侧面观。减少了假性前突和唇部得到舒展。o. 术前和术后面部视图。通过改善咬合高度和平滑下颌皱纹以及改善唇部丰满度，面部外观得到拉伸。

与面部其他部位相比显得过大。

所有这些情况都可以通过细致的牙列修复治疗来扭转。诸如永久化妆技术来拓宽唇缘范围、唇部注射、皮肤表面重塑、面部拉皮等美容措施不能从根本上解决问题，因此通常并不令人满意。这些措施最多只能在咬合修复后进行。

14.6　严重牙槽骨萎缩的牙科修复特点

在大多数情况下，对于牙槽骨萎缩的无牙颌患者，传统义齿不足以达到满意的恢复咀嚼功能的效果，通常需要进行牙种植和骨增量手术。

上颌

在上颌，口唇周围皮肤软组织的饱满需要支撑。这通常要求上颌前牙和后牙位于牙槽嵴的前方或颊侧，因为上颌的向心性萎缩使其相对于下颌来说过小。由于这种不利的上下颌骨前后向关系，没有种植体固定的传统活动义齿很容易脱落。即使在咬合完全平衡的情况下，义齿的脱落也会发生，尤其是在前伸和引导殆接触时，这会导致上颌前牙区牙槽嵴弯曲。进一步加剧上颌骨前牙区萎缩，形成类似橡皮的松软牙槽嵴。当下颌残余牙与上颌无牙颌软组织支持的全口义齿相遇时，这种影响在组合综合征中尤为明显（图14-4）。如果采用下颌的4颗种植体支持的固定种植修复与上颌的传统活动吸附性义齿相结合，则更有可能出现这种综合征。在这种情况下，牙槽骨萎缩有时会出现在上颌前牙区域，直至鼻

底，而侧面的牙槽突仍然存在。上颌义齿不合适的最后阶段通常是口腔黏膜发炎、慢性压疮和刺激性纤维瘤。只有通过牙槽突的骨增量才能真正有效地支撑嘴唇，在这种情况下，表情肌才能重新找到它们的天然附着点，并获得适当的张力。与牙齿的位置相比，牙槽突的体积和牙槽突的矢状位置对嘴唇的外观更为重要。

下颌

在下颌，牙槽骨萎缩加剧的问题最初是义齿对受到剪切力和牵拉力作用时固位稳定性差。如果不选择种植牙，可以通过降低口底高度和半厚皮瓣移植的方法，将活动义齿固位不佳这一问题消除，最少在仅15mm的下颌联合高度上保障下颌活动吸附性义齿的固位（在头颅侧位影像上）。这些手术被认为是牙槽嵴的相对增高，而骨增量则被认为是牙槽嵴的绝对增高。在采取这种软组织手术措施后，下颌义齿的固位通常会令人满意。不过，下颌义齿的固位效果无法与种植牙带来的舒适感相提并论。在修复手术前，绝对牙槽嵴增高的适应证是低于15mm。但是，如果没有种植牙，所有通过骨移植、覆盖和夹层截骨进行的绝对增高措施还是只能持续很短的时间，因为由于颌骨的持续萎缩，增高的骨量在几年内又会消失。只有将骨增量治疗措施与种植体相结合，才能真正阻止牙槽骨萎缩，这就是种植体的骨保护作用。下颌骨的这些特点使得嘴唇的外观更多的是取决于牙槽突，而不是牙齿的位置，因为面部表情肌在义齿的丙烯酸基托上找不到任何附着点。

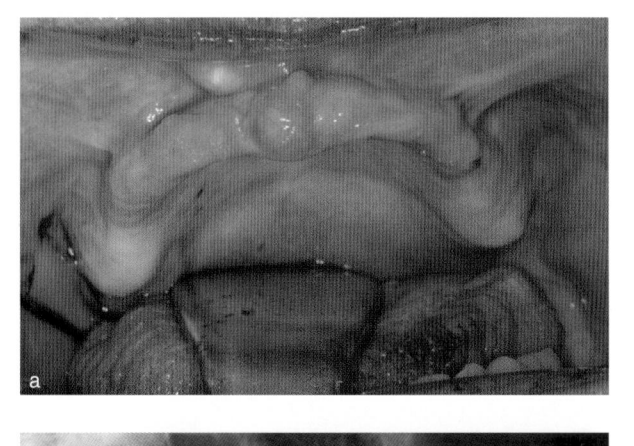
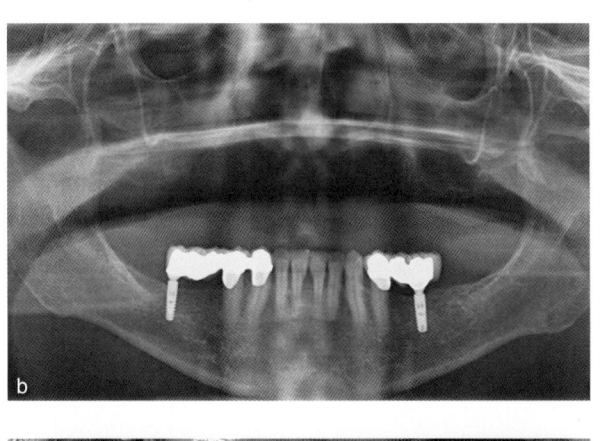
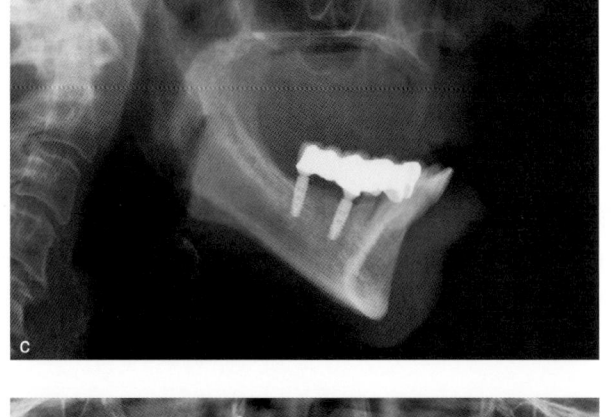
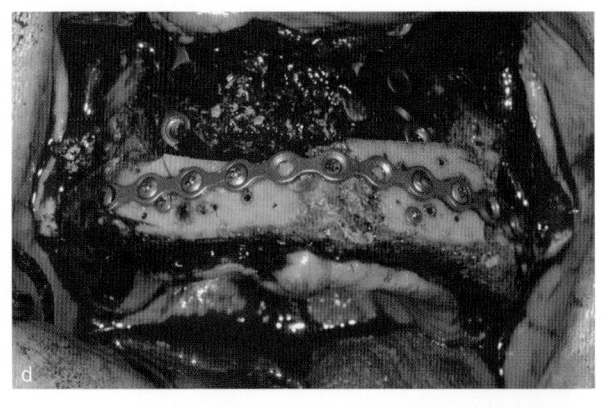
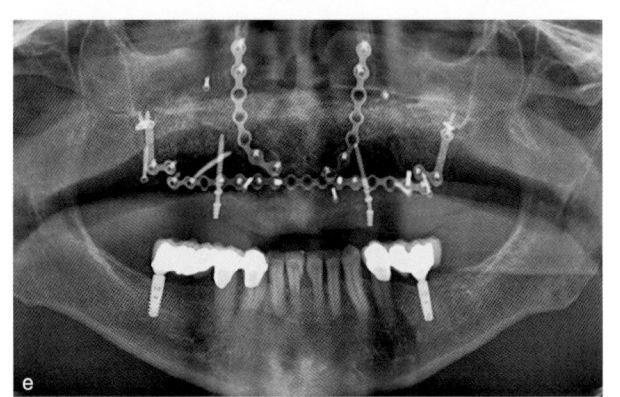
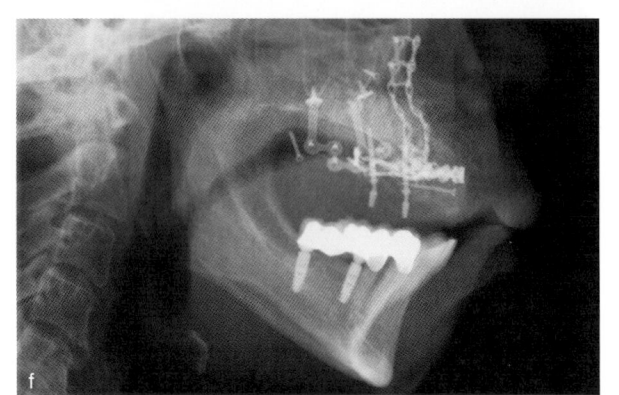

图14-4 一例上颌骨严重萎缩的种植体支持式固定义齿修复病例。a. 初始情况：一名59岁的女性患者，上颌骨前牙区松软牙槽嵴，义齿固位不佳。b. 全景片影像显示下颌骨几乎全口牙齿缺失导致组合综合征的情况。上颌骨前牙区严重萎缩，表现为局部骨溶解。上颌骨后牙区萎缩程度较轻。c. 头颅侧位影像，显示嘴唇下垂，上颌骨相对于下颌骨后移。d. 术中图像，显示Le Fort Ⅰ型夹层骨移植，并植入了骨替代材料。此外，在颊侧和前牙区运用自体髂骨块移植并进行固定。e. 骨增量后的全景片影像。可以看到2颗临时种植体用于稳定临时义齿的位置。f. 头颅侧位影像。上颌后缩已经消除。

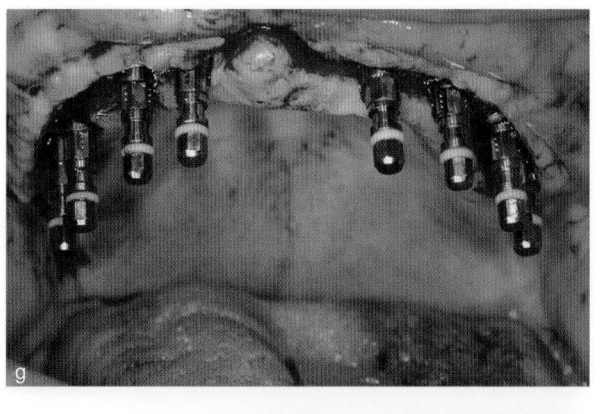
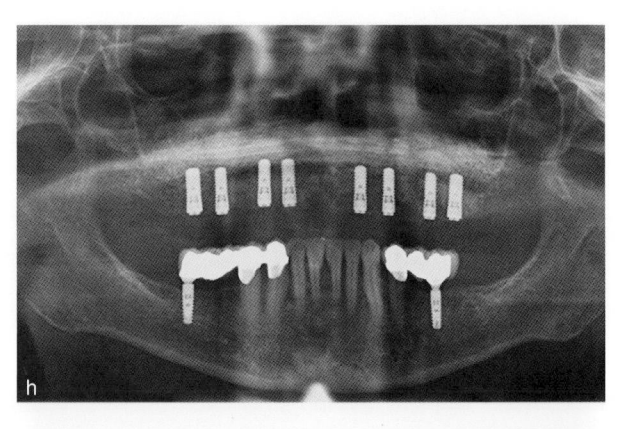
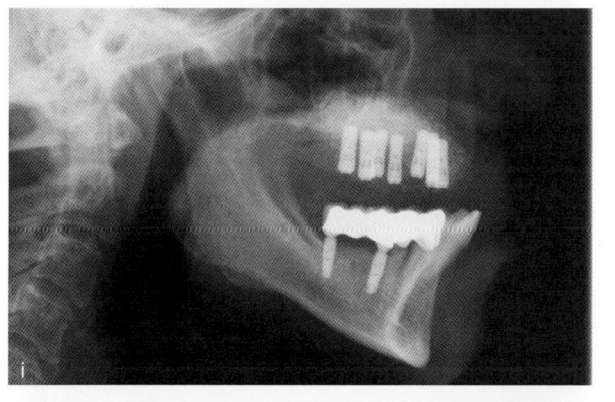
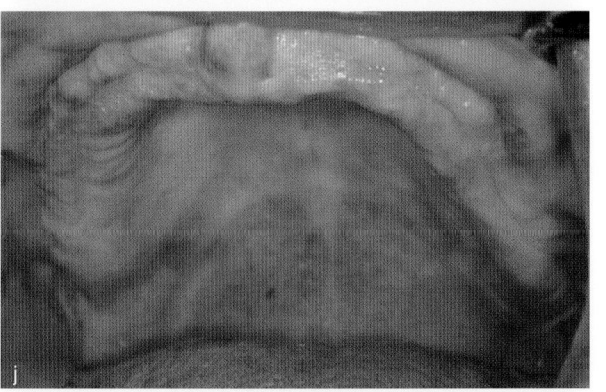
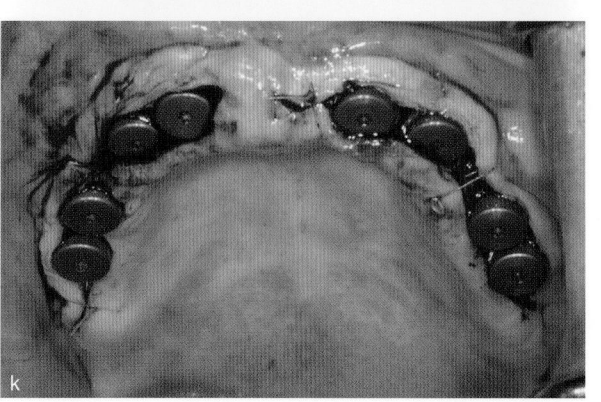
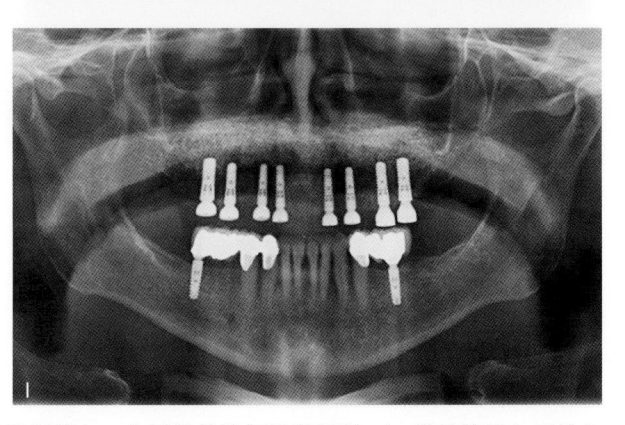

图14-4（续）　g. 距图14-4d的手术4个月后，多颗种植体平行植入，为后续的修复提供便利。h. 种植体植入后的全景片影像，呈平行排列。如果没有骨增量过程，由于天然上颌骨狭窄根方基底骨，种植体分布会发生分散（类似于一束花）。i. 种植体植入后的头颅侧位影像。j. 与图14-4a相比，在种植体二期手术之前，附着龈的量有显著改善。松软牙槽嵴已经从黏膜下内部进行"填充"。k. 由于在夹层骨移植过程中切口始终是在牙槽嵴正中，软组织从腭骨上分离，与外置法植骨获得的牙槽骨相比，种植体可以在正常牙萌出的位置进行植入，且不需要额外的软组织管理手术。l. 种植体暴露后的全景片影像显示到种植体颈部的骨水平。

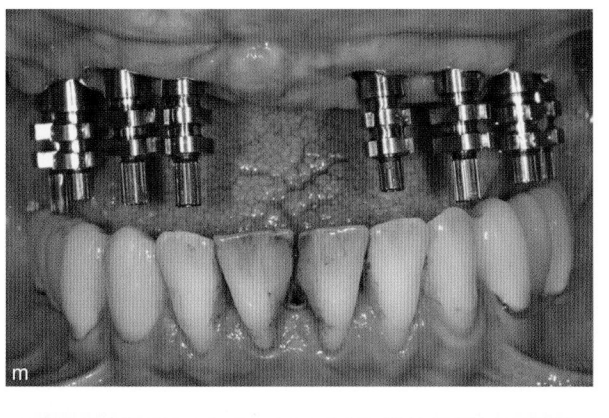
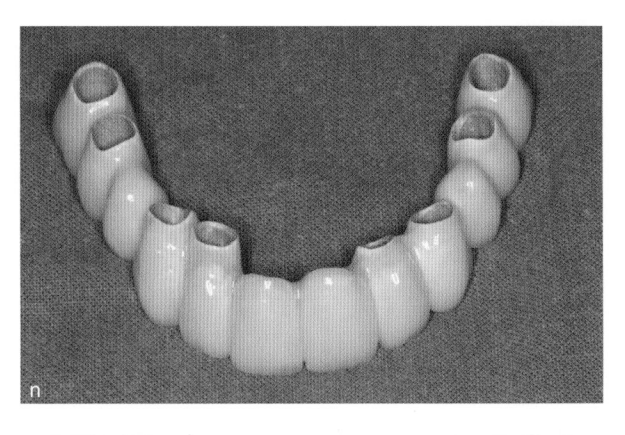

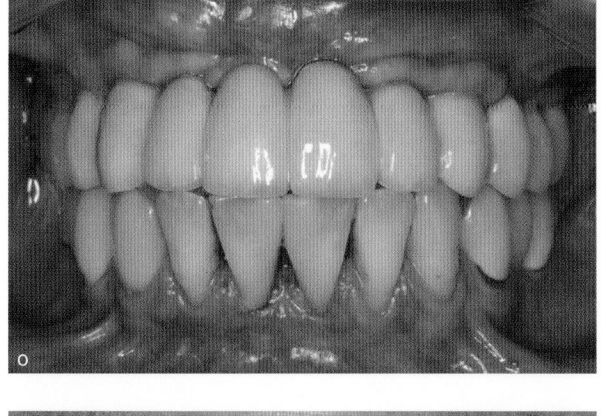
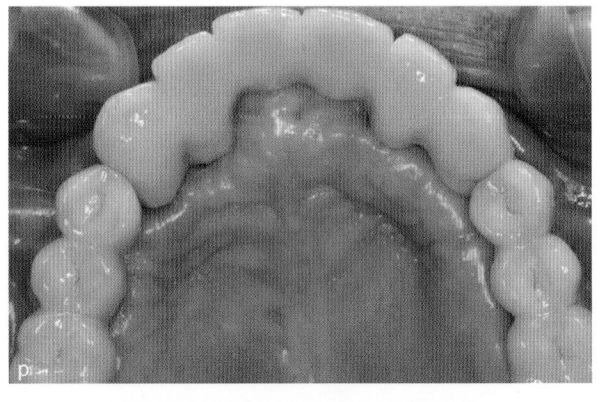

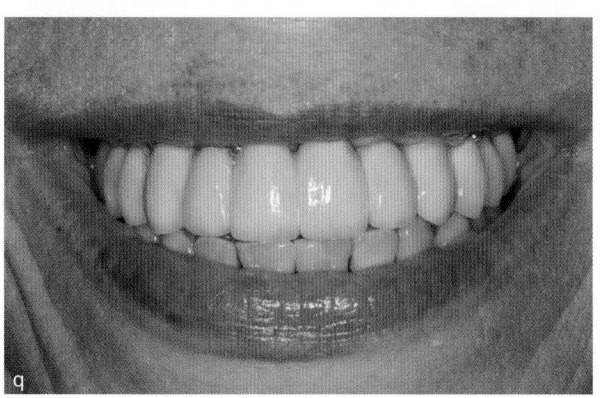
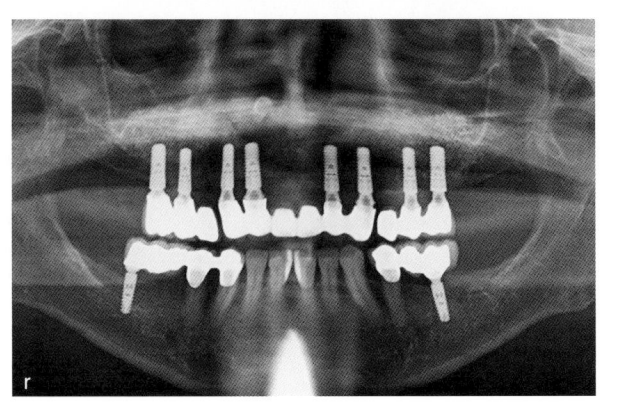

图14-4（续） m. 修复时，取模杆由于种植体植入位置直立排列而保持平行。印模材料的弹性变形很小，印模误差也会很小。因此，原则上，可以使用类似传统性印模石膏。n. 不带丙烯酸基托或义龈的冠桥技术固定修复体（由德国明斯特的J. Tetsch医生完成）。o. 术前极度萎缩的牙槽骨增量后固定义齿修复成功。从某种意义上说，牙槽骨已恢复到无牙颌状态之前。p. 义齿的咬合视图。q. 正面微笑照。r. 种植义齿修复术后1年的全景片影像无边缘骨吸收迹象。修复义齿再次进行了修改，使用了分段桥修复体。

萎缩下颌骨的一个特点是颏神经受到压迫而产生疼痛，因为在严重萎缩的过程中，颏孔几乎移位到牙槽嵴顶上。在这种情况下，由于义齿的压力而产生的慢性刺激和慢性疼痛综合征就会出现，只有通过骨增量手术治疗才能令人满意地消除这种症状。

下颌骨牙槽突严重萎缩的另一个特征是骨折风险骤增，尤其是在骨预备钻孔植入种植体时[14]。

14.7　步骤1：种植体支持式覆盖义齿与种植体支持式固定义齿的适应证区别

这种判断不同适应证主要是咀嚼性能和以前修复时的咀嚼习惯问题。评估患者以前的情况很重要。他们是否还有自己的牙齿？是否已经习惯了活动义齿？还是已经戴了很长时间的全口固定义齿？使用传统全口吸附性义齿或覆盖义齿的患者很可能会继续对活动修复的解决方案感到满意，但种植牙可以实现腭部无基托。一直有自己的天然牙并且直到最近还能进行较好咀嚼功能的患者可能会对活动修复感到失望，即使活动修复可能只是作为一种临时解决方案，对于这些患者更有可能接受种植固定义齿。

患者实际年龄、与年龄相关的口腔卫生维护能力以及参与社会活动的愿望，如在同伴面前吃难以咀嚼的食物，也会影响到治疗决定。这里没有明确的界限，但对于80岁以上的老年人来说，至少应该认真地考虑覆盖义齿。不过，还需要提到的是，覆盖义齿在卫生方面也有缺点，因为覆盖义齿的组织面较难清洁，而且由于念珠菌的覆盖生长，覆盖的黏膜区域往往会出现严重的难治性义齿口炎。

然而，选择种植体支持覆盖义齿还是种植体支持式固定义齿的决定性因素还是对咀嚼能力的渴望。首先可以询问牙槽骨萎缩的无牙颌患者目前能吃什么？然后再询问他们希望能咀嚼什么？如果患者对咀嚼功能没有更多的要求，那么治疗的方向就会倾向于下颌2颗种植体支持保持固位力的下颌活动覆盖义齿，以及上颌尖牙和第一磨牙位置植入4颗种植体支持的无腭侧基托的覆盖义齿（图14-5）。在这种情况下，上颌窦底提升也可以实现安全稳定，与在双侧上颌窦前壁之间的区域植入4颗种植体支持的覆盖义齿相比有很多优势，因为后者需要一个宽大的后牙区的义齿基托来吸收倾斜力矩。根据德国口腔种植协会（DGI）的指南，在上颌仅植入2颗种植体是不够的。在一项前瞻性研究中：与传统的全口义齿相比，用4颗微型种植体固位的覆盖义齿并没有提高咀嚼能力，而只是稳定了义齿的位置[15]。种植体固位或支持式修复体应建议上下牙弓上同时使用，下颌至少使用2颗种植体，上颌至少使用4颗种植体。如果出于成本考虑，只在下颌进行种植修复，则有可能出现组合综合征，即由于上颌前部的咬合力较强，导致上颌前部萎缩加重，形成松软牙槽嵴。直接承受咀嚼力的基台应该像剪刀一样，在关节两侧的力量大致相同，这样才能有效地挤压食物。

覆盖义齿的咀嚼舒适度无法与天然牙列相比。如果想咬碎面包皮和苹果，或者吃坚硬的肉类，就需要付出更多的努力。因此，种植修复设计是在下颌至少4颗种植体和上颌至少4颗（最好是6颗）种植体上安装固定或活动的种植义齿。

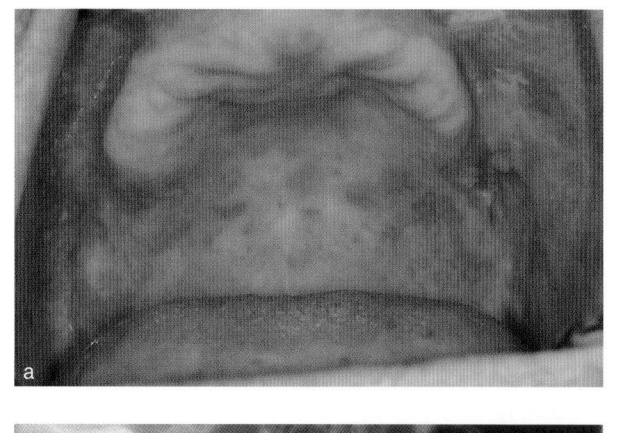
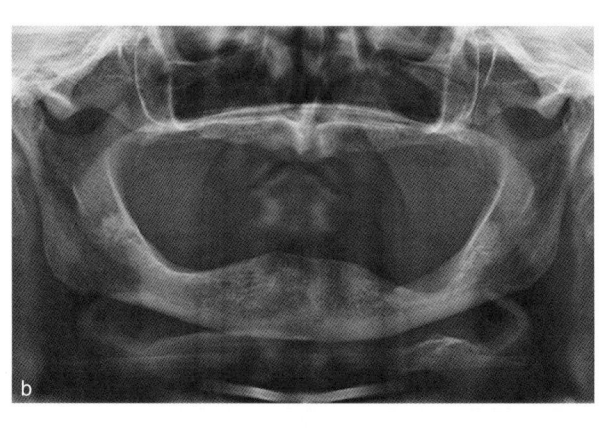
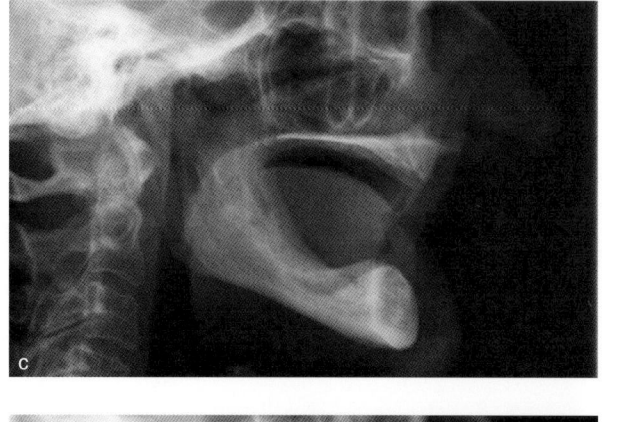
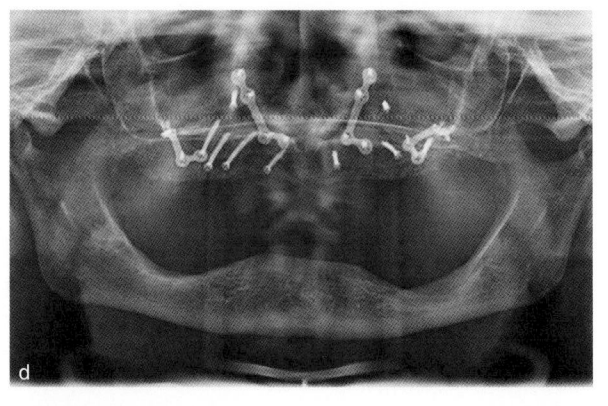
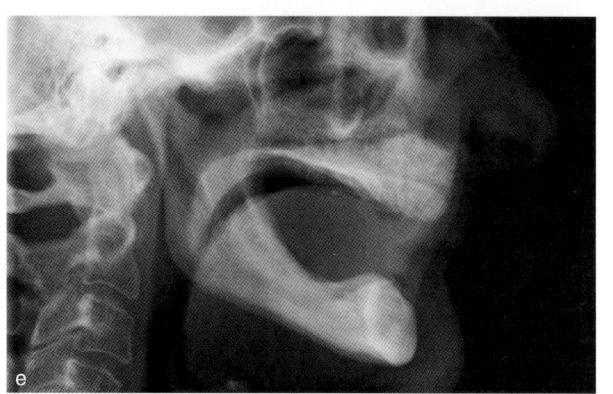
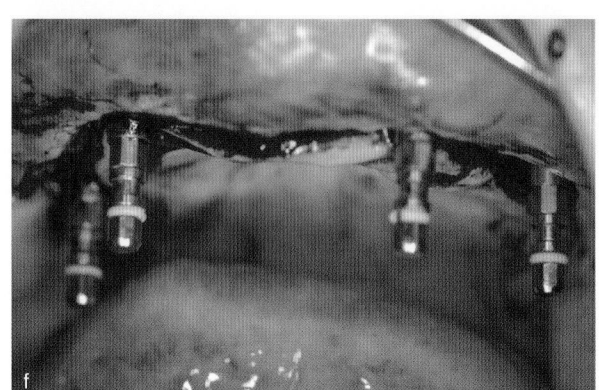

图14-5 种植体支持式覆盖义齿的治疗步骤。a. 初始情况：74岁女性患者上颌骨萎缩，义齿固位力差。b. 全景片影像显示上颌骨牙槽突的Cawood V级萎缩。c. 头颅侧位影像显示下颌骨联合处相对丰富的骨量。d. Le Fort Ⅰ三明治式植骨后的全景片影像。e. 骨增量后的头颅侧位影像显示骨量增加。f. 距图14-5d的手术4个月后，进行种植体植入。携带体显示种植体的植入方向平行排列，利于修复。

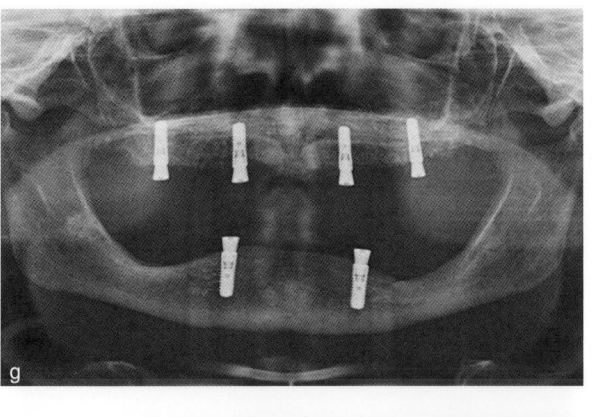
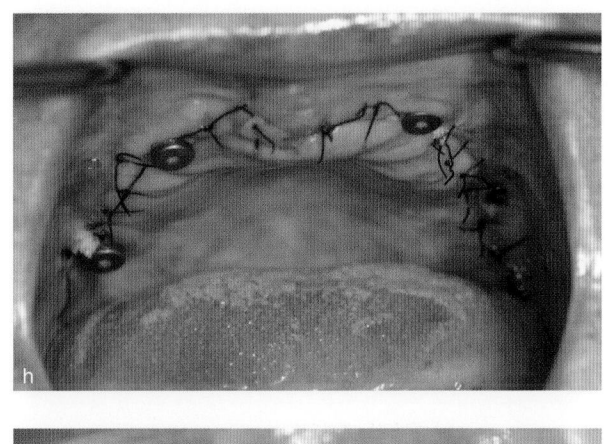

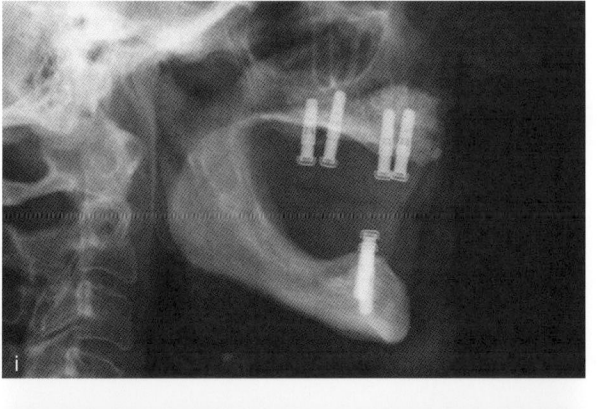
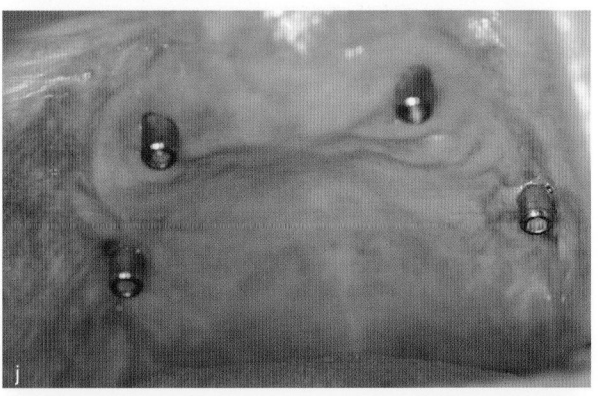

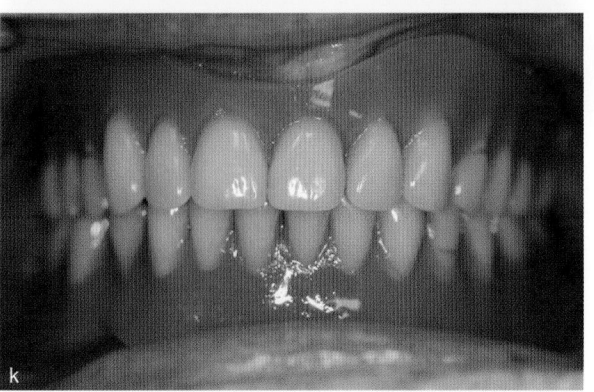
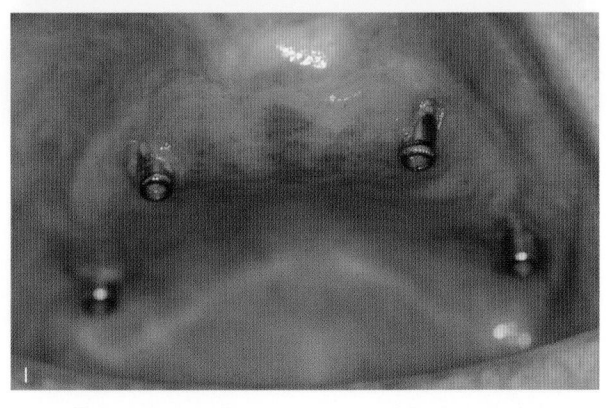

图14-5（续）　g. 全景片影像显示了种植体在全口义齿修复中的推荐数量和位置。h. 由于切口总是在牙槽嵴正中位置，且与贴附式骨移植不同，黏膜没有侧向位移（减张牵拉），种植体可在原始植入位置上二期穿龈，不需要做软组织增量管理。i. 头颅侧位影像显示了和谐的唇部轮廓和种植体对骨增量后充足骨质的利用，具有良好分布的前后向基台位置。j. 由于前后向基台分布较分散，支撑多边形较大。k. 种植体支持式覆盖义齿修复（由德国卡塞尔的Stephan Heine医生完成）。l. 10年后的照片显示了修复的稳定性，但也暴露出了覆盖义齿下典型的黏膜发红现象。这是由念珠菌引起的义齿口腔炎，由于义齿组织面无法冲洗，所以这些真菌大多生长在义齿组织面和义齿下方的黏膜。

14.8 步骤2：种植体支持式固定或活动义齿的适应证区别

就种植体支持式的活动义齿和固定义齿而言，骨增量的目标充其量是为种植体的骨整合创造足够的骨量。实际的组织替代由丙烯酸义齿基托达到。"All-on-4"解决方案与活动义齿不同之处在于前者的修复体边缘必须在笑线的根方，因为丙烯酸义齿的过渡线必须隐藏在嘴唇后方。为了实现这一点，要么必须有明显的牙槽骨萎缩，要么必须激进地切除一部分牙槽骨来创造条件。这不是一种对组织友好的手术，也不能弥补种植即刻负重的优势。这就是为什么"All-on-4"解决方案应该在咨询中说明其不足的原因。从微创的角度来看，这通常不是一种好的选择。更符合生理学的是活动义齿，它通过颊侧丙烯酸基托将过渡区域抬高到笑线根方，然后可以保留唇侧基托后面骨的全部高度。活动义齿通常固定在中切牙、尖牙和第一磨牙位置上，通过上颌窦底提升和颌骨前牙区骨劈开或骨块移植增宽牙槽嵴，使用杆或套筒冠作为连接元件（图14-6）。这种义齿感觉像患者自己的牙齿，并且可以实现完全的咀嚼功能。一些修复科医生不希望在中切牙位置上植入种植体，因为如果位置不利，可能会影响义齿的美学形态。然而，这是一个正确的种植体植入位置，如果有必要，应通过骨增量来进行。与后牙区种植相比，在中切牙位置上植入种植体的优势是种植体位于中切牙位置，起着全口义齿咬合平衡的作用。全牙弓种植体支持的情况下，修复体可以变得更轻、更精致，因此比后牙种植体支持的延伸至前牙区的修复体更舒适。此外，还有一种选择是根据骨质情况在侧切牙、第一前磨牙和第一磨牙位置植入种植体。

除上述需要说明的活动义齿外，还有一种冠桥技术的固定义齿（图14-7）。如果希望使用冠桥技术固定义齿，骨组织不仅要提供骨整合的条件，还要为种植体提供自然的外形，包括为附着龈提供相应的支持（粉色美学）。在这种修复方式中，牙冠的外形是在患者自己的牙龈内形成的。这就意味着对种植体位置的精确度要求更高，与活动义齿相比，在增加骨量方面需要付出更多的努力。因为在活动义齿中，树脂基托可以起到很大的补偿作用。理想情况下，在双侧中切牙、尖牙、第一前磨牙和第一磨牙的位置植入8颗种植体（图14-7）。然后，可以用4个适合修复的局部短桥体进行修复，由于桥体支架应力较小，局部短桥体比大跨度义齿更容易制作。在下颌双侧尖牙、第一前磨牙和第一磨牙位置植入6颗种植体，然后也用3个短桥体进行修复。也可以在6颗种植体上制作局部固定义齿长桥修复体，可中间将修复体一分为二。牙冠和桥体修复技术中固定修复的关键在于牙冠的长度，以及在牙槽嵴后缩的情况下牙冠的前倾度。在垂直向

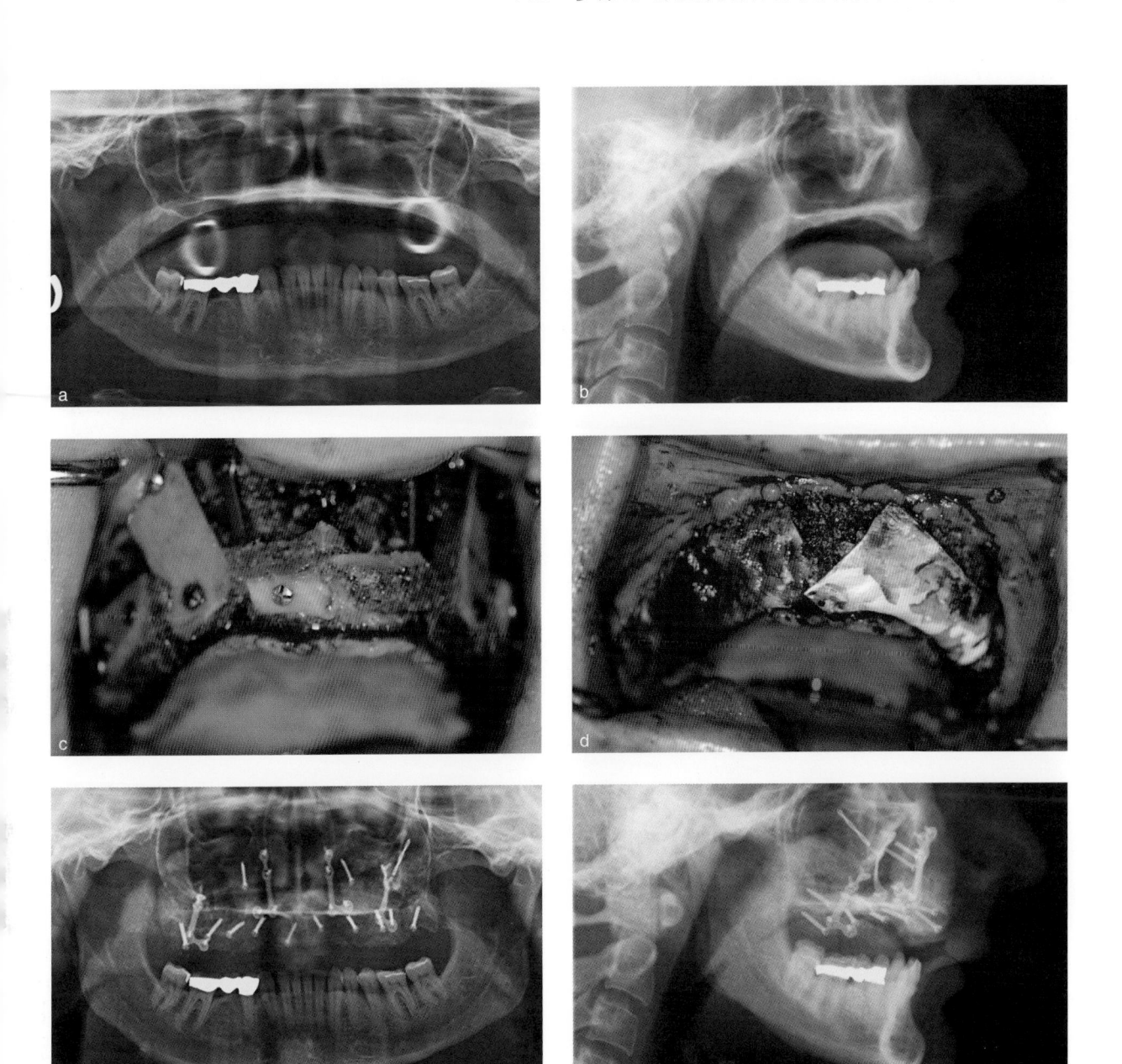

图14-6 上颌6颗种植体支持的可摘式修复。a. 初始情况：33岁女性患者，上颌无牙颌骨质萎缩Cawood Ⅴ级（由于不可摘耳环引起的伪影）。b. 头颅侧位影像显示明显的上颌骨质萎缩但无后缩。c. 术中影像。Le Fort Ⅰ型夹层骨移植，使用髂骨嵴自体皮质骨构建框架。d. 骨切开间隙和所有其他腔隙都填充自体骨/骨粉混合物，以减少采集髂骨。e. 骨增量后的全景片影像。f. 骨增量后的头颅侧位影像。

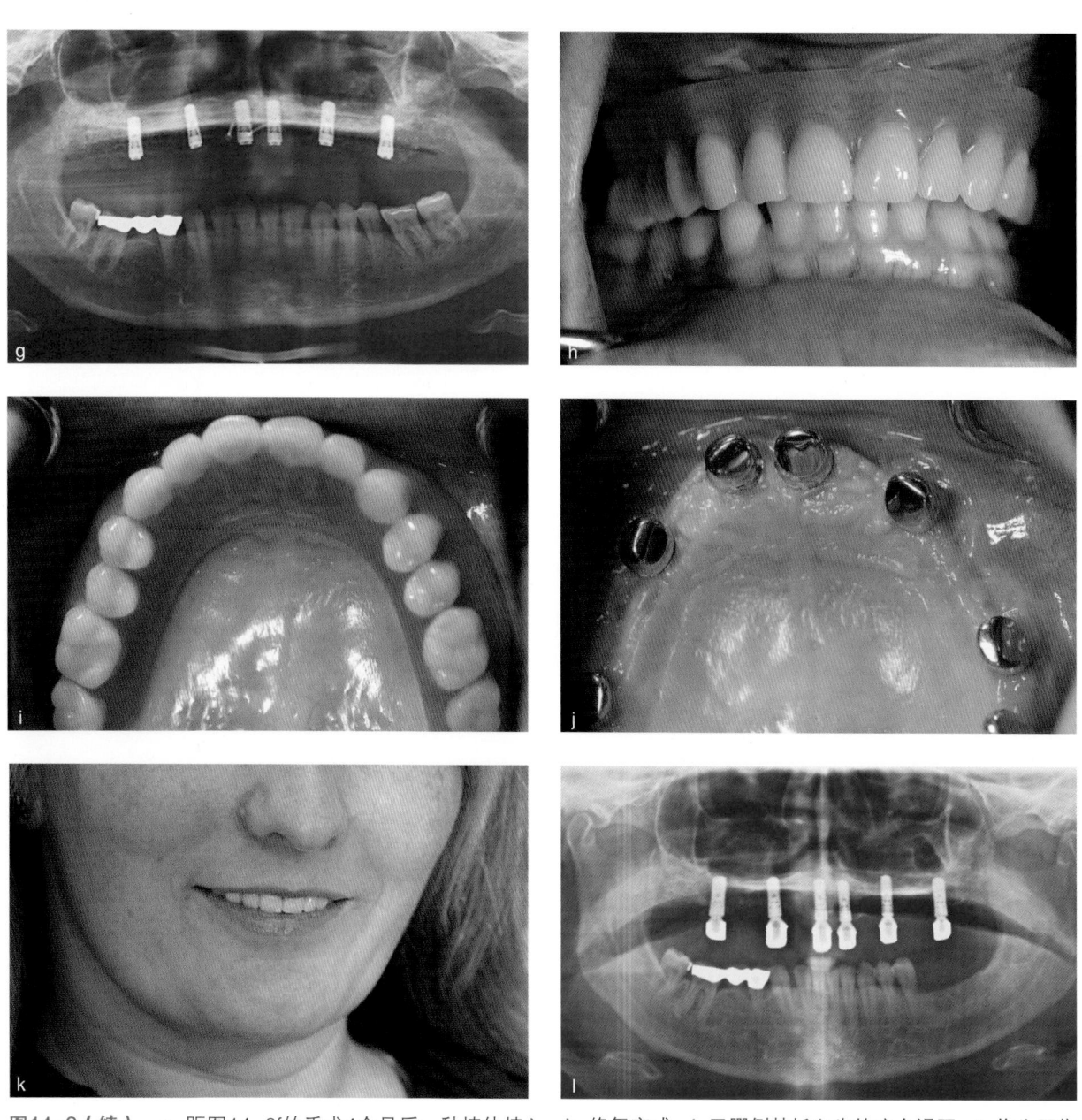

图14-6（续） g. 距图14-6f的手术4个月后，种植体植入。h. 修复完成。i. 无腭侧基托义齿的咬合视图。j. 作为固位体的套筒冠。k. 通过骨增量创造的协调微笑外观。l. 术后5年的全景片影像。

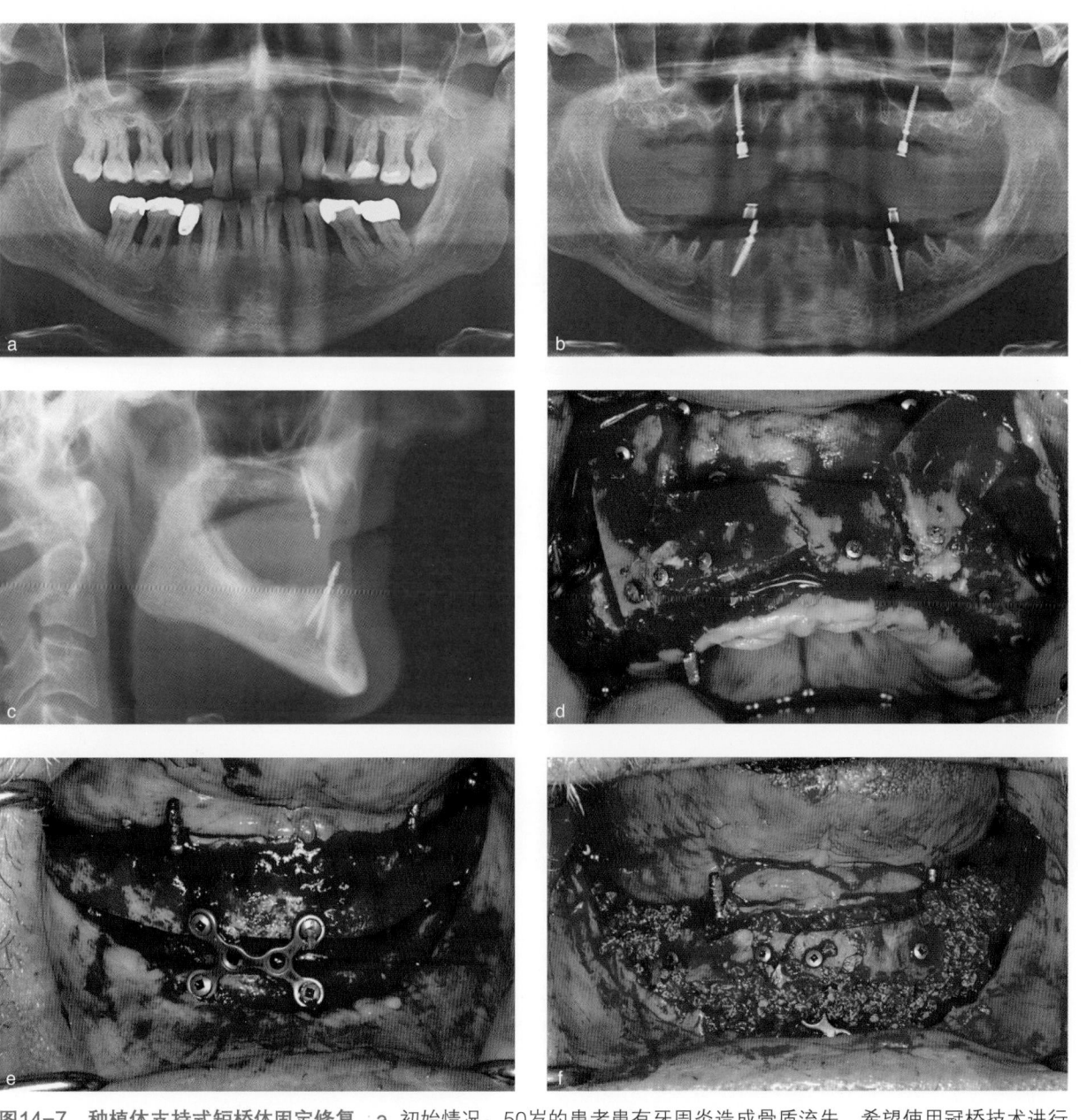

图14-7 种植体支持式短桥体固定修复。a. 初始情况：50岁的患者患有牙周炎造成骨质流失，希望使用冠桥技术进行固定修复。由于牙周炎导致的牙槽嵴高度丧失7~10mm。**b.** 拔牙后的全景片影像；临时种植体（Nobel Biocare IPI）为不习惯全口义齿的患者固定临时义齿。**c.** 拔牙后3个月的头颅侧位影像显示上下颌骨Cawood IV级嵴顶骨缺失。**d.** 术中图像显示使用自体髂骨移植构建框架，扩宽牙槽嵴并同期填补间隙。**e.** 下颌骨中的夹层骨移植。**f.** 下颌骨中，间隙填充自体骨/骨粉混合物。

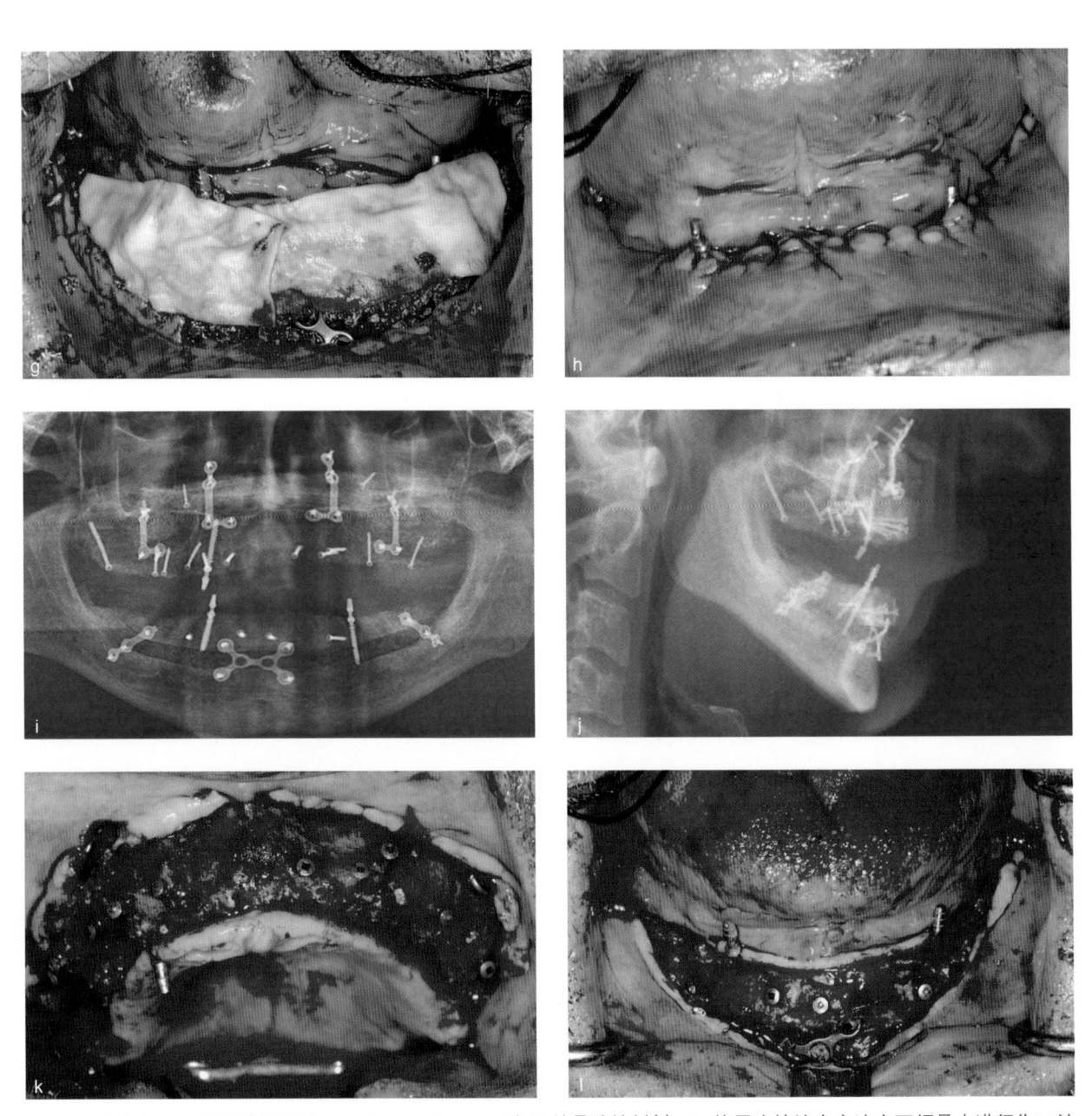

图14-7（续） g. 使用胶原膜（Bio-Gide，Geistlich）覆盖骨移植材料。h. 使用连续缝合方法在下颌骨中进行伤口关闭。i. 上下颌垂直向骨增量后的全景片影像。j. 垂直向骨增量后的头颅侧位影像，上颌骨高度增加约10mm，下颌骨高度增加约7mm。k. 距图14-7h的手术4个月后在上颌骨中去除固定材料。l. 在下颌骨中去除固定材料。

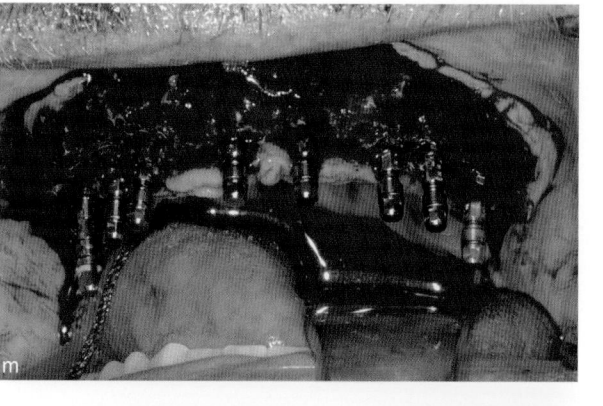

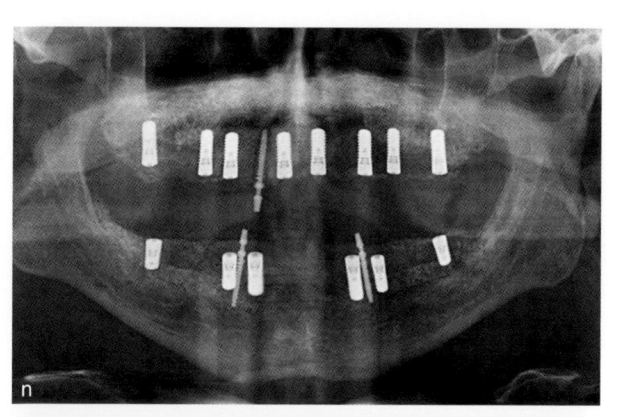

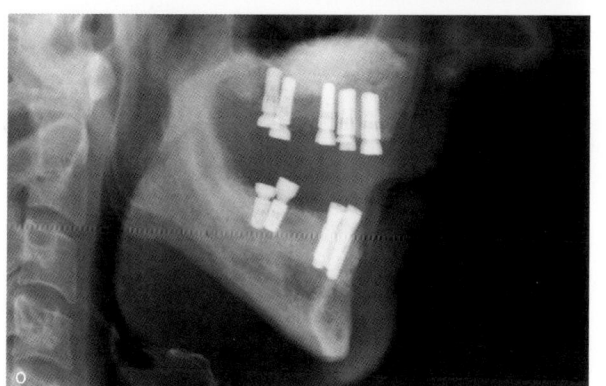

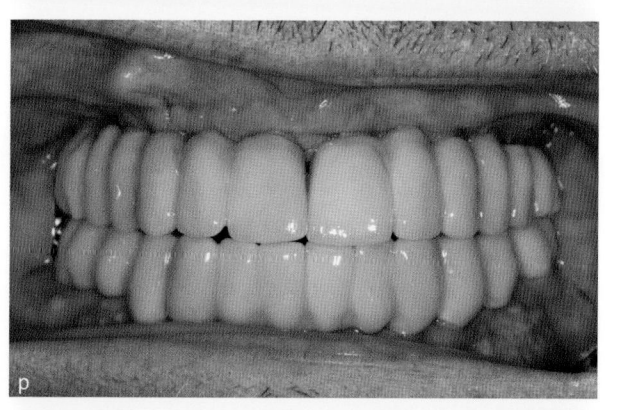

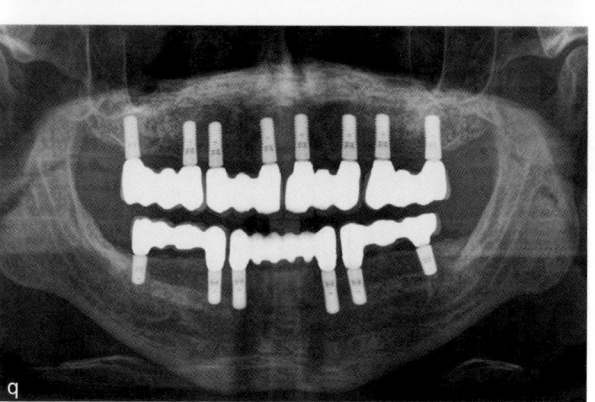

图14-7（续）　m. 由于设计进行冠桥修复，种植体植入位置只有很小的容错机会。n. 种植体植入后的全景片影像。
o. 种植体植入后的头颅侧位影像。p. 修复完成（C. Schmieder，Eggersdorf）。q. 全景片影像显示有7颗种植体支持
的短桥体分段桥固定修复。

骨质丧失的情况下，很快就会出现长长的"马牙"，因为很少有患者在最后一颗恒牙脱落时没有出现垂直向骨量丧失。换句话说，在与患者一起决定使用冠桥技术进行固定修复时，应在术前进行患者教育中讨论垂直向骨增量的问题。

14.9 步骤3：根据垂直向骨增量的利弊进行不同的适应证判断

选择冠桥技术中的固定义齿并进行垂直向骨增量也要考虑年龄问题，因为年轻患者对自己牙齿的咀嚼舒适度记忆犹新，而且可以预期义齿的使用寿命很长，意味着患者认为高支出是合理的。选择活动修复体还是固定修复体不仅是患者的意愿问题，还与解剖条件以及未来几年的口腔卫生维护能力有关。如果患者希望在牙冠桥体修复技术中使用固定修复体，那么就应该询问患者的意愿，以便了解由此产生的骨增量需求。

如果因此需要进行骨增量，则应明确骨来源的问题。例如，行走不便的患者禁止采集髂骨。应询问患者是否愿意从骨库中接受已故或在世捐献者的骨移植，以及是否愿意为此承担额外费用。

目标明确后，要检查患者是否具备手术的先决条件。仔细审查病史，检查是否存在使用双膦酸盐等骨增量的主要禁忌证。向患者指出吸烟和糖尿病等风险因素。然后，检查患者接受全身麻醉的能力。最后，通过估算来明确总费用。

对无牙颌的上颌骨和下颌骨进行垂直向骨增量具有很多优势。除了完美的种植体定位和通过下颌前部水平向骨增量补偿假性颌骨畸形外，Le Fort间隙植骨还能在牙槽骨水平上支撑嘴唇，支撑鼻旁皮肤，使鼻唇沟变浅。由于鼻脊柱处的骨质得到更好的支撑，鼻尖随之抬高，这使得患者看起来更年轻、更有魅力。在下颌骨，可以通过三明治式夹层骨移植来抬高牙槽嵴。这样做的好处是，颏肌会自动找到更靠前的附着点。随后下颌牙外露减少，颏下垂消失。此外，下唇在牙槽突水平获得支撑，通过面部表情肌的附着点展开，并随着上唇褶皱变得更平坦而面下部变得更丰满。

当然，这种变美肯定是有代价的。首先，患者需要住院，并在全身麻醉的情况下进行手术，包括髂骨采集，一个牙弓需要2小时，两个牙弓大约需要3小时。因此，活动义齿的不同适应证主要取决于患者是否愿意和有能力接受手术，以及对手术费用的接受度。

根据作者的经验，髂骨块或颅骨移植等外置性骨移植等选择性的骨增量技术只能在特殊情况下使用。与外置法植骨相比，三明治式植骨技术有无数的优点，但在技术上比外置法植骨更难操作。

14.10 极度颌骨萎缩

极度骨萎缩的下颌骨就是这样一种特殊情况，尤其是存在骨质疏松症的情况时，在切开下颌骨进行骨劈开技术植骨或备孔植入种植体时有骨折的风险（图14-8）。虽然第一批短种植体研究就是在极度萎缩的下颌骨前牙区进行的，但研究表明，在双侧颏孔间区域进行短种植体植入可以获得良好的长期效果[16]，但对严重萎缩的下颌骨进行骨增量治疗还是很有必要的。根据不同的研究，在这种萎缩程度的情况下，种植体钻孔导致骨折的概率约为2%[17]。这种骨折由于缺乏可重新连接的断面而难以进行骨折固定治疗，应尽量避免。如果双侧下颌弓骨折，甚至有可能因舌后坠和气道塌陷导致呼吸困难而危及生命。因此，为了预防骨折，一定要进行骨增量。手术中的失误，如截骨时的切口应力过大或凿子插入过猛，都会导致骨折。而相反地，即使是8mm的下颌骨，如果操作谨慎，也可以通过三明治式植骨技术进行治疗，与外置法植骨或下颌下缘增高相比具有巨大优势。

在极度萎缩的下颌骨进行骨增量的另一个常见原因是疼痛，甚至是与下牙槽神经暴露有关的慢性疼痛综合征。随着下颌骨萎缩程度的增加，

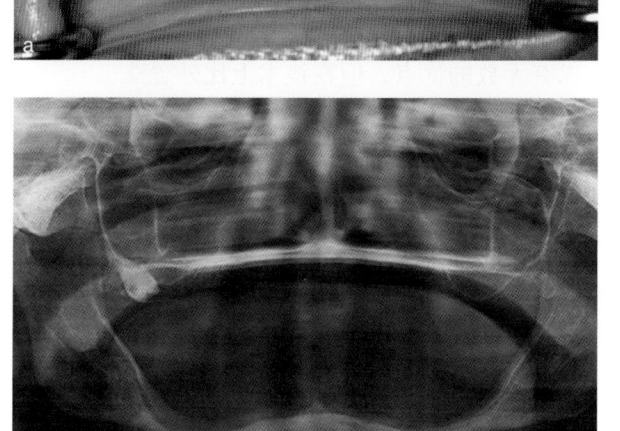

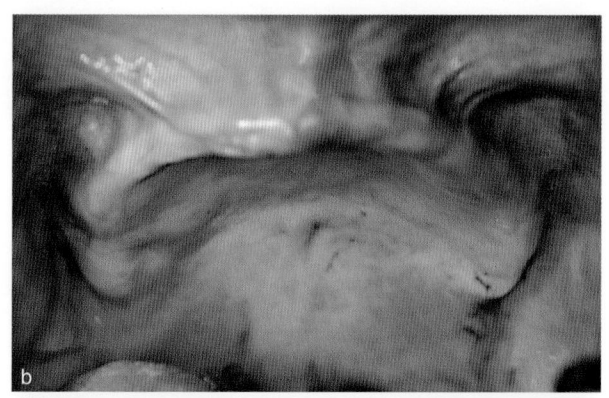

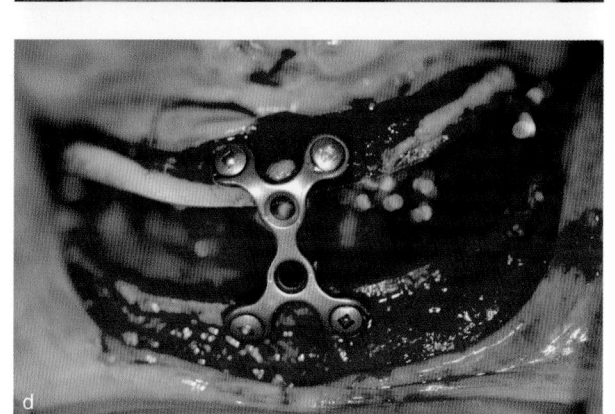

图14-8　通过间隙植骨治疗Cawood Ⅵ级骨萎缩。a. 69岁女性患者上下颌存在明显牙槽骨萎缩的初始情况。下颌牙槽嵴位于口底的下方，没有剩余的附着龈。右侧第一磨牙区域由于长期压力集中导致黏膜纤维化。b. 上颌骨同样严重萎缩。c. 全景片影像显示8mm的下颌骨联合高度。d. 术中图像，下颌骨颏孔区间水平向骨切开。

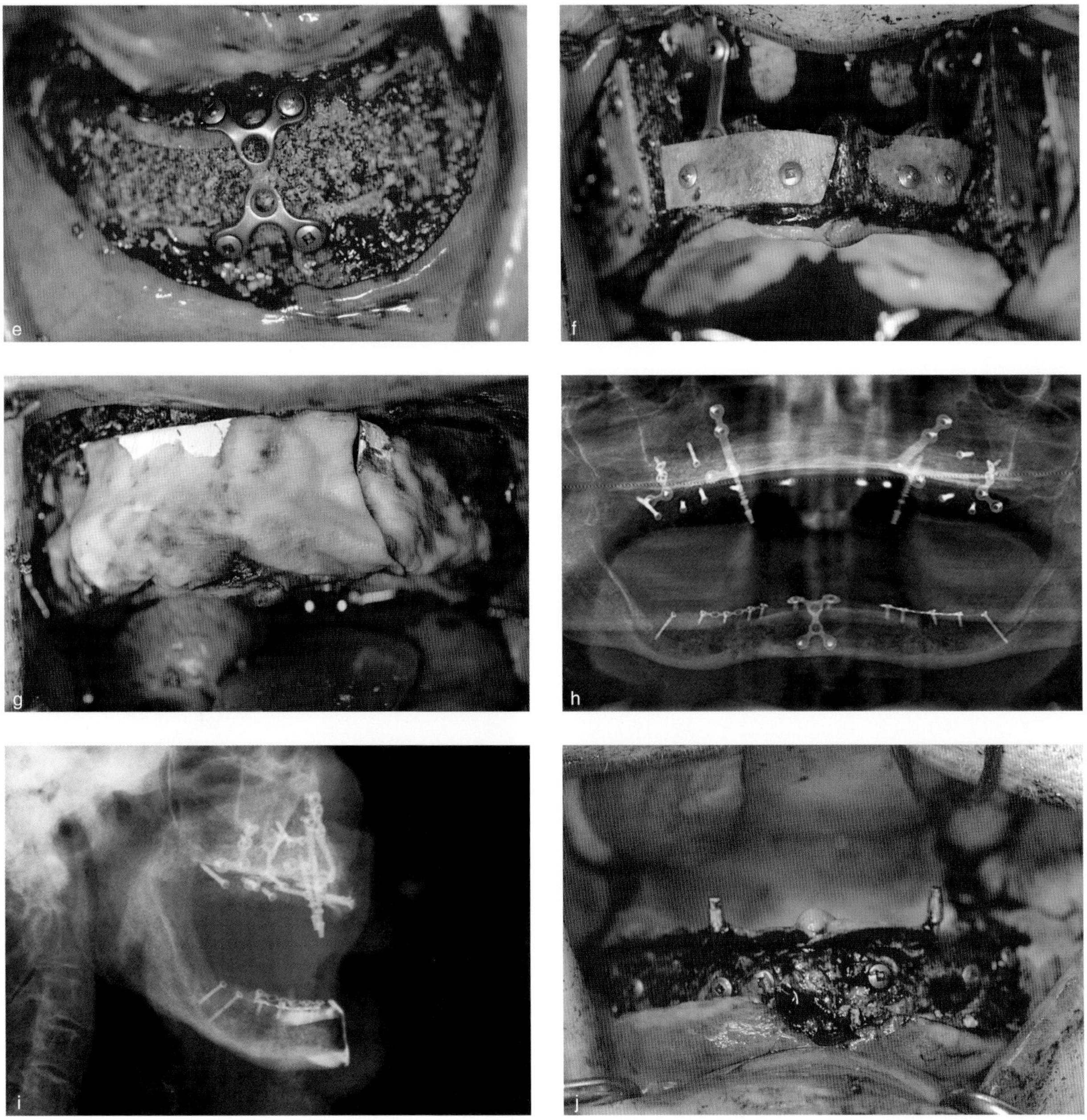

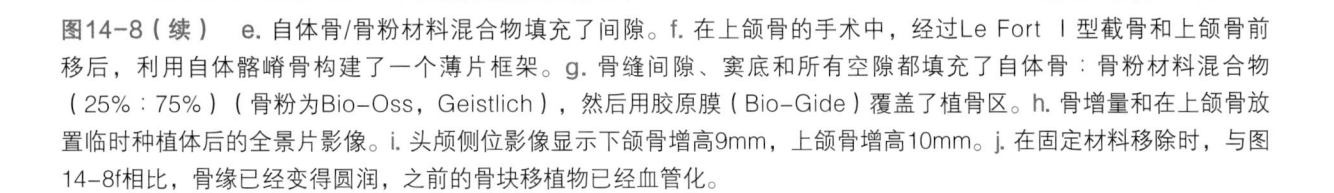

图14-8（续） e. 自体骨/骨粉材料混合物填充了间隙。f. 在上颌骨的手术中，经过Le Fort Ⅰ型截骨和上颌骨前移后，利用自体髂嵴骨构建了一个薄片框架。g. 骨缝间隙、窦底和所有空隙都填充了自体骨：骨粉材料混合物（25%：75%）（骨粉为Bio-Oss，Geistlich），然后用胶原膜（Bio-Gide）覆盖了植骨区。h. 骨增量和在上颌骨放置临时种植体后的全景片影像。i. 头颅侧位影像显示下颌骨增高9mm，上颌骨增高10mm。j. 在固定材料移除时，与图14-8f相比，骨缘已经变得圆润，之前的骨块移植物已经血管化。

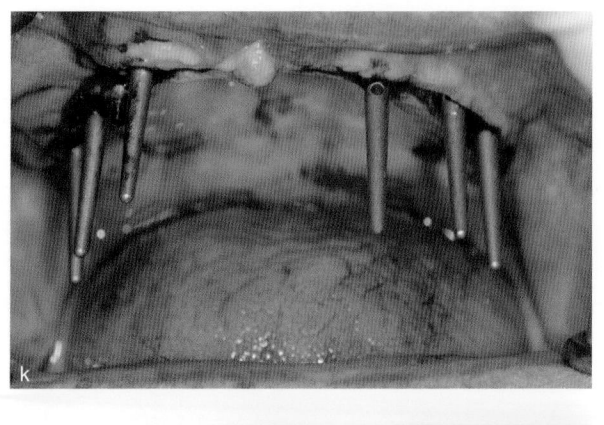
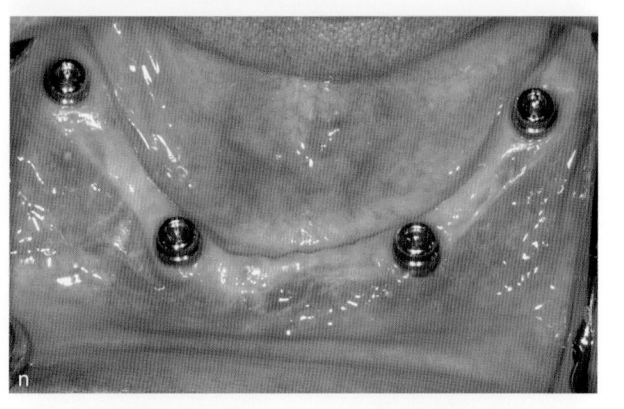
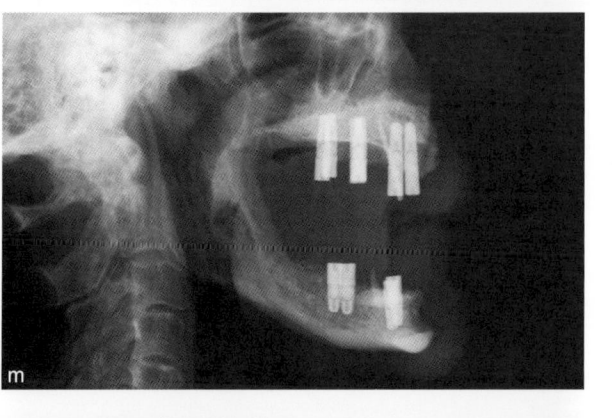
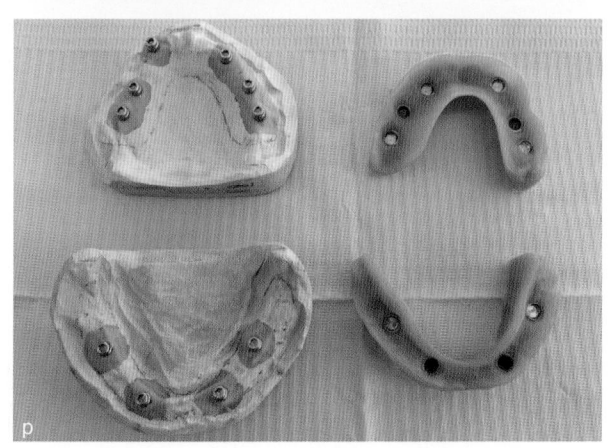
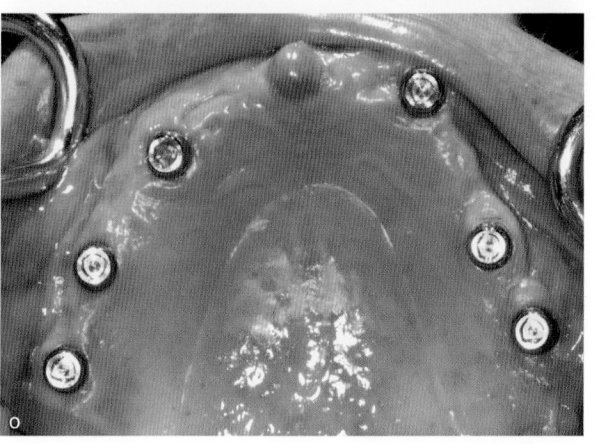

图14-8（续）　k. 指示杆显示上颌种植体备洞的平行度良好，能适应义齿的排列。l. 种植体二期暴露后的全景片影像。此时，最后一个临时种植体（位于上颌右侧第一前磨牙位置）也被移除。m. 种植体二期暴露后的头颅侧位影像。n. 下颌的Locator基台（J. Schwalm博士，Schwalmstadt）。与图14-8a不进行软组织管理相比，附着龈能自发恢复令人惊喜。o. 上颌修复的Locator基台。p. 修复体制作。

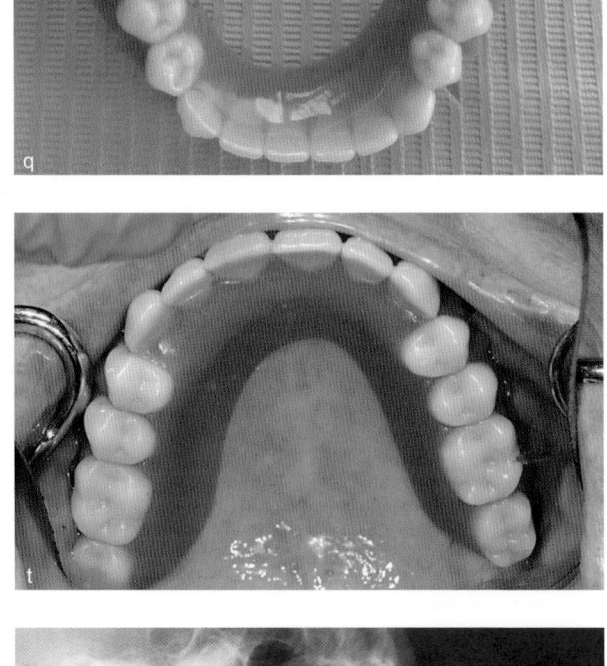

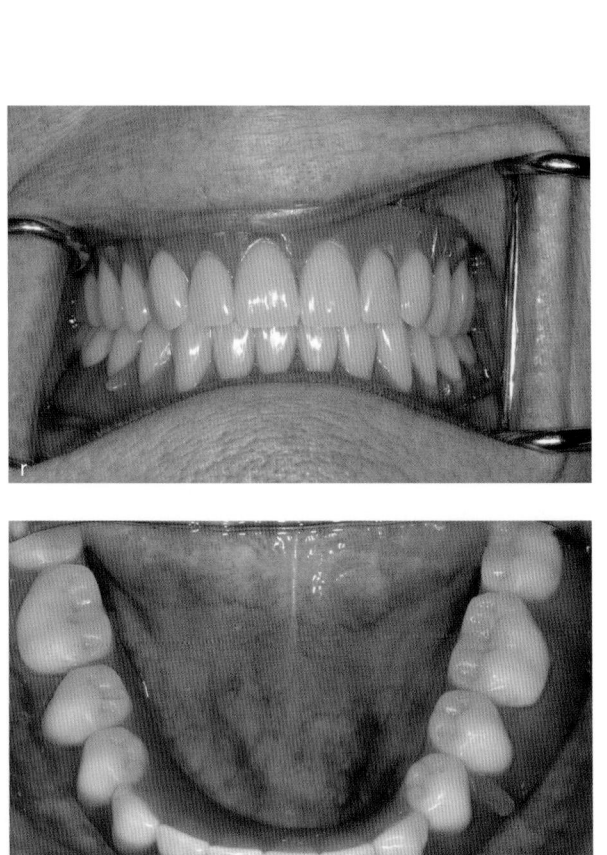

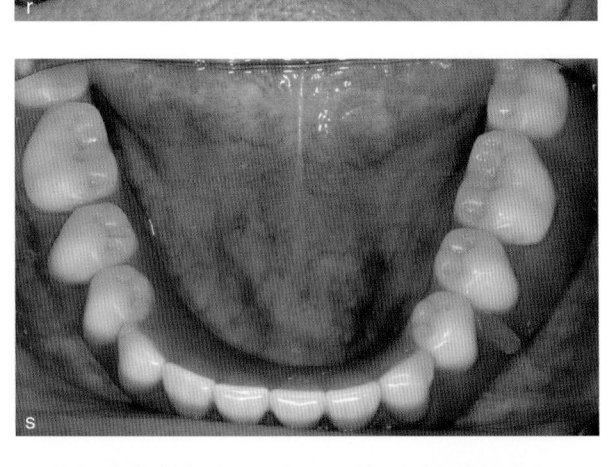

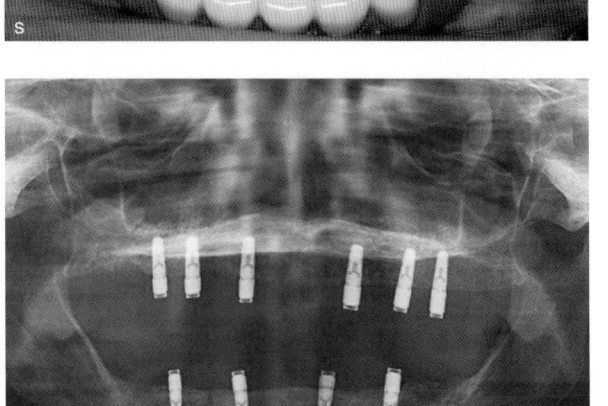

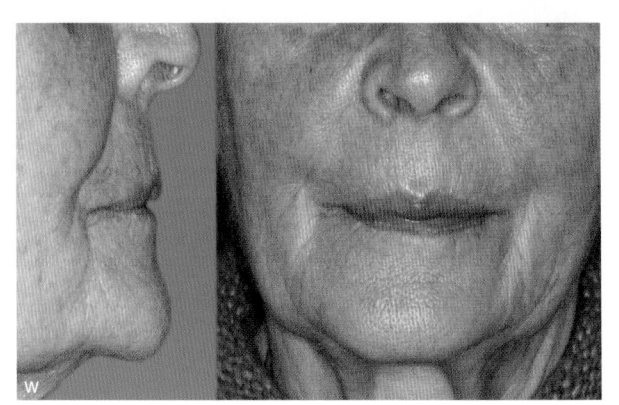

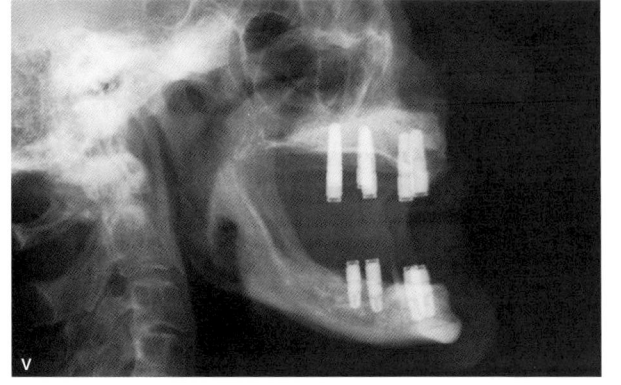

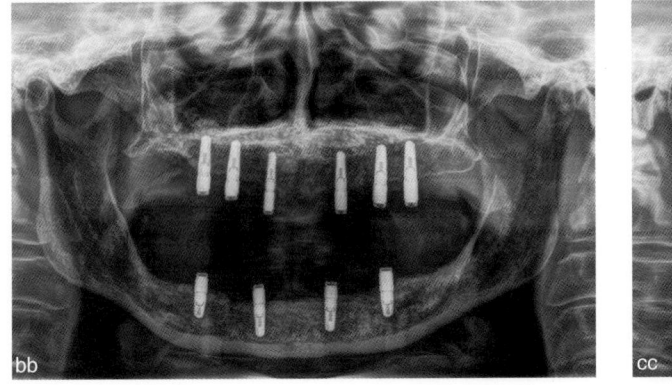

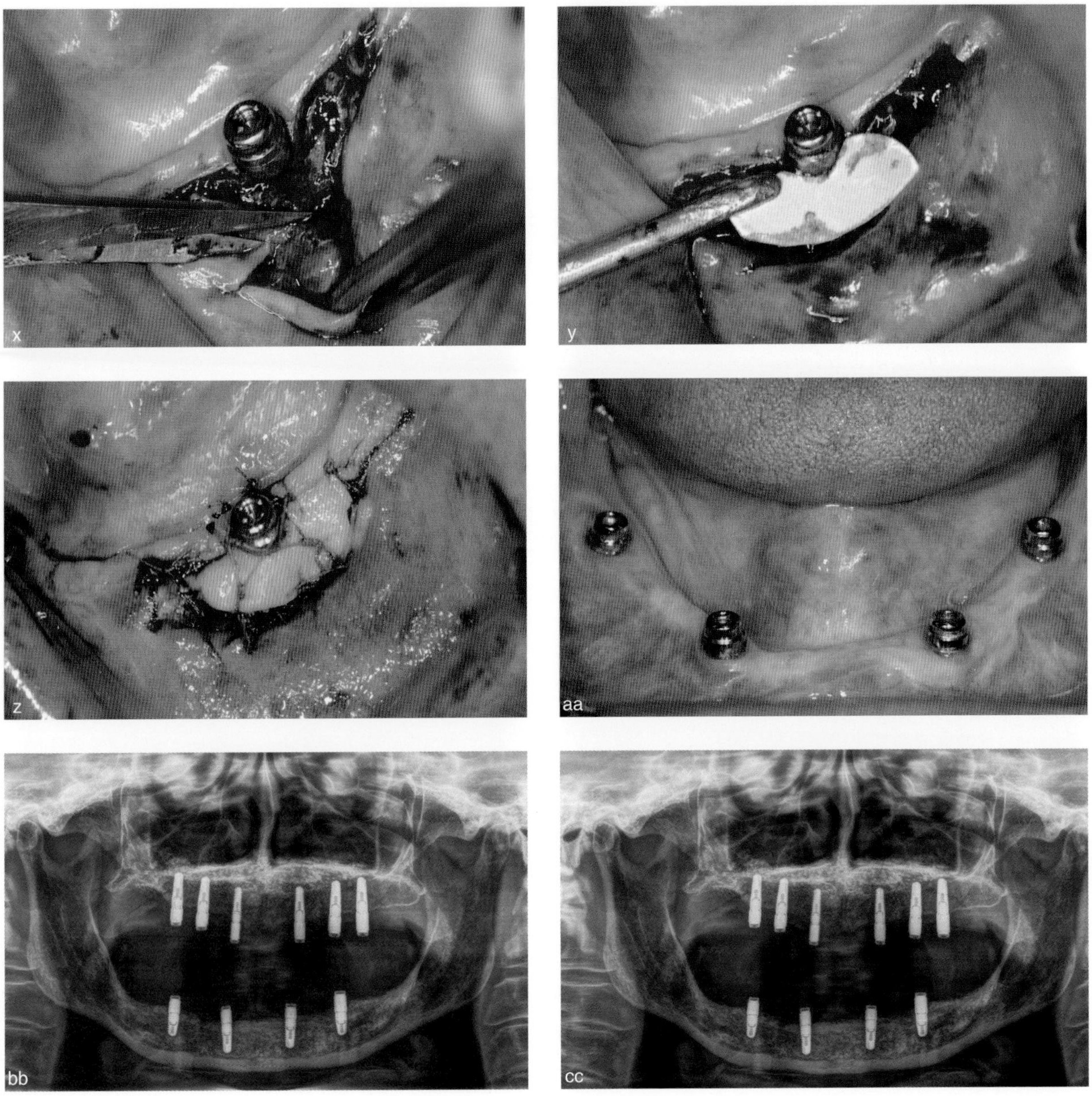

图14-8（续）　q. 无腭侧基托的覆盖义齿。r. 修复重建（由德国施瓦尔姆施塔特的J. Schwalm医生完成）。s. 下颌义齿的咬合图。t. 上颌义齿的咬合图。u. 义齿修复后1年的全景片影像。没有明显边缘骨吸收。v. 上颌义齿修复后1年的头颅侧位影像。w. 侧面轮廓和面部图像，尽管之前极度萎缩，修复后下颌高度正确，嘴唇外形美观。x. 左侧下颌尖牙区的局部附着龈增宽术，以改善附着龈。y. 用于从硬腭测量牙龈移植物的纸模板。z. 用骨膜缝合和牙槽嵴缝合固定牙龈移植物。aa. 与图14-8n相比，左侧下颌尖牙区的牙龈情况有所改善。bb. 义齿修复后5年的全景片影像。稳定的情况，没有边缘骨吸收或牙槽嵴吸收。cc. 义齿修复后10年的全景片影像，继续保持稳定情况。

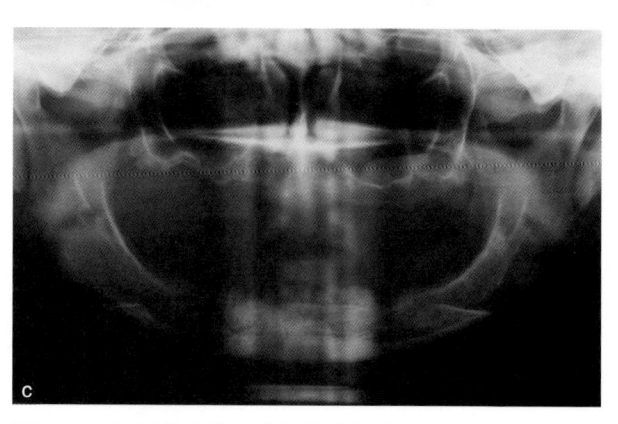
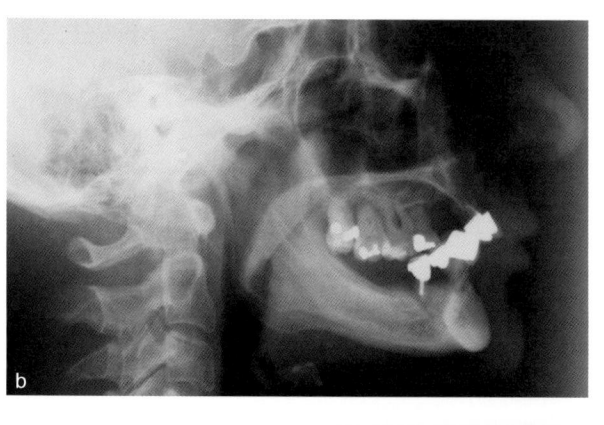
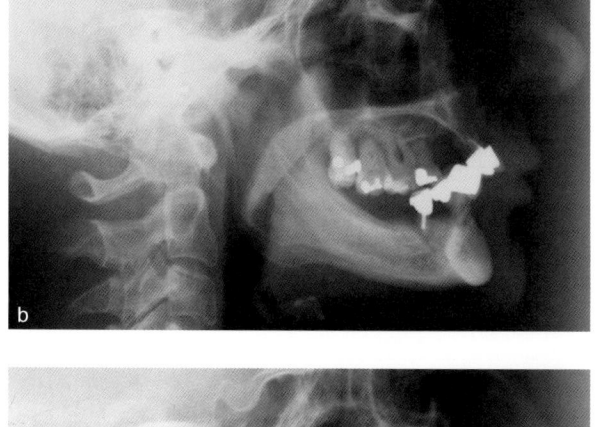
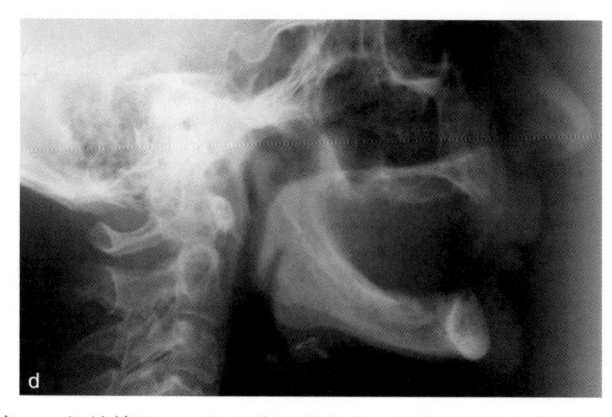

图14-9　牙周骨丧失后夹层骨移植治疗Cawood Ⅳ级骨萎缩。**a.** 初始情况：一名49岁女性患者，尽管经过多年的牙周治疗，牙周状态仍然无望保留患牙。**b.** 头颅侧位影像显示由于牙周炎天然牙移位和牙周支持骨丧失导致的咬合高度减少。**c.** 拔牙后3个月的全景片影像。**d.** 头颅侧位影像显示牙拔除后3个月下颌高度显著减少。

颏孔会向牙槽嵴顶部移动，甚至向下颌嵴中线移动。在Cawood Ⅵ级分类中，下牙槽神经甚至可能完全暴露并在后牙区牙槽骨表面出现。

　　严重萎缩的下颌骨通常处在口腔最深的部分，有时比口腔底部还要深。因此，当牙槽嵴不再是山嵴状而呈现山谷状时，义齿下方的卫生状况就会很差，导致食物嵌塞。颌骨垂直向骨增量可以重新抬高牙槽嵴。

　　颏肌连接着颏部软组织。如果恢复了骨面附着，颏部下垂和下颌牙外露的情况就可以得到改善。单纯的义齿修复（例如"All-on-4"修复）并不能改善这一点。

　　只要仍存在腭侧壁，上颌骨极度萎缩也可以通过Le Fort间隙植骨来治疗，因此与覆盖植骨相比，可以节省大量的移植材料。这使得手术过程更加容易耐受。在修复前外科手术中，显微外科吻合植骨的适应证罕见，因为其工作量和手术负担都非常大（图14-9）。

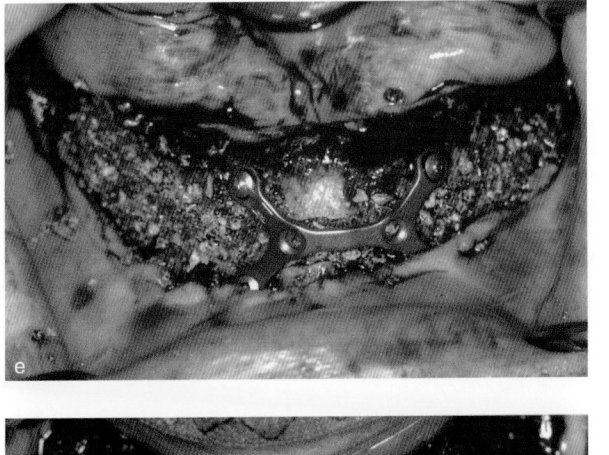
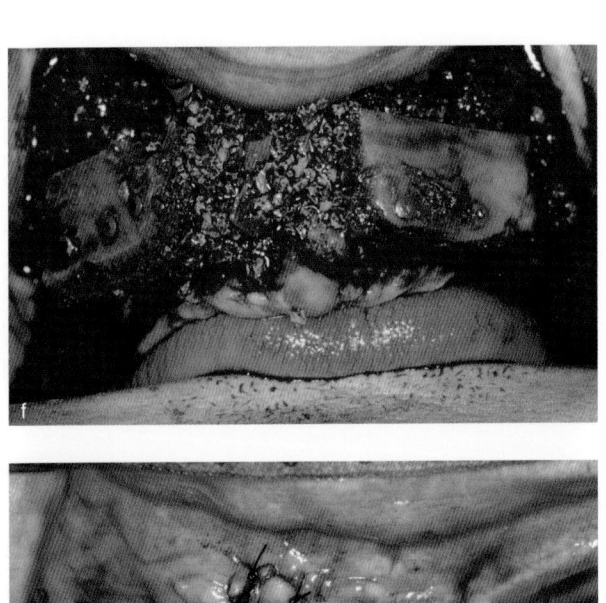

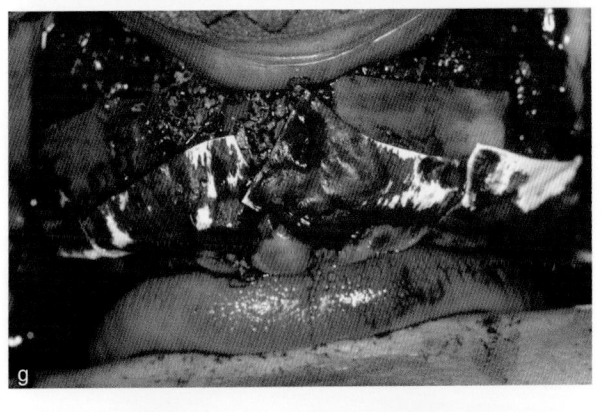
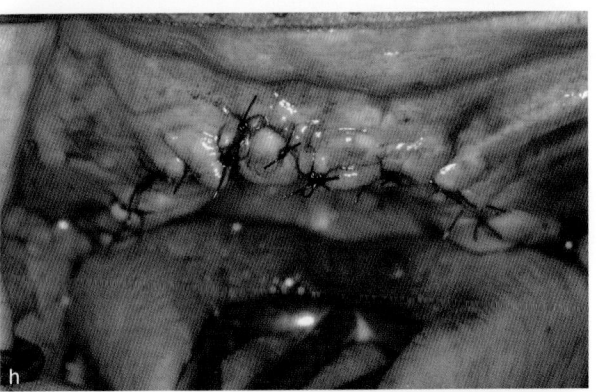

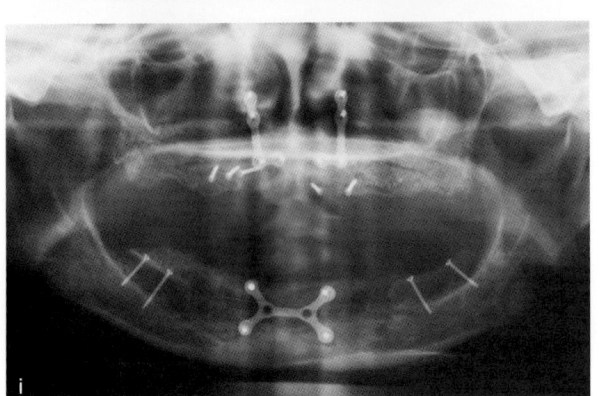
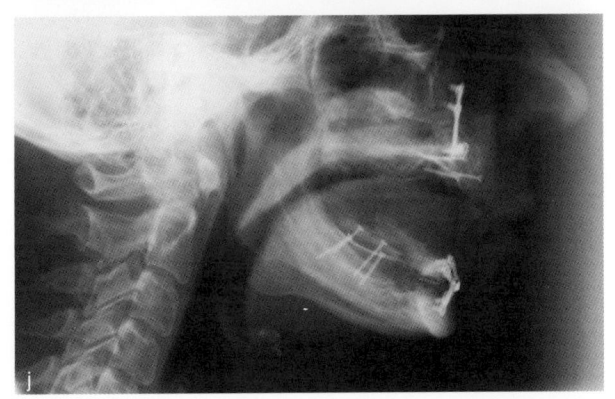

图14-9（续） e. 手术中细节显示填充有混合骨移植材料的夹层骨移植。f. Le Fort Ⅰ型截骨后间隙填充混合植骨材料。单层自体髂骨带状移植物被固定到尖牙区，如同基石一样，这也与颅骨的间隙相重叠，从而使髂骨自体骨块与上颌骨基底快速融合。g. 用胶原膜覆盖植骨区。h. 上颌骨使用最少的缝线进行伤口关闭。牙周病导致牙齿丧失后的裂纹和瘢痕仍然可见。i. 骨增量后的全景片影像。j. 头颅侧位影像显示下颌骨高度增加约7mm，为补偿牙周炎引起的骨丧失，牙槽骨增量最多为10mm。

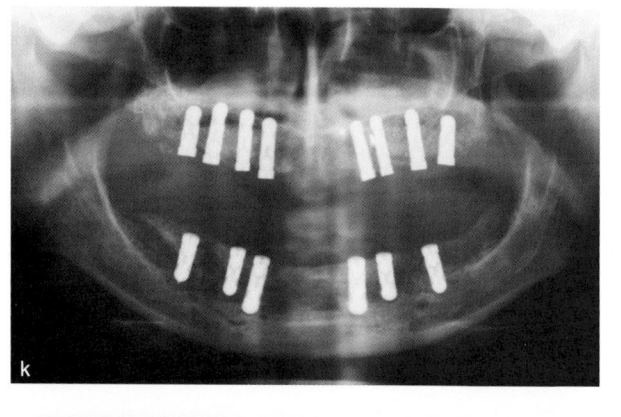
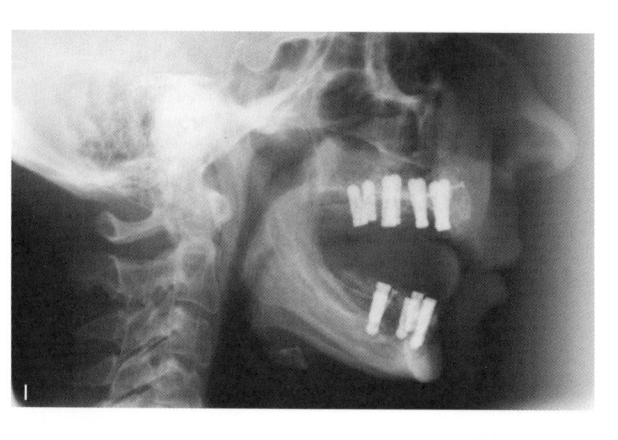

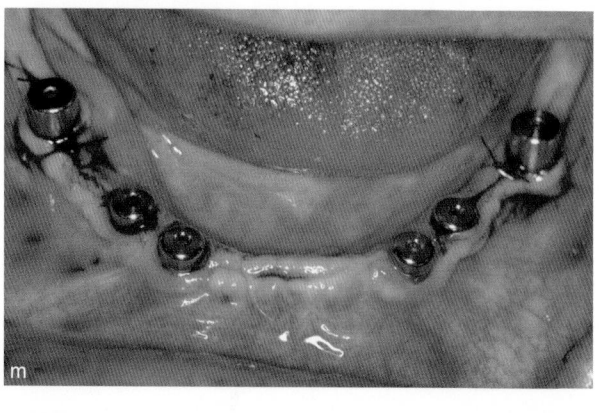
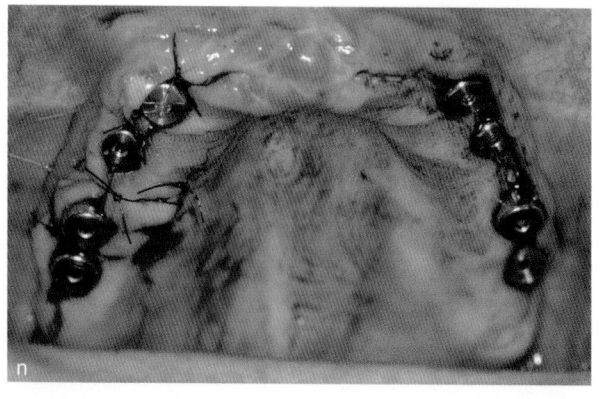

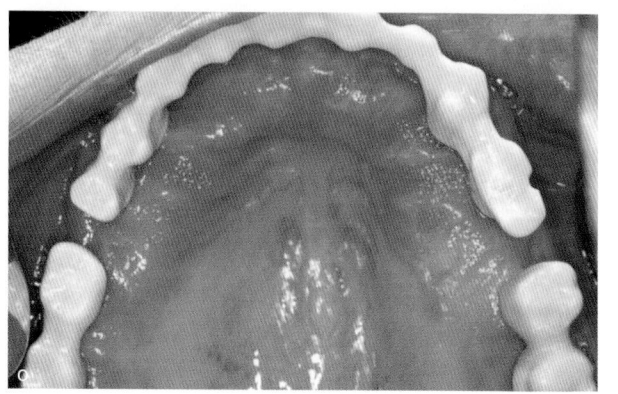
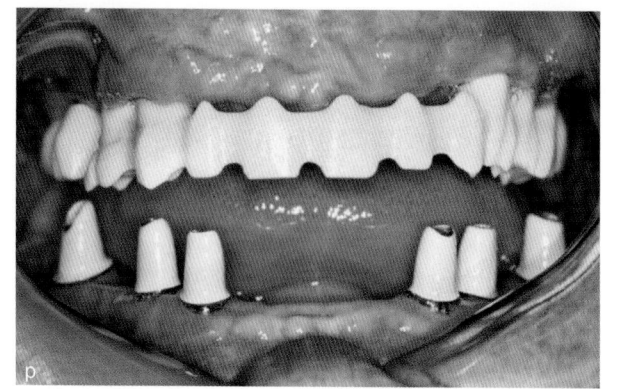

图14-9（续） k. 骨增量后4个月充分利用新获得的骨量高度植入足够长度的种植体，图为植入后的全景片影像。l. 头颅侧位影像，种植体平行排列，正确的上下颌关系。m. 植入种植体3个月后，通过牙槽嵴正中切口二期暴露。由于采用了夹层骨移植术，软组织未从牙槽嵴的舌侧分离。因此，种植体与先前的基牙和恒牙位于同一位置。无须额外的软组织处理来形成牙龈袖圈。n. 在上颌通过牙槽嵴正中切口暴露种植体，稍微向根方移动牙龈瓣。o. 上颌试戴支架。p. 氧化锆支架。

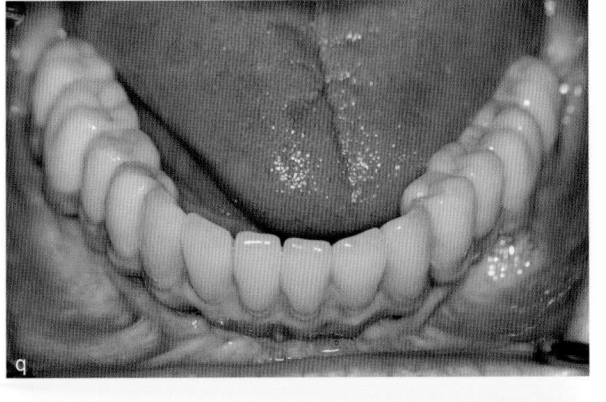

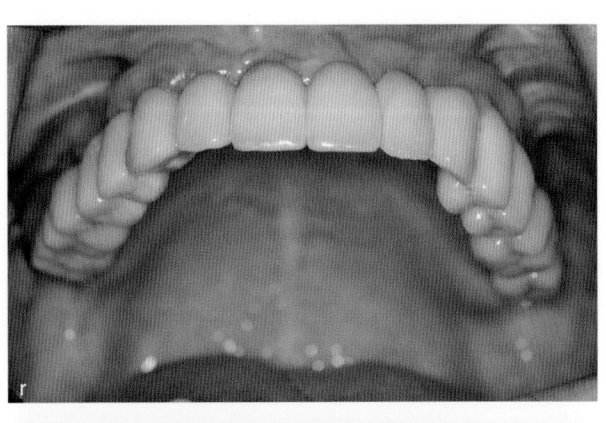

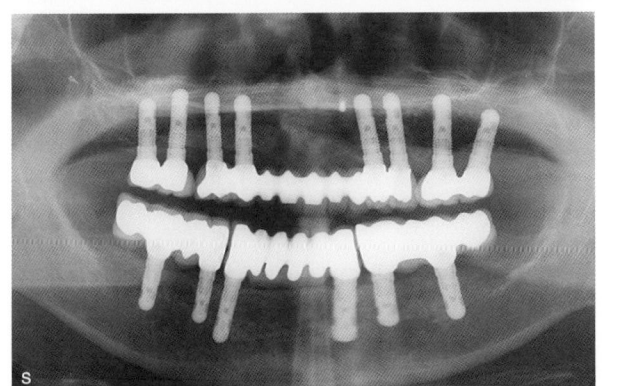

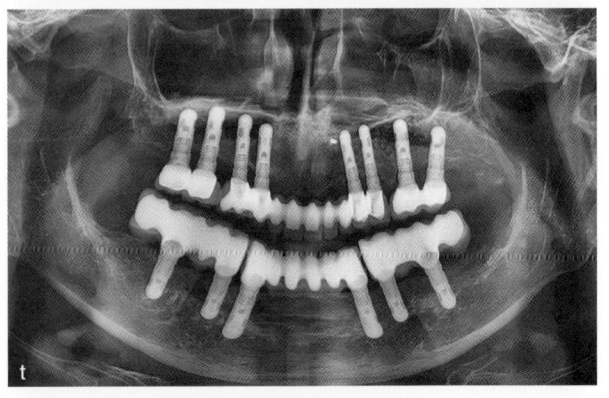

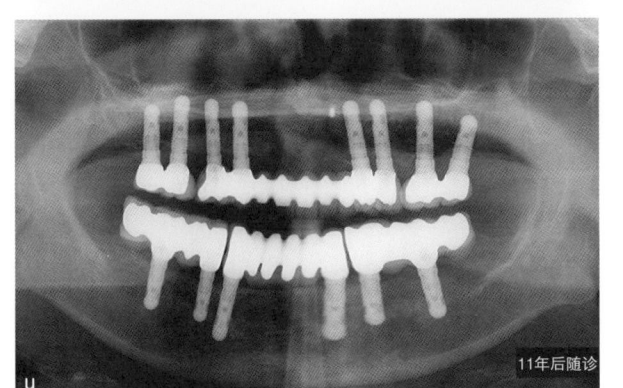

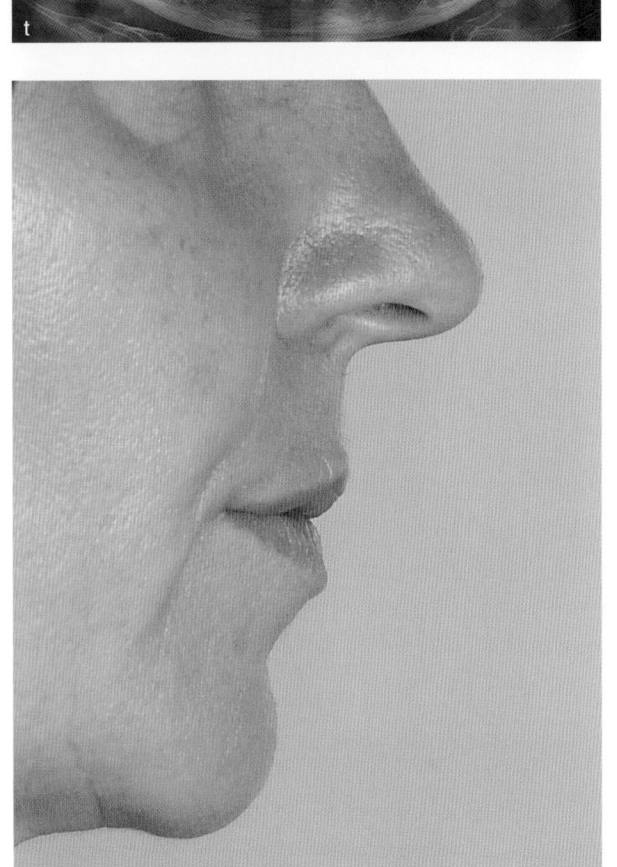

图14-9（续）　　q. 种植体支持式可摘套筒冠修复。r. 上颌粘接固定修复（由德国汉堡市哈尔堡区的B. Simon医生完成）。通过先进行垂直骨增量来避免修复体临床牙冠过长。s. 修复术后1年的全景片影像。t. 修复术后11年的全景片影像，种植体或骨增量区域无骨吸收迹象。u. 修复术后16年的全景片影像，情况持续稳定。v. 面部皮肤外观显年轻，正确的下颌高度和舒展的嘴唇。

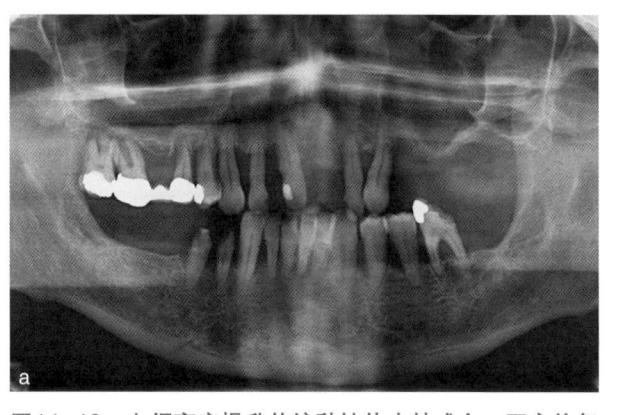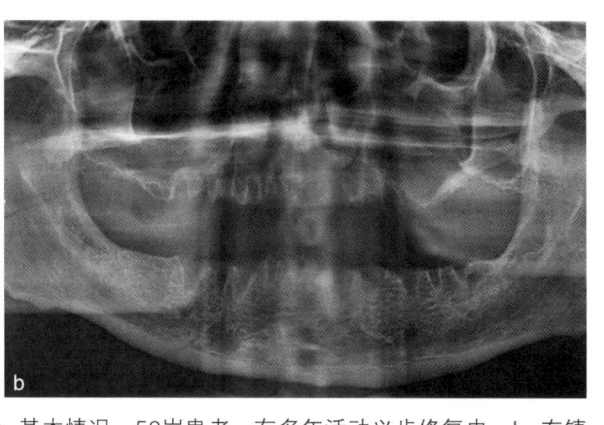

图14-10　上颌窦底提升传统种植体支持式全口固定修复。a. 基本情况：52岁患者，有多年活动义齿修复史。b. 在镇静状态下拔除剩余所有天然牙，并将之前准备好的全口义齿戴入作为临时修复。等待3个月的愈合时间；随后进行分期上颌窦底提升和水平向骨增量（初诊和计划开始后总共4个月）。

14.11　非骨增量修复和倾斜种植体即刻负荷（"All-on-4"技术）适应证区别

与本书各章节中的实际病例相比，"All-on-4"技术的适应证应在更早的阶段，它涉及已经无牙颌的患者。长期接受保守治疗和牙周治疗的患者是考虑使用"All-on-4"技术的主要人群。在这种情况下，传统的上颌窦底提升（图14-10）与操作便利性更高的全身麻醉下的即刻解决方案相比，成本和时间上的投入是重要的考虑因素；患者对治疗的恐惧也常常是一个因素。

由于上颌窦底斜向前方突出，因此通常可以将带有尖锐螺纹的根形种植体紧贴着这一斜坡植入。向远中倾斜的种植体颈部位于第一磨牙区，加上颌前牙区的种植体可以通过多边形支撑而得到上颌牙列即刻修复。

在萎缩的下颌骨中，几乎不可能通过倾斜种植体来获得额外的多边形支撑，因为随着萎缩程度的增加，颏孔的位置会越来越靠近牙槽嵴顶。在这种情况下，在下颌骨内双侧颏孔区间植入标准直立轴向种植体与远中倾斜种植体带有远端悬臂的修复杆结合使用，通常足以实现第一磨牙区域的种植体支持义齿的替代治疗。

牺牲健康的牙齿和牙槽骨

"All-on-4"技术通常是在全身麻醉情况下进行的，在整版报纸的广告中可以看到这样诱人的承诺：患者带着疼痛和坏牙进入麻醉状态，醒来时会看到坚固、健康的牙齿。这样的信息自然会诱使医生和患者为了方便而牺牲许多值得保留的牙齿，特别是大量的牙槽骨，因为螺丝固位修复体的过渡线必须位于笑线的根方才能保障美观效果。另外，广告信息中并没有写明固定义齿通常只是一副塑料临时义齿，以后还需要花费额外费用更换。

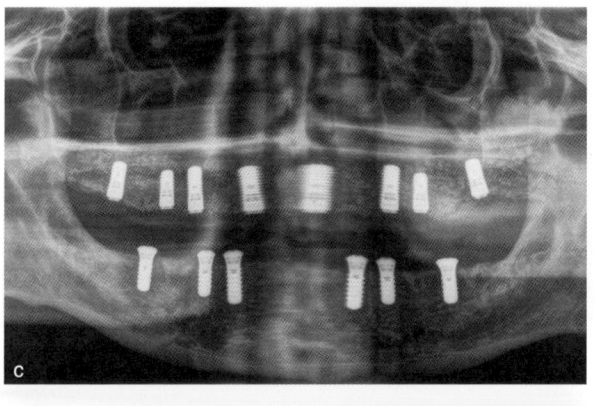
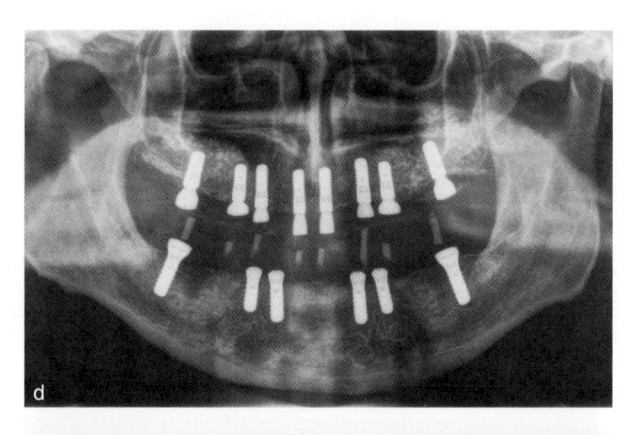

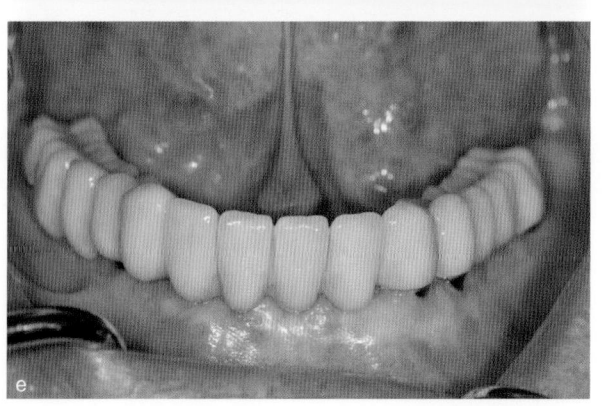
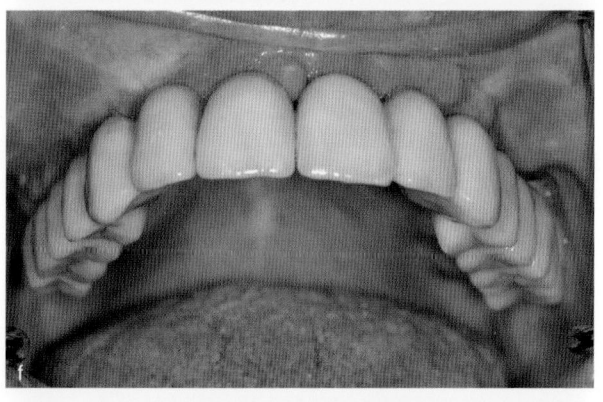

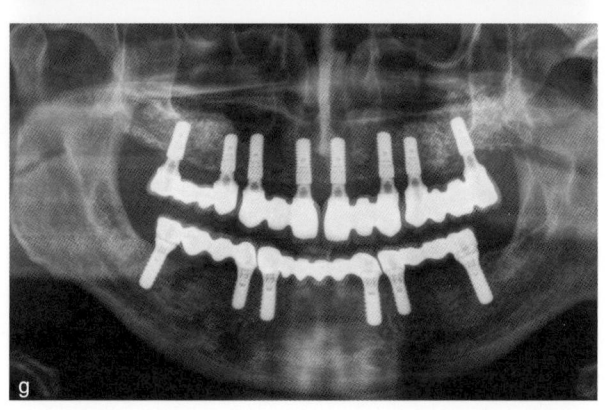

图14-10（续）　c. 在患者初次就诊后6个月植入种植体。在下颌后牙区，拔牙后5个月，拔牙窝仍存在非常松软的骨质。d. 双侧第一磨牙区的种植体没有发生骨整合，必须在总计9个月后重新植入。然后，在经过3个月的愈合时间后，暴露上颌种植体。e和f. 初诊后14个月，上下颌戴入固定义齿（由德国卡塞尔的M. Braun医生完成）。也就是说，患者在14个月内只能使用活动的临时义齿。g. 修复后的全景片影像。此时修复已经完成了1年，并且没有功能或口腔卫生问题。在种植体最终愈合后， "All-on-4" 即刻修复可能需要类似的时间来完成最终义齿修复，不过其间会有一个固定的临时修复体。

骨增量和避免上颌窦底提升

"All-on-4"技术的另一个优点，尤其是对非口腔医生而言，能使用倾斜种植体而避免进行骨增量和上颌窦底提升。不过我们知道上颌窦底提升是一种微创手术，完全避免也并不需要，这里提到避免上颌窦底提升与其局限性及后续风险有关。在"All-on-4"技术修复中，种植体被有意地放置在靠近上颌窦前壁，即上颌窦底隆起的角度处。然而，除非在全程导板的情况下植入种植体，否则必须将上颌窦底稍稍抬高才能找到这个位置。但根据作者的经验，这种做法并不可取，因为在全程导板下斜向植入种植体时，会失去对骨质钻孔阻力的感觉。在部分种植体备洞中，如果部分尺寸预备不足，那么将无法很好地解决上颌松质骨的情况，导致种植体不稳定，无法即刻修复。这意味着无法兑现即刻修复牙齿的承诺。另外，许多上颌窦向前延伸，因此即使倾斜种植体也只能在前磨牙区域实现多边形支撑。

即刻负重和患者的满意度

在上述情况下，为了至少能够使用"All-on-4"进行即刻负重，建议将倾斜种植体与上颌窦底骨增量结合起来[18]。以下因素可以弥补几乎所有的顾虑：大多数患者和医生对即刻咀嚼功能恢复都有高度认可[19]以及只需一次麻醉和一次牙科诊所之旅就能完成整个治疗的便利性。在一些国家，患者必须长途跋涉才能看口腔医生，而全国范围内的高质量牙科治疗并不是唾手可得的。

因此，家庭护理使得治疗能保持长期成功，这比即刻咀嚼功能恢复的愉悦更为重要。

倾斜种植体的并发症

与轴向植入的种植体相比，矢状向倾斜的种植体通常会有一侧种植体颈部高于骨水平，一侧颈部低于骨水平。在倾斜45°的情况下，对于一颗4mm的种植体来说，其近中和远中的高度差为2mm。生物宽度约为3mm，因此由于重塑造成的差异会导致近中露出粗糙的种植体表面，或导致远中颈部边缘骨吸收和假龈袋产生。理论上，这两种情况都会增加种植体周围炎的风险[20]。但在实践中，这种情况似乎可以很好地得到机体的补偿，因为至少在1年的短期随访中，没有观察到倾斜种植体的骨吸收增加[21]和种植体周围炎发生率增加[22]。不过，与直基台相比，角度基台的机械并发症更多，边缘骨吸收也更多[23]。

螺丝固位全口义齿的卫生问题

根据作者的经验，像"All-on-4"技术那样螺丝固位全口义齿清洁是非常困难的。只有当义齿的组织面类似于桩体，并且有通向种植体的清洁通道时，这种技术才是长期安全稳定的。然而，这与美学又相违背。因为修复体过渡线必须位于笑线根方，而清洁刷道在口腔深处，很难深入其中。在实际临床中，常常会导致食物堆积在笨重的义齿组织面下方。原则上，修复重建工作中应尽可能精细地处理和尽量减少修复材料的面积。一些笨重的"All-on-4"修复体违背了这一规则。虽然"All-on-4"修复体的可拆卸设计（如安装在支架杆上）可以解决缺乏卫生通道的问题，但我们并不能实现原本的承诺，这时还不如采用传统的方法，将上颌窦底提升并将种植体轴向放置在理想的修复位置上。

14.12 在上颌骨使用穿颧种植体的适应证

穿颧种植体是修复萎缩的Cawood V级上颌骨的一种备选技术。在全身麻醉的情况下植入穿颧种植体，该技术对手术要求较高，但可以形成稳定的种植体支持基础。通过上颌窦底提升和导航技术可以避免金属与上颌窦的窦腔接触，否则约有10%的病例会在1年内发生慢性上颌窦炎和瘘管[24-26]。裸露的种植体表面金属也会促进霉菌生长和发生鼻窦炎症[27]。

随机前瞻性数据显示：在71名牙槽骨萎缩的无牙颌患者中，穿颧种植体与传统种植体结合骨增量进行了比较[28]。传统种植体组患者安装固定修复体的时间为444天，穿颧种植体组为1.3天。穿颧种植体发生的并发症（35例患者中的28例）是传统种植体组（31例患者中的14例）的2倍，主要原因是穿颧种植体组出现了上颌窦炎和瘘管，而传统种植体组出现了骨整合失败。在这项研究中，种植体是用动物块状植骨材料作为衬垫，而不是自体髂骨，而自体髂骨在这种情况下会是更好的材料选择。最后结论，骨增量组1年后的种植体存活率为85%，穿颧种植体组为97%。尽管研究条件并非完全公平，对照组使用了容易引起并发症的骨增量材料，但可以说穿颧种植体在这项研究中是占优的，因为可以避免口外取骨的大手术[29]。当局部麻醉下的简单骨增量手术不足以达到Cawood IV~V级标准时（例如，双侧上颌窦底提升和前牙区自体骨块移植），穿颧种植体值得考虑作为髂骨广泛增量手术的替代方案。不过，穿颧种植体一定需要由经验丰富的外科医生植入，因为有报道称穿颧种植体会出现明显的定位错误，误植入眼眶[30-31]甚至大脑[32]。

14.13 在Cawood V~VI级萎缩下颌骨使用短种植体的适应证

在下颌，即使是骨高度只有几毫米的极度萎缩病例，也可以进行颏孔区之间短种植体种植后覆盖义齿修复，这对服用抗骨质吸收或抗凝药物的患者非常有帮助。一项随机前瞻性研究显示：与穿下颌骨种植体和骨增量的病例组相比，短种植体组10年后的失败率最低[33]。在这项研究中，30%的穿下颌骨种植体患者、5%的骨增量患者以及没有短种植体患者需要重复手术。对骨增量的抉择权衡还是在于骨折预防、美观以及对高于覆盖义齿标准的修复渴望。骨增量在增加种植体与下颌骨的骨整合和提高覆盖义齿的固位力方面而言并非必需。

14.14　使用骨膜下种植体的适应证

对于严重萎缩的牙槽嵴，最新的非骨增量修复方法是通过CAD/CAM方法制造个性化的骨膜下种植体（如IPS Implants Preprosthetic、KLS Martin）。这种类型的种植体通过使用骨固位螺钉进行固定，可以获得极佳的初期稳定性，而且由于固定在面中部不会萎缩的区域，因此不需要进行任何骨增量（图14-11）[34-35]。总体来说，骨膜下种植体的缺点是可能没有骨保护作用，不能阻止颌骨的生理性萎缩，因此修复后长期随访会随着时间的推移失去骨支持[36]。

14.15　无牙颌牙槽骨萎缩的修复治疗建议

对于较大的骨增量，建议在骨增量愈合后再进行最终的种植体规划。骨增量术后，大约在术后3个月开始重塑，这时就可以很好地评估所达到的骨量。然后就可以详细讨论和规划固定义齿或活动义齿的问题。可以在牙槽嵴上制作蜡型，作为逆向规划的一种方法，全面考虑到面部美学、牙齿美学以及基于骨质条件的可行性。蜡型将转移到临时修复体上，患者可以在功能和休息状态下检查临时修复体。术中，临时修复体可作为定位导板，术后可作为临时义齿使用，直到最终的种植体修复完成。数字化设计可以帮助新手完成他们的第一个病例，但如果有一定的经验，使用传统的指示杆也是安全的。很少有真正需要导航种植体植入的病例，因为骨增量后必须暴露牙槽嵴以去除骨固定材料，然后可以在直视下进行种植体植入。

无牙颌的术前放射诊断

在初诊的早期阶段，建议对牙槽骨萎缩的无牙颌患者进行全景片拍摄和头颅定位侧位影像检查。这可以显示下牙槽骨高度和咬合关系。在这一阶段，通过CBCT进行三维影像学检查并非绝对必要。

在头颅侧位X线片上，我们还可以看到上唇的长度，可以评估上颌骨的垂直向和矢状向骨增量需求。在唇部静止时，自然牙齿暴露（切点）约为2mm。从唇下2mm处的计划切点开始，测量至上颌牙槽突残余骨的直线距离。从测量的距离中减去10mm（前牙冠的高度）和3mm（种植体的软组织外形），即减去13mm。这条线的其余部分就是垂直向骨增量要求。如果这条线与咀嚼面的斜度大于20°，则需要额外对上颌牙槽突进行水平颊侧骨增量。这需要结合水平髂骨骨块移植，最好是Le Fort Ⅰ型夹层骨移植。

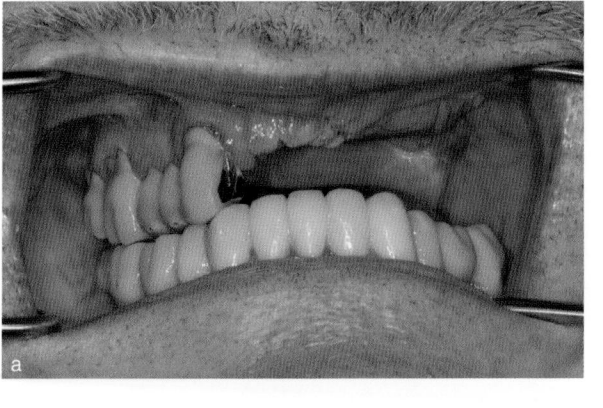

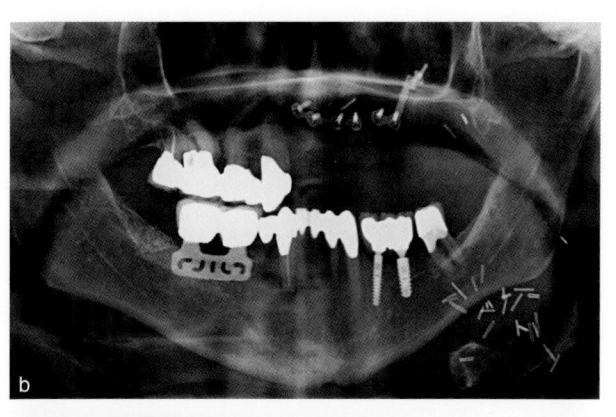

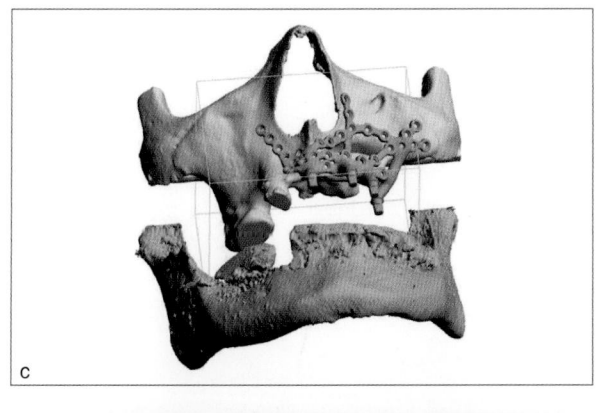

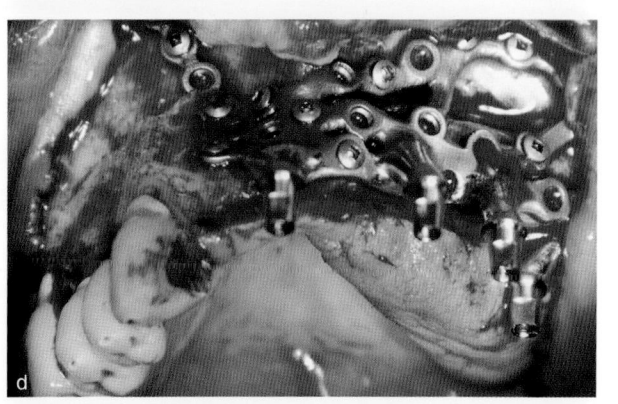

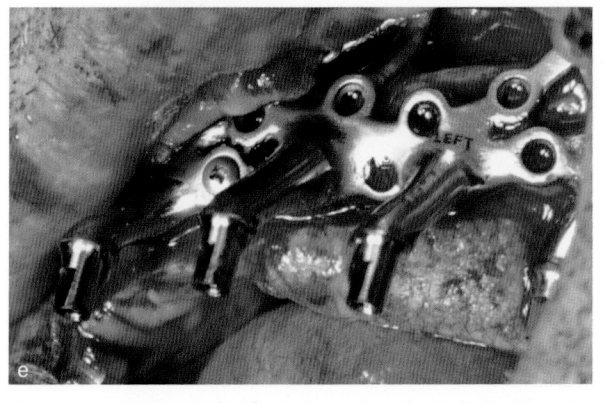

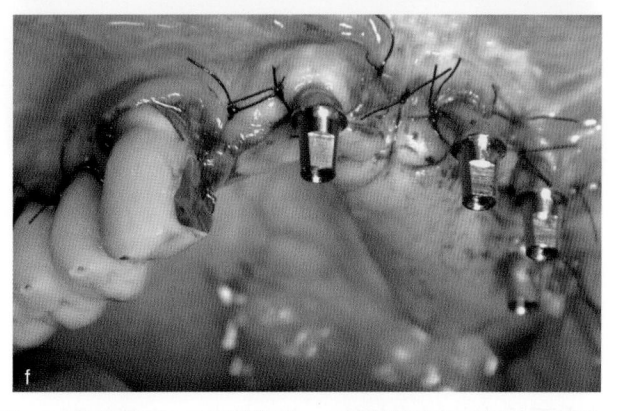

图14-11　使用数字化技术制作的骨膜下种植体可避免骨增量。a. 最初情况：65岁患者，上颌骨肿瘤治疗后，骨缺损由桡骨瓣覆盖。b. 病例的初始全景片影像，患者曾经植入的叶状种植体有一个8mm的种植体周围龈袋，探查时会出血，但其他功能正常。c. 根据计算机断层扫描数据，与KLS Martin公司的工程师一起对患者专用的IPS预修复种植体进行数字化三维规划。设计方案获得医学部门批准后，使用选择性激光熔化工艺将钛粉打印成钛种植体。d. 术中图像：打开软组织后，种植体完美地植入骨膜下空间。种植体由许多螺钉固定在不受牙槽突萎缩影响的骨质中。金属结构可以弥补上颌骨的所有骨缺损。上颌窦不会被打开。e. 侧视图显示了修复基台相对于框架的突出程度。由于金属结构具有极高的硬度，因此毫无问题的可以做到这一点。f. 修复基台的软组织适应情况。

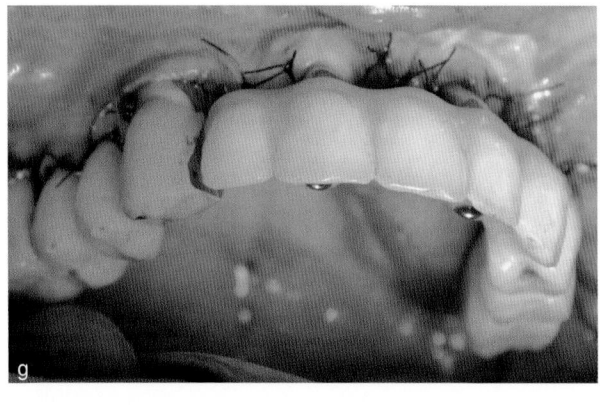
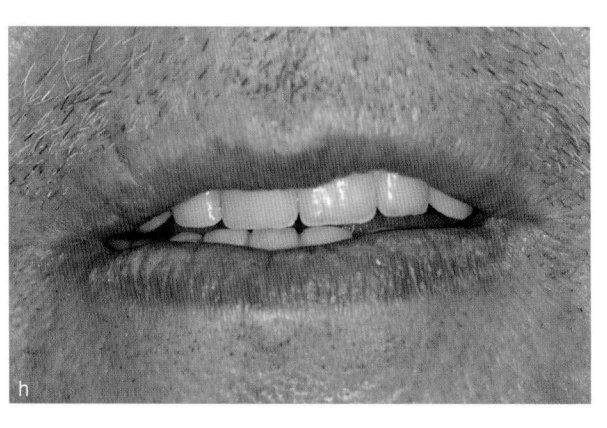
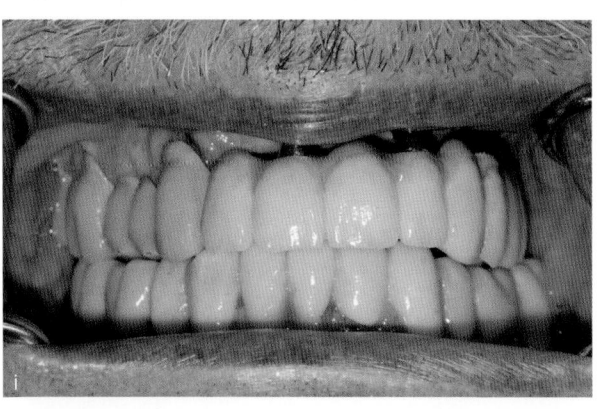
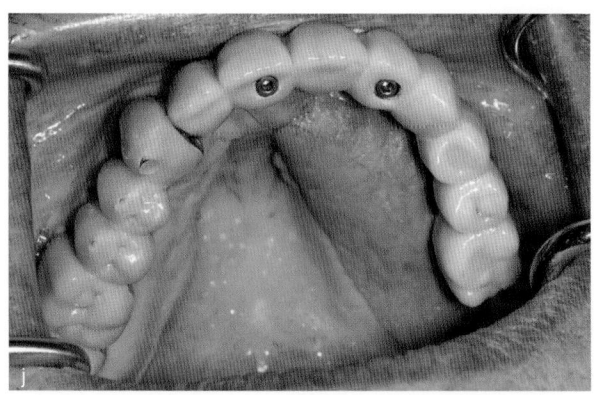
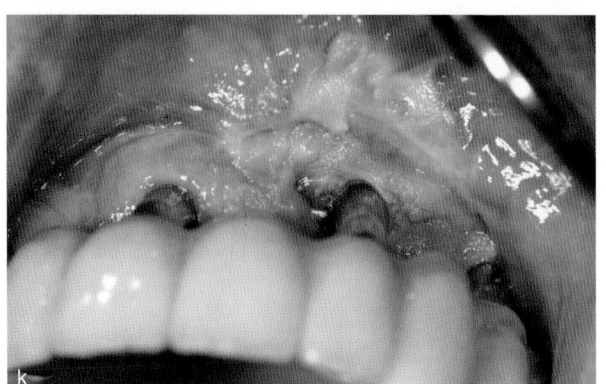
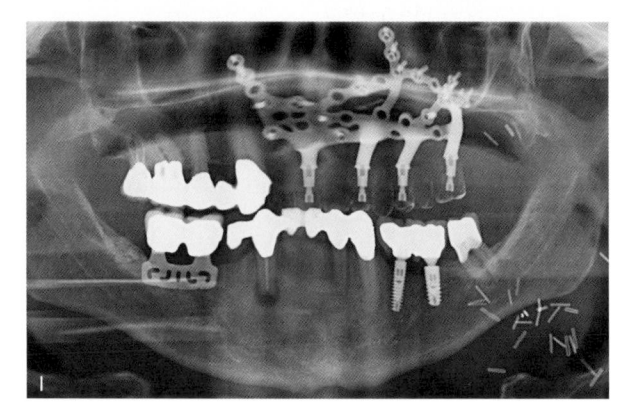

图14-11（续） g. 术中戴入预制临时义齿。种植体的卓越稳定性令人惊叹，远远超过了传统种植术的一般水平。h. 种植体完全是即刻负载，可以即刻修复当然也可以立即恢复美观。i. 几周后通过牙科加工制作最终修复体。j. 修复体采用螺丝固位，可根据需要拆卸。k. 软组织穿龈区域的细节图，该区域在2年的观察期内没有任何刺激，非常容易进行口腔卫生自我清洁。这是一种全新的可避免骨增量治疗程序。因自2017年起才开始试用，尚无长期数据。l. 植入种植体后的全景片影像。

对Cawood Ⅳ级萎缩的上颌骨进行骨增量，植入4～6颗种植体并进行可摘修复

在局部麻醉下准备进行骨增量手术时，CBCT可以帮助测量上颌窦底的残余骨量和上颌骨前部的残余骨宽度。Cawood Ⅳ级是指上颌前牙区有足够高度的尖锐牙槽嵴，但宽度不足。如果要制作可摘修复体，可以通过在双侧尖牙前方区域进行骨劈开技术来处理狭窄的牙槽骨，前提是在CBCT中存在4mm的残余骨宽度和2个可劈开的皮质骨壁。通常情况下，修复可以与双侧上颌窦底提升一起在同期内完成。如果不存在这些条件，可以在尖牙前部进行分期骨块移植，同时进行引导骨再生技术（GBR）和双侧上颌窦底提升，4个月后再进行种植修复[37]。上颌理想的种植体分布是第一磨牙提供咬合高度，尖牙提供咬合引导，中切牙提供咀嚼时的牙弓支撑。如果患者只能负担4颗种植体，则可以省略前部种植体，而使用固定杆来分散咬合力。重要的是要使用手术导板对前牙种植体进行准确的定位植入，以免影响日后的美观。

对Cawood Ⅴ级萎缩的上颌骨进行骨增量，植入4～6颗种植体并进行可摘修复

垂直方向和水平方向的混合型萎缩最好通过Le Fort Ⅰ型夹层骨移植来解决。另一种通过髂骨或颅骨块进行外置法植骨的方法有几个缺点。首先，所需的骨移植量远高于夹层骨移植，会增加术后不适感和取骨区创伤。第二，自体骨块发生开裂尤其是吸收的风险很高。第三，与Le Fort Ⅰ型夹层骨移植相比，需要进行额外的前庭成形术（见第8章）。虽然已经有报道使用颗粒材料进行大范围的GBR进行修复[38]，但该方法仍处于实验阶段，并且可能无法像其他技术一样快速获得承重骨。不过若使用自体髂骨进行植骨，等待时间则只需要4个月。

对Cawood Ⅳ级或Ⅴ级萎缩的上颌骨进行骨增量，植入4～6颗种植体并进行固定修复

即使是严重萎缩的上颌骨，在年轻患者中也可以再生，继而使用牙冠和桥体进行固定修复。不过，这种方法在Cawood Ⅳ级患者中更为常见，他们的年龄在40～60岁。增高的牙弓可以用固定冠桥修复体进行修复，美观效果令人满意。其首选的方法是Le Fort Ⅰ型夹层骨移植。在水平向骨萎缩程度较低的情况下，也可以首选移植下颌外斜嵴骨块而不是髂骨，以完全避免术后的步行受限。

对Cawood Ⅳ级萎缩的下颌骨进行骨增量，植入4颗种植体

Cawood Ⅳ级萎缩下颌骨很少需要垂直向骨增量，因为通常可以通过导板截骨术（降低高度）将刃状的牙槽嵴转化为宽平的牙槽嵴。但也

有例外情况，可通过触诊或建议进行CBCT检查来确定。有些牙槽嵴到中段处狭窄，有些甚至向基底变窄。对于后者，应通过在颏孔间区域进行自体骨块移植来加宽牙槽嵴。

如果对下颌骨前牙区进行CBCT扫描，人们有时会惊讶于下颌切牙神经作为下牙槽神经的延伸，竟然延伸到了大约下颌侧切牙的位置。下颌切牙神经最初的直径可能为4mm[39]。种植体植入后出现慢性疼痛的病例也有报道，可能与下颌切牙神经损伤有关[40]。如果可能，种植体备孔时应尽量避免损伤下颌切牙神经；应选择较短的种植体，并通过GBR、骨劈开或在刃状牙槽嵴情况下进行自体骨块移植来进行水平向骨增量。

对Cawood Ⅴ级萎缩的下颌骨进行骨增量，植入4颗种植体

最好的骨增量方法是在双侧颏孔区间进行夹层骨移植，并在其中填入骨粉混合物。然后，通过髂嵴的单层皮质骨块将夹层骨移植区前方的平台向后延伸至磨牙区域。这种技术可以以一个微小的角度将下颌骨切割，成功地将下颌骨联合高度降至8mm（见第8章），但对于骨质疏松症患者则需要更加谨慎。对于萎缩更加严重的病例，可以考虑髂骨或颅骨块的外置法植骨以及口外技术，如下颌骨下缘增高术和帐篷技术。

修复性手术和并发症管理

Reparative Surgery and Complication Management

进行手术时，并发症常常难以避免：

手术经验少的术者并发症多。

手术经验丰富的术者并发症少。

只有完全不进行手术的人才没有并发症。

——F. Härle

15.1 修复性手术和种植体再次植入

已经进行了种植牙（即第三副牙齿）替换并在种植体取出后出现牙槽骨缺损并寻求第四副牙齿修复的患者数量正在增加（图15-1）。手术修复种植体取出后的缺损成功率通常没有初次手术高[1]。这其中存在一些明显的原因，如初次手术后软组织瘢痕形成导致的血供不足。然而，也存在一些不可见的原因，如组织中促炎细胞因子等蛋白质的半衰期较长。即使在炎症消退很久之后，组织中依然存在炎症因子残留。

最近发表的一项关于失败种植体修复的二次和三次拆除的研究中，出现了以下令人震惊的统计数据。超过5000名患者中，第一次种植的存活率为95.4%，第二次种植的存活率为77.4%，第三次种植的存活率为72.7%，第四次种植的存活率为50%[2]。另一项涉及超过10000名患者的研究得出了类似的结论，第一次种植的存活率为94%，第二次种植的存活率为73%[3]。可以看出，再次手术的成功率低于初次手术，并且随着手术次数增加，成功率会继续下降。在技术和消费领域，可以通过修复和更换部分零件获得类似新品的状态。然而在种植体无法保留的情况下，临床医生必须让患者放弃像修复商品一样修复种植体的想法；否则，患者期望值将过高（图15-2）。

从这些结果中可以得出3个主要结论。第一，初次手术应采取保守治疗的原则，以避免形成大量瘢痕。应选择防御性切口模式（牙槽嵴顶切口和沟内切口），以获得全厚黏骨膜瓣。目标是不要使潜在的第二次手术变得复杂，并伴有明显的瘢痕。在这里，外科医生需要有一定的谦卑

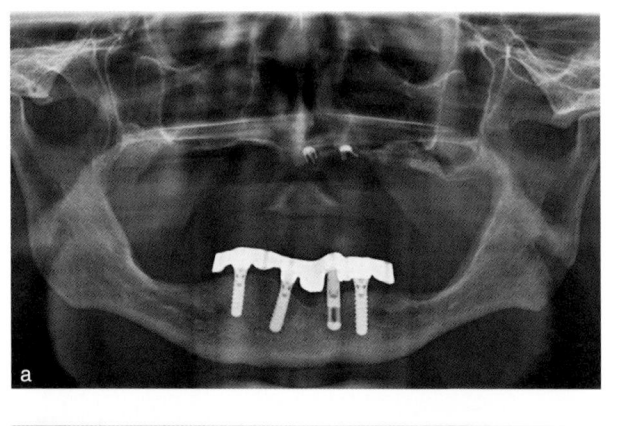
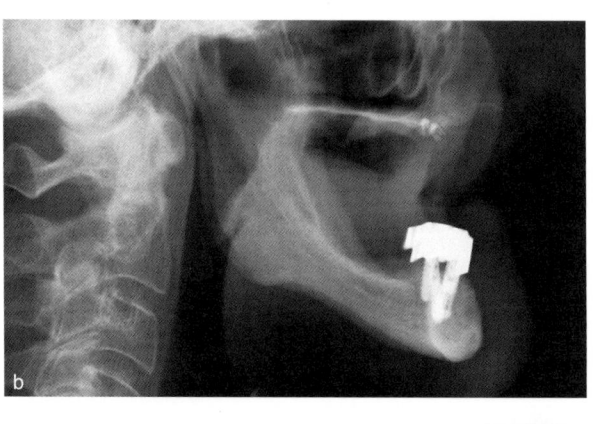
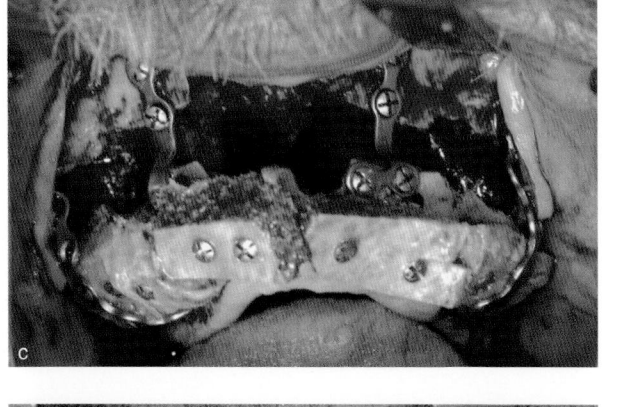
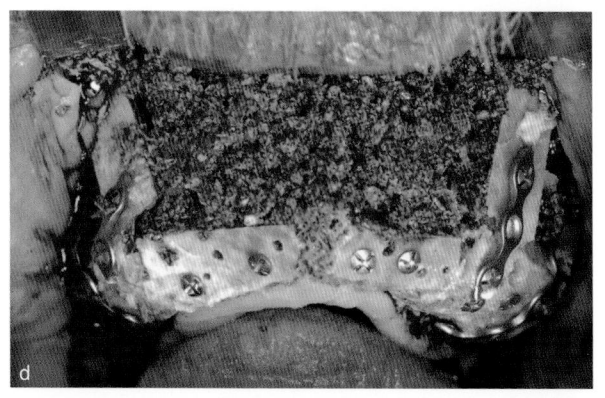
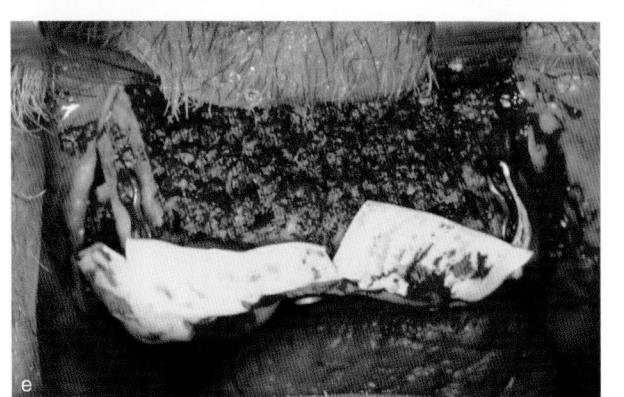
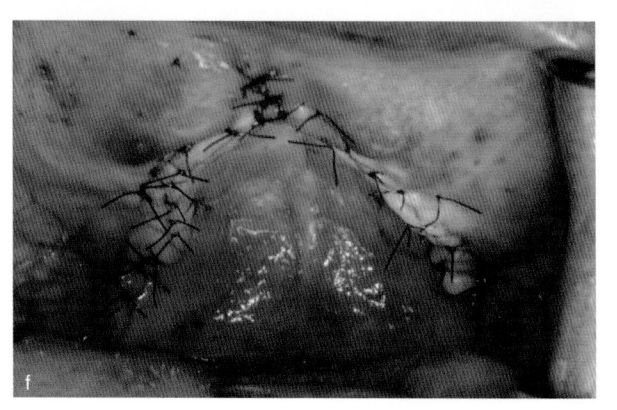

图15-1 第四副牙齿：种植体拔除后再次植入。a. 76岁患者种植体支持式上颌覆盖义齿佩戴26年后，上颌骨牙槽嵴几乎完全丧失的全景片影像。种植体拔除后，前在上颌左侧中切牙和尖牙部位仍可见先前的IMZ种植体（Friatec）种植体尖端部分；此外，下颌左侧侧切牙部位也可见该种植体。**b.** 头颅侧位影像显示上颌仅残留腭板；检查时，可将压舌板从腭前部完全平放在腭板上。**c.** Le Fort夹层骨移植术的术中图像。上颌窦底提升和下部骨断离后，植入一条状自体髂嵴骨移植物。固定钛板支撑着骨间隙。**d.** 骨块移植物之间的空隙填充有自体骨碎片和骨替代品（Bio-Oss，Geistlich）的25%：75%混合物。这种材料构成了骨移植物的主体积。**e.** 骨移植物在缝合区域被胶原膜覆盖（Bio-Gide，Geistlich）。**f.** 由于上颌骨通过截骨并物理下移，并且上颌黏膜未完全剥离，所以对软组织的移动需求相对较小。这一方面使手术比外置性骨移植更容易接受。

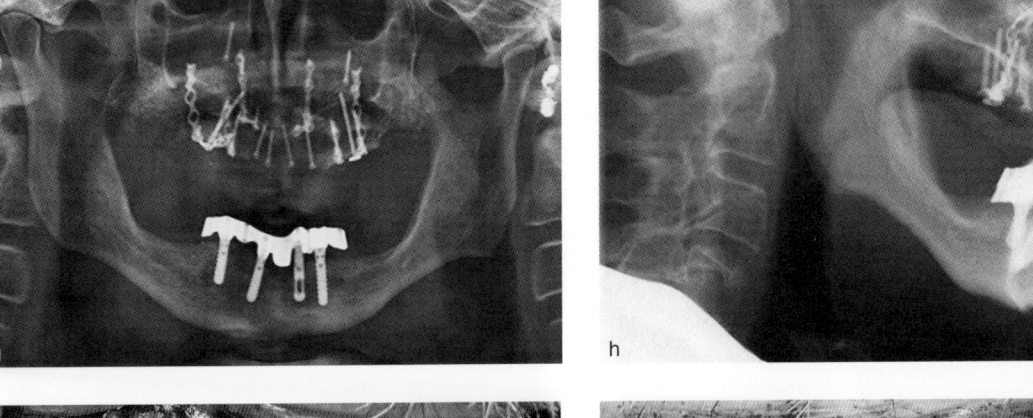

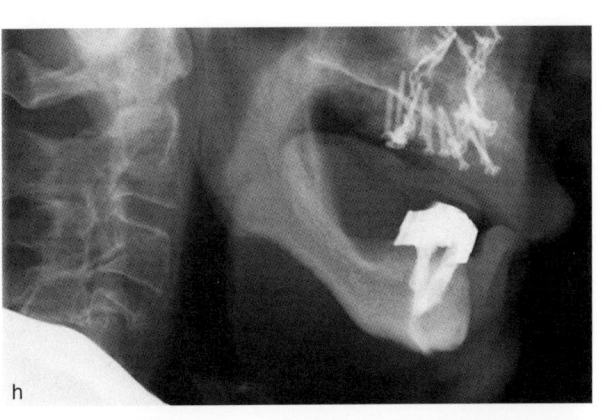

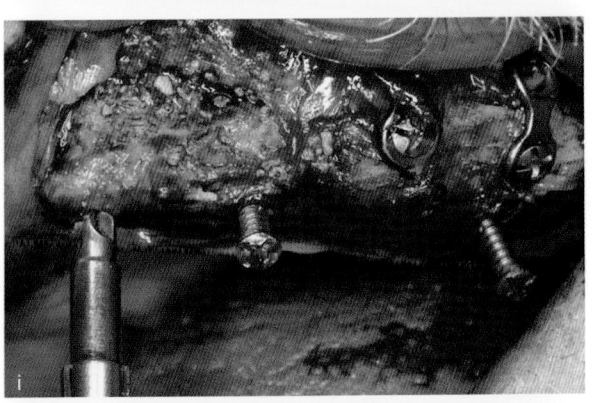

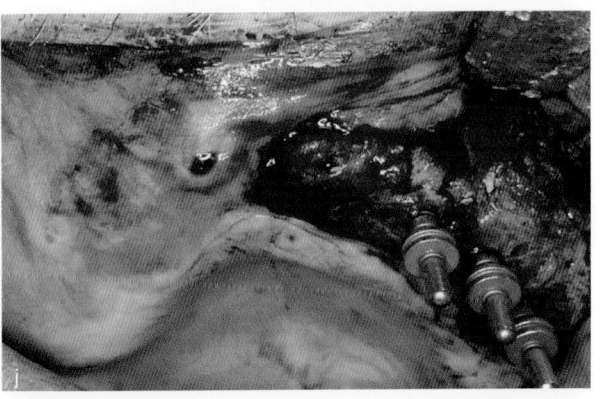

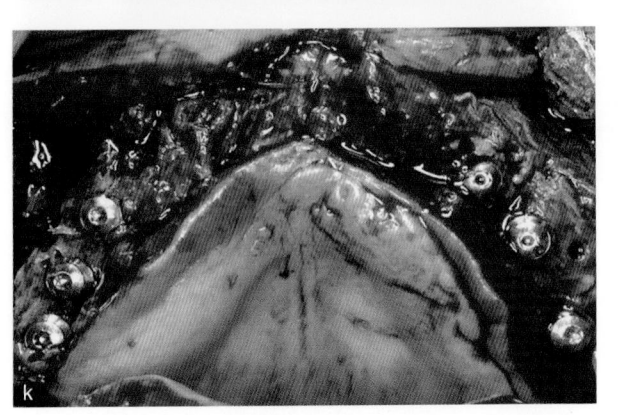

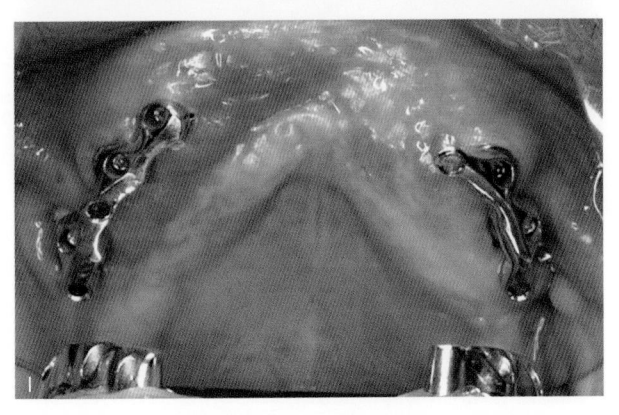

图15-1（续） g. 骨增量术后全景片影像。h. 头颅侧位影像显示与图15-1b相比有明显的垂直高度和体积增加。i. 植骨术后4个月，移除了骨固定材料。这里，定位螺钉已经松动。固定钛板的保持螺钉显示除了骨边缘轻微圆化外，没有发生明显的表面吸收。j. 髂嵴移植已经血管化的骨组织允许正确的植入骨切割。然而，在这个阶段骨质仍然相当软（根据Lekholm和Zarb的分类，类似于IV型骨质）。k. 植入的种植体。上颌左侧第一前磨牙种植体发生了松动脱落，证实在相同位置放置的第二颗种植体比最初的种植体预后更差。l. 杆卡支持的修复体（由德国明斯特的J. Tetsch医生完成）。

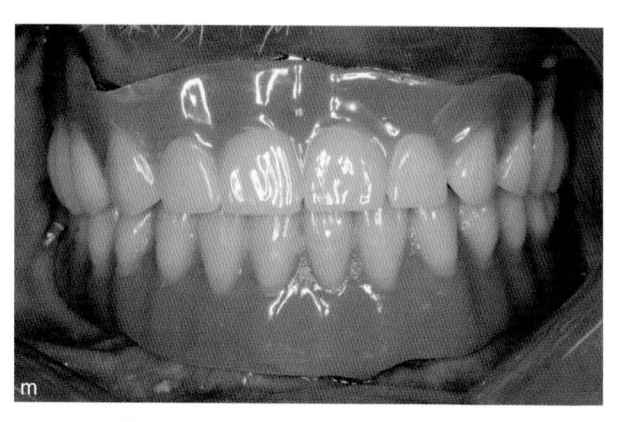

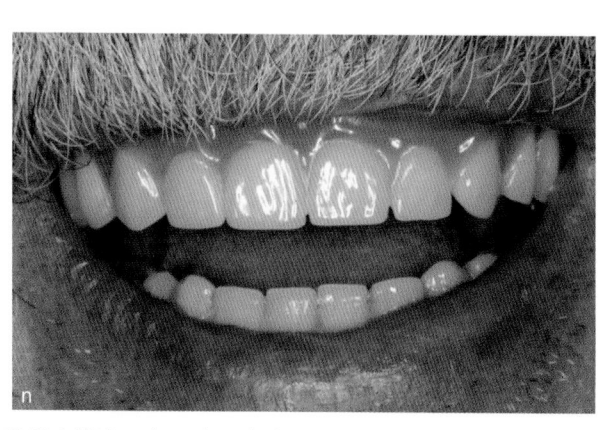

图15-1（续）　m. 种植体支持式覆盖义齿使患者能够延续咀嚼功能达10年，此后患者患了一次严重的中风，未能恢复。n. 第四副牙齿的美观良好。

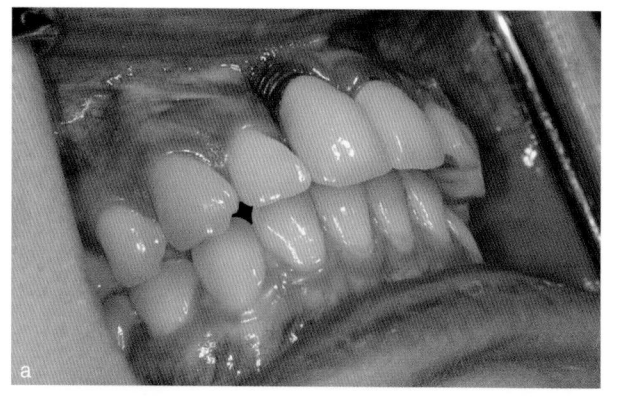

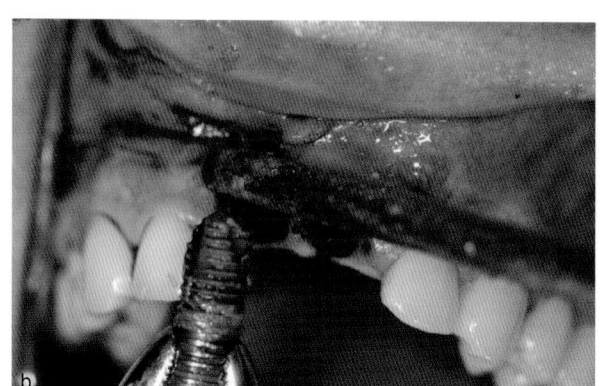

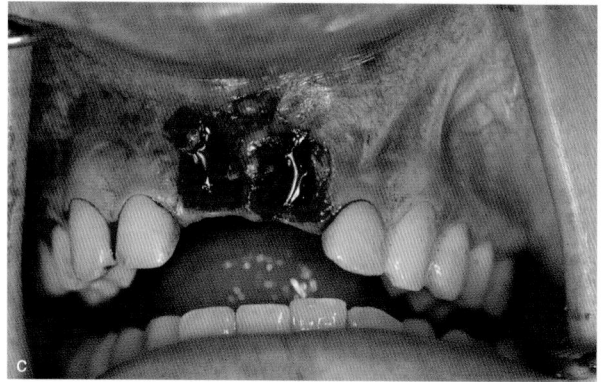

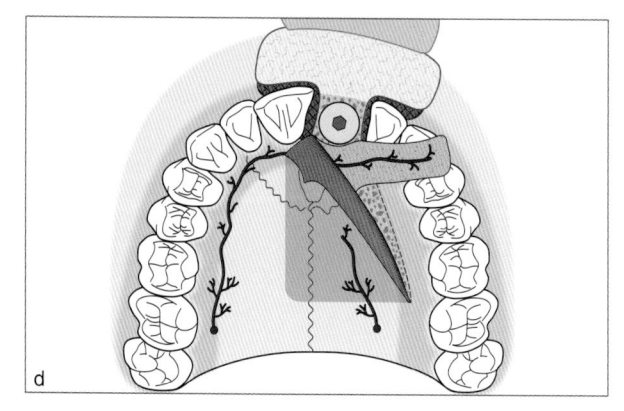

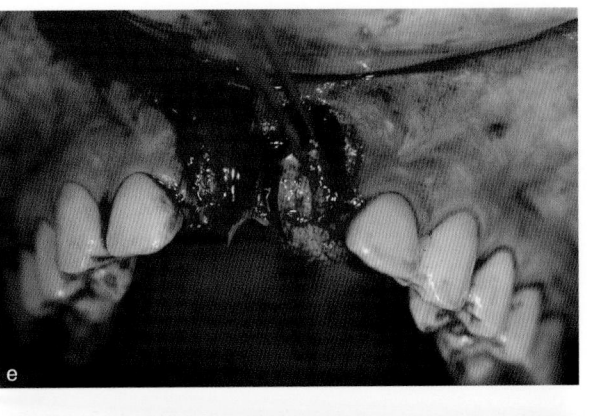
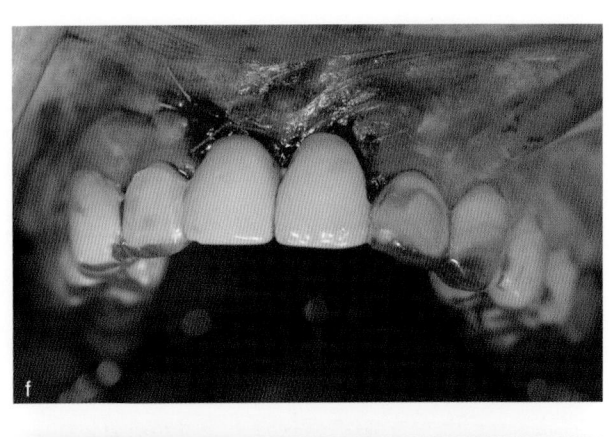
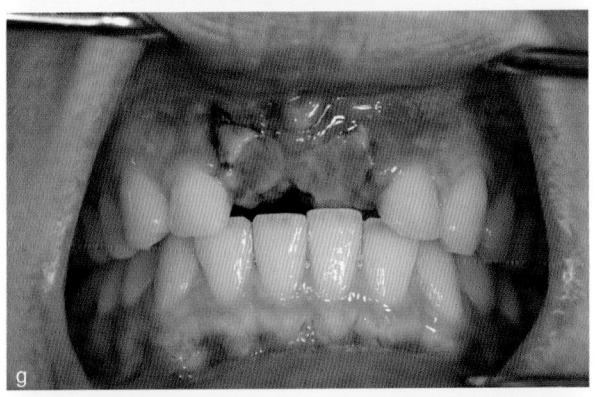
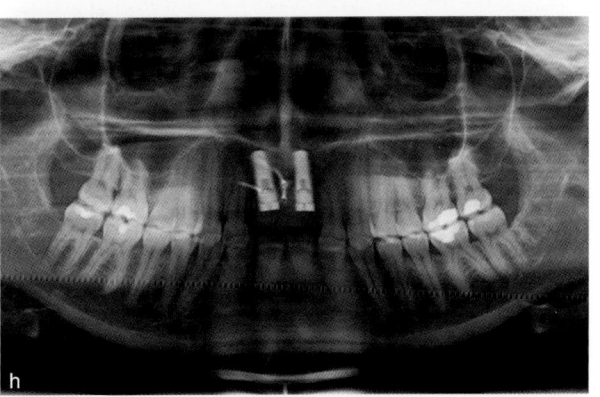
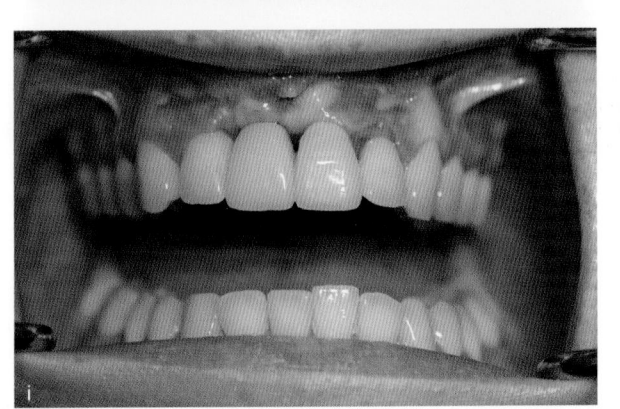
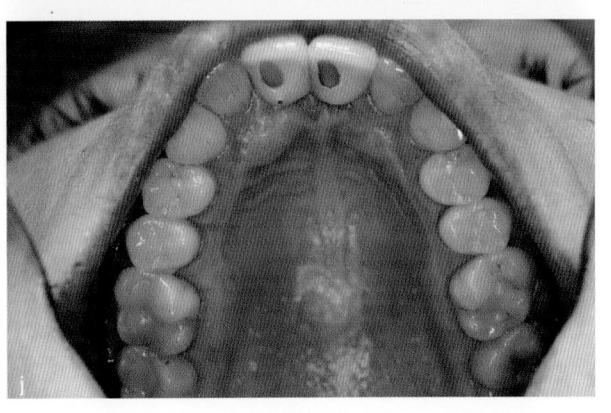

图15-2　种植体拆除后的修复性手术。a. 27岁女性患者在外院接受严重牙齿创伤的即刻种植手术后5年的临床视图。美学区域上颌中切牙唇侧存在广泛的骨组织和软组织丧失。b. 拆除旧种植体，旧种植体过大且与牙槽嵴宽度不匹配。c. 种植体拆除后明显的软组织缺损。d. 带有中央血管的腭骨血管化结缔组织瓣（轴型瓣）从鼻腭动脉的切牙孔中获得（改编自Sclar[4]）。e. 双侧血管化结缔组织瓣的软组织覆盖。f. 使用可拆卸的透明硬殆垫制作临时修复体，以形成随后的修复体轮廓。g. 几天后，血管化瓣的结缔组织已经显示出纤维蛋白涂层表面和肉芽组织，这两者都是组织瓣成活的表现，这个过程需要营养和细胞输送，而在游离移植中是不存在的。h. 种植体植入后的全景片影像（自体外斜嵴骨块移植）。i. 新种植修复体的戴入（H. Schröder博士，卡塞尔）；不过仍然存在一些软组织缺损。j. 上颌镜像观显示，由于骨增量，种植体可以垂直植入，尽管上颌牙槽骨存在生理性解剖上的倾斜，植入位置良好使得螺丝通道能够从腭侧穿出，并实现螺丝固定修复。双侧腭侧黏膜可见结缔组织瓣切除的瘢痕。

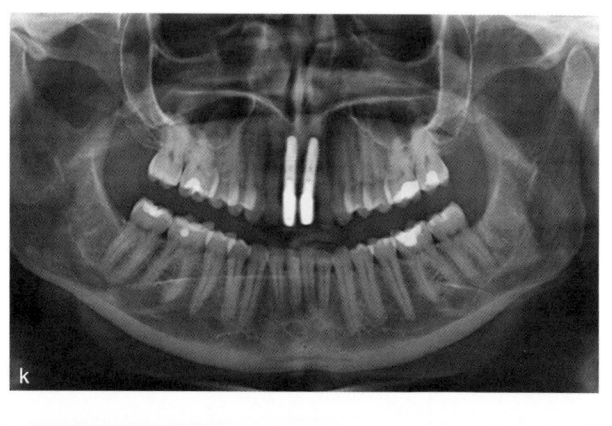

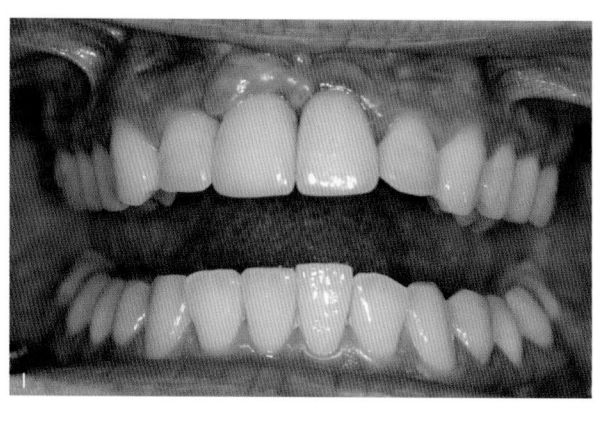

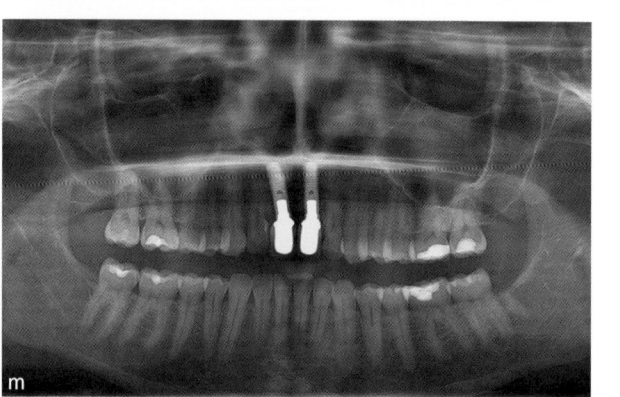

图15-2（续） k. 种植修复体戴入后的全景片影像。l. 5年后的随访检查显示软组织缺损自发性改善（图15-2i）。由于种植体拆除和再次植入，可见的软组织瘢痕将终生存在。m. 5年后的全景片影像显示新种植体无边缘骨吸收，因此可以预期在年轻患者体内将保持长期的稳定。

心，认识到自己可能不是患者一生中最后一位进行手术的医生。

第二，如果发生了种植体生物学并发症，如种植体周围炎，那么根据上述数据，应优先考虑保留初始植体而不是拆除或更换。

第三，由于成功机会的减少，修复性手术不再能与SAC（简单、困难、复杂）分类相对应。在这里，许多情况下存在超过C级别的困难，这些问题需要有经验的团队来解决。

15.2 种植体周围炎的治疗

由于二次种植治疗的预后不佳，因此在种植体仍然稳定时进行种植体周围炎的手术治疗通常是合理的。种植体周围炎手术治疗的另一个先决条件是保守治疗未能消除探诊出血和袋内溢脓[5]。耐治疗性种植体周围炎需要在大约1个月的时间内进行相对迅速的手术干预，因为炎症可以迅速进展并导致种植失败。

种植体周围炎治疗的成功率相对较高，这支持了尝试保留感染的种植体，而不是直接取出种植体或被动等待种植体脱落的治疗方法。一项荟萃分析显示，种植体周围炎的治疗成功率相对较高，3年后为81.73%～100%，4年后为74.09%～100%，之后为76.03%～100%[6]。

手术治疗种植体周围炎的治疗目标是永久性地去除种植体表面的菌斑生物膜[7]。对于这种情况，需要消除龈袋，因为龈袋会保护生物膜并使其逃避患者的口腔卫生维护。患者无法通过正常的口腔卫生措施深入龈袋内清洁。种植体周围炎的治疗始于术前几周的非手术预处理，例如专业的牙周龈下洁治、甘氨酸粉末气雾磨削（Air-Flow Perio，EMS）和氯己定溶液冲洗龈袋。进行非手术预处理的目的首先是判断能否在这些治疗后消除炎症，其次是减轻炎症以创造更好的手术治疗条件。

　　手术干预的目的是暴露菌斑生物膜并使其易于清除（图15-3）。种植体周围炎手术治疗的

难度在于清洁和清晰地暴露所有种植体表面，使得喷砂装置和刷子能够以90°角与种植体螺纹接触，甚至是从种植体的舌侧也就是口底进行清洁。这需要很高的外科技巧和患者的配合程度。手术步骤包括去颗粒化、去污和再生。去颗粒化对于清除伤口中的钛颗粒和有毒粒细胞以及切除袋上皮非常重要[8]。去污确保通过空气喷砂器宏观地去除结石，通过钛刷微观地清洁金属种植体螺纹，并通过甘氨酸粉末喷砂和化学冲洗，如氯己定溶液，完全去除毒素分子。治疗种植体周围

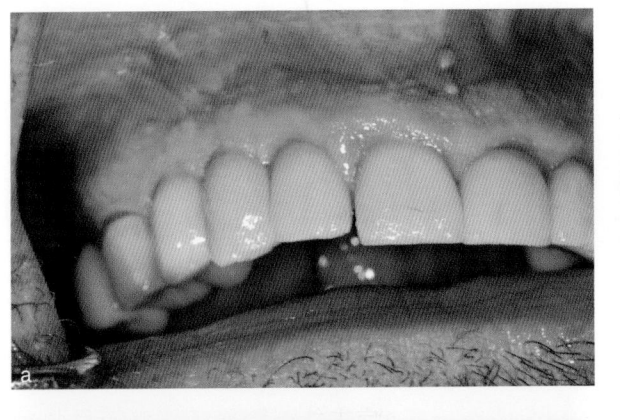
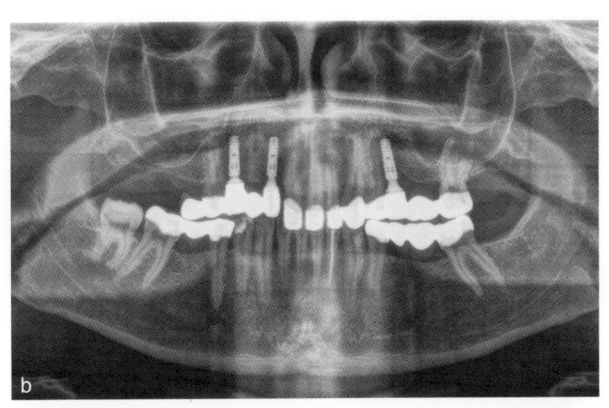
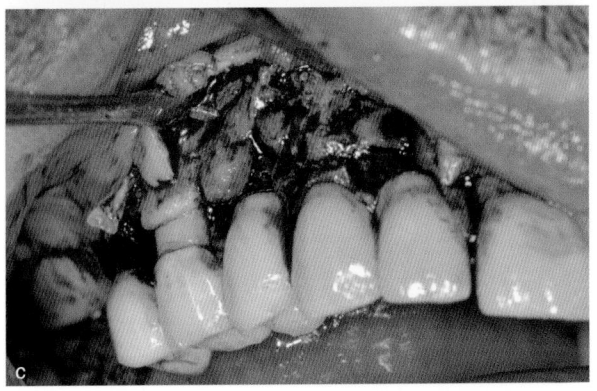
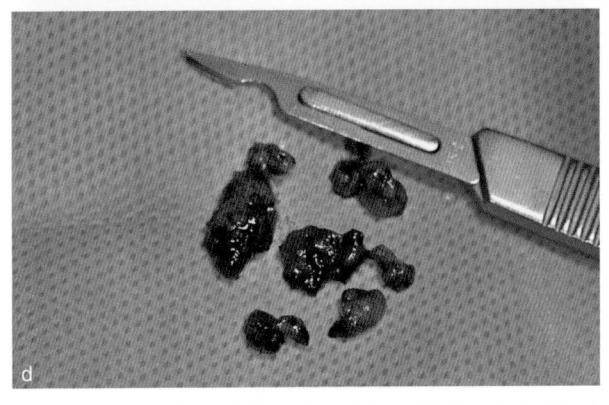

图15-3　种植体周围炎治疗：去除炎症肉芽组织、去污和组织再生。a. 严重的上颌第一前磨牙和右侧侧切牙种植体周围炎，外观几乎没有可见症状，但探诊深度＞10mm。b. 全景片影像显示上颌右侧侧切牙和第一前磨牙处近种植体尖端和左侧第一前磨牙处严重骨吸收。c. 经过4周的保守抗感染预处理后，通过龈沟切口打开黏膜瓣，直视观察炎症组织。拆除左侧第一前磨牙种植体。d. 用手术刀小心地从腭侧和颊侧切除炎症肉芽，并送往病理组织学评估。

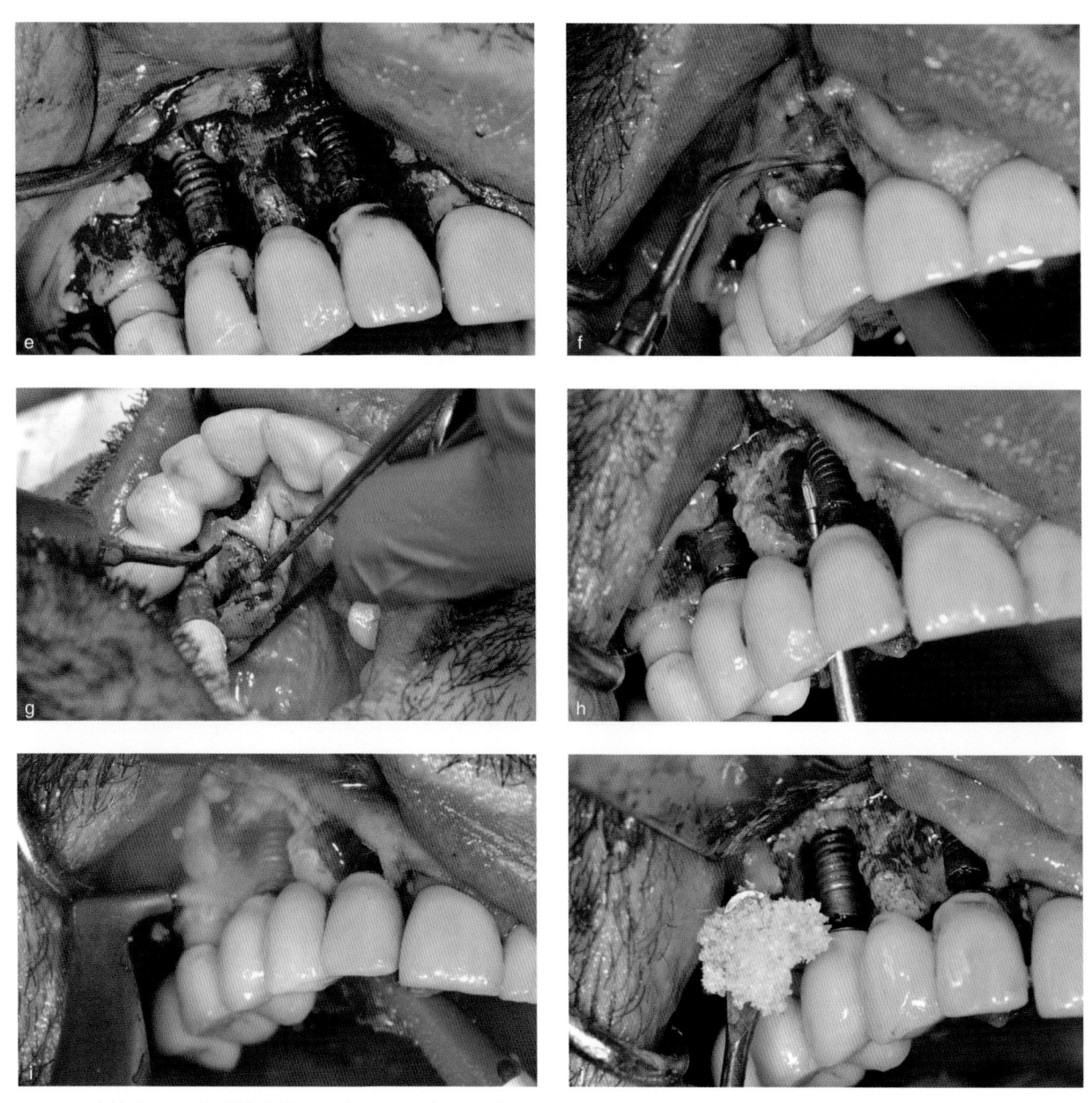

图15-3（续） e. 清晰地直视下小心暴露所有受污染的钛金属表面。f. 用超声波洁牙器和手工器械去除可见的结石。g. 通过腭侧翻瓣直视种植体腭侧表面。h. 用旋转钛刷（HANS韩国）清洁钛金属表面。i. 用甘氨酸粉末喷砂进行精细去污染（Air-Flow）。j. 骨移植材料（BoneCeramic，Straumann）。

炎的目标是永久消除菌斑生物膜。为了预防再次感染，龈袋消除或减少是治疗种植体周围炎的总目标。在完成第一疗程治疗后，通过根向复位瓣可以实现这个目标。但这种技术会导致牙龈退缩，暴露出钛金属，因此最好只在非美学区域操作。而通过填充骨缺损部位来提高袋底的方法是一种更加保护软组织的方法。在这里无法给出明确的使用材料建议。建议使用骨替代材料无论是

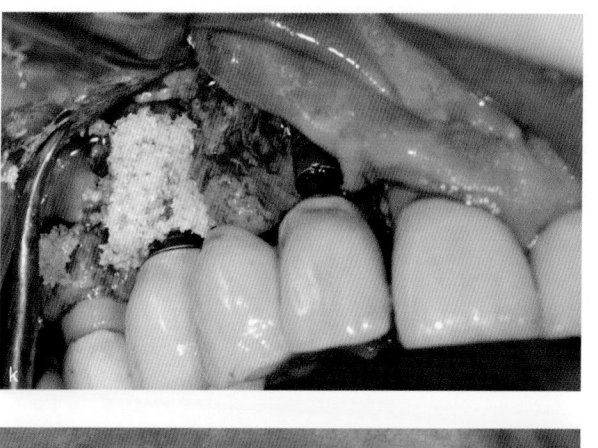
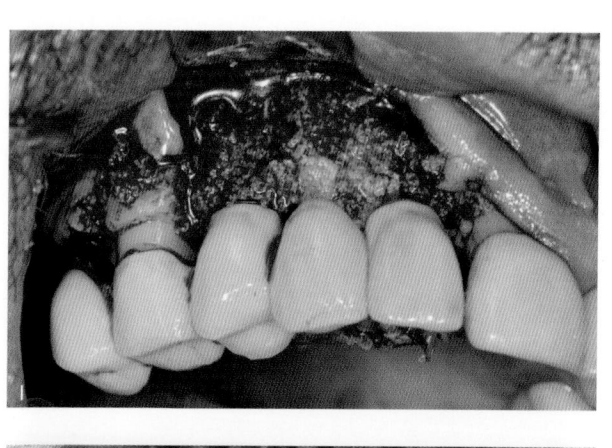

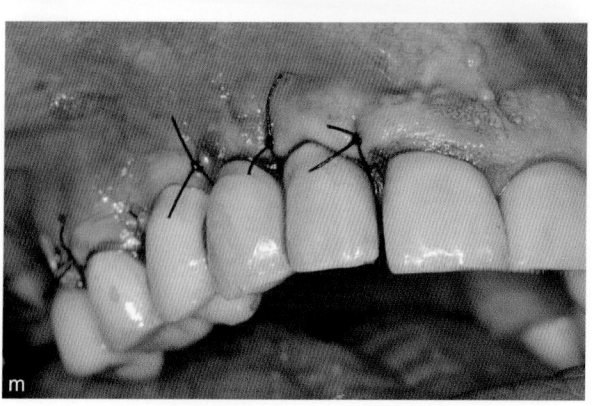
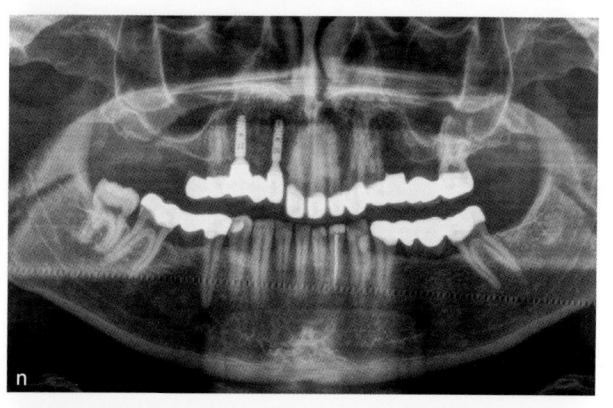

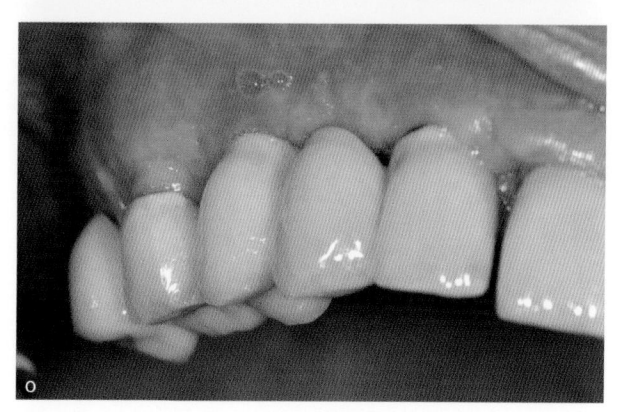

图15-3（续） k. 由于具有一定的黏附性和粗糙性，骨移植材料在骨缺损处具有一定的稳定性和可塑性。l. 尽管预期只能在垂直缺损形成部分骨再生，因此需要稍过量植入骨移植材料。m. 按照Linde法进行牙间乳头缝合关闭伤口。n. 术后全景片影像显示过量的骨缺损填充。o. 术后2个月的随访照片显示与图15-3a相比，右侧第二前磨牙到侧切牙的牙龈退缩约3mm。右侧侧切牙和第一前磨牙的探诊深度为8mm。

否配合胶原膜植入，以促进纤维再生。即使是在瘢痕集中的区域，它也可以限制牙龈上皮的生长。一项荟萃分析显示，这些充填的治疗措施可使探诊深度平均减少3.5mm[9]。与甘氨酸粉末喷砂相比，种植体周成形术没有任何优势[10]。随后主要维护阶段的目标是通过与患者合作和牙周支持性治疗来预防再感染。

15.3 骨增量手术的感染并发症

骨增量手术的并发症主要是感染性的（图15-4）[11]。种植体和骨增量手术早期失败的最明显因素是由内源性细菌引起的原发性或继发性伤口污染。术前必须向患者告知可能发生感染及其可能的后续治疗；否则，患者会有不切实际的期望。伤口愈合受损可能导致种植体和骨移植材料暴露，从而造成相当大的经济和心理伤害，通常伴随着对医生失去信任：

- 伤口裂开，暴露种植体
- 骨膜暴露
- 化脓性或瘘管性病变
- 骨固定材料松动
- 种植体脱落
- 移植物脱落
- 上颌窦底提升术后的上颌窦感染
- 脓肿无论是否有扩散倾向
- 骨髓炎

口内手术属于清洁–污染手术类别，因为它是在非无菌环境中进行。根据一般经验，在这种分类中，可以预计在小手术中伤口感染的统计数据约为5%，而在大手术中（带有移植材料的手术）的统计数据为20%～50%[12]。根据研究和计数方法的不同，口腔外科手术（如拔第三磨牙）

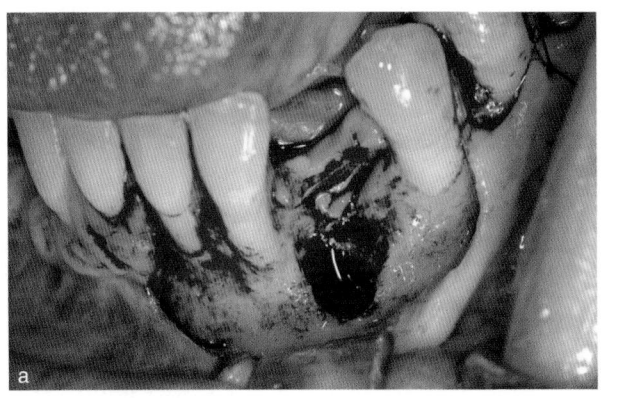
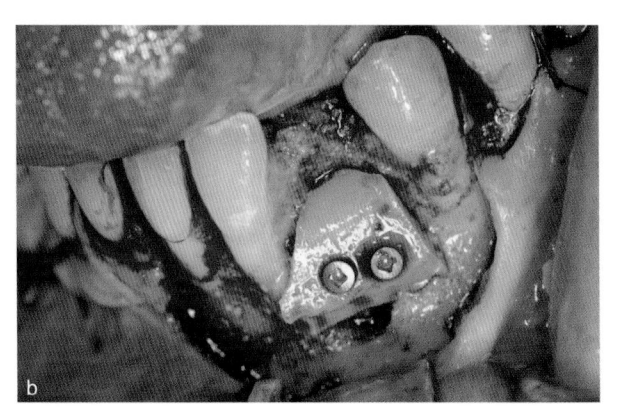

图15-4 自体骨块移植后骨块迟发性脱落。a. 31岁的患者14年前在左侧下颌尖牙区域发生颌骨骨折，缺失牙后进行种植修复，随后拔除种植体。因此，缺牙存在骨缺损。b. 采用自体骨块移植进行两阶段增高及种植，从外斜嵴取骨。c. 使用Bio-Gide胶原膜。d. 自体骨屑进行轮廓填充。e. 使用胶原膜和更多骨屑进行邻近侧切牙的牙龈退缩的覆盖。f. 4个月后进行二期种植。新种植体冠修复后3个月，拍摄了全景片影像。g. 术后6年，患者因种植区域出现不适再次就诊；检查发现探诊时轻微出血，探诊深度为5mm。最初尝试保守治疗。h. 在探查尖牙区域时发现小块松动的骨块是感染的原因，起源于未完全血管化的骨块。i. 清创和清洁种植体表面后，发现种植体周围骨吸收。使用移植材料进行治疗。j. 并发症治疗后的结果。

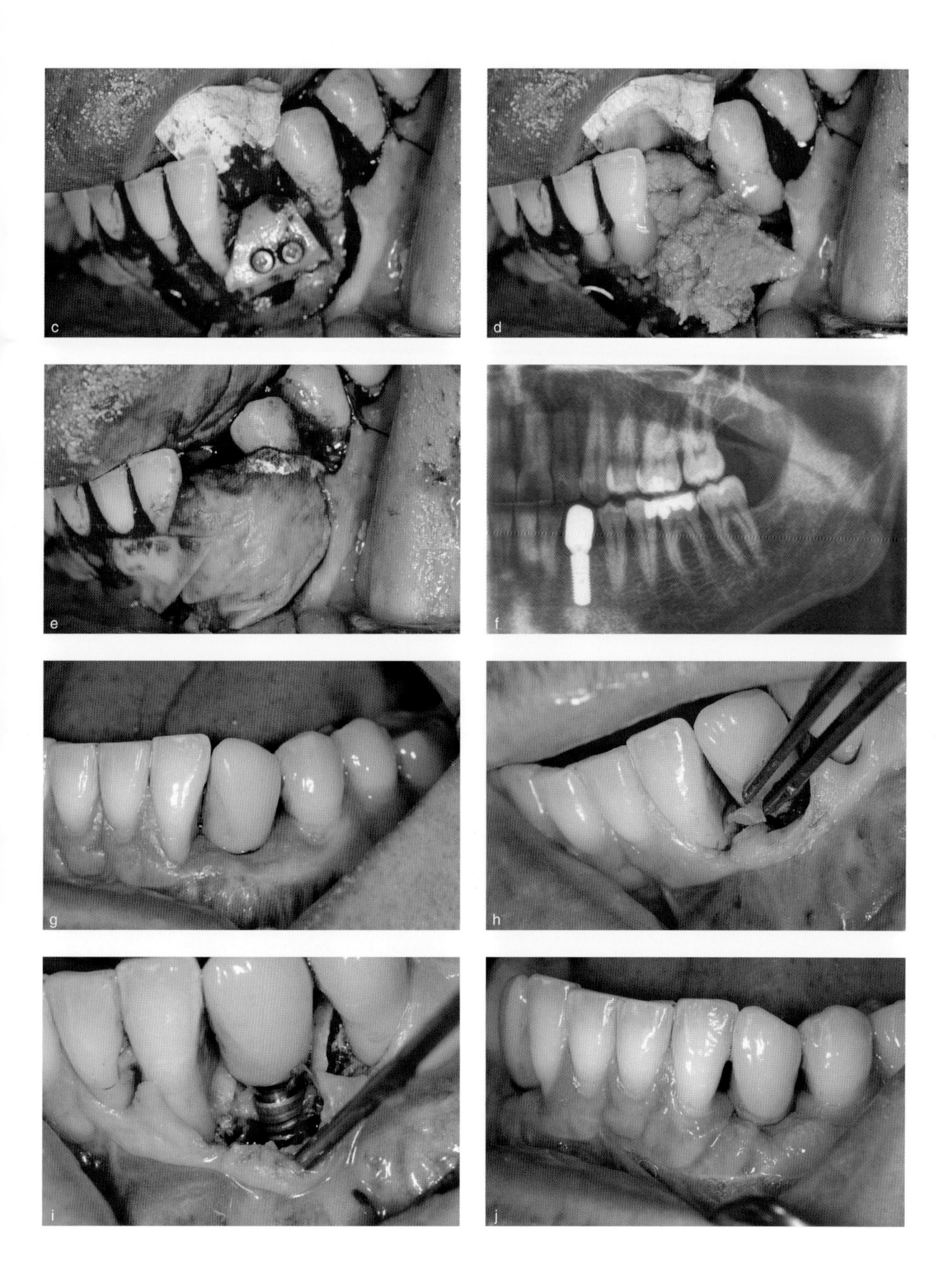

中的感染发生率为1%~30%[13]，口腔种植手术也不例外。在健康患者中，骨增量手术后最常见的感染并发症仍然相对局限，因为通过伤口裂隙可以很快确保引流。这种局部感染也只能用局部消毒来治疗。识别深部颈部脓肿和有扩散倾向的感染，并短时间内在口腔颌面外科进行手术治疗是很重要的。

15.4 术前预防骨增量部位伤口裂开的措施

原发性和继发性的伤口污染

口腔的伤口污染主要是由细菌存在引起的（见第2章和第5章）。这种原发性污染造成的感染在术后1~4天很快发生，并伴有疼痛和肿胀。然而，伤口的污染也可能是由于骨移植材料上菌斑生物膜的生长而导致的。这种污染引起的感染通常在术后约1周才缓慢出现伤口裂开的症状，并且病程不那么迅猛。

口内感染预防

口内感染预防和消毒的目的是减少伤口的感染程度。口腔消毒的目标不是无菌，而是尽可能减少手术伤口的细菌负荷。杀菌抗生素应该直接灭活入侵的细菌，防止其建立和繁殖。一般感染预防的逐步概念列在第5章（第5.6节对患者进行

抗感染的预备）中。

抗生素对抗原发性伤口污染

广泛、长期甚至术前使用储备抗生素并不是控制手术伤口感染的正确方法[14-15]，因为它们促进了耐药菌的选择。应在术前60分钟内单次给予使用抗生素，并在手术持续时间超过4小时后重复使用[16]。青霉素的剂量必须足够高才能具有杀菌作用。在一项前瞻性口腔外科研究中，静脉注射3g氨苄西林舒巴坦达到了与长期抗生素治疗5天相当的感染预防率[17]。根据一项荟萃分析，在种植手术术前1小时口服3g阿莫西林最有效[18]。在一项回顾性研究中，第三磨牙拔除手术中，口服和静脉给药具有相同的效果[19]。这可以解释为青霉素等杀菌抗生素一旦足够有效，就会杀死组织内和自体骨移植物内的所有细菌。然后，紧密缝合的伤口最初是无菌的。新的细菌定植仅在缝合间隙和缝线通道中再次发生，这需要几天的时间。在许多情况下，紧密缝合伤口后立即使用抗生素治疗是一种过度治疗，只会促进副作用（肠道菌群失调）和耐药菌的选择。

口周皮肤消毒和术中伤口冲洗

在骨增量手术前用氯己定进行口周消毒是一种有效的措施，手术中也会用它进行口腔冲洗。在皮肤消毒中，氯己定优于碘伏[20]。

15.5　术中预防骨增量部位伤口裂开的措施

预防伤口裂开的10条措施

骨增量手术的主要并发症和难以预料的因素是伤口裂开，导致种植体暴露于细菌污染的口腔环境中。以下是可以采用的10条术中措施，以减少这种情况的发生或减轻后果。当然，还必须遵守术前和术后的措施以及常规的消毒。

- **在牙龈的中线处进行切口。**坚韧的附着龈比牙槽黏膜更易操作并缝合

- **无张力黏骨膜瓣移植。**黏骨膜瓣牵拉会导致血流减少。通过骨膜切口、分离剪刀扩张和抬起的方式来移动黏骨膜瓣

- **使用天然胶原膜和/或富血小板纤维蛋白（PRF）膜进行覆盖。**天然PRF或胶原膜由于在水溶液中呈凝胶状态，不会形成细菌可以附着和迁移到深层的界面。这些膜阻断了细菌从口腔环境到骨移植物的路径

- **不要用镊子夹持黏骨膜瓣边缘，使用单钩牵引器。**伤口边缘坏死会危及伤口愈合

- **修圆或缓冲锐利的边缘。**从黏骨膜瓣的下方施加压力可能超过动脉灌注压力，导致软组织缺血坏死

- **使用假单股缝合材料。**细菌进入生物材料的途径之一是缝合线的纤维，因此应尽可能光滑，对生物膜保留较少，无吸湿效应

- **间断缝合或连续缝合。**缝合通道越少，细菌进入口越少。任何环形缝合方式（如反针缝合）会导致组织中的血流减少或坏死。如果缝合过紧，缺血区域汇合形成创缘坏死。与组织勒紧相比，使用4-0至5-0缝线进行间断缝合具有最好的保持力。此外，连续缝合的缝合通道只有间断缝合的一半

- **颗粒状材料允许部分丢失。**对于骨块移植，通常的结果是"全"或"无"（完全保留或完全失败）。使用颗粒状材料，受生物膜影响区域的部分可能会被排斥。颗粒状材料的缺点包括精度较低和由于吸收和烧结而导致损失高度

- **利用骨缺损内部空间，减少植入材料负荷，避免形成与口内环境的接触面。**外源性和自体材料最初未发生血液灌注，增加了菌斑生物膜形成的可能性，应减少使用。如果这些材料远离缝合的细菌进入点，效果最好。因此，骨缺损内部的移植比覆盖技术更安全

- **隧道预备。**隧道预备并非总是可行的，但使用时，几乎不会出现裂开

在第三磨牙拔除的荟萃分析中，用氯己定冲洗拔牙窝可减少感染发生概率。冲洗治疗后，需要再治疗感染的人数仅为8人[21]。这种伤口冲洗的方法是否可以应用于种植学中的骨增量伤口是非常值得怀疑的，因为消毒剂在抗菌浓度下对人体细胞也有毒性作用[22]。

上述顺序也是作者实际经验中得出的优先顺序。其他经常讨论的处理措施，从创伤生理学的角度来看是不必要或适得其反的。这些包括建议在显微镜下进行非常细致的缝合，因为即使这样也无法在细菌尺度上封闭伤口，而且缝合的次数会增加。事实上，手术过程的持续时间与感染的

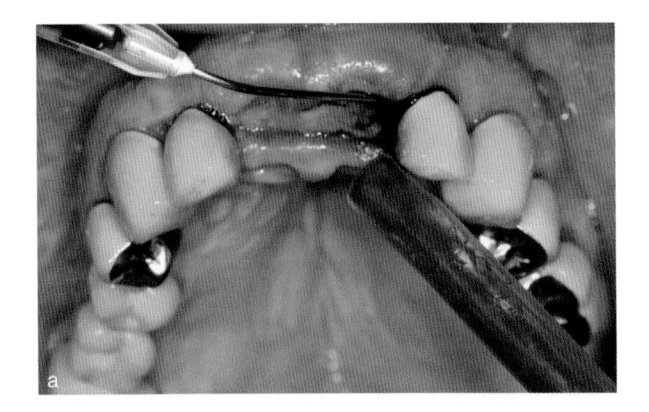

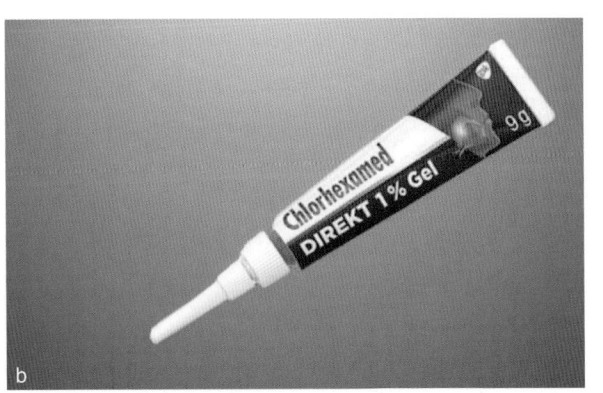

图15-5 a. 使用聚维酮碘溶液（Braunol, B. Braun）骨增量手术后轻微裂开的伤口进行局部抗感染。骨增量材料尚未暴露。特别是为了防止持续菌斑生物膜的形成，需要去除相邻牙根上的菌斑。b. 患者每天使用0.2%氯己定二乙酸盐凝胶（Chlorhexamed DIREKT凝胶，葛兰素史克）进行伤口的自行处理。

概率增加有关。手术持续时间是伤口感染的独立风险因素[23]。这需要更多地、有效地延长和阻碍细菌的路径，使机体能在菌斑生物膜形成和血管生成之间赢得"竞赛"。此外，还有一些有争议的治疗措施，它们避免伤口裂开，但会造成巨大的伤害，如做前庭切口，会对黏骨膜瓣解剖学造成不可修复的破坏和血供灌注损伤。

15.6 术后预防骨增量部位伤口裂开的措施

术后局部消毒以防止继发性伤口污染

骨增量部位的伤口裂开通常发生在术后1~2周。它们通常不是由伤口污染引起的原发性伤口感染，而是由次级生物膜生长引发的。在作者的经验中，需要与围术期抗生素治疗采取不同的策略。细菌生物膜通过缝合间隙的入口和利用穿刺通道与缝线材料的桥梁，在伤口的异物和移植物上形成。菌斑生物膜的形成需要几天时间，就像我们从菌斑中所了解的那样。考虑到这一点，从第三天开始，医生定期对伤口进行局部护理是明智的。为此，我们在一个小注射器上装上一个钝头套管，首先将其插入相邻牙齿的龈沟中，以将菌斑生物膜从此处的牙面上分离，否则菌斑生物膜会连续不断地向伤口中生长。接下来，使用套管仔细探查缝合间隙，尝试插入并检查是否有阻力。通常，在几天后，可以用套管尖端伸入感觉植骨材料的深度（图15-5a）。然后，轻轻冲洗缝合间隙以去除或杀死已经形成的菌斑生物膜。在接下来的14天内持续该操作，因为这是血管化进入植骨材料需要的时间。

此外，患者应该进行仔细的口腔卫生维护，如果由于伤口无法刷牙，每天用0.2%的氯己定溶液和氯己定凝胶漱口3次，以减少斑块形成（图15-5b）。目标是让血管生成优先于菌斑生物膜

（第2章，图2-26）在生物材料以及移植物表面形成。

二次缝合（挽救性手术）

伤口裂开是细菌感染过程和种植体失败的前兆。伤口裂开表明这时处于一种从促炎性转变到有害的环境中，这时粒细胞会释放蛋白酶，导致伤口边缘的胶原蛋白降解。这导致组织变疏松并使缝线机械撕裂。在这一点上，通常存在促炎性的伤口环境，但尚未形成脓液。在这个阶段，根据作者的经验，这种情况下值得尝试软组织瓣覆盖，以保护种植体。

如果在种植体上出现软组织裂开，及时采取措施非常重要（图15-6）。只要没有化脓，就应进行清创并及时刮除松动的骨增量颗粒物，并用聚维酮碘溶液进行冲洗治疗。如果需要的话，还要对骨移植物进行磨削清洁。必须清除材料上的菌斑生物膜。局部清创后，应该尝试进行二次缝合，使得软组织重新覆盖移植物和种植体。为此，缝合线应该比之前更进一步地封闭伤口边缘，并用少量缝线重新缝合伤口。在大多数情况下，黏骨膜瓣在初次手术时已充分减张。如果情况并非如此，应该用解剖剪进行黏膜下分离，使其能够无张力地覆盖植骨区域。

在骨科手术中，对暴露的移植物（如膝关节假体）进行二次软组织手术重新覆盖相比骨增量

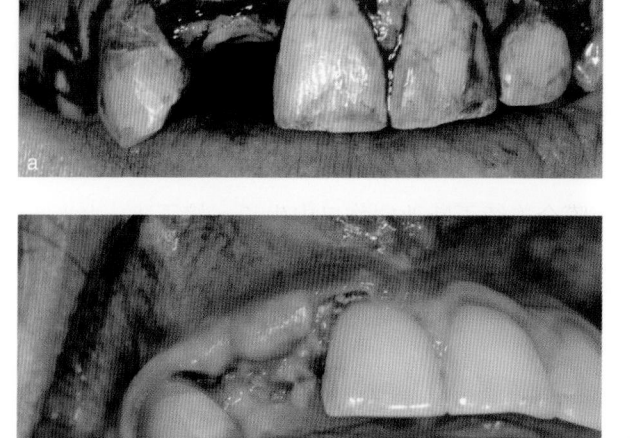

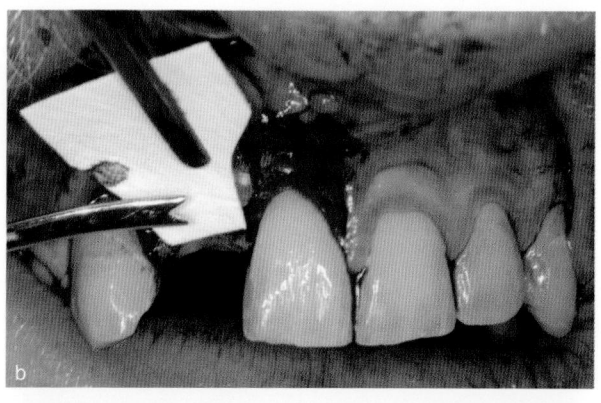

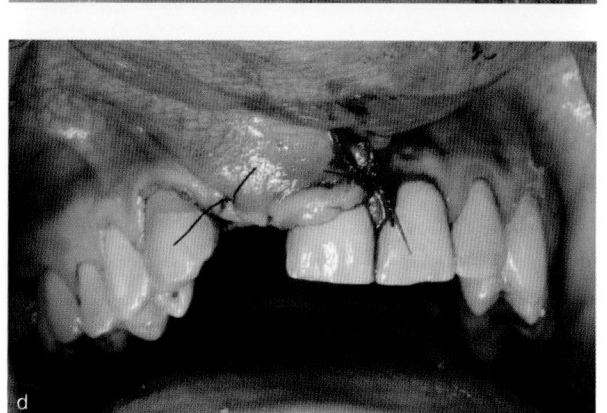

图15-6 术区组织开裂时二次软组织覆盖（挽救性手术）。a. 自体骨块移植用于右侧上颌侧切牙区域骨增量。b. 使用胶原膜进行覆盖。c. 术后第13天伤口裂开，胶原膜暴露。d. 立即清创并去除胶原膜，对骨块进行二次软组织覆盖。

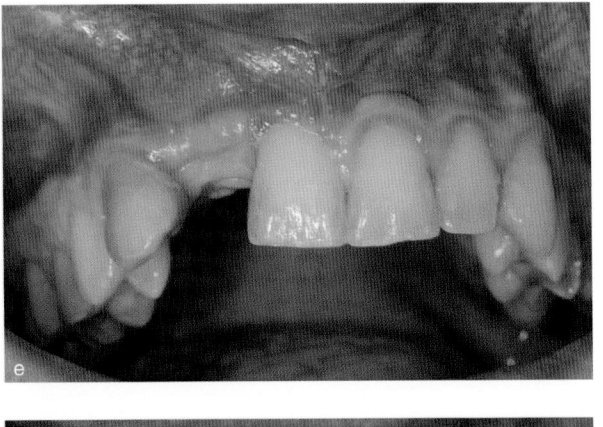
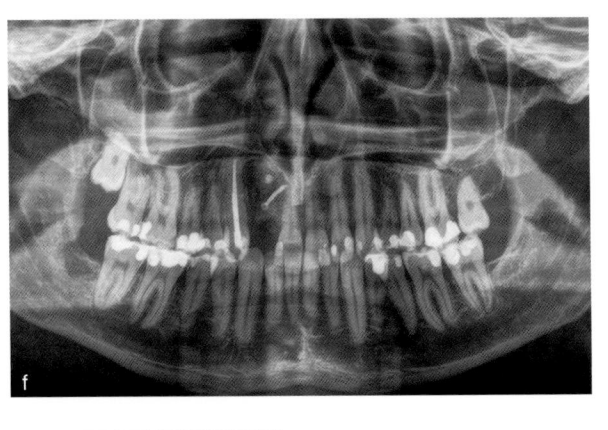
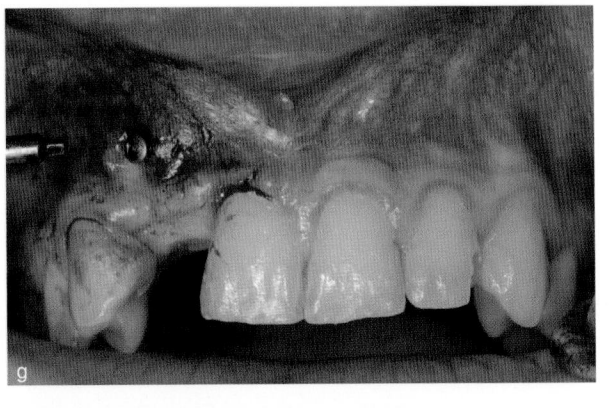
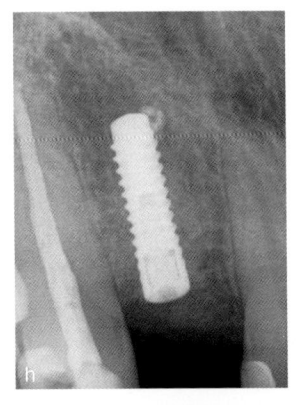
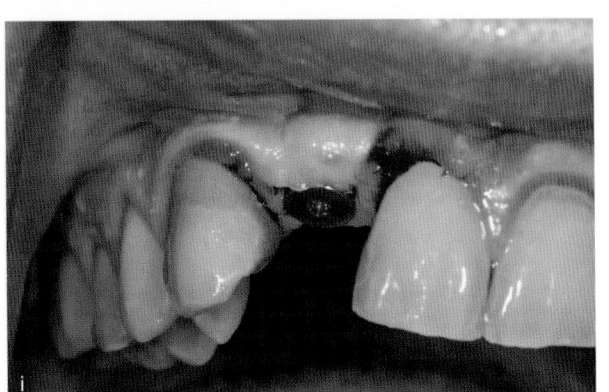
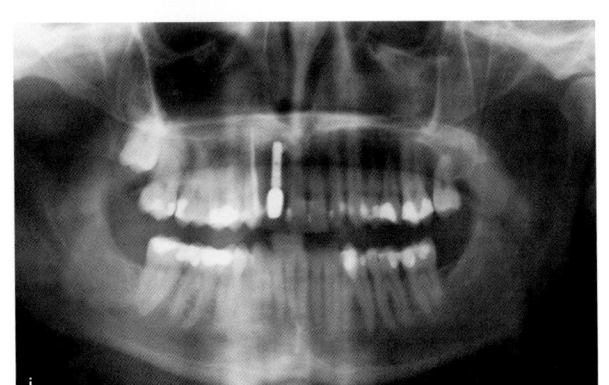

图15-6（续） e. 软组织重新覆盖后完全愈合。f. 术后全景片影像。g. 骨移植手术后4个月，微创去除骨固定螺钉。h. 种植体植入后的根尖片影像。i. 病例完成修复。j. 全景片影像。

手术运用年代更为长远。根据荟萃分析，二次软组织重新覆盖约有88%的成功率[24]。拦截组织蛋白酶的建议是通过提供含有胶原的产品（如胶原纱布、胶原膜）来实现的，这也源自一般的伤口愈合理论，使得机体自身的胶原在建立和降解的平衡状态下能够在一定程度上恢复。

术后开放性清创治疗的策略

如果二次软组织重新覆盖时间过晚或失败，可以尝试开放性再治疗（图15-7）。这样做的优点是感染物不会进一步深入，而是可以开放排出。以此防止菌斑生物膜在骨移植材料上的定植。

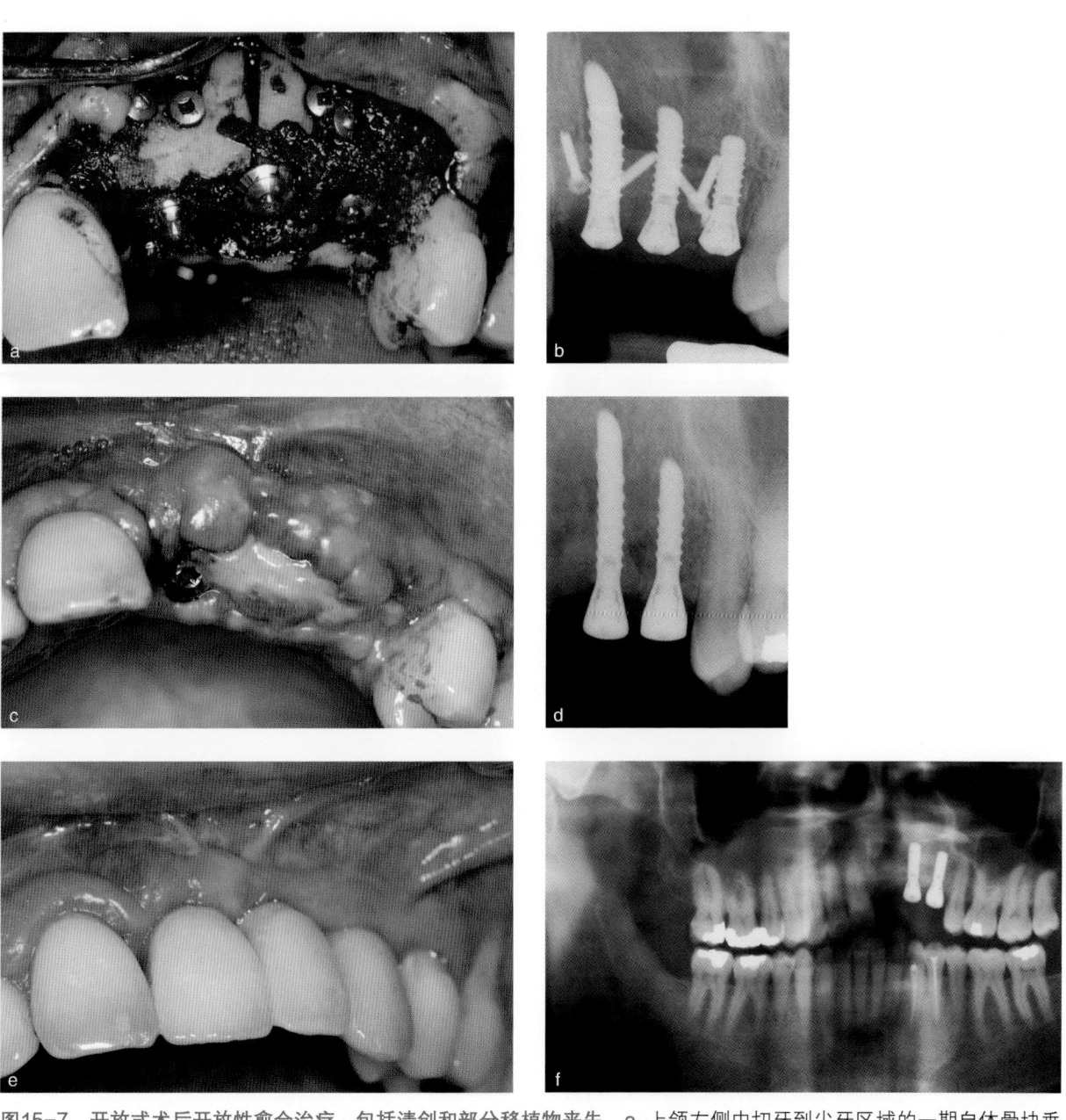

图15-7　开放式术后开放性愈合治疗，包括清创和部分移植物丧失。a. 上颌左侧中切牙到尖牙区域的一期自体骨块垂直向骨增量。b. 种植体和骨固定螺钉的根尖片影像X线片。c. 术后3周，上颌左侧中切牙处出现骨块和种植体暴露的伤口裂开情况。植入物（种植体和骨固定螺钉）被取出，骨组织重新愈合，软组织的暴露伤口经过了数周的局部消毒治疗。总体而言，手术进行顺利，患者没有明显的不适。d. 去除坏死组织后的根尖片影像。e. 4个月后，种植体二期暴露，上颌左侧中切牙位置进行了带悬臂的固定义齿修复。f. 种植体二期暴露时的全景片影像显示没有明显的骨吸收。

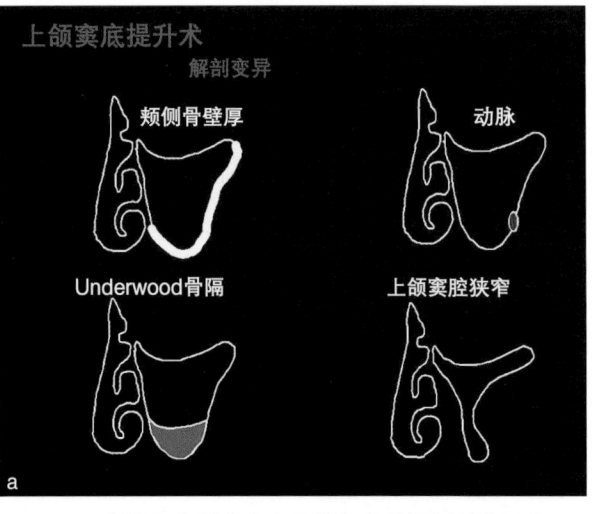

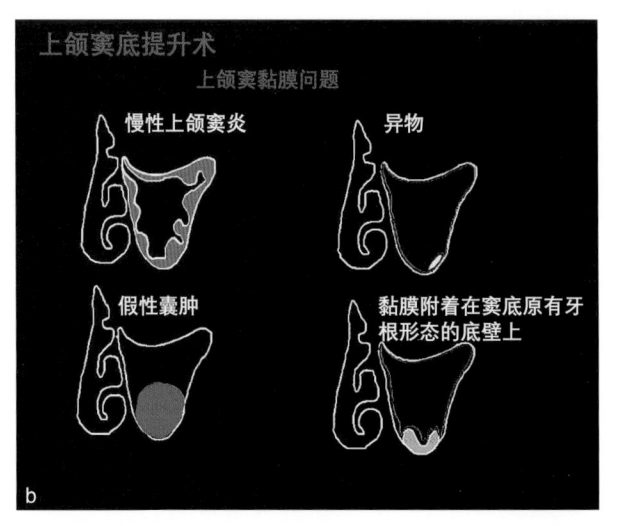

图15-8　上颌窦底提升术中可能存在的解剖风险因素。a. 上颌窦腔狭窄的情况尤其发生在创伤或手术史。b. 在进行上颌窦底提升术之前需要明确是否存在病理状态。拔牙后至少等待3个月，黏膜会附着在原先突入到上颌窦腔内的牙根附近位置。

在大多数情况下，接下来的几个月会观察到二次愈合。这时几乎所有情况下都会发生在骨移植颗粒材料部分丧失或排异。而进行骨块移植的情况下，骨块移植物通常会被全部排异。但有时破骨细胞会将坏死部分分离出来，骨块的较深部分仍然可以存活。因此，经常可以观察到骨块深度的颗粒部分存活。例如，在骨片技术中，尽管有时开放性愈合，但部分骨增量仍然可以获得成功。在这种暴露植骨材料的情况下，通常只需进行彻底的清创和早期去除固定材料（译者注：钛板、钛钉等），4周后再进行进一步的种植修复。最后在大多数情况下，无刺激的骨表面和愈合的软组织会一直存在，直到种植体植入。

15.7　上颌窦底提升术中的并发症及预防

为了避免上颌窦底提升术中的并发症，需要先了解病史和进行诊断（图15-8）。如果有结构畸形或解剖异常，应进行三维放射学检查。

炎性并发症

细菌性上颌窦炎发生率约为5%[25]，传统X线检查由于非感染性息肉样肿胀而高估了发生率。现在已知上颌窦黏膜纤毛上皮对非特异性刺激常常出现严重水肿反应[26]，CBCT图像显示上颌窦底提升术后1周最为严重，3周后恢复正常，这种改变无病理学意义[27]。一项研究显示，使用储

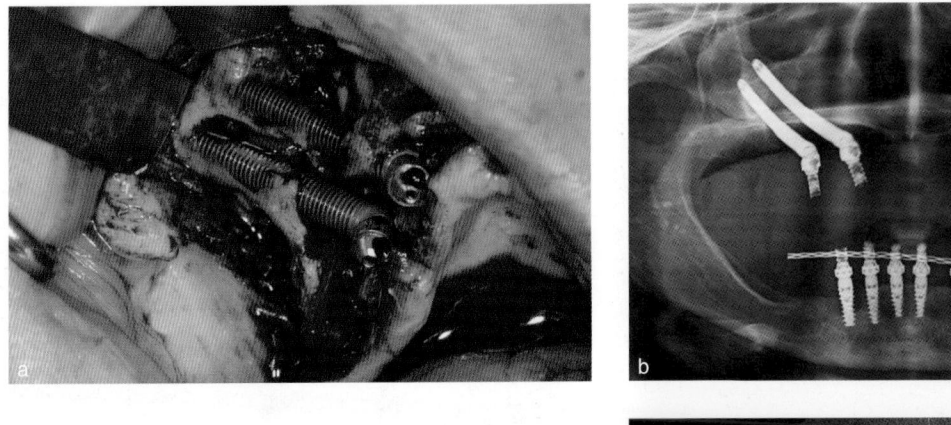

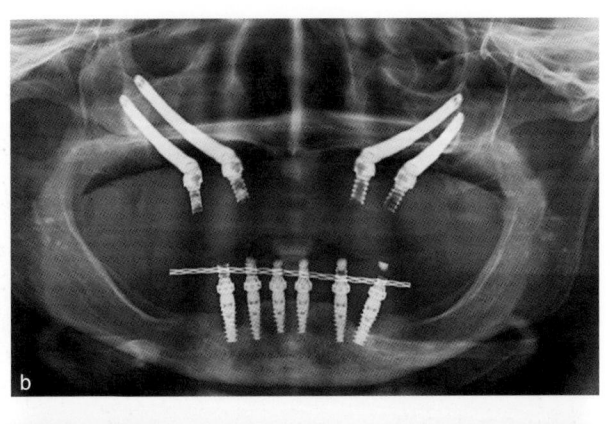

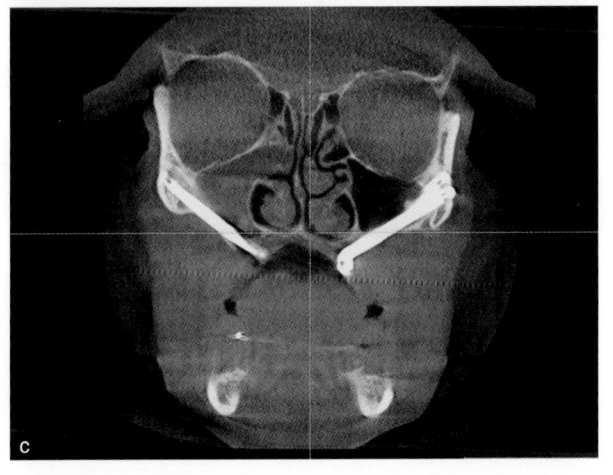

图15-9　a. 右侧上颌骨种植体严重炎症骨吸收。种植体已从颧骨上拔除。b. 全景片影像显示患者上颌骨存在明显的牙槽骨萎缩（Cawood V级）。c. CBCT显示右侧严重的上颌窦炎，鼻腔上颌窦通道完全阻塞（右侧上颌窦浑浊）。

备抗生素克林霉素治疗的患者上颌窦炎发病率增加[28]。在第14章中讨论了颧骨种植体发生上颌窦炎的风险（图15-9）。上颌窦底提升术后有报道由厌氧性梭菌引起的产气感染[29]。

如果上颌窦底提升部位感染，首先应拆除口内缝线以便感染进行引流。可以通过刮除术去除松动的骨移植材料，然后进行局部消毒冲洗。伴有上颌窦炎时最初采用保守治疗，包括使用鼻腔血管收缩滴鼻剂，并在必要时进行洋甘菊蒸汽吸入，以减轻肿胀，使上颌窦通气并排出。如果可能，应在患者仰卧时滴入这些滴鼻剂，以便药物能到达眼眶水平的中鼻道。如果保守疗法无效，应考虑进行手术修复并拆除种植体。手术最好由

口腔颌面外科医生进行。口腔与上颌窦之间的瘘管通常在去除感染源后会自行消失。如果瘘管仍未消失，应通过鼻窦切开引流上颌窦，然后用软组织覆盖瘘管。

既往的鼻窦炎史是一个明显的危险因素[30]。如果有鼻窦炎的病史，使用断层扫描排除非常重要；如果确实存在，必须在进行骨增量之前解决。对于已经进行过上颌窦手术（如Cald-well-Luc技术）的上颌窦，需要特别谨慎，并且在某些情况下上颌窦底植骨术是禁忌的。在上颌窦底提升术前，必须绝对解决邻近牙齿的根尖炎症，或在手术中通过根尖切除术或拔牙彻底消除感染源。

假性囊肿

同样，较大的基底性假性囊肿和上颌窦息肉应在窦腔提升术之前摘除，尽管文献中越来越多的报道称即使存在假性囊肿，窦腔提升术也取得了成功，或者可以在窦腔提升术同时进行内镜抽吸[31]。但是，在择期手术之前，注意消除不必要的风险。最好将手术转交给口腔颌面外科医生，通常可以通过微创的内镜手术方法来切除假性囊肿。6周后即可以放心进行骨增量手术。

窦膜的骨间隔和穿孔

上颌窦中的垂直向骨壁（Underwood骨隔，由伦敦国王学院的解剖学家Arthur S. Underwood于1910年描述）在横向、纵向和水平向上使手术复杂化，并易于导致上颌窦黏膜穿孔（图15-10）。应避免窦膜撕裂，因为它们是窦腔骨移植感染的危险因素。57%的人类上颌窦中自然存在骨隔，因此这是一种常见的解剖现象[32]。如果怀疑存在骨隔，应通过三维诊断确定其位置，因为二维诊断通常不足以观察纵向定向的骨隔。如果存在骨隔，应尽可能进行两次窦腔提升手术（一次在骨隔近中，另一次在骨隔远中）。在骨隔边缘解剖窦膜极易导致穿孔。更好的方法是用小型金刚砂钻头或凿子将骨隔与上颌窦底前侧小心分离，直到完全松动，并可随剩余的窦膜一起抬起[33]。窦膜穿孔时常发生但仍应尽量避免，其发生率为20%～40%，通常会愈合而无并发症[34]。在一项研究中，黏膜撕裂一直按照下面的方案进行手术处理，并且没有影响移植成功率[35]。患者在10年后进行了再检查，没有记录到种植体失败的情况[36]。然而，另一项研究显示，穿孔与感染

和种植体失败率的增加之间存在相关性[37]。如果在上颌窦底提升手术中发生了窦膜撕裂，根据大小可靠地进行外科治疗：

- 小的穿孔（＜5mm）：用胶原纤维或胶原膜覆盖
- 中等穿孔（0.5～1cm）：用6-0可吸收缝线缝合，用胶原纤维或胶原膜覆盖
- 大的穿孔：中止手术，并在6周后重新进行手术

由于种植体或骨增量材料脱落至上颌窦空腔内而引起的曲霉菌病

上颌窦的炎症并不总是细菌性的（图15-11）。如果在人类上颌窦中形成了与纤毛上皮不相连的异物界面，那么真菌，尤其是曲霉菌，可以利用这一点形成霉菌生物膜。例如，当上颌窦内提升失败并且种植体裸露到上颌窦的空腔时，就会产生霉菌定植的有利空间。只要种植体裸露在覆盖有黏膜的上颌窦内，即使超过4mm，风险也不会增加[38]。裸露在上颌窦空气腔内的金属[39]或作为意外移位的种植体位于窦腔内[40]可能成为霉菌的定植点。还应避免通过窦膜撕裂将骨移植材料无意中移位到上颌窦空腔内。骨移植材料是曲霉菌的生长场所，这在实验和临床观察中已经被发现[41-42]。曲霉病也可以由异体移植材料引起[43]。

种植体脱落进入上颌窦和邻近间隙

上颌窦底提升术被归类于SAC分类的C类，部分原因是因为可能发生严重的并发症。关于在上颌后牙区植入种植体，文献中报道了种植体脱

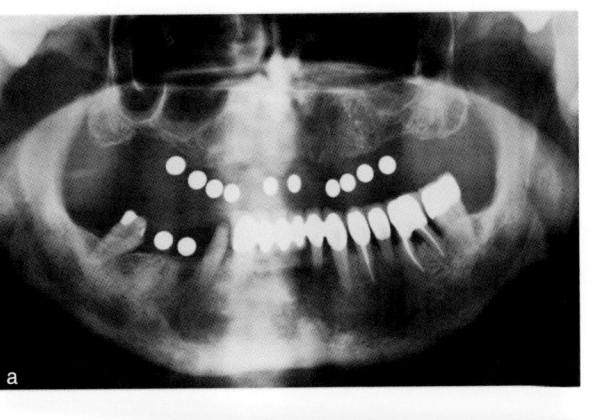

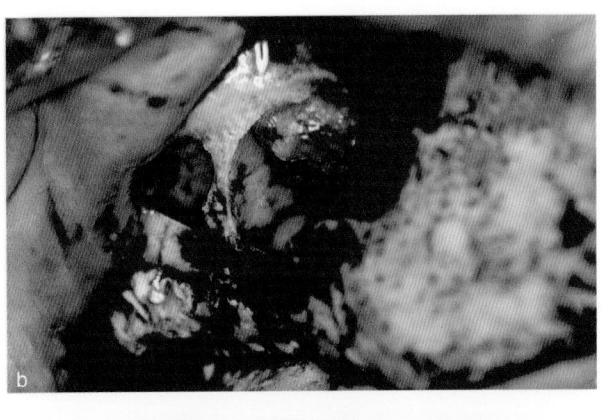

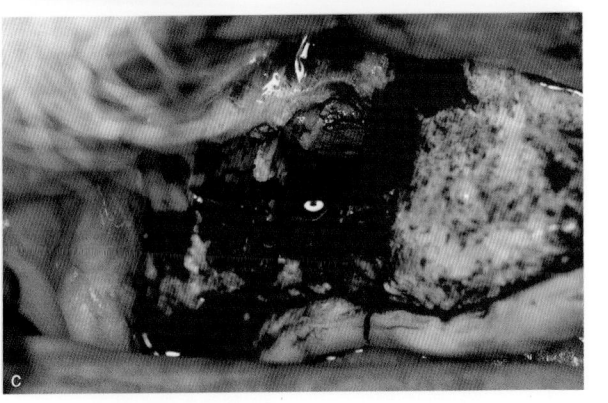

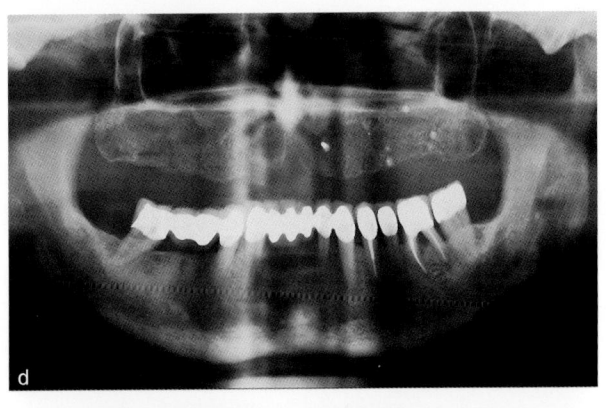

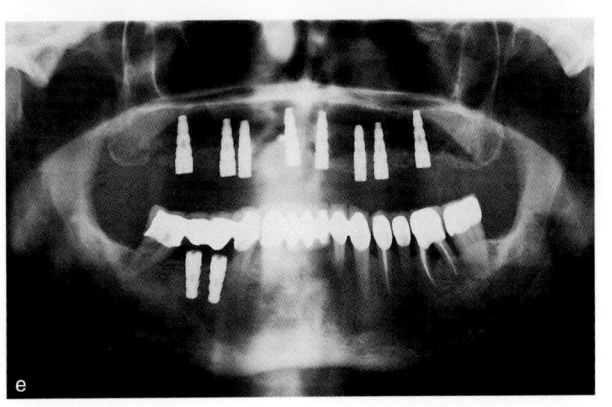

图15-10 a. 术前全景片影像清楚显示了Underwood骨隔。在存在疑问的情况下，应进行术前3D影像学检查。b. 为了有骨隔存在的情况下正确进行上颌窦底提升术，首先在骨隔前后分别进行2次上颌窦底提升预备。c. 然后在窦底基底处将骨隔磨断并移动。随后将其与附着的上颌窦黏膜一起向上抬起。相反，如果试图在骨隔边缘上进行剥离，上颌窦黏膜穿孔率几乎100%。d. 上颌窦底提升术后的全景片影像。e. 种植体植入后的全景片影像。

落进入上颌窦（图15-12）和所有邻近间隙的情况，包括主鼻窦和鼻旁窦、眼眶[44]、蝶窦[45]、前颅窝，[46]甚至颞叶脑[47]。当手术过程中出现这样的情况时，应立即将患者转诊给口腔颌面外科医生。这时，脱落的种植体通常能通过内镜或通过上颌窦外侧壁骨开窗口中取出以免造成损伤[48]。

除了术中急性移位外，还有报道种植体长期迁移到邻近腔隙的情况[49]。

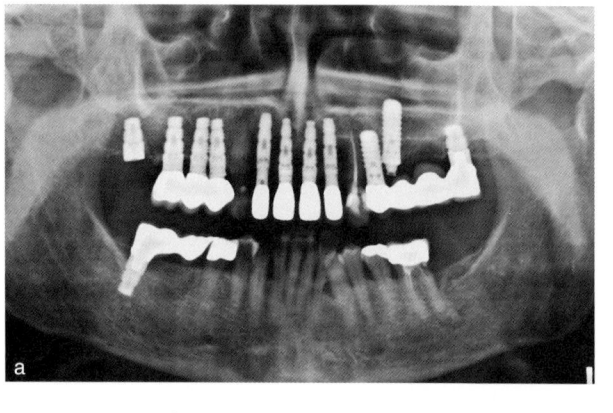
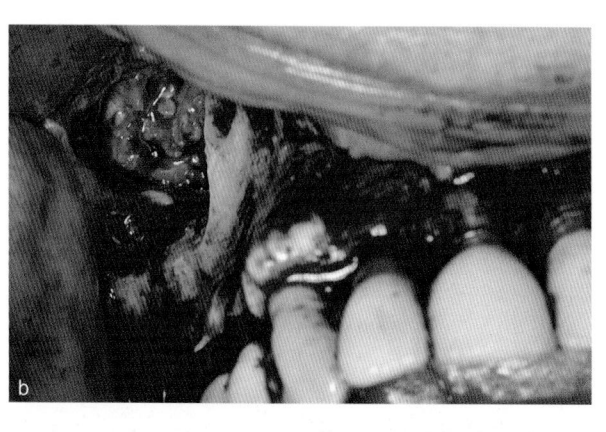
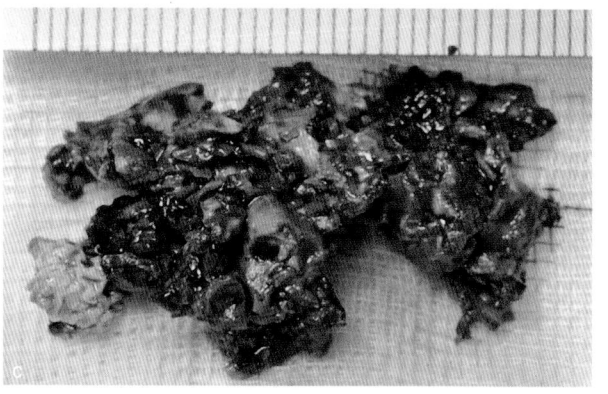
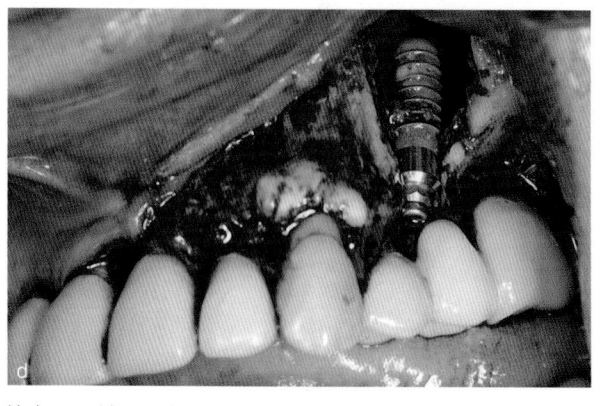

图15-11 a. 全景片影像显示上颌右侧第二磨牙和左侧第二前磨牙区域无功能的种植体，可能在植入后裸露进入上颌窦空腔。b. 患者多年来一直抱怨鼻子两侧的不适、分泌物和异味，但没有肿胀、发热或疼痛。当打开上颌窦时，见棕色坏死组织渗出。c. 保护上颌窦黏膜，从上颌窦中刮取病变组织，组织病理学检查证实为真菌菌丝。d. 左侧第二前磨牙种植体突入到上颌窦空腔是左侧上颌窦真菌定植的原因，右侧第二磨牙种植体也存在类似情况。

上颌窦底提升术后出血

上颌窦底提升术后出血可能威胁生命[50]，不容小觑，特别是当患者出院回家时。另外，出院前应告知患者上颌窦底提升术后轻微鼻腔出血是正常现象，仅表示上颌窦与鼻腔有引流通道。术前应尽量避免上颌窦出血，并在术中及时止血。

出血最常见的原因是上颌窦外侧壁骨内部分的眶下动脉或上牙槽后动脉[51]（图15-13）。上颌窦外提升手术的开窗口预备不应过高，以免接触到这条动脉，而应尽量靠近窦底。然而，如果只以上颌窦底作为定位，窗口可能仍然太高，可能原因是颊侧骨缘侧面的萎缩，导致上颌窦底水平实际上已经比较高。在这种情况下，需要重新考虑上颌窦底提升的整体适应证，必要时需要替换为Le Fort夹层骨移植或贴附式骨移植。

如果术中出血，应使用双极电刀凝固止血。

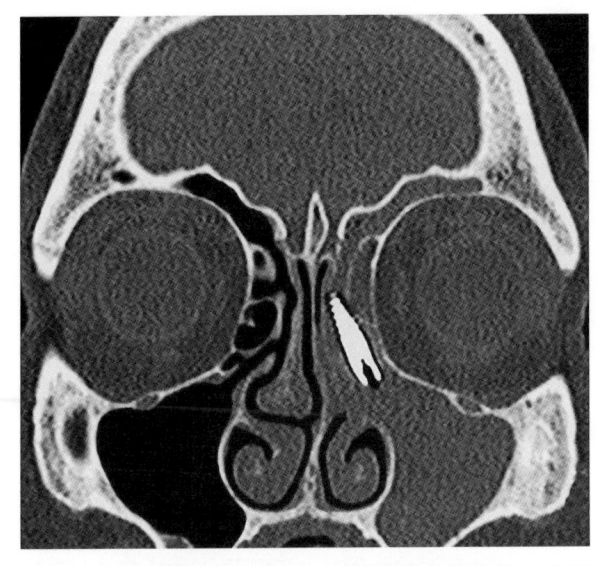

图15-12　如果不加以处理，种植体意外脱位进入上颌窦，会被纤毛上皮的活动带到上颌窦自然开口的方向。在这种情况下，种植体由于大小而卡在筛窦漏斗部，导致周围上颌窦黏膜发炎。这反过来导致开口堵塞，引发严重的上颌窦、筛窦和额窦炎。

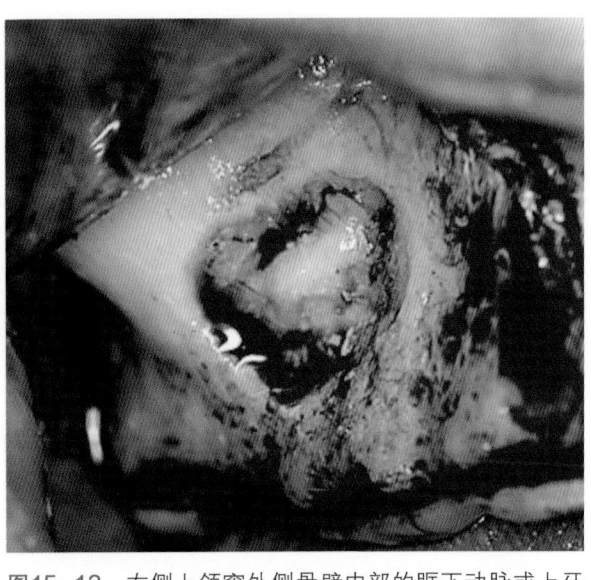

图15-13　右侧上颌窦外侧骨壁内部的眶下动脉或上牙槽后动脉术中视图。这条动脉的直径并不总是像这个病例中那样粗大。然而，如果上颌窦外侧开窗口过于靠上，还是会导致严重出血，而随着牙槽突高度的不断萎缩，这种情况很容易发生。

如果以上措施均无效，可以尝试用骨塞或骨蜡填塞关闭骨面出血点。如果上颌窦出血严重，应检查血压并使其恢复正常。

上颌窦底提升术后的纤毛上皮囊肿

　　这种罕见的并发症发生在上颌窦底提升术后几年[52-53]（图15-14）。从提升术下的上颌窦底部残留的窦膜残片开始，形成类似咬合囊肿样改变。这些囊肿有时会围绕在植入的种植体周围，并在触诊时产生明显的碎裂声。为了扩大窦腔，对残余上颌窦进行囊肿切除术，首选治疗方案类似于咬合囊肿的治疗方法。

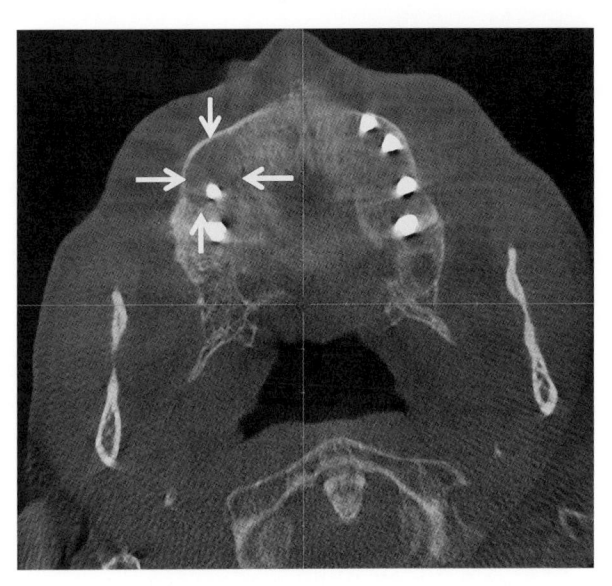

图15-14　右侧上颌窦内种植区域种植术后1年的纤毛上皮囊肿病例。该囊肿在临床上表现为无痛性结节性扩张，并伴有纸张碎裂声。该囊肿内充满黏液，可通过刮除术进行切除。这种类型的囊肿起源于不完全的上颌窦底提升术中残留的上颌窦黏膜碎片，也被称为咬合囊肿。

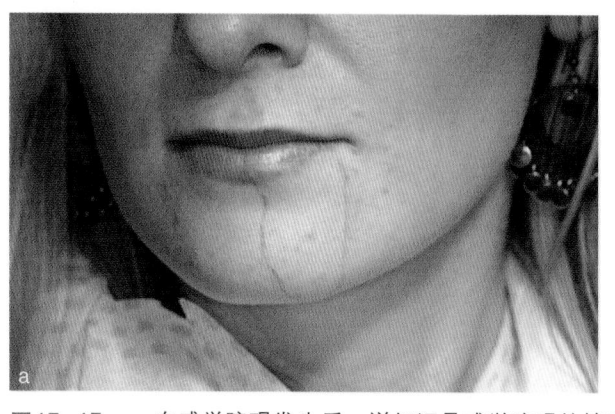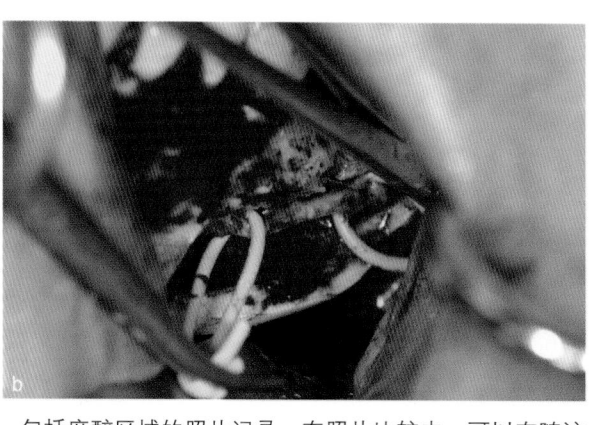

图15-15　a. 在感觉障碍发生后，详细记录感觉障碍的情况，包括麻醉区域的照片记录。在照片比较中，可以在随访检查中识别出麻木区域减小趋向的趋势。b. 下颌神经减压手术治疗神经损伤。

15.8　骨增量手术的常见并发症

下颌骨骨折

　　下颌骨基底骨折可能发生在从外斜嵴取骨的过程中，也可能发生在萎缩的颌骨中植入种植体、下牙槽神经侧方移位术（见第13章）或三明治式夹层骨移植术中。治疗取决于骨折情况，可能包括软饮食、颌间固定，或者最常见的骨折固定，治疗在口腔颌面外科门诊进行。

种植体或手术材料的误吸

　　如果患者仰卧时手术材料掉入咽喉，应保持冷静[54]。理想情况下，外科医生的非主导手应持有一把解剖镊子，通常可以在患者吞咽和呕吐之前迅速取出材料。如果工具、种植体或牙冠掉入咽喉，则必须进行诊断明确是否已吸入。这可以通过胸部X线检查来完成。如果异物出现在肺部，必须通过支气管镜进行取出。如果在这里没有显示出来，就必须假设它已经通过消化道排出，可以在自然排便后通过大便样本取回。如果异物尖锐或有尖端，应进行胃内镜取出。为此，首先需要进行腹部X线检查。所有这些都通过转诊给口腔颌面外科部门来完成，他们将安排进一步的急救。

神经损伤

　　如果三叉神经的周围分支在术后出现感觉障碍，必须明确原因（图15-15）。如果已知原因，如因为种植体放置在下颌血管神经束上或者压迫神经，那么必须立即拆除种植体或更换为较短的种植体[55]。英国的一项系列病例研究显示，只有在48小时内进行神经管减压处理的患者才能恢复神经功能[56]。为了明确神经受压的情况，患者应在局部麻醉药物作用消退后，最迟在第二天入院。

　　通过CBCT进行3D成像可以清晰地显示种植体对神经的压迫情况，同时MRI也可以在存在疑问的情况下提供帮助[57]。如果由于种植体的位置导致完全失去感觉，或者已知术中切断神经，那么应立即转诊至口腔颌面外科门诊进行显微外科神经重建手术。一项研究显示，如果在受伤后的前90天内进行手术，100%的患者至少有部分改善[58]。如果神经损伤的原因不明，推测是局部麻醉引起的损伤。很难决定是否继续观察还是在必要时进行皮质醇药物治疗。原则上，建议转诊到颌面外科专科诊所，因为这样可以客观地记录感觉受损情况，对医患双方都有益。

实验性神经再生治疗在有髓鞘和无髓鞘纤维中每天新生3.7mm的神经轴突。[59]这意味着，如果从受损部位开始，例如从下颌第一磨牙到嘴唇的距离为100mm，则最早可在大约27天（100/3.7）后出现神经感觉恢复的萌芽迹象。这种趋势可以通过各种测试来确定，包括在不同时间点对嘴唇触觉的两点间辨别。刺痛（感觉异样）是一种神经再生的好迹象。